基层医师口袋书系列

中国慢性疾病防治基层医生诊疗手册
药物治疗指导分册
2019年版

Handbook of Prevention and Treatment of Non-Communicable Disease
—Pharmacology

中国老年学和老年医学学会
中国老年学和老年医学学会心血管病分会 编著
指导单位 中国药师协会居家药学服务药师分会
系列丛书主编 胡大一
分册主编 赵志刚

北京大学医学出版社

ZHONGGUO MANXING JIBING FANGZHI JICENG YISHENG ZHENLIAO SHOUCE YAOWU ZHILIAO ZHIDAO FENCE 2019 NIANBAN

图书在版编目（CIP）数据

中国慢性疾病防治基层医生诊疗手册．药物治疗指导分册．2019年版／中国老年学和老年医学学会，中国老年学和老年医学学会心血管病分会编著．—北京：北京大学医学出版社，2019.11（2020.11重印）

ISBN 978-7-5659-2096-7

Ⅰ．①中…　Ⅱ．①中…②中…　Ⅲ．①慢性病－诊疗－手册②慢性病－常见病－用药法－手册　Ⅳ．①R4-62②R452-62

中国版本图书馆CIP数据核字（2019）第232288号

中国慢性疾病防治基层医生诊疗手册　药物治疗指导分册 2019年版

编　　著：中国老年学和老年医学学会
中国老年学和老年医学学会心血管病分会

出版发行：北京大学医学出版社

地　　址：（100083）北京市海淀区学院路38号　北京大学医学部院内

电　　话：发行部010-82802230；图书邮购010-82802495

网　　址：http://www.pumpress.com.cn

E-mail：booksale@bjmu.edu.cn

印　　刷：北京信彩瑞禾印刷厂

经　　销：新华书店

责任编辑：高　瑾　　**责任校对：**靳新强　　**责任印制：**李　啸

开　　本：787 mm×1092 mm　1/32　**印张：**21.125　**字数：**602千字

版　　次：2019年11月第1版　2020年11月第3次印刷

书　　号：ISBN 978-7-5659-2096-7

定　　价：88.00元

编者名单

分册主编　赵志刚

副 主 编　袁锁中　郭　伟　苏乐群　吴晓玲　范国荣　卢晓阳

编写人员　（按姓名汉语拼音排序）

白　雪　曹伟灵　陈博雅　陈芳芳　陈世才
陈维红　陈维维　丁　楠　丁宇宁　董占军
樊晖晖　高　凯　高　靓　公丕裕　韩方璇
李金时　李　忻　李亚利　梁永利　林翠鸿
刘宇思　刘志东　吕冬梅　马培志　亓靖华
齐艳霞　秦　博　秦　卓　沈爱宗　沈　浩
石小鹏　史　蕤　苏　丹　苏　甦　孙秀颖
王　晨　王　诚　王　迪　王建华　王美华
王乔宇　王孝敏　王　欣　王亚峰　王　艳
王艳杰　王玉洁　卫　国　吴玉波　谢　娟
辛雅雯　熊光宗　薛朝军　杨宏昕　杨　思
杨　勇　叶玲玲　余晓耕　张静雯　张　宁
张全梅　张晓兰　张英杰　赵光斌　赵　越

序

在赵志刚教授领导下，70 余名临床药师参与编写的《中国慢性疾病防治基层医生诊疗手册——药物治疗指导分册》在第 30 届长城国际心脏病学会议上发布。

为确保药物临床应用的安全性和有效性，避免药物严重不良反应可能发生的致病、致残甚至致命的后果，充分发挥药物处方在慢病防控中的重要作用，我们迫切需要编写一本适用于县、乡镇、村和城市社区医药工作者的口袋书。

这本手册的出版，使我回忆起上世纪 60 年代中期毛主席发出“把医疗卫生工作重点放到农村去！”光辉的“二·二六”指示后，为落实这一号召，解决当时我国 6 亿人口中的 5 亿农民一无医、二无药的状况而提出的两大创举——赤脚医生制度和合作医疗制度。为了培训广大赤脚医生，卫生部（现国家卫健委）汇集了医药专家编写出版了《赤脚医生手册》，不仅是培训赤脚医生的教材，也是我学医从医读的第一本临床教科书；之后更是走进千家万户，成为家家不可不备、人人不可不读的临床医学科普书；最后走向世界，被译成 50 多种文字。我同时还联想到上世纪 70 年代末，人民卫生出版社出版的，由金有豫和贾博琦老师合著的《新编药物学》，它是当年最畅销的临床实用性药物学专著。历经数版更新，已成为医药学综合的精品著作。

现在由北京大学医学出版社出版、送往基层广大医生的这本《中国慢性疾病防治基层医生诊疗手册 药物治疗指导分册》，我有机会先睹为快，爱不释手。本手册在入选入册药物时，整合了《中国慢性疾病防治基层医生诊疗手册》前五本中提及的五大常见慢病——心血管病、糖尿病、卒中、癫痫和肾脏病中讲到的药物。同时又参考了《国家基本药物目录》和《国家基本医疗保险、工伤保险和生育保险药品目录》中的药物，在对全国近千家基层医疗机构的医生与药师深入调研后，精选出 260 余种基层医疗机构常用药品。

为确实保证用药的安全性，介绍每一药品时，将其可能导致的严重不良反应，作为〈重要警示〉“置顶”，非常醒目。在制剂与规格部分标示了收录《国家基本药物目录》基和《国家基本医疗保险、工伤保险和生育保险药品目录》保的剂型。除了服药时常规涉及的“适应证”“用法用量”“禁忌证”“不良反应”之外，这本手册的一个突出的特色与亮点是其临床实用性。我读后，感到最出彩的条目是：最佳服药方式及漏服处理；药物过量与处理；检查或监测；药物相互作用。这些临床用药时经常遇到的问题，写得简明扼要，一目了然。

我读后感到这本书已不仅仅适用于我国基层医疗机构医药队伍学习，而且也值得在全国各级医疗卫生机构推广，并且适用于广大患者备用查阅。

我衷心感谢赵志刚教授及其团队为这本手册的编写付出的心血，也期望期待我们的《中国慢性疾病防治基层医生诊疗手册》系列继续拓展，并及时更新再版，能够数十年磨一剑，成为落实强基层，培养新时代“赤脚医生”的精品读物。

胡大一

2019.10.29

前　言

目前中国基层医疗卫生机构占全国医疗卫生机构比例超过90%，为了达成党的“健康中国 2030”宏伟目标，配合医疗机构进行分级诊疗改革，基层医疗机构起着承上启下的关键作用。不合理用药不仅会对患者健康造成伤害，更会带来巨大的医疗资源浪费与国家财产损失。因此，提高基层医院医生、药师的药物治疗水平势在必行。

为保证药物的合理使用，提高县级医疗机构药物治疗水平，降低患者的医疗费用，使患者在基层卫生机构也能获得优质的医疗服务，在中国老年学和老年医学学会的组织下，中国药师协会居家药学服务药师分会与中国心胸血管麻醉学会心血管药学专业委员会的指导下特此编写了《中国慢性疾病防治基层医生诊疗手册》系列丛书。《中国慢性疾病防治基层医生诊疗手册——药物治疗指导分册》整合了前五本《中国慢性疾病防治基层医生诊疗手册》系列分册（心血管病学、糖尿病学、卒中、癫痫、肾脏病学分册）中的药物、《国家基本药物目录》以及《国家基本医疗保险、工伤保险和生育保险药品目录》中的药物。通过对全国各省市近 1000 家基层医疗机构的医生与药师进行调研，最后精选出了 260 余种基层医疗机构常见的药品。根据循证医学证据和药品说明书对这些药物进行总结、概括，精炼出合理使用的要点。

鉴于药品使用的特殊性，与本系列丛书之前的手册中的问答形式不同，本手册将药物按疾病治疗分类，将每个药物的合理使用要点分为 10 余个小节，高警示信息置于首位，内容涵盖基层用药可能涉及的多个方面。力求通过本手册，为基层医生、药师提供一套方便、易查的常见慢性疾病用药指导。

在此，衷心地感谢全体编写人员的辛苦努力与付出。

鉴于手册撰写时间有限，难免会存在一些不足，希望读者不吝指正，以便我们在再版工作中不断改进。

赵志刚

2019 年 9 月

目　　录

第一章

心血管系统药物

辛伐他汀

一、制剂与规格

片剂[保]：5 mg；10 mg [基]；20 mg [基]；40 mg。胶囊[保]：5 mg；10 mg；20 mg。滴丸[保]：5 mg。混悬剂[保]：10 mg。

二、临床应用与适应证

高胆固醇血症和混合型高脂血症，冠心病和脑卒中的防治。

三、用法与用量

- **成人口服**：
- **高胆固醇血症**：一般起始剂量为一日 10 mg，晚间顿服。对于胆固醇水平轻度至中度升高的患者，起始剂量为一日 5 mg。若需调整剂量，则应间隔 4 周以上。最大剂量为一日 40 mg，晚间顿服。当低密度脂蛋白胆固醇水平降至 1.94 mmol/L（75 mg/dl）以下或总胆固醇水平降至 3.6 mmol/L（140 mg/dl）以下时，应减量。
- **冠心病**：起始剂量为一日 20 mg，晚间顿服，剂量调整应间隔 4 周以上，最大剂量为一日 40 mg。
- **肾功能不全时剂量**：轻、中度肾功能不全者无需调整剂量。严重肾功能不全者（肌酐清除率＜ 30 ml/min），起始剂量为一日 5 mg，当一日剂量超过 10 mg 时应严密监测。
- **老年人、儿童、妊娠及哺乳期妇女**：老年患者需根据肝肾功能调整剂量。10 ～ 17 岁儿童杂合子家族性高胆固醇血症，

[基]:《国家基本药物目录》收录
[保]:《国家基本医疗保险、工伤保险和生育保险药品目录》收录

起始剂量为一日 10 mg，晚上服用。剂量范围为一日 10 ~ 40 mg，最大剂量为一日 40 mg。妊娠及哺乳期妇女禁用。

四、最佳服药方式以及漏服处理

◆ **最佳服药方式：**

- 本药宜与食物同服，以利于吸收。
- 本药单独应用或与胆酸螯合剂合用均有效。

◆ **漏服处理：**立即补服，但若已接近下一次服药时间，在下次用药时间服药即可，不可为了补吃而服用双倍剂量。

五、禁忌证

◆ **禁用：**对本药过敏者；不明原因的血清氨基转移酶持续升高者；活动性肝病患者；妊娠期妇女；哺乳期妇女。

六、注意事项

1. 在较大的外科手术前数日及发生较严重的急性内科或外科疾病时，应停止本药的治疗。

2. 患者在接受本药治疗以前应接受标准降胆固醇饮食并在治疗过程中继续维持。

七、不良反应

◆ **较为常见的不良反应：**腹痛、便秘、恶心、头痛、上呼吸道感染。

八、药物过量与处理

◆ **过量的表现：**有少数用药过量的报道，患者无特殊症状，所有患者均康复且无后遗症。其中服用本药的最大剂量为 450 mg。

◆ **过量的处理：**通常采取常规措施来处理用药过量。

九、检查或监测

◆ **用药前：**肝功能、肌酸激酶（CK）。

◆ **用药期间：**血胆固醇、肝功能、CK。

◆ **用药后：**血胆固醇、肝功能、CK。

十、药物相互作用

禁忌：禁止在同一时段使用。

严重：可能危及生命或需要额外的医疗干预以尽量减少或避免严重的不良影响。

中度：可能导致加重患者的病情或需要在治疗中发生改变。

轻度：可能包括增加副作用的频率或严重程度，但一般不需要在治疗过程中做过多的调整。

（其他药品"药物相互作用中的作用分级"与此相同）

作用分级	药物
禁忌	• 细胞色素 P450（CYP）3A4 强效抑制药（如伊曲康唑、酮康唑、红霉素、克拉霉素、HIV 蛋白酶抑制药、奈法唑酮）、环孢素、达那唑
严重	• 洛美他派、贝特类药物（如吉非贝齐）、降脂剂量（≥ 1 g/d）的烟酸、胺碘酮、氨氯地平、雷诺嗪、维拉帕米、地尔硫䓬、香豆素类抗凝药

十一、药效学与药动学

- **药效学**：本药为 β－羟－β－甲戊二酸单酰辅酶 A（HMG-CoA）还原酶抑制药，使血胆固醇和低密度脂蛋白胆固醇水平显著降低。也可中度降低血三酰甘油（甘油三酯）和增高血高密度脂蛋白水平。
- **药动学**：

口服生物利用度	分布容积	蛋白结合率	乳汁/血液比	脑脊液/血液比	消除半衰期	血浆浓度达峰时间	分子量
＜ 5%	暂无	95%	暂无	暂无	3 h	1.3 ～ 2.4 h	419.0

十二、贮藏

片剂、胶囊、干混悬剂：遮光、密封，阴凉处（不超过 20℃）保存。

阿托伐他汀

一、制剂与规格

片剂[保]：10 mg[基]；20 mg[基]；40 mg。胶囊[保]：10 mg；20 mg。

二、临床应用与适应证

原发性高胆固醇血症等。

三、用法与用量

◆ **成人口服：**
- 原发性高胆固醇血症、混合型高脂血症：10 mg，每日 1 次。
- 纯合子家族性高胆固醇血症：一日 10 ～ 80 mg。

◆ **老年人、儿童：**65 岁及 65 岁以上老年患者慎用。儿童剂量：杂合子家族性高胆固醇血症：10 ～ 17 岁儿童推荐起始剂量为一日 10 mg。纯合子家族性高胆固醇血症：4 ～ 17 岁儿童推荐起始剂量为一日 10 mg。

四、最佳服药方式以及漏服处理

◆ **最佳服药方式：**本药日剂量可于一日内任一时间顿服，且不受进餐影响。

◆ **漏服处理：**立即补服，但若已接近下一次服药时间，在下次用药时间服药即可，不可为了补服而服用双倍剂量。

五、禁忌证

◆ **禁用：**对本药过敏者；活动性肝病或不明原因的谷草转氨酶（AST）和（或）谷丙转氨酶（ALT）持续升高者；妊娠期妇女。

◆ **慎用：**过量饮酒和（或）有肝脏疾病史者；老年人。

六、注意事项

1. 治疗前应进行标准的低胆固醇饮食控制，且在治疗期间也应维持合理膳食。并根据治疗前的 LDL–C 水平、治疗目标和治疗效果确定个体化剂量。

2. 出现弥散性肌痛、肌肉压痛、肌无力和（或）肌酸激酶（CK）显著升高的患者，需考虑肌病的可能性。

3. 他汀类药可干扰胆固醇的合成，理论上可抑制肾上腺和（或）性腺类固醇物质的合成，故本药与可降低内源性类固醇激素水平或活性的药物（如酮康唑、螺内酯、西咪替丁）合用时应谨慎。

七、不良反应

◆ **常见的不良反应：**腹泻、关节痛、肌痛、尿路感染性疾病、鼻咽炎、出血性脑梗死、肝酶升高、横纹肌溶解、肌腱断裂。

八、药物过量与处理

◆ **过量的处理：**本药过量尚无特殊治疗措施。一旦出现，应采取对症及支持治疗。因本药与血浆蛋白广泛结合，血液透析无法明显加速本药的清除。

九、检查或监测

◆ **用药前：**CK、肝功能。

◆ **用药期间：**血脂水平、肝功能。

◆ **用药后：**肝功能、低密度脂蛋白胆固醇（LDL–C）。

十、药物相互作用

作用分级	药物
禁忌	● 环孢素、夫西地酸、二乙醇胺、奎宁
严重	● 强效细胞色素 P450（CYP）3A4 抑制药（如克拉霉素、蛋白酶抑制药、伊曲康唑）、其他贝特类药、吉非罗齐、烟酸、秋水仙碱、CYP3A4 诱导药（如利福平、依非韦伦）

十一、药效学与药动学

◆ **药效学：**本药为选择性 HMG–CoA 还原酶抑制剂，可降低高脂血症患者的总胆固醇（TC）、LDL–C 和脂蛋白 B（ApoB）水平，亦可降低极低密度脂蛋白胆固醇（VLDL–C）和三酰甘油（TG）水平，并可使 HDL–C 和 ApoA1 水平升高。

◆ **药动学：**

口服吸收	分布容积	蛋白结合率	乳汁 / 血液比	脑脊液 / 血液比	消除半衰期	血浆浓度达峰时间	分子量
0.14	5.44 L/kg	95%	暂无	暂无	14 h	1～2 h	1209.0

十二、贮藏

片剂：遮光、密封，10 ～ 30℃保存。**胶囊：**遮光、密封，在阴凉处（不超过 20℃）保存。

瑞舒伐他汀

一、制剂与规格

片剂[保][基]：5 mg；10 mg；20 mg。胶囊[保][基]：5 mg；10 mg；20 mg。

二、临床应用与适应证

1. 用于经饮食控制和其他非药物治疗不能适当控制血脂异常的原发性高胆固醇血症（Ⅱa 型）或混合型血脂异常症（Ⅱb 型）。

2. 用于纯合子家族性高胆固醇血症，作为饮食控制和其他降脂措施［如低密度脂蛋白（LDL）去除疗法］的辅助治疗，或上述方法不适用时。

三、用法与用量

◆ **成人口服**：

• 原发性高胆固醇血症（Ⅱa 型）、混合型血脂异常症（Ⅱb 型）、纯合子家族性高胆固醇血症：初始剂量 5 mg，每日 1 次。必要时初始剂量可增至 10 mg，每日 1 次。该剂量可有效控制大多数患者的血脂水平。必要时，可在用药 4 周后增加剂量。最大日剂量为 20 mg。

• 轻、中度肾功能损害者无需调整剂量。

◆ **老年人、儿童、妊娠期妇女**：老年人无需调整剂量。不建议儿童使用。妊娠期妇女禁用。

四、最佳服药方式以及漏服处理

◆ **最佳服药方式**：本药可于每天任何时间给予，可与或不与食物同服。

五、禁忌证

◆ **禁用**：对本药过敏者；肌病患者；重度肾功能损害（Ccr ＜ 30 ml/min）者；活动性肝病患者（转氨酶＞正常上限 3 倍）；妊娠期妇女；哺乳期妇女。

◆ **慎用**：有肝病史者；过量饮酒者；有肌病或横纹肌溶解症易患因素：如肾功能损害、甲状腺功能减退、遗传性肌病、有其他 HMG-CoA 还原酶抑制药或贝特类药的肌肉毒性史、年龄>70岁、可能发生血药浓度升高的情况者。

六、注意事项

1. 尚不明确本药对驾驶和操作机械的影响，但应考虑用药期间可能出现的头晕。

2. 若用药前CK明显升高（>正常上限5倍），则不可开始用药。警惕横纹肌溶解。

3. 有生育能力的妇女用药期间应采取适当的避孕措施。若患者在用药期间妊娠，应立即中止治疗。

七、不良反应

- **较为常见的不良反应：**腹痛、恶心、肌痛、无力、头痛、糖尿病、肝酶水平升高、血尿、蛋白尿。
- **较为罕见的不良反应：**糖化血红蛋白水平升高、胰腺炎、肝功能衰竭、肌病、横纹肌溶解、肌腱断裂、急性肾衰竭。

八、药物过量与处理

- **过量的处理：**本药过量时无特殊治疗方法，一旦发生过量，应给予对症、支持治疗，同时应监测肝功能和CK水平。血液透析对本药的清除可能无显著作用。

九、检查或监测

- **用药前：**肝功能、血脂水平［总胆固醇、低密度脂蛋白（LDL）、高密度脂蛋白（HDL）、甘油三酯］。
- **用药期间：**肝功能、血脂水平。
- **用药后：**肝功能。

十、药物相互作用

作用分级	药物
禁忌	• 环孢素，可使瑞舒伐他汀浓度上升7倍，不良反应风险大大上升
严重	• 贝特类药（如吉非贝齐、非诺贝特、苯扎贝特）、阿扎那韦/利托那韦、烟酸
轻中度	• 香豆素类抗凝药、秋水仙碱、华法林

十一、药效学与药动学

- **药效学：**本药为选择性、竞争性HMG-CoA还原酶抑制药。

◆ **药动学：**重度肾功能损害可使本药的血药浓度升高 3 倍。

口服吸收	分布容积	蛋白结合率	乳汁 / 血液比	脑脊液 / 血液比	消除半衰期	血浆浓度达峰时间	分子量
20%	134 L	90%	暂无	暂无	19h	5h	暂无

十二、贮藏

片剂：避光、密封，阴凉（不超过 20℃）干燥处保存。**胶囊：**避光、密封，25℃以下保存。

氟伐他汀

一、制剂与规格

缓释片[保]：80 mg。胶囊[保]：20 mg；40 mg。

二、临床应用与适应证

用于饮食疗法无法控制的原发性高胆固醇血症和原发性混合型血脂异常。

三、用法与用量

◆ 成人

• 原发性高胆固醇血症、原发性混合型血脂异常

口服给药：推荐剂量为一次 20 mg 或 40 mg，每日 1 次。必要时可增至一日 80 mg（胶囊一次 40 mg 每日 2 次；缓释片一次 80 mg 每日 1 次）。最大推荐日剂量为 80 mg。

• 老年人：无需调整剂量。

四、最佳服药方式以及漏服处理

应于晚餐时或临睡前服用。

五、禁忌证

◆ **禁用：**对本药过敏者；活动性肝病患者；不明原因的血清氨基转移酶持续升高者；重度肾功能不全者；妊娠期妇女或未采取可靠避孕措施的育龄妇女；哺乳期妇女。

六、注意事项

1. 高龄（65 岁以上）肌病的风险增加。

2. 酗酒者使用增加肝功能异常的风险，推荐进行监测。

3. 当出现可导致横纹肌溶解并向继发性肾衰竭进展的情况时，推荐暂时停药。

七、不良反应

- **较为常见的不良反应**：失眠、头痛、腹痛、消化不良、恶心、血肌酸激酶（CK）升高、血氨基转移酶升高。

八、药物过量与处理

尚未见急性过量的报告，如发生意外过量，按需要作对症支持处理。药物过量时，建议口服活性炭。如用药时间较短，可考虑洗胃，并对症治疗。

九、检查或监测

用药前和用药期间定期监测肝功能、CK、总胆固醇、高密度脂蛋白（HDL）、低密度脂蛋白（LDL）、甘油三酯。开始用药或调整剂量后 4 ～ 12 周内监测一次，随后每 3 ～ 12 个月监测一次。若连续两次监测血脂水平时出现 LDL 水平低于 40 mg/dl，应考虑减量。

十、药物相互作用

作用分级	药物
禁忌	• 泊沙康唑、氟康唑、环孢素
严重	• 苯妥英、苯妥英钠、醋硝香豆素、达托霉素、达那唑、非诺贝酸、非诺贝特、华法林、吉非贝齐、利福平、氯贝丁酯、烟酸肌醇、烟酸胺、烟酸

十一、药效学与药动学

- **药效学**：本药为全合成的降胆固醇药物，为 HMG-CoA 还原酶抑制药，主要作用在肝，可抑制内源性胆固醇的合成，降低肝细胞内胆固醇的含量。
- **药动学**：

口服生物利用度	分布容积	蛋白结合率	乳汁/血液比	脑脊液/血液比	起效时间	消除半衰期	血浆浓度达峰时间	分子量
24%	330 L	＞98%	暂无	暂无	暂无	0.5 ～ 1.2 h	1 h	433.46

十二、贮藏

缓释片：密封，25℃以下保存。

胶囊：25℃以下保存。

匹伐他汀

一、制剂与规格

片剂[保]：1 mg；2 mg。

二、临床应用与适应证

用于高胆固醇血症、家族性高胆固醇血症。

三、用法与用量

◆ 成人

- 高胆固醇血症、家族性高胆固醇血症：口服给药一次 1～2 mg，一日 1 次，晚餐后服用。最大日剂量为 4 mg。

四、最佳服药方式以及漏服处理

晚餐后口服。

五、禁忌证

◆ **禁用**：对本药过敏或有本药过敏史者；重症肝病或胆道闭塞患者；妊娠期或可能妊娠的妇女；哺乳期妇女。

◆ **原则上禁止给药，但如有必要可慎重**：肾功能相关的临床检查值异常的患者，需要合并使用本药物和贝特类药物时，仅限于治疗判断为不得已的情况下才能给药。

六、注意事项

特殊人群：老年患者（年龄＞65 岁）发生肌病的风险会升高。

七、不良反应

常见不良反应：便秘（1.5%～3.6%），腹泻（1.5%～2.6%）；背痛（1.4%～3.9%），肌痛（1.9%～3.1%），四肢痛（0.6%～2.3%）；横纹肌溶解。

八、药物过量与处理

尚无药物过量的特殊治疗措施。一旦出现药物过量，应根据需要采取对症治疗及支持性治疗措施。由于大量匹伐他汀与血浆蛋白结合，血液透析不能明显加速匹伐他汀的清除。

九、检查或监测

用药过程中应定期监测血脂，如对治疗无反应应停药。开始用药至用药 12 周至少监测肝功能一次，随后定期（如半年一次）监测。定期监测 CK、肾功能。

十、药物相互作用

作用分级	药物
严重	• 环孢素：易出现伴随急剧的肾功能恶化的横纹肌溶解症等严重不良事件 • 贝特类药（如苯扎贝特）、烟酸：易出现伴随肾功能急剧恶化的横纹肌溶解症 • 红霉素、吉非罗齐、利福平、秋水仙碱
中度	• 克拉霉素、西美瑞韦

十一、药效学与药动学

◆ **药效学**：本药为 HMG-CoA 还原酶抑制药，可减少肝合成胆固醇，使血浆 LDL-C 的清除增加，可阻止动脉粥样硬化的进展。

◆ **药动学**：

口服生物利用度	分布容积	蛋白结合率	乳汁/血液比	脑脊液/血液比	起效时间	消除半衰期	血浆浓度达峰时间	分子量
51%	暂无	96%	暂无	暂无	2～4周	12 h	1 h	421.5

十二、贮藏

片剂：遮光、密封保存。

洛伐他汀

一、制剂与规格

片剂[保]：10 mg、20 mg。分散片[保]：20 mg。胶囊[保]：20 mg。

二、临床应用与适应证

用于治疗高胆固醇血症。饮食疗法和其他非药物治疗反应欠佳时，降低原发性高胆固醇血症患者的总胆固醇（TC）和低密度脂蛋白胆固醇（LDL–C）。

三、用法与用量

◆ 成人

- 高胆固醇血症：口服给药，起始剂量为 20 mg 每日 1 次，晚餐时服用。服药至少 4 周后方可调整剂量，最大日剂量为 80 mg，顿服或于早、晚餐分次服用。

四、最佳服药方式以及漏服处理

本药宜与食物同服，以利于吸收。

五、禁忌证

◆ **禁用**：对本药过敏者；活动性肝病或不明原因的血清氨基转移酶升高患者；妊娠期妇女；哺乳期妇女。

六、注意事项

1. 患者血清转氨酶持续升高并上升至正常值上限 3 倍以上时，应停药。

2. 用药期间出现弥漫性肌痛、肌肉压痛或软弱等应停止用药。

3. 本品仅有中度降低三酰甘油（甘油三酯）作用，故不适用于以高甘油三酯为主要异常的患者。

七、不良反应

◆ **较为常见的不良反应**：恶心、消化不良、腹痛、胃肠胀气、腹泻、便秘、视力障碍、眩晕、头痛、肌痛、肌痉挛、皮疹、肝炎、过敏反应综合征、多形性红斑。可见血清转氨酶或磷酸肌酸激酶轻、中度升高。

八、检查或监测

1. 用药前和用药期间定期监测血清氨基转移酶。有肝病史者应定期监测肝功能。

2. 用药期间定期监测血胆固醇、肌酸激酶。

九、药物相互作用

作用分级	药物
禁忌	• 免疫抑制药（如环孢素、伊曲康唑）：合用可增加发生横纹肌溶解和急性肾衰竭的风险
严重	• 红霉素、达那唑、吉非罗齐、烟酸 • 华法林 • 贝特类调脂药、胺碘酮、地尔硫䓬

十、药效学与药动学

◆ **药效学**：本药为 HMG-CoA 还原酶抑制药，抑制内源性胆固醇合成，为血脂调节药。

◆ **药动学**：

口服生物利用度	分布容积	蛋白结合率	乳汁/血液比	脑脊液/血液比	起效时间	消除半衰期	血浆浓度达峰时间	分子量
暂无	暂无	>95%	暂无	暂无	暂无	3 h	2～4 h	404.55

十一、贮藏

片剂：遮光、密闭保存。

分散片：密闭，在凉暗处（遮光且不超过 20℃）保存。

胶囊：遮光，在阴凉处（不超过 20℃）保存。

普伐他汀

一、制剂与规格

片剂保：10 mg；20 mg；40 mg。胶囊保：5 mg；10 mg。

二、临床应用与适应证

用于高脂血症。

三、用法与用量

◆ 成人

• 高脂血症：口服给药，初始剂量为一次 10 ～ 20 mg，一日 1 次，临睡前服用。剂量应根据年龄及症状适度增减，最大日剂量为 40 mg。

四、最佳服药方式以及漏服处理

口服给药，本药可与或不与食物同服。

五、禁忌证

- **禁用**：对本药过敏者；活动性肝病或不明原因的血清氨基转移酶持续升高者；妊娠期妇女；哺乳期妇女。

六、注意事项

1. 酗酒患者宜从最小推荐剂量开始用药，逐步调整至有效治疗剂量，并密切监测肝功能。

2. 患者伴有可诱发继发于横纹肌溶解的肾衰竭的病情应暂时撤药或停药。

3. 老年患者（＞65 岁）发生肌病、横纹肌溶解的风险增加。

4. 曾有血清转氨酶浓度升高超过正常值上限 3 倍的报道；推荐进行监测，可能需要停药。

七、不良反应

- **常见不良反应**：皮疹（1.2%～7.2%）；腹泻（4.7%～8.5%），恶心和呕吐（4%～10.5%）；肌肉骨骼痛（3.9%～24.9%）；头痛（3.5%～7.5%）；咳嗽（1.2%～8.2%），鼻炎（1.2%～7%），上呼吸道感染（4.1%～21.2%）；横纹肌溶解症；肝功能障碍。

八、药物过量与处理

无相关资料。

九、检查或监测

1. 推荐用药前、调整剂量前或临床需要时监测肝功能。

2. 开始用药或调整剂量后 4 周或 4 周以上应检测脂质水平。

十、药物相互作用

作用分级	药物
禁忌	• 环孢素：合用可增加发生肌病 / 横纹肌溶解的风险
严重	• 秋水仙碱 • 贝特类药（如吉非贝齐、非诺贝特） • 烟酸

十一、药效学与药动学

- **药效学**：本药可竞争性、可逆性地抑制 HMG-CoA 还原酶，从而抑制胆固醇的生物合成。
- **药动学**：

口服生物利用度	分布容积	蛋白结合率	乳汁/血液比	脑脊液/血液比	起效时间	消除半衰期	血浆浓度达峰时间	分子量
17%	830 L	50%	暂无	暂无	暂无	1～1.5 h	1～2 h	446.51

十二、贮藏

片剂：遮光、密封保存。

胶囊：遮光、密封，干燥处保存。

吉非贝齐（吉非罗齐）

一、制剂与规格

片剂[保]：0.15 g。胶囊[保]：0.3 g。

二、临床应用与适应证

用于高脂血症。适用于冠心病风险大而饮食控制、减轻体重等无效的Ⅳ型或Ⅴ型高脂蛋白血症，也适用于冠心病风险大而饮食控制、减轻体重、其他血脂调节药治疗无效的Ⅱb 型高脂蛋白血症。

三、用法与用量

- **成人**
  - **常规剂量**：Ⅳ型或Ⅴ型高脂蛋白血症、Ⅱb 型高脂蛋白血症，口服给药，一日 0.3～0.6 g，分 2 次于早餐、晚餐前 30 min 服用，可根据情况增减剂量。
- **老年人**：老年人如有肾功能不全，须适当减量。
- **儿童**：儿童使用本药的研究尚不充分，使用时须权衡利弊。
- **妊娠及哺乳期妇女**：禁用。

四、最佳服药方式以及漏服处理

- **最佳服药方式**：若医师无特别指示，请于早晚饭前 30 min 服用。
- **漏服处理**：想起忘记服药时尽快补服；但若已很接近下次的服药时间（指超过两次服药时间的中点），则跳过一次剂量，待下次正确服药时间再行服药；勿一次服用两倍剂量。

五、禁忌证

- **禁用**：对本药过敏者；严重肾功能不全者；肾病综合征引起血清蛋白减少的患者；肝功能不全者、原发性胆汁淤积性肝硬化患者（本药可促进胆固醇排泄，使原已较高的胆固醇水平升高）；胆囊疾病或胆石症患者；妊娠期妇女；哺乳期妇女。
- **慎用**：轻、中度肾功能损害者（国外资料）。

六、注意事项

1. 本药不适用于仅表现为 HDL 降低的血脂异常。

2. 停用本药后血胆固醇和甘油三酯（TG）可能反跳超过原来水平，故宜继续给予低脂饮食并监测血脂至正常水平。

七、不良反应

- **较为常见的不良反应**：恶心、呕吐、消化不良、厌食、饱胀感、胃部不适；头痛、头晕；乏力；皮疹、瘙痒等。

八、药物过量与处理

- **过量的表现**：本药过量的表现有腹部痛性痉挛、肝功能异常、腹泻、CK 升高、关节和肌肉疼痛、恶心、呕吐。
- **过量的处理**：如本药过量，应采取对症和支持疗法。

九、检查或监测

- 用药期间应定期检查：全血象及血小板计数；肝功能试验；血脂；血肌酸磷酸激酶。

十、药物相互作用

作用分级	药物
禁忌	• 细胞色素 P450（CYP）2C8 底物：合用可能增加以上药物的暴露量。此外，可能增加发生 QT 间期延长的风险。如：达萨布韦、达拉非尼、紫杉醇、罗格列酮等
严重	• 秋水仙碱：合用可能增加肌病的发生风险，尤其是肾功能不全者和老年人 • 依折麦布：贝特类药物与依折麦布都能促进胆固醇向胆囊排泄，都有可能增加患胆石症的风险

十一、药效学与药动学

- **药效学**：本药为氯贝丁酸衍生物类血脂调节药，而减少肝内 TG 生成；抑制极低密度脂蛋白（VLDL）合成；轻度降低血清低密度脂蛋白-胆固醇（LDL-C）。
- **药动学**：

生物利用度	蛋白结合率	乳汁 / 血液比	脑脊液 / 血液比	起效时间	消除半衰期	血浆浓度达峰时间	分子量
97%	98%	暂无	暂无	暂无	1.5 h	1 ～ 2 h	250.0

十二、贮藏

片剂：遮光、密封保存。

胶囊：密封，在阴凉干燥处保存。

考来烯胺

一、制剂与规格

考来烯胺散：每包 9 g（含 4 g 无水考来烯胺）。

二、临床应用与适应证

1. 用于Ⅱ a 型高脂血症、高胆固醇血症。
2. 用于胆管不完全阻塞所致的瘙痒。

三、用法与用量

- **成人**
  - **降血脂**：口服给药，成人维持剂量为一日 2 ～ 24 g。
  - **动脉粥样硬化**：口服给药，4 ～ 5 g，每日 3 次。
- **特殊人群**
  - **儿童**：Ⅱ a 型高脂血症、高胆固醇血症：口服给药，初始剂量为一日 4g 无水考来烯胺，每日 2 次；维持剂量为一日 2 ～ 24 g，分 2 次或多次服用。
- **特殊疾病状态**
  - **便秘患者**：此类患者用药可增加粪便嵌塞的风险并加重症状，应慎用本药并调整剂量，建议对此类患者进行监测。

- **冠状动脉疾病发作者**：本药引起的便秘可加重此类患者的病情，应慎用。

四、最佳服药方式以及漏服处理

◆ 最佳服药方式

1. 为防止误吸或食管不适，本药散剂应与 120 ～ 180 ml 水或其他液体混合形成混悬液后再服用。

2. 本药味道欠佳，可用调剂（如饮料）伴服。

五、禁忌证

◆ **禁用**：对本药过敏者；完全性胆道梗阻者。

◆ **慎用**：便秘患者；冠状动脉疾病发作者（国外资料）；血容量不足者（国外资料）；肾功能不全者（国外资料）；维生素 K 缺乏引起的出血风险升高者（国外资料）。

六、注意事项

1. 长期服用可引起脂肪吸收不良，应适当补充维生素 A、D、K 等脂溶性维生素及钙盐（以肠道外给药途径为佳），并注意出血倾向。

2. 本药治疗高脂血症时如血浆胆固醇浓度反常性增高，应停药。

3. 本药长期使用后可造成高氯性酸中毒，尤其是儿童。高氯血症的儿童服用本药可导致血叶酸浓度下降，故建议治疗期间补充叶酸。

七、不良反应

不良反应多发生于服用大剂量及超过 60 岁的患者。

◆ **较为常见的不良反应**：腹部不适、便秘、腹胀、恶心、呕吐。年轻患者使用较大剂量易出现高氯性酸中毒（有腹泻、肾功能减退患儿服用本药后出现高氯血症或高氯性酸中毒的报道，建议监测使用本药的腹泻患者的血电解质和 pH 值）。

八、检查或检测

- 用药期间应监测电解质。

九、药物相互作用

作用分级	药物
严重	• 胺碘酮：合用可导致胺碘酮的肠肝循环减弱、疗效降低 • 非甾体抗炎药：通过降低或延迟胃肠道吸收，降低非甾体抗炎药的药效；如：吡罗昔康、布洛芬、双氯酚酸等 • 铁剂：合用可导致铁剂的疗效降低；如：硫酸亚铁、多糖铁复合物 • 华法林：可吸附胃内的抗凝剂，导致抗凝剂的肝肠循环减少，血药浓度降低，作用减弱 • 吗替麦考酚酯：合用可导致吗替麦考酚酯的暴露量降低 • 利尿药：合用可导致利尿药的疗效降低；如：呋塞米、氢氯噻嗪

十、药效学与药动学

- **药效学**：本药为阴离子交换树脂，通过结合肠道内胆汁酸并抑制胆汁酸的重吸收和肠肝循环，以及增加粪便排泄而使血中胆汁酸减少，从而促使血中胆固醇向胆汁酸转化，血胆固醇含量降低。
- **药动学**：

生物利用度	蛋白结合率	乳汁 / 血液比	脑脊液 / 血液比	起效时间	消除半衰期	血浆浓度达峰时间	分子量
0%	暂无	暂无	暂无	暂无	6 min	21 天	暂无

十一、贮藏

散剂：密封、避光，于干燥处保存。

依折麦布

一、制剂与规格

片剂[保]：10 mg。

二、临床应用与适应证

用于原发性（杂合子家族性或非家族性）高胆固醇血症，可单独或与 HMG–CoA 还原酶抑制剂（他汀类）联合应用。

三、用法与用量

- **成人**

• **高胆固醇血症、纯合子谷固醇血症**：口服给药，一次

10 mg，一日 1 次，单用或与他汀类药或非诺贝特合用。中重度肝功能不全患者不推荐用药。

- **老年人**：老年患者无需调整剂量。
- **儿童**：10 岁及以上儿童，同成人。不推荐 10 岁以下儿童使用。
- **妊娠及哺乳期妇女**：禁用。

四、最佳服药方式以及漏服处理

- **最佳服药方式**：本药可空腹或进食时服用，可于每日中任何时间服用，但每日服药时间应相同。

五、禁忌证

- **禁用**：对本药过敏者。活动性肝病、原因不明的血清氨基转移酶持续升高患者。
- **慎用**：重度肾功能不全（肌酐清除率＜30 ml/min）者（国外资料）。

六、注意事项

1. 与胆酸螯合药合用时，应在胆酸螯合药服用前至少 2 h 或服用后至少 4 h 服用本药。

2. 用药期间应坚持适当的低脂饮食。用药前已进行标准降胆固醇食疗者，用药期间应继续食疗。

七、不良反应

- **较为常见的不良反应**：腹泻；肌痛；鼻咽炎、鼻窦炎、上呼吸道感染。

八、药物过量与处理

- **过量的表现**：本药普遍耐受性良好。有少数服用本品过量的报道，绝大多数未出现不良反应，所报道的不良反应均不严重。
- **过量的处理**：用药过量应进行对症和支持治疗。

九、检查或监测

1. 用药期间应定期检测 LDL–C、HDL–C、TC、TG 和载脂蛋白 B（ApoB）。

2. 与他汀类药合用前及合用时应监测肝功能。

十、药物相互作用

作用分级	药物
严重	• 贝特类药：增加患胆石症的风险，使本药的血药浓度升高 1.5 倍和 1.7 倍 • 环孢素：二者的血药浓度均上升 • 胆汁酸结合树脂类药：降低依折麦布的生物利用度
轻中度	• 香豆素类抗凝药：某些患者合用后国际标准化比值（INR）升高。如：华法林等 • 利福平：导致依折麦布的降胆固醇效应显著降低

十一、药效学与药动学

◆ **药效学**：本药为选择性胆固醇吸收抑制剂，降低肝中胆固醇贮存量，增加血液中胆固醇的清除。

◆ **药动学**：

生物利用度	蛋白结合率	乳汁/血液比	脑脊液/血液比	起效时间	消除半衰期	血浆浓度达峰时间	分子量
暂无	99.7%	暂无	暂无	暂无	22 h	4～12 h	暂无

十二、贮藏

片剂：遮光、密封，30℃以下保存。

非诺贝特

一、制剂与规格

普通片剂[保]：40 mg；48 mg；100 mg [基]；120 mg；145 mg；160 mg。

非诺贝特分散片[保]：100 mg [基]。

普通胶囊[保]：50 mg；150 mg。

二、临床应用与适应证

用于治疗饮食疗法效果欠佳的高胆固醇血症（Ⅱa 型）、内源性高甘油三酯血症、单纯型（Ⅳ型）高脂血症、混合型（Ⅱb 和Ⅲ型）高脂血症。

三、用法与用量

◆ **成人**

• **高脂血症**：普通片剂，一次 100 mg，一日 3 次。维持剂量为一次 100 mg，一日 1 ～ 2 次。
- **老年人**：肾功能正常的老年人通常不需要调整剂量。如有肾功能受损可以减少剂量。
- **儿童**：18 岁以下儿童不推荐使用。
- **妊娠及哺乳期妇女**：禁用。
- **肾功能不全患者**：轻、中度肾功能损害者应从较小剂量开始给药，随后根据对肾功能和血脂的影响调整剂量。本药微粉颗粒的初始剂量为一日 67 mg。

四、最佳服药方式以及漏服处理

- **最佳服药方式**：口服给药，本药可长期服用，与餐同服。

五、禁忌证

- **禁用**：对本药或非诺贝特过敏者；已知使用本药或与之结构相似的药物（尤其是酮洛芬）会出现光毒性或光敏反应的患者；活动性肝病患者；胆囊疾病（如胆石症）患者；重度肾功能损害（包括接受透析、终末期肾病）者；妊娠期妇女；哺乳期妇女。

六、注意事项

1. 雌激素或包含雌激素的避孕药可能导致血脂水平升高，故应明确此类患者的高脂血症是原发性还是继发性。噻嗪类利尿药、β 受体阻滞剂亦可引起血脂升高，停药后，则不再需要相应的抗高血脂治疗。

2. 本药某些制剂含有乳糖，先天性半乳糖症、葡萄糖或半乳糖吸收障碍综合征、乳糖酶缺乏症患者禁用。

七、不良反应

- **较为常见的不良反应**：腹部不适、便秘、腹痛、腹泻；肝功能检测异常；头痛、眩晕、失眠；乏力、背痛；皮疹。

八、药物过量与处理

- **过量的处理**：对症治疗，必要时可催吐或洗胃。血液透析无法清除本药。

九、检查或检测

1. 用药期间定期监测肝功能、血常规、血胆固醇、甘油三酯、低密度脂蛋白（LDL）、CK。

2. 肾功能损害者、糖尿病患者、老年人应定期监测肾功能。

3. 用药最初数月内应监测 HDL–C。

十、药物相互作用

作用分级	药物
禁忌	● 香豆素类抗凝药：与贝特类药物合用，会导致口服抗凝药的作用显著增强。有联合用药期间出现 INR 升高和严重出血（某些为致命出血）的病例记载。如：苯茚二酮、氟茚二酮、醋硝香豆素、华法林等
严重	● HMG–CoA 还原酶抑制剂：合用可增加肌肉不良反应（包括横纹肌溶解症）的发生率；如：普伐他汀、氟伐他汀、辛伐他汀等 ● 免疫抑制药：环孢素、他克莫司与贝特类药物合用的患者血肌酐水平升高 ● 秋水仙碱：合用可引起肌病，包括横纹肌溶解

十一、药效学与药动学

◆ **药效学：**本药为氯贝丁酸衍生物类血脂调节药，降低血 LDL、胆固醇和甘油三酯，升高 HDL。本药尚有降低正常者及高尿酸血症患者的血尿酸作用。

◆ **药动学：**本品口服后，胃肠道吸收良好，与食物同服可使非诺贝特的吸收增加。

分布容积	蛋白结合率	乳汁/血液比	脑脊液/血液比	起效时间	消除半衰期	血浆浓度达峰时间	分子量
0.9 L/kg	99%	暂无	暂无	暂无	20 h	4～7 h	361.0

十二、贮藏

遮光，密封保存。

卡托普利

一、制剂与规格

普通片剂[基][保]：12.5 mg；25 mg。缓释片剂：37.5 mg。

二、临床应用与适应证

口服

国内批准适应证：各种类型的高血压，尤其是常规疗法无效的高血压、心力衰竭。

超说明书适应证：糖尿病肾病；心肌梗死；高血压危象；卡托普利刺激试验；糖尿病肾病视网膜病变预防；充血性心力衰竭（与利尿剂、洋地黄联用）。

三、用法与用量

◆ **成人**

- **普通片**：初始剂量 12.5 mg，一日 2 ～ 3 次。维持剂量每日 2 ～ 3 次，口服 25 ～ 150 mg；最高 450 mg/d。
- **缓释片**：一日 1 次，每次一片（37.5 mg），必要时可逐渐增至 2 ～ 4 片。

◆ **老年人、儿童**：老年人对降压作用较敏感，宜酌情减少本药剂量；卡托普利仅用于其他降压治疗无效的儿童：0.3 ～ 0.5 mg/kg，每日 3 次；在耐受范围内滴定至血压控制，最高 6 mg/（kg · d），分 3 次服用。婴儿达到矫正胎龄 44 周之前避免使用血管紧张素转化酶抑制剂（ACEI）。

四、最佳服药方式以及漏服处理

◆ **最佳服药方式**

- 食物可使本药片剂的吸收减少 30% ～ 40%，因此应饭前 1 h 服用。
- 急性高血压发作时，应舌下含服卡托普利普通片 12.5 mg。
- 缓释片应当整片吞服，不能咀嚼或掰断后服用。

五、禁忌证

◆ **禁用**：妊娠期妇女（当发现怀孕时，应尽快停用卡托普利）；对卡托普利及其他 ACEI 类药品过敏者。

六、注意事项

1. 建议患者避免使用保钾利尿剂、钾补充剂和含钾盐的药物。

2. 体位突然改变时应谨慎。若该药引起干咳同样容易影响牙科操作。

3. 服药期间，坐趟后缓慢起身，避免驾驶车辆。

七、不良反应

- **较为常见的不良反应**：高血钾症，低血压，皮疹，味觉迟钝，干咳。

八、药物过量与处理

- **过量的表现**：用药过量可导致低血压。
- **过量的处理**：应立即停药，并予以扩容，成人可经血液透析清除过量药物。没有反应的患者应当输注血管紧张素。

九、检查或监测

- **用药期间**：用药初始 3 个月每 2 周检查 1 次白细胞计数及分类计数，随后定期检查，有感染迹象时亦应进行检查；每月检查 1 次尿蛋白。监测血清尿素氮、肌酐、电解质水平、血压。

十、药物相互作用

作用分级	药物
禁忌	• 与阿利吉仑联用，增加高血钾、低血压、肾损害的风险 • 与沙库比曲联用增加血管性水肿风险
重度	• 与库存血、保钾利尿药、含钾药物同用可引起血钾过高 • ARB 类：可能会导致肾功能损害和高钾血症的发生风险增加 • 与别嘌呤醇联用可能导致 Stevens–Johnson 综合征发生

十一、药效学与药动学

- **药效学**：属于 ACEI 类降压药，通过抑制血管紧张素Ⅱ转化酶活性，减少血管紧张素Ⅱ的生成，从而降低外周血管阻力。还可干扰缓激肽的降解，从而扩张外周血管。
- **药动学**：本药于肝代谢为二硫化物等。经肾排泄，40%～50% 的给药量以原形形式排出。

口服生物利用度	分布容积	蛋白结合率	乳汁/血液比	脑脊液/血液比	起效时间	$T_{1/2}$	血浆浓度达峰时间	分子量
＞75%	–	25%～30%	1∶100	0	15 min	4 h	1 h	217

十二、贮藏

片剂：遮光、密封保存。**缓释片**：遮光，30℃以下密封保存。

依那普利

一、制剂与规格

片剂、胶囊[保][基]：2.5 mg；5 mg；10 mg。

二、临床应用与适应证

口服：

国内批准适应证：原发性高血压，肾血管性高血压，心力衰竭，预防症状性心力衰竭。

超说明书适应证：非糖尿病性肾病，肾性高血压，偏头痛预防。

三、用法与用量

◆ **成人**

• **口服：**初始剂量为一次 10 ～ 20 mg，每日 1 次。轻度高血压 10 mg，维持剂量为 20 mg，必要时增至最大剂量 40 mg。轻度肾功能损害：30 ml/min ＜ Ccr ＜ 80 ml/min 者，初始剂量为一日 5 ～ 10 mg；中度肾功能损害：10 ml/min ＜ Ccr ≤ 30 ml/min 者，初始剂量为一日 2.5 ～ 5 mg；重度肾功能损害 Ccr ≤ 10 ml/min 者，初始剂量为一日 2.5 mg。

◆ **老年人、儿童、妊娠期妇女：**年龄＞ 65 岁老年人，1 个月至 16 岁儿童均可耐受本药，0.08 mg/kg（≤ 5 mg），每日 1 次，随后根据血压调整。尚无＞ 0.58 mg/kg（40 mg）的儿童用药资料。妊娠期妇女禁用。

四、最佳服药方式

• 本药可于餐前、餐中或餐后服用，但应避免随高盐饮食服用。

五、禁忌证

◆ **禁用：**ACEI 类药物过敏；单、双侧肾动脉狭窄；原发性醛固酮增多症；肾移植术后、原发性肝病、肝衰竭患者；妊娠期妇女。

六、注意事项

1. 肾功能损害的儿童患者 GFR ＜ 30 ml/（min · 1.73 m^2），不应使用本药。

2. 近期使用利尿药的患者在使用本药前 2 ～ 3 日应停用利

尿药，如无法停用，应从较小剂量（如一次 5 mg 或更低）开始使用本药，随后根据患者需要调整剂量。

3. 肾透析患者，透析日初始剂量为一日 2.5 mg，非透析日剂量应根据血压反应进行调整。

4. 服药期间可能出现持续性干咳，停药后可消除。

5. 本药可影响驾驶或操作机械的反应或能力，用药期间应严格限制驾驶或操作机械。

6. 服本药期间饮酒，可增加酒精的作用。

七、不良反应

- **较为常见的不良反应**：高血钾症；肾功能损害：血清尿素氮升高、血清肌酐升高；头晕（4.3% ～ 7.9%），疲劳（3%），低血压（0.9% ～ 6.7%）。

八、药物过量与处理

- **过量的表现**：过量时可能出现严重低血压、心动过缓、心源性休克、电解质紊乱、肾衰竭。
- **过量的处理**：常规洗胃，30 min 内给予吸附剂和硫酸钠。若出现低血压，给予生理盐水容量负荷。仍无应答，静脉给予儿茶酚胺。血液透析与腹膜透析可清除依那普利。

九、检查或监测

- **用药期间**：监测血钾，血象。
- **用药前、后**：密切监测血压与肾功能。

十、药物相互作用

作用分级	药物
禁忌	• 与阿利吉仑联用，增加高血钾、低血压、肾损害的风险 • 与沙库比曲联用增加血管性水肿风险
严重	• 锂剂：同用增加锂中毒风险 • 与别嘌呤醇联用可能导致 Stevens–Johnson 综合征发生

十一、药效学与药动学

- **药效学**：在肝广泛水解为依那普利拉后发挥作用，降低体内血管紧张素 II 的浓度，抑制肾素–血管紧张素系统而产生降低血压的作用。

◆ **药动学**：依那普利拉主要经肾排泄，尿液中可见约 40% 的依那普利拉及原形药物。

口服生物利用度	分布容积	蛋白结合率	乳汁/血液比	脑脊液/血液比	起效时间	$T_{1/2}$	血浆浓度达峰时间	分子量
60%	暂无	50%～60%	1/52.8	暂无	1 h	11 h	0.5～2 h	376.4

十二、贮藏

片剂、胶囊：遮光、阴凉密封保存。

赖诺普利

一、制剂与规格

片剂、胶囊保基：5 mg；10 mg。

二、临床应用与适应证

国内批准适应证：原发性高血压；肾性高血压；急性心肌梗死；充血性心力衰竭。

超说明书适应证：糖尿病肾病、移植术后环孢素引起的高血压、偏头痛预防。

三、用法与用量

◆ **成人**：口服

- 原发性高血压：初始剂量：10 mg，每日 1 次；维持剂量：20 mg，每日 1 次；极量：80 mg。
- 肾性高血压：2.5 mg 或 5 mg 起开始用药，缓慢根据血压情况调整。
- 急性心肌梗死：24 h 内 5 mg 服用两天，之后 10 mg，每日 1 次。

◆ **老年人、儿童、妊娠期妇女**：尚未观察到年龄对本药有效性和安全性的影响。国内不推荐儿童使用本药；国外认为 6 岁以上儿童使用本药有效且容易耐受初始剂量为 70 μg/kg（最高 5 mg），每日 1 次。妊娠期妇女禁用。

四、最佳服药方式以及漏服处理

- **最佳服药方式**：在每天相同的时间服药，食物对药物疗效没有影响。饭前饭后服用均可。首次给药最好在临睡前。

五、禁忌证

禁用：过敏；其他 ACEI 类引起血管神经性水肿的患者；遗传、特发性神经性水肿；高血钾；妊娠期妇女。

六、注意事项

同“依那普利”。

七、不良反应

- **较为常见的不良反应**：胸痛，低血压（11%），晕厥（5% ～ 7%），头晕（6.5% ～ 19%），头痛（5.4%），腹泻（3.8%），疲劳（2.9%），咳嗽，恶心，高血钾（2.2% ～ 6%），肾功能损害（2.4%）。

八、药物过量与处理

- **过量的表现**：低血压、循环休克、电解质紊乱、肾衰竭、通气过度、心动过速、心悸、心动过缓、眩晕、焦虑和咳嗽。
- **过量的处理**：静滴生理盐水，如出现低血压，可考虑使用血管紧张素 II 和（或）静脉注射儿茶酚胺治疗。过量服药短时间内可催吐、洗胃、口服吸附剂或硫酸钠。密切监测生命体征、血清电解质和肌酐水平。

九、检查或监测

- **用药期间**：用药可能影响肾功能，需定期监测，包括每月检查 1 次尿蛋白。肾功能障碍和白细胞缺乏的患者在最初 3 个月内每 2 周检查 1 次白细胞计数及分类计数，此后定期监测。用药可导致高钾血症，用药期间还需监测血钾。

十、药物相互作用

作用分级	药物
禁忌	同依那普利
严重	同依那普利

十一、药效学与药动学

- **药效学**：合成的肽衍生物，长效的 ACEI 类。长期使用药效不会减弱，立即停药亦不会出现血压反跳。
- **药动学**：赖诺普利在肝代谢很少，极少与血浆蛋白结合，主要以原型从尿中排泄。

口服生物利用度	分布容积	蛋白结合率	乳汁/血液比	脑脊液/血液比	起效时间	$T_{1/2}$	血浆浓度达峰时间	分子量
6%～60%	1.24 L	0	—	—	1 h	12.6 h	7 h	441.5

十二、贮藏

片剂、胶囊：避光、密封、干燥处保存。

贝那普利

重要警示

一经检测出怀孕时，应尽快停止使用 ACEI 类降压药。在妊娠期的第 4～9 个月，拮抗肾素-血管紧张素系统的药物会导致胎儿的损伤甚至死亡。

一、制剂与规格

- **片剂、胶囊**[保]：5 mg；10 mg；20 mg。

二、临床应用与适应证

- **口服**：用于治疗高血压；用于对洋地黄和（或）利尿药疗效不佳的充血性心力衰竭的辅助治疗。

三、用法与用量

- **成人**：口服。
- **高血压**：未使用利尿药者，推荐初始剂量为一次 10 mg，一日 1 次，若疗效不佳，可增至一日 20 mg。须根据降压反应调整剂量，通常每隔 1～2 周调整一次。
- **老年人、儿童、妊娠及哺乳期妇女**：本药用于老年患者的安全性和有效性与年轻患者无总体差别，但不排除部分老年患者对本药具有更高的敏感性；尚无本品在儿童中的安全性和有效性研究资料（国外用法用量参考：6 岁及 6 岁以上儿童单用本药，初始剂量 0.2 mg/kg 每日 1 次，推荐最大剂量为一日 0.6 mg/kg 或 40 mg）；妊娠期妇女禁用本药，美国食品药品监督管理局（FDA）妊娠分级为 D 级。本药可通过乳汁分泌，但最大浓度仅为血浆中的 0.3%，尽管对母乳喂养的婴儿不可能产生不良影响，但仍不主张哺乳期服用本品。

四、最佳服药方式以及漏服处理

◆ **最佳服药方式**

- 进食后服用本药可延迟本药的吸收，但不影响吸收量及本药向贝那普利拉的转化，可在餐中或两餐间服用。
- 不能吞服本药片剂者，可将本药片剂配制成浓度为 2.0 mg/ml 的混悬液使用。
- 单用本药时，如一日 1 次给药方式的降压效果不明显，可增加剂量或采用分次给药的方式。

五、禁忌证

◆ **禁用**：对本药过敏者；有血管神经性水肿病史者；妊娠期妇女。

六、注意事项

1. 患者因接受大量利尿药、对饮食中钠摄入进行控制、接受透析治疗、发生腹泻或者呕吐而导致严重缺钠或血容量不足时，使用本药治疗可出现低血压。用药前数日停用利尿药或采取其他措施补充体液，可降低发生低血压的风险。

2. 用药后可出现中枢神经系统不良反应，故驾驶或操纵机械的患者应谨慎。

七、不良反应

◆ **较为常见的不良反应**：神经系统：头痛、眩晕。心脏：心悸、直立不耐受症状。血管：潮红。呼吸、胸和纵隔：咳嗽、上呼吸道感染症状。胃肠道：胃肠功能紊乱。皮肤和皮下组织：皮疹、瘙痒、光敏反应。肾和泌尿系统：尿频。全身反应：疲劳。

八、药物过量与处理

- **过量的表现**：用药过量可出现明显低血压，可能伴有电解质紊乱和肾衰竭。
- **过量的处理**：用药过量时，若服药时间较短，可考虑使用活性炭，个别患者可采取胃净化措施（如催吐、洗胃）。应对血压和临床症状进行密切监测。应给予支持治疗，补充充足水分。如出现血压显著下降，应静脉注射生理盐水；根据临床情况，可考虑使用血管升压类药物（如静脉注射儿茶酚胺类）。严重肾功能损害者用药过量时，可采用血液透析辅助治疗。

九、检查或监测

用药期间监测肾功能，血清钾。用于充血性心力衰竭时，首次使用有引起血压急剧下降的风险，故用药期间需密切监测。

十、药物相互作用

作用分级	药物
禁忌	• 其他作用于肾素-血管紧张素系统的药物：如血管紧张素转化酶抑制剂、血管紧张素受体阻滞药、阿利吉仑 • 钾补充药、保钾利尿药、钾盐、环孢素、肝素：合用可引起血钾升高，并可伴有心律失常或心搏骤停，应密切监测血清钾水平
严重	• 非甾体抗炎药：如吲哚美辛，可使贝那普利的抗高血压及排钠作用减弱，肾毒性可能增强，对于失水患者出现急性肾衰竭的危险增加 • 锂盐：合用升高碳酸锂的血药浓度，并可出现中毒症状

十一、药效学与药动学

- **药效学**：本药为血管紧张素转化酶抑制剂（ACEI）。
- **药动学**：

口服生物利用度	分布容积	蛋白结合率	乳汁/血液比	脑脊液/血液比	起效时间	消除半衰期	血浆浓度达峰时间	分子量
37%	9 L	约 95%	暂无	暂无	暂无	3～22 h	0.5～1 h	460.96

十二、贮藏

片剂：密封，30℃以下保存。**胶囊**：密封保存。

雷米普利

一、制剂与规格

片剂[保]：1.25 mg；2.5 mg；5 mg。

二、临床应用与适应证

口服：用于治疗原发性高血压；用于治疗急性心肌梗死（2～9 日）后出现的轻至中度心力衰竭；用于治疗非糖尿病肾病等。

三、用法与用量

◆ **成人**：口服

• **原发性高血压**：起始剂量为一次 2.5 mg，一日 1 次，2～3 周后可加倍，以逐步达到目标血压，最大剂量为一次 10 mg，一日 1 次。肾素-血管紧张素-醛固酮系统活性较高的患者和接受利尿药治疗的患者给予初始剂量后可能出现血压过度降低，建议起始剂量为一次 1.25 mg，一日 1 次。

◆ **老年人、儿童、妊娠及哺乳期妇女**：老年人的起始剂量为 1.25 mg，一日 1 次；儿童用药的安全性和有效性尚不明确，不建议 18 岁以下儿童使用本药；妊娠中晚期妇女禁用本药，FDA 妊娠分级为 D 级。不推荐哺乳期妇女使用本药。

四、最佳服药方式以及漏服处理

◆ **最佳服药方式**

• 建议本药于每日同一时间服用。

• 本药片剂可在餐前、餐中或餐后服用，不可咀嚼或碾碎。

五、禁忌证

◆ **禁用**：对本药或其他 ACEI 过敏者；血管神经性水肿患者；显著的双侧肾动脉狭窄或单功能肾肾动脉狭窄患者；低血压或血流动力学状态不稳定的患者；使用含有阿利吉仑药物的糖尿病患者或中至重度肾功能损害者（肌酐清除率＜ 60 ml/min）；妊娠中晚期妇女。

六、注意事项

1. 建议手术前一日停用本药。

2. 血压降低可能会损害患者的注意力和反应能力，在首次给药后或剂量增加后的数小时内不应驾驶或操作机械。

3. 如出现血管神经性水肿，应停药，并立即进行紧急治疗，观察患者至少 12 ～ 24 h，症状完全消失后方可出院。

七、不良反应

- **较为常见的不良反应**：头痛，头昏（头晕）；无痰的瘙痒性咳嗽，支气管炎，鼻窦炎，呼吸困难；消化功能紊乱，腹部不适，消化不良，腹泻，恶心，呕吐；斑丘疹皮疹；血钾升高；低血压，直立性血压降低（体位调节障碍），晕厥。

八、药物过量与处理

- **过量的表现**：药物过量可能出现外周血管过度扩张（有明显的低血压、休克）、心动过缓、电解质紊乱和肾衰竭。
- **过量的处理**：药物过量时应对患者密切监测，同时给予对症和支持治疗，包括初步排毒（洗胃、服用吸附剂）、恢复血流动力学稳定性的措施[给予 α_1 肾上腺素受体激动药或血管紧张素 II（血管紧张素胺）]。本药活性代谢产物几乎不能通过血液透析清除。

九、检查或监测

1. 用药前和用药期间应监测肾功能，尤其在治疗的最初数周。

2. 建议监测白细胞计数，尤其治疗初期、肾功能损害、同时患有胶原病（如红斑狼疮或硬皮病）、使用可引起血象改变的其他药物的患者应频繁监测。

3. 监测血压。

十、药物相互作用

作用分级	药物
禁忌	• 其他作用于肾素-血管紧张素系统的药物：如 ACEI、血管紧张素受体阻滞药、阿利吉仑 • 钾补充药、保钾利尿药、钾盐、环孢素、肝素：合用可引起血钾升高，并可伴有心律失常或心搏骤停，应密切监测血清钾水平 • 别嘌呤醇、免疫抑制药、皮质类固醇、细胞生长抑制药等
严重	• 锂盐：升高碳酸锂的血药浓度，并可出现中毒症状 • 催眠药、镇静剂、麻醉剂：血压明显下降（手术前应告知麻醉师正在使用雷米普利治疗）

十一、药效学与药动学

◆ **药效学**：本药为 ACEI 类降压药，经胃肠道吸收后在肝水解生成雷米普利拉。

◆ **药动学**：

口服生物利用度	分布容积	蛋白结合率	乳汁/血液比	脑脊液/血液比	起效时间	有效半衰期	血浆浓度达峰时间	分子量
60%	暂无	73%	0.56	暂无	暂无	13～17 h	单次口服 2～4 h	416.5

十二、贮藏

片剂：30℃以下保存。

培哚普利

一、制剂与规格

片剂[保]：培哚普利片（以培哚普利叔丁胺盐计）：2 mg；4 mg；8 mg。

精氨酸培哚普利片（以精氨酸培哚普利计）：5 mg；10 mg。

二、临床应用与适应证

口服：用于高血压，充血性心力衰竭。

三、用法与用量

◆ **成人**：口服

- **高血压**：本药可单用或与其他类别的抗高血压药联用。建议起始剂量为每日清晨一次 4 mg。经过一个月治疗后可以将剂量增加到每日一次 8 mg。剂量应根据患者具体情况和血压反应进行个体化调整。
- **充血性心力衰竭**：以 2 mg 作为起始剂量清晨服用。如患者能够耐受，2 周后剂量可增至每天一次 4 mg。应根据患者的个体临床反应调整剂量。
- **肾功能不全时剂量**：肌酐清除率（Ccr）≥ 60 ml/min 者，一日 4 mg；Ccr 为 30～60 ml/min 者，一日 2 mg；Ccr 为 15～30 ml/min 者，一次 2 mg，隔日 1 次。

- **肝功能不全时剂量：**肝功能不全者无需调整剂量。
- **透析时剂量：**Ccr ＜ 15 ml/min 者，血液透析当日给药剂量为 2 mg，于透析后给药。
- ◆ **老年人：**本药用于老年患者高血压：初始剂量为一日 2 mg，一个月后可增至一日 4 mg。必要时可根据肾功能增至一日 8 mg。
- ◆ **儿童：**儿童用药的安全性和有效性尚不明确，故不推荐儿童使用本药。
- ◆ **妊娠及哺乳期妇女：**已有的数据尚不能得出妊娠早期妇女使用本药后对胎儿有致畸风险，但不能排除风险会轻微增加。如妊娠中期已使用本药，应进行胎儿肾功能和颅骨的超声检查；不推荐哺乳期妇女使用。

四、最佳服药方式以及漏服处理

- ◆ **最佳服药方式：**于每日早餐前服用本药。

五、禁忌证

- ◆ **禁用：**对本药或其他 ACEI 过敏者；曾因使用 ACEI 引起血管神经性水肿的患者或遗传性、特发性血管神经性水肿患者；妊娠期妇女。

六、注意事项

1. 使用本药后可能出现与血压降低有关的不良反应，故可能影响驾驶或操作机械的能力。

2. 经历大手术或使用可导致低血压的药物麻醉的患者使用 ACEI 后可引起低血压，故应于手术前 1 日停药。

七、不良反应

- ◆ **较为常见的不良反应：**头痛，头晕，眩晕，感觉异常；视力障碍；咳嗽，呼吸困难；恶心、呕吐，腹痛，味觉异常，消化不良，腹泻，便秘；皮疹，瘙痒症等。

八、药物过量与处理

- ◆ **过量的表现：**用药过量可能出现低血压、循环性休克、电解质紊乱、肾衰竭、换气过度、心动过速、心悸、心动过缓、头晕、焦虑、咳嗽。

- **过量的处理：** 如过量，可静脉滴注生理盐水，并应持续监测生命体征、血清电解质和肌酐。如出现低血压，患者应保持休克体位，可考虑滴注血管紧张素Ⅱ和（或）静脉内给予儿茶酚胺治疗。治疗无效的心动过缓患者需给予起搏器治疗。本药可经血液透析清除。

九、检查或监测

1. 定期监测肾功能、血清钾。
2. 胶原血管病患者用药应定期监测白细胞计数。
3. 监测血压。

十、药物相互作用

作用分级	药物
禁忌	• 其他作用于肾素-血管紧张素系统的药物：如血管紧张素转化酶抑制剂、血管紧张素受体阻滞药、阿利吉仑 • 钾补充药、保钾利尿药、钾盐、环孢素、肝素：合用可引起血钾升高，并可伴有心律失常或心搏骤停，应密切监测血清钾水平
严重	• 锂盐：合用升高碳酸锂的血药浓度，并可出现中毒症状 • 非甾体抗炎药：如吲哚美辛，可使贝那普利的抗高血压及排钠作用减弱，肾毒性可能增强，对于失水患者出现急性肾衰竭的危险增加 • 催眠药、镇静剂、麻醉剂、三环类抗抑郁药：合用会使血压明显下降（手术前应告知麻醉师正在使用培哚普利治疗）

十一、药效学与药动学

- **药效学：** 本药为 ACEI。口服后，在体内水解为活性代谢产物培哚普利拉。
- **药动学：**

口服生物利用度	分布容积	蛋白结合率	乳汁/血液比	脑脊液/血液比	起效时间	消除半衰期	血浆浓度达峰时间	分子量
75%	0.2 L/kg	20%	暂无	暂无	暂无	30 h	3～4 h	368.47

十二、贮藏

片剂： 避光，密封保存。

咪达普利

一、制剂与规格

片剂[保]：2.5 mg；5 mg；10 mg。

二、临床应用与适应证

口服：用于治疗原发性高血压；用于治疗肾实质性病变所致继发性高血压。

三、用法与用量

- **成人**：口服
- **原发性高血压、肾实质性病变所致继发性高血压**：一次 5～10 mg，一日 1 次。严重高血压患者（包括正进行低盐疗法的严重高血压患者）及肾实质性高血压患者，宜从一日 2.5 mg 开始用药。
- **老年人、儿童、妊娠及哺乳期妇女**：老年患者应从低剂量开始（如一日 2.5 mg）用药；儿童用药的安全性和有效性尚不明确；对妊娠或可能妊娠妇女禁用本药。服用本药过程中发现妊娠时应立即停药。哺乳期妇女慎用本药，必须用药时，应中止哺乳。

四、最佳服药方式以及漏服处理

- **最佳服药方式**：在饭前 15 min 服用。用药可能需要数周才能完全见效。

五、禁忌证

- **禁用**：对本药物成分有过敏史的患者；有用其他 ACEI 类药物引起血管神经性水肿病史的患者，以及有遗传性、获得性、特发性血管神经性水肿等病史的患者；妊娠或可能妊娠的妇女。

六、注意事项

1. 手术前 24 h 不宜使用本药。

2. 本药可引起眩晕、蹒跚，故用药期间进行高空作业、驾驶等应谨慎。

七、不良反应

◆ **常见的不良反应**：血清肌酐升高、尿素氮（BUN）升高；头痛、眩晕、蹒跚；低血压；AST（GOT）、ALT（GPT）升高；皮疹、瘙痒；血清钾升高。

八、药物过量与处理

◆ **过量的表现**：用药过量可致周围血管过度扩张，继发或延长体循环低血压状态，表现为低血压、头晕、头痛、疲乏、嗜睡，严重者出现休克或死亡。

◆ **过量的处理**：症状较轻者，置患者于卧位，血压低者给予补液、升压治疗；出现显著低血压反应的患者，及时监测心肺功能，给予积极的心血管支持治疗。

九、药物相互作用

作用分级	药物
禁忌	● 用丙烯腈甲烯丙基磺酸钠膜（AN69）进行血液透析，可能发生过敏症状 ● 其他作用于肾素-血管紧张素系统的药物：如血管紧张素转化酶抑制剂、血管紧张素受体阻滞药、阿利吉仑
严重	● 钾补充药、保钾利尿药、钾盐、环孢素、肝素：合用可引起血钾升高，并可伴有心律失常或心搏骤停，应密切监测血清钾水平 ● 锂盐：合用升高碳酸锂的血药浓度，并可出现中毒症状 ● 非甾体抗炎药：如吲哚美辛，可使咪达普利的抗高血压及排钠作用减弱，肾毒性可能增强，对于失水患者出现急性肾衰竭的危险增加

十、药效学与药动学

◆ **药效学**：本药为ACEI，其活性代谢产物咪达普利拉能通过抑制血管紧张素（ACE）的活性，阻止血管紧张素Ⅰ转换为血管紧张素Ⅱ，从而扩张周围血管，降低血管阻力，使血压下降。

◆ **药动学**：

口服生物利用度	分布容积	蛋白结合率	起效时间	消除半衰期	血浆浓度达峰时间	分子量
—	—	—	—	6～8 h	2 h	405

十一、贮藏

片剂：密封，25℃以下干燥处保存。

厄贝沙坦

重要警示

ARB 类药物直接作用于肾素-血管紧张素系统，可引起胎儿损伤和死亡。一旦发现妊娠，应尽快停药。

一、制剂与规格

片剂、胶囊保：75 mg；150 mg。

二、临床应用与适应证

口服：治疗原发性高血压。治疗合并高血压的 2 型糖尿病肾病。

三、用法与用量

◆ **成人**

- 高血压：口服给药，推荐初始剂量和维持剂量为一次 150 mg，一日 1 次。如血压不能有效控制，可增至一次 300 mg，一日 1 次或联用其他降压药，如利尿剂氢氯噻嗪具有附加效应。
- 伴高血压的 2 型糖尿病肾病：口服给药，初始剂量为一次 150 mg，一日 1 次；维持剂量可增至一次 300 mg，一日 1 次。必要时加用其他降压药。
- 肝肾功能不全时，无需调整剂量。
- 透析时，进行血液透析的患者初始剂量可考虑给予 75 mg。

◆ **老年人**：虽然建议超过 75 岁的患者初始治疗剂量用 75 mg，但对老年患者通常无需调节用量。

◆ **儿童**：目前无儿童服用本品安全性和有效性的研究资料。

◆ **妊娠及哺乳期妇女**：妊娠的前 3 个月最好不使用本品。在计划妊娠前应转换为合适的替代治疗。本品禁用于妊娠 4 月至 9 月的孕妇。如果被查出怀孕，应尽快停用本品，如果由于疏忽治疗了较长时间，应超声检查胎儿头颅和肾功能。本品禁用于哺乳期。

四、最佳服药方式以及漏服处理

饮食对服药无影响。

五、禁忌证

- **禁用：**对本品过敏者禁用；妊娠和哺乳期妇女禁用。
- **慎用：**主动脉瓣或左房室瓣狭窄、梗阻性肥厚型心肌病患者；双侧肾动脉狭窄或单侧功能肾肾动脉狭窄患者（国外资料）；肾功能不全者（国外资料）。

六、注意事项

1. 开始治疗前应纠正血容量不足和（或）钠的缺失。

2. 肾功能不全的患者可能需要减少本品的剂量。

3. 过量服用本品后可出现低血压，心动过速或心动过缓，应采用催吐、洗胃及支持疗法。厄贝沙坦不能通过血液透析被排出体外。

4. 药物的相互作用：本品与氢氯噻嗪、地高辛、华法林、硝苯地平之间无明显的相互作用。但与利尿剂合用时应注意血容量不足或因低钠可引起低血压。

七、不良反应

- **较为常见的不良反应：**头痛、眩晕，心悸，偶有咳嗽（一般程度都是轻微的，呈一过性，多数患者继续服药都能耐受），消化不良、胃灼热感、腹泻，骨骼肌疼痛。罕有荨麻疹及血管神经性水肿发生。

八、药物过量与处理

- **过量的表现：**过量服用本品后可出现低血压、心动过速或心动过缓。
- **过量的处理：**应采用催吐、洗胃及支持疗法。厄贝沙坦不能通过血液透析被排出体外。

九、检查或监测

- **用药前：**用药前应监测血电解质（如血钠、血钾、碳酸盐）、血尿素氮、血肌酸酐、尿常规。
- **用药期间：**开始用药后 2 周和 4 周、剂量调整后约 2 周应复查血肌酐及血钾。每 3 ～ 6 个月复查血肌酐与血钾。

十、药物相互作用

作用分级	药物
禁忌	阿利吉仑、阿米洛利、氨苯蝶啶、坎利酮、螺内酯、盐酸阿米洛利
严重	阿氯芬酸、阿明洛芬、氨基比林、氨布洛芬、阿地肝素、安乃近、保泰松、布洛芬、吡罗昔康、醋氯芬酸、碘化钾、肝素、枸橼酸钾、环孢素、卡洛芬、罗非昔布、美洛昔康、塞来昔布、依托考昔、吲哚美辛等

十一、药效学与药动学

◆ **药效学：**本药为血管紧张素 Ⅱ（Ang Ⅱ）受体拮抗药。

◆ **药动学：**

口服生物利用度	分布容积	蛋白结合率	乳汁/血液比	脑脊液/血液比	起效时间	消除半衰期	血浆浓度达峰时间	分子量
60% ～ 80%	53 ～ 93 L	96%	暂无	暂无	暂无	11 ～ 15 h	1.5 ～ 2 h	428.54

十二、贮藏

片剂、胶囊：密封，阴凉干燥处保存。

氯沙坦

一、制剂与规格

片剂、胶囊[保]：50 mg；100 mg。

二、临床应用与适应证

1. 用于治疗原发性高血压。

2. 用于不适用血管紧张素转化酶抑制药（ACEI）治疗（尤其是有咳嗽或禁忌证时）的慢性心力衰竭。适用患者的左心室射血分数应小于或等于 40%，处于临床稳定状态，且已接受慢性心力衰竭的既定治疗方案。

三、用法与用量

◆ **成人**

常规剂量

- 原发性高血压：口服给药，对于多数患者，初始和维持剂量通常为一次 50 mg，一日 1 次。治疗 3 ～ 6 周可达最大降压效应。对部分患者，可增量至一次 100 mg，一日 1 次，以产生进一步的降压效应。对血容量不足的患者（如使用大剂量利尿药治疗的患者），可考虑给予初始剂量一次 25 mg，一日 1 次。
- 心力衰竭：口服给药，初始剂量为一次 12.5 mg，一日 1 次，可根据患者耐受情况以周为间隔逐渐增量，直至可耐受的最大日剂量（12.5 mg、25 mg、50 mg、100 mg、150 mg）。最大目标剂量为一日 150 mg。
- 肝、肾功能不全时：无需调整初始剂量。

◆ **老人、儿童、妊娠及哺乳期妇女**：在老年人的临床研究中，未见本药的有效性和安全性有年龄差异。儿童患者：不推荐肾小球滤过率（GFR）小于 30 ml/（min · 1.73 m^2）或肝功能损害的儿童使用本药。曾于子宫内暴露于本药的新生儿，如出现少尿或高血压，应直接进行血压支持和肾灌注。伴血容量不足的儿童，应于使用本药前纠正。妊娠中、晚期妇女禁止使用本药。

四、最佳服药方式以及漏服处理

口服给药

1. 本药可与或不与食物同服。

2. 儿童用药时，可将本药片剂配制成浓度为 2.5 mg/ml 的混悬液使用。

五、禁忌证

◆ **禁用**：对本药过敏者；妊娠中、晚期妇女。

六、注意事项

1. 如出现血钾异常，应进行适当治疗，且可能需减量或停药。
2. 如出现显著肾功能下降，应考虑暂停用药或永久停药。

七、不良反应

◆ **较为常见的不良反应**：全身：腹痛、乏力 / 疲劳、胸痛、水肿 / 肿胀；心血管系统：心悸、心动过速；消化系统：

腹泻、消化不良、恶心；肌肉骨骼系统：背痛、肌肉痉挛；神经/精神系统：头晕、头痛、失眠；呼吸系统：咳嗽、咽炎、鼻窦疾病、上呼吸道感染。

八、药物过量与处理

- **过量的表现：**本药过量的研究资料有限，最可能出现的临床表现为低血压、心动过速。此外，由于副交感神经（迷走神经）的兴奋，亦可出现心动过缓。
- **过量的处理：**如出现症状性低血压，应予支持治疗。本药及其活性代谢产物均不能经血液透析清除。

九、检查或监测

1. 对肾功能部分依赖于 RAS 激活的患者（如肾动脉狭窄、慢性肾病、严重充血性心力衰竭或血容量不足的患者），用药期间定期监测肾功能。

2. 定期监测血清钾水平。

3. 监测卧位血压、全血细胞计数。

十、药物相互作用

作用分级	药物
禁忌	阿利吉仑、阿米洛利、氨苯蝶啶、坎利酮、螺内酯、盐酸阿米洛利、依普利酮
严重	同厄贝沙坦

十一、药效学与药动学

- **药效学：**本药为血管紧张素 Ⅱ -1 型受体（AT1）拮抗药。
- **药动学：**

口服生物利用度	分布容积	蛋白结合率	乳汁/血液比	脑脊液/血液比	起效时间	消除半衰期	血浆浓度达峰时间	分子量
33%	34 L	≥99%	暂无	暂无	暂无	1.5～9 h	1～3 h	461.01

十二、贮藏

片剂：避光、密封，30℃以下干燥处保存。**胶囊：**密封，干燥处保存。

缬沙坦

一、制剂与规格

片剂、胶囊[保]：40 mg；80 mg [基]；160 mg。

二、临床应用与适应证

口服：用于治疗轻至中度原发性高血压。

三、用法与用量

◆ 成人：

- 原发性高血压：口服给药，一次 80 mg，一日 1 次。服药 2 周内可达确切降压效果，4 周后达最大疗效。对血压控制不满意者，日剂量可增至 160 mg，或加用利尿药。
- 轻至中度的肝肾功能不全时剂量无需调整。

◆ **老人、儿童、妊娠及哺乳期妇女**：65 岁及 65 岁以上老人与较年轻者用药的安全性或有效性无总体差异；对于儿童患者：应密切观察曾于子宫内暴露于本药的新生儿，以监测血压，保证足够的尿量，以及防止高钾血症。妊娠期妇女禁用。

四、最佳服药方式以及漏服处理

1. 本药可伴或不伴食物服用，建议于每日同一时间用药（如早晨）。

2. 儿童用药时，如吞咽困难或依体重计算所得剂量无相应规格的片剂可用，可将本药片剂配制成浓度为 4 mg/ml 的混悬液使用。如需由混悬液改用片剂，可能需增加剂量，因使用混悬液的暴露量较片剂高 1.6 倍。

五、禁忌证

◆ **禁用**：对本药过敏者；重度肾功能损害［肌酐清除率（Ccr）＜ 30 ml/min］者；妊娠期妇女。

◆ **慎用**：胆道梗阻、胆汁淤积患者。

六、注意事项

1. 如出现血管神经性水肿，应立即停药，且不得再次用药。

2. 如血压过度降低，应将患者置于仰卧位，必要时应静脉滴注生理盐水。

3. 如出现血清钾水平升高，可能需减量或停药。
4. 用药期间应谨慎驾驶及操作机械。

七、不良反应

- **较为常见的不良反应**：心血管系统：低血压；神经系统：眩晕、头痛；泌尿系统：血尿素氮升高、血肌酐升高；呼吸系统：咳嗽。
- **较为罕见的不良反应**：耳和内耳迷路疾病：眩晕；呼吸系统、胸部、纵隔疾病：咳嗽；胃肠功能紊乱：腹痛；全身反应：疲劳。

八、药物过量与处理

- **过量的表现**：过量使用本药可能导致显著的低血压，从而可能进一步引起意识水平降低、循环衰竭和（或）休克。
- **过量的处理**：若服药时间不长，应予以催吐，否则静脉滴注生理盐水。本药不能经血液透析清除。

九、检查或监测

- **用药前**：定期监测电解质、肾功能、血压。
- **用药期间**：定期监测电解质、肾功能、血压。

十、药物相互作用

作用分级	药物
禁忌	阿利吉仑、阿米洛利、氨苯蝶啶、坎利酮、螺内酯、盐酸阿米洛利、依普利酮
严重	阿西美辛、阿氯芬酸、阿明洛芬、氨基比林、安乃近、保泰松、布洛芬、吡罗昔康、醋酸钾、醋氯芬酸、达肝素钠、碘化钾、非诺洛芬、伐地昔布、肝素、枸橼酸钾、环孢素、卡洛芬、类肝素、氯化钾、美洛昔康、塞来昔布、碳酸钾、右布洛芬、依托考昔、吲哚美辛、依匹唑等

十一、药效学与药动学

- **药效学**：本药为血管紧张素Ⅱ（AngⅡ）受体拮抗药。
- **药动学**：

口服生物利用度	分布容积	蛋白结合率	乳汁/血液比	脑脊液/血液比	起效时间	消除半衰期	血浆浓度达峰时间	分子量
23%	17 L	94%～97%	暂无	暂无	暂无	9 h	2～4 h	435.5

十二、贮藏

片剂：避光、密封，阴凉处（不超过 20℃）保存。

胶囊：避光、密封，30℃以下保存。

坎地沙坦

一、制剂与规格

片剂、胶囊[保]：4 mg；8 mg；12 mg。

二、临床应用与适应证

用于治疗原发性高血压。

三、用法与用量

- **成人**：
- 原发性高血压：口服给药，通常一次 4 ～ 8 mg，一日 1 次，必要时剂量可增至 12 mg。
- **老年人**：肝、肾功能正常的老年人，初始剂量为 4 mg；肝、肾功能不全的老年人，建议初始剂量为 2 mg。随后根据病情调整用量。
- **儿童**：在国内资料中，尚无儿童用药信息。在国外资料中，有 1 岁及 1 岁以上儿童的用药资料，但 1 岁以下儿童禁用本药。肾小球滤过率低于 30 ml/（min · 1.73 m^2）的儿童不应使用本药（尚未进行相关研究）。
- **妊娠期或可能妊娠的妇女**：禁用。

四、最佳服药方式以及漏服处理

口服给药不能吞服本药片剂者，可将本药片剂配制成浓度为 0.1 ～ 2.0 mg/ml 的混悬液使用。

五、禁忌证

- **禁用**：对本药过敏者；严重肝功能不全或胆汁淤积者；妊娠期或可能妊娠的妇女；1 岁以下儿童（国外资料）。

六、注意事项

1. 如出现头晕或起立时头晕、蹒跚，应减量或停药，并进行适当处理。

2. 如出现血管神经性水肿、横纹肌溶解、粒细胞缺乏、肝功能障碍、黄疸、高钾血症、急性肾衰竭，应停药，并进行适当处理。

3. 如出现湿疹、皮疹、荨麻疹、瘙痒、光过敏，应停药。

4. 如出现间质性肺炎，应停药，并进行适当处理，如给予肾上腺皮质激素治疗。

5. 手术前 24 h 宜停用本药。

6. 本药可引起头晕、蹒跚，进行高空作业或驾驶时应注意。

七、不良反应

- **较为常见的不良反应**：心血管系统：低血压；肌肉骨骼系统：背痛；神经系统：头晕；呼吸系统：咽炎、鼻炎、上呼吸道感染。

八、药物过量与处理

- **过量的表现**：用药过量主要表现为症状性低血压、头晕、心动过速，副交感神经系统受刺激后可出现心动过缓。
- **过量的处理**：如出现症状性低血压，应对症治疗，并监测生命体征。患者应仰卧，同时抬高双腿。若效果不显著，应输液（如等渗生理盐水）以增加其血容量。如上述措施效果均不显著，可给予拟交感药。本药不可经血液透析清除。

九、检查或监测

用药前后应当定期监测肾功能，定期监测血清钾，增加剂量时监测血压，之后定期监测。

十、药物相互作用

作用分级	药物
禁忌	阿利吉仑、阿米洛利、氨苯蝶啶、坎利酮、螺内酯、盐酸阿米洛利、依普利酮
严重	同“厄贝沙坦”

十一、药效学与药动学

- **药效学**：本药为血管紧张素Ⅱ -1 型受体（AT1）拮抗药。
- **药动学**：

口服生物利用度	分布容积	蛋白结合率	乳汁/血液比	脑脊液/血液比	起效时间	消除半衰期	血浆浓度达峰时间	分子量
15%	0.13 L/kg	99%	暂无	暂无	暂无	9 h	3～4 h	610.67

十二、贮藏

片剂：密封保存。

胶囊：避光，30℃以下密封保存。

奥美沙坦

一、制剂与规格

片剂、胶囊[保]：20 mg，40 mg。

二、临床应用与适应证

用于治疗高血压，可单用，亦可与利尿药或其他降压药联用。

三、用法与用量

- **成人**：口服。初始剂量一日 20 mg，一日 1 次；维持量：经 2 周治疗后仍需进一步降低血压的患者，剂量可增至 40 mg。剂量大于 40 mg 未显示出更强的降压效果。日剂量相同时，一日给药 2 次与一日给药 1 次相比无优越性。
- **肝肾功能不全时剂量**：中至重度肾功能损害（Ccr＜40 ml/min）者无需调整剂量。中至重度肝功能损害者无需调整剂量。
- **老年人、儿童、妊娠期妇女**：老年患者无需调整剂量；1 岁以下儿童不能使用本品治疗高血压；妊娠期妇女禁用。

四、最佳服药方式以及漏服处理

- **最佳服药方式**：食物不影响本药的生物利用度，故本药可与或不与食物同服。
- **漏服处理**：如果接近下次服药时间，不需补服药品，在下次服药时服用一次剂量。不能同时服用双倍剂量。

五、禁忌证

禁用：对本品所含成分过敏者禁用。不可将本品与阿利吉仑联合用于糖尿病患者。妊娠期妇女禁用。

六、注意事项

如出现口炎性腹泻样肠病，应停药。

七、不良反应

- **较为常见的不良反应**：头晕，头痛；高血糖，高甘油三酯血症；急慢性腹泻；背痛，肌酸激酶增加；支气管炎，流感样症状，咽炎，鼻炎，鼻窦炎。

八、药物过量与处理

- **过量的表现**：本药过量可能出现低血压、心动过速或心动过缓。
- **过量的处理**：若出现症状性低血压，应给予支持治疗。尚不明确本药是否可经血液透析清除。

九、检查或监测

- **用药期间**：定期监测血清电解质、血压、血清肌酐、尿素氮，并进行尿液分析。

十、药物相互作用

作用分级	药物
禁忌	溴哌利多
严重	阿利吉仑，阿米福汀，ACEI，考来维仑，锂，磷酸钠，托伐普坦

十一、药效学与药动学

- **药效学**：奥美沙坦酯是一种前体药物，经胃肠道吸收水解为奥美沙坦。奥美沙坦为选择性血管紧张素 Ⅱ 1 型受体（AT1）拮抗剂。
- **药动学**：

绝对生物利用度	分布容积	蛋白结合率	乳汁/血液比	脑脊液/血液比	达稳态时间	消除半衰期	血浆浓度达峰时间	分子量
26%	17 L	99%	暂无	不透过血脑屏障	3～5 天	312 h	1～2 h	558.59

十二、贮藏

片剂、胶囊：遮光、密封保存。

尼群地平

一、制剂与规格

片剂[基][保]：10 mg；胶囊[保]：10 mg；分散片[保]：10 mg。

二、临床应用与适应证

口服：治疗高血压。

三、用法与用量

- **成人**：口服，通常情况下，成人初始剂量 10 mg，一日 1 次。应根据患者治疗反应进行剂量调整。如果没有达到治疗效果，可增加为一次 10 mg，一日 2 次，或一次 20 mg，一日 1 次。最大剂量可为一次 20 mg，一日 2 次。

四、最佳服药方式以及漏服处理

- **最佳服药方式**：本药与或不与食物同服应始终保持一致，如选择餐前服药，则始终餐前服用。
- **漏服处理**：如果接近下次服药时间，不需补服药品，在下次服药时服用一次剂量。不能同时服用双倍剂量。

五、禁忌证

- **禁用**：对本品过敏及严重主动脉瓣狭窄的患者禁用。
- **慎用**：肝功能不全者，肾功能不全者。

六、注意事项

1. 个别患者可出现严重的体循环低血压症状，常发生在初期调整药量期间或者增加药物用量的时候，特别是合用 β 受体阻滞剂时。故服用本品期间须定期测量血压。少数病例可能出现血碱性磷酸酶增高。

2. 少数接受 β 受体阻滞剂的患者在开始服用此药后可发生心力衰竭，有主动脉瓣狭窄的患者这种危险性更大。

七、不良反应

低血压（包括直立性低血压）、心绞痛、心动过速、心悸；尿液醛固酮明显升高，低血糖，高密度脂蛋白明显升高；骨质疏松；多尿；头痛、头晕；碱性磷酸酶升高、胆汁淤积性黄疸；

恶心、过敏性肝炎；皮疹、剥脱性皮炎；足踝部水肿。

八、药物过量与处理

- **过量的表现**：增加剂量能够导致过度的外周血管扩张，继发或延长体循环低血压状态。
- **过量的处理**：应及时在心肺监测的同时，给予积极的心血管支持治疗。肝功能不全的患者药物清除率下降。

九、检查或监测

- **用药期间**：用药期间应定期监测血压、心电图。

十、药物相互作用

作用分级	药物
禁忌	溴哌利，康尼伐普坦，夫西地酸，异戊巴比妥
严重	氨磷汀，抗真菌药（唑类衍生物，全身），卡马西平，西咪替丁，CYP3A4 强效诱导剂，CYP3A4 强效抑制剂，达布拉芬尼，苯唑胺，磷苯妥英，洛拉替尼，大环内酯类，米非司酮，米托坦，双螺母单抗，苯妥英，蜂胶，利福霉素衍生物，辛卡利，圣约翰草，熊去氧胆酸

十一、药效学与药动学

- **药效学**：本药为二氢吡啶类钙通道阻滞剂，可引起冠状动脉、肾小动脉等全身血管的扩张，从而产生降压作用。
- **药动学**：

口服生物利用度	分布容积	蛋白结合率	乳汁/血液比	脑脊液/血液比	起效时间	消除半衰期	血浆浓度达峰时间	分子量
10%～30%	暂无	98%	暂无	暂无	30 min	10～22 h	1～3 h	360.37

十二、贮藏

遮光，密封保存。

硝苯地平

一、制剂与规格

片剂保基：5 mg；10 mg；胶囊、胶丸保：5 mg；10 mg；

滴丸[保]：5 mg；缓释片剂[保]：10 mg；20 mg[基]；30 mg[基]；缓释胶囊[保]：20 mg；控释片剂[保]：30 mg；60 mg。

二、临床应用与适应证

1. 心绞痛：变异型心绞痛；不稳定型心绞痛；慢性稳定型心绞痛。

2. 高血压（单独或与其他降压药合用）。

三、用法与用量

- **成人**：①从小剂量开始服用，通常初始剂量为一次 10 mg，一日 3 次；常用维持剂量为一次 10 ～ 20 mg，一日 3 次。部分有明显冠状动脉痉挛的患者，可用至一次 20 ～ 30 mg，一日 3 ～ 4 次。**日剂量不宜超过 120 mg**。**如病情紧急，可嚼碎服或舌下含服**一次 10 mg，根据患者对药物的反应，决定是否再次给药。②通常**调整剂量需 7 ～ 14 日**。如症状明显，病情紧急，剂量调整期可缩短。根据患者对药物的反应、发作频率和舌下含服硝酸甘油的剂量，可在 3 日内将本药用量从一次 10 ～ 20 mg 调至一次 30 mg，一日 3 次。
- **老年人**：通常以最低剂量开始用药。
- **儿童**：治疗肥厚型心肌病，0.6 ～ 0.9 mg/（kg · 24 h），分 3 ～ 4 次服用
- **妊娠期及哺乳期妇女**：禁用。

四、最佳服药方式以及漏服处理

- **最佳服药方式**：整片用水吞服，服药时间不受就餐时间的限制和药物剂型决定。控缓释制剂不可咀嚼或掰断后服用。**避免与葡萄柚汁同时服用**。
- **漏服处理**：两次给药间隔应不少于 4 h，若某次服药剂量过低或漏服，不可一次服用双倍剂量的本药，应按给药间隔服用正常剂量。

五、禁忌证

- **禁用**：对本药过敏者；心源性休克患者；严重主动脉瓣狭窄患者；最近 4 周内心肌梗死患者；妊娠、哺乳期妇女。

六、注意事项

1. 本药可能影响驾驶或操作机械的能力。

2. 长期用药者不宜骤停，以避免发生停药综合征而出现反跳现象。

3. 本药控释片可能造成梗阻，故严重胃肠道狭窄患者慎用，KOCK 小囊（直肠结肠切除后作回肠造口）患者禁用。进行钡餐可引起假阳性结果。控释片有不可吸收的外壳，可在粪便中找到完整的空药片。

七、不良反应

- **较为常见的不良反应**：外周水肿；头晕、头痛、恶心、乏力和面部潮红；一过性低血压；出现因心肌缺血导致的心绞痛；心悸、鼻塞、胸闷、气短；便秘、腹泻、胃肠痉挛、腹胀。

八、药物过量与处理

- **过量的表现**：本药严重中毒时可引起意识障碍甚至昏迷、血压下降、心动过速或心动过缓性心律失常、高血糖、代谢性酸中毒、低氧血症、心源性休克伴肺水肿。
- **过量的处理**：本药过量时应首先考虑排出活性成分及恢复心血管状态的稳定。给予洗胃后，如必要可给予小肠灌肠，以防止活性成分的吸收。血液透析对本药过量的意义不大，但可进行血浆置换。

九、检查或监测

用药前后、用药时或调整剂量时监测：心率、血压。

十、药物相互作用

作用分级	药物
禁忌	利福平、克拉霉素、硫酸镁、吡咯类抗真菌药（如咪康唑、氟康唑、伏立康唑、泊沙康唑、酮康唑、伊曲康唑）、夫西地酸
严重	β 受体阻滞剂、巴比妥类、阿曲库铵、芬太尼、环孢素、西沙比利、西咪替丁、地尔硫䓬、卡马西平、氯吡格雷、奎奴普丁/达福普汀等 与蛋白结合率高的药物：如香豆素抗凝药物、洋地黄、苯妥英钠等

十一、药效学与药动学

药效学：为二氢吡啶类钙通道阻滞剂。

药动学：

口服生物利用度	分布容积	蛋白结合率	乳汁/血液比	脑脊液/血液比	起效时间	消除半衰期	血浆浓度达峰时间	分子量
片剂：约100% 胶囊：45%～56% 控释片：68%～86%	暂无	92%～98%	1.0	暂无	15 min	1.8～7 h	45 min 至 4 h	346

十二、贮藏

片剂、胶囊、滴丸、缓释片、缓释胶囊：遮光、密封保存。**控释片**：遮光，阴凉干燥处（不超过 20℃）保存。

非洛地平

重要警示

本药不能用于不稳定型心绞痛，用药前需确定心绞痛类型。

一、制剂与规格

片剂[保]：2.5 mg[基]；5 mg[基]；10 mg。缓释片剂[保]：2.5 mg[基]；5 mg[基]；10 mg。缓释胶囊[保]：2.5 mg。

二、临床应用与适应证

高血压、稳定型心绞痛。

三、用法与用量

◆ **成人**：

- **高血压**：口服给药①片剂：初始剂量为一次 2.5 mg，一日 2 次；维持剂量为一日 5 mg 或 10 mg。必要时剂量可增加，或加用其他降压药。②缓释制剂：服药应在早晨用水吞服。起始剂量为一次 5 mg，一日 1 次；维持剂量为一次 5 mg 或 10 mg，一日 1 次。按个体反应情况调整（用量调整间隔一般应少于 2 周），或加用其他降压药。

- **稳定型心绞痛**：口服给药缓释制剂初始剂量为一次 5 mg，一日 1 次；维持剂量为一次 5 mg 或 10 mg，一日 1 次。
- **肝功能不全时剂量**：一次 2.5 mg，一日 1 次。
- **老年人剂量**：一次 2.5 mg，一日 1 次。
- **妊娠期及哺乳期妇女**：禁用。

四、最佳服药方式以及漏服处理

- **最佳服药方式**：应在早晨空腹或清淡早餐后服用。缓释制剂应整粒或整片吞服，不能掰开、咀嚼或粉碎后服用。避免与葡萄柚汁同时服用。

五、禁忌证

- **禁用**：对本药过敏者；不稳定型心绞痛患者；急性心肌梗死患者；非代偿性心力衰竭患者；妊娠期及哺乳期妇女。

六、注意事项

1. 心绞痛患者在开始用药或增加用量时可能出现心绞痛加重。

2. 保持良好的口腔卫生可降低齿龈增生发生率及其严重性。

七、不良反应

- **较为常见的不良反应**：潮红伴热感、踝部水肿、头痛。

八、药物过量与处理

- **过量的表现**：本药过量可引起外周血管过度扩张，伴显著低血压，有时还可引起心动过缓。
- **过量的处理**：如出现严重低血压，应平卧、抬高下肢；如伴心动过缓，可静脉给予阿托品 0.5 ～ 1 mg；如效果不好，应输注葡萄糖、生理盐水和右旋糖酐扩充血容量。

九、检查或监测

用药前后、用药时或调整剂量时监测：心率、血压。

十、药物相互作用

作用分级	药物
禁忌	细胞色素 P450 抑制剂：CYP3A4 的强抑制剂，如吡咯类抗真菌药（伊曲康唑、酮康唑、伏立康唑） 硫酸镁
严重	细胞色素 P450 诱导剂：如卡马西平、苯妥英、苯巴比妥、利福平和圣约翰草等；水杨酸类、大环内酯类抗生素（红霉素）、芬太尼、克拉霉素、氯吡格雷、地高辛、胺碘酮等

十一、药效学与药动学

药效学：本药为二氢吡啶类钙通道阻滞剂，对血管有较高的选择性，具有良好的扩张动脉、降低血压的作用。

药动学：

口服生物利用度	分布容积	蛋白结合率	乳汁/血液比	脑脊液/血液比	起效时间	消除半衰期	血浆浓度达峰时间	分子量
13%～20%	10 L/kg	>99%	暂无	暂无	1～5 h	11～25 h	2～5 h	384

十二、贮藏

片剂：遮光、密封保存。**缓释片**：25℃以下保存。**缓释胶囊**：遮光、密封保存。

氨氯地平

一、制剂与规格

片剂[保]：2.5 mg；5 mg[基]（苯磺酸盐、马来酸盐）；10 mg。分散片、胶囊、滴丸[保]：5 mg。

二、临床应用与适应证

高血压；慢性稳定型心绞痛；冠心病（但射血分数≥ 40% 且无心力衰竭的患者）。

三、用法与用量

◆ **成人**：

• **高血压**：初始剂量为 5 mg，一日 1 次；最大剂量为 10 mg，一日 1 次。剂量应根据个体反应进行调整，剂量调整间隔通常为 7～14 日。如临床需要，在密切监测下，亦可快速调整剂量。

- **慢性稳定型心绞痛、血管痉挛性心绞痛、冠状动脉疾病：**口服给药推荐剂量为一次 5～10 mg，一日 1 次。**肾功能不全、肾衰竭患者无需调整剂量。**
- **老年人：**治疗高血压的初始剂量为一次 2.5 mg，一日 1 次。治疗心绞痛时亦应从较低剂量开始。重度肝功能不全者应缓慢增量。
- **儿童：**6～17 岁儿童剂量为 2.5～5 mg，一日 1 次。
- **妊娠期及哺乳期妇女：**安全性未确定，仅在无其他更安全的代替药物和疾病本身对母子危险性更大时才推荐使用。

四、最佳服药方式及漏服处理

- **最佳服药方式：**每日按时服药，食物不影响吸收。
- **漏服处理：**无。

五、禁忌证

- **禁用：**对本药及二氢吡啶类钙通道阻滞剂过敏者；严重低血压患者；重度主动脉瓣狭窄患者。

六、注意事项

充血性心衰患者：使用钙通道阻滞剂应谨慎。

七、不良反应

- **较为常见的不良反应：**头痛、水肿、疲劳、嗜睡、恶心、腹痛、潮红、心悸和眩晕。

八、药物过量与处理

- **过量的表现：**本药过量可能导致外周血管过度扩张伴显著低血压及反射性心动过速。
- **过量的处理：**应积极进行心肺监测并监测血压。出现低血压，给予心血管支持治疗，包括抬高四肢、适当补液。如保守治疗仍不能缓解症状，可考虑给予血管收缩药（如去氧肾上腺素），并注意循环液体量和尿量。静脉注射葡萄糖酸钙对逆转钙通道阻滞剂的效应亦是有益的。由于本药与血浆蛋白结合率高，血液透析对本药过量无效。

九、检查或监测

用药前后、用药时或调整剂量时监测：心率、血压。

十、药物相互作用

作用分级	药物
严重	CYP3A4 的强抑制剂，如吡咯类抗真菌药（伊曲康唑、酮康唑、伏立康唑、克拉霉素） CYP450 诱导剂：如卡马西平、苯妥英、巴比妥类、利福平和圣约翰草等 CYP3A 底物与本药联用暴露量增加：大环内酯类抗生素（红霉素）、克拉霉素、氯吡格雷、多潘立酮、环孢素、辛伐他汀、他克莫司等

十一、药效学与药动学

- **药效学：**本药为二氢吡啶类钙通道阻滞剂，直接作用于血管平滑肌，从而降低外周血管阻力和血压。
- **药动学：**

口服生物利用度	分布容积	蛋白结合率	乳汁/血液比	脑脊液/血液比	起效时间	消除半衰期	血浆浓度达峰时间	分子量
64% ～ 90%	21 L/kg	93%	暂无	暂无	暂无	35 ～ 50 h	6 ～ 12 h	408

十二、贮藏

片剂：遮光、密封保存。**分散片：**遮光、密封、阴凉处（不超过 20℃）保存。**胶囊：**遮光、密封、10 ～ 30℃保存。**滴丸：**遮光、密封保存。

左氨氯地平

高警示药品

重要警示

极少数患者特别是伴有严重的冠状动脉阻塞性疾病患者，在开始使用钙通道阻滞剂治疗或增加剂量时出现心绞痛发作频率增加、时间延长和（或）程度加重或发生急性心肌梗死，其作用机制目前尚不明确。

一、制剂与规格

片剂、分散片[保]：2.5 mg [基]；5 mg。

二、临床应用与适应证

1. 用于原发性高血压。可单独使用，也可与其他类别的抗高血压药联用。

2. 用于慢性稳定型心绞痛及变异型心绞痛。可单独使用，也可与其他抗心绞痛药联用。

三、用法与用量

◆ **成人**：

- **高血压**：初始剂量为 2.5 mg，一日 1 次；最大剂量为一次 5 mg，一日 1 次。治疗期间根据患者个体反应进行剂量调整，通常于治疗 7 ～ 14 日后开始进行，如临床需要，在对患者进行严密观测后亦可更早开始剂量调整。
- **心绞痛**：初始剂量为一次 2.5 ～ 5 mg，一日 1 次。多数患者的有效剂量为一日 5 mg。

◆ **肝功能不全、老年患者**：建议使用较低剂量，初始剂量为一次 1.25 mg，一日 1 次。

◆ **妊娠期及哺乳期妇女**：在无其他更安全的代替药物和疾病本身对母子的危险性更大时才推荐使用本品。

四、最佳服药方式及漏服处理

◆ **最佳服药方式**：每日只服一次。

◆ **漏服处理**：无。

五、禁忌证

◆ **禁用**：对本药及二氢吡啶类钙通道阻滞剂过敏者。

◆ **慎用**：充血性心力衰竭者；肝功能受损者。

六、注意事项

1. 严重主动脉狭窄患者合用本药与其他外周血管扩张药时，应警惕发生急性低血压。

2. 肝功能受损患者的使用：与其他所有钙通道阻滞剂相同，在肝功能受损时使用本品应十分小心。

3. 肾衰竭患者的使用：肾功能损害患者可以采用正常剂量。

七、不良反应

◆ **较为常见的不良反应：**头痛、水肿、疲劳、失眠、恶心、腹痛、面红、心悸和头晕。

八、药物过量与处理

◆ **过量的表现：**同“氨氯地平”。

◆ **过量的处理：**同“氨氯地平”。

九、检查或监测

用药前后、用药时或调整剂量时监测：心率、血压。

十、药物相互作用

暂未发现意义重大的药物相互作用。

十一、药效学与药动学

◆ **药效学：**本药为氨氯地平的左旋异构体，是一种光学单纯的手性药物，属第二代二氢吡啶类长效钙通道阻滞剂，作用缓慢而持久。

◆ **药动学：**

口服生物利用度	分布容积	蛋白结合率	乳汁/血液比	脑脊液/血液比	起效时间	消除半衰期	血浆浓度达峰时间	分子量
64%～80%	21 L/kg	97.5%	暂无	暂无	暂无	35～50 h	6～12 h	408

十二、贮藏

片剂：遮光，密封，阴凉处（不超过 20℃）保存。**分散片：**遮光、密封保存。

拉西地平

一、制剂与规格

片剂[保]、分散片[保]：4 mg。

二、临床应用与适应证

口服：单独使用或与其他类别抗高血压药，如 β 受体阻滞剂、利尿药和血管紧张素转化酶抑制剂合用，治疗高血压。

三、用法与用量

- **成人：**
- **口服：**初始剂量为 2 mg 一日 1 次。剂量可增至 4 mg/d 一日 1 次，如果必要，可增至 6 mg/d 一日 1 次。该剂量调整时间相隔不应少于 3 ～ 4 周，除非病情较重，需要迅速增加剂量。
- **肝功能损伤患者：**对于轻度或中度肝功能受损以及肾功能受损的患者无需调整剂量。
- **老年人：**无需调整剂量。

四、最佳服药方式以及漏服处理

- **最佳服药方式：**每日应在同一时间服用本品，最好是早晨，可与食物或不与食物同服。
- **漏服处理：**如果接近下次服药时间，不需补服药品，在下次服药时服用一次剂量。不能同时服用双倍剂量。

五、禁忌证

- **禁用：**对本品中任何成分过敏的患者禁用。拉西地平禁用于严重主动脉瓣狭窄患者。
- **慎用：**窦房结和房室结活性异常患者慎用本品。同时服用已知可延迟 QT 间期的药物，如 Ⅰ 类和 Ⅲ 类抗心律失常药、三环类抗抑郁剂、某些抗精神病药物、抗生素（如红霉素）和某些抗组胺药（如特非那定）的患者；心脏储备力差的患者；患有不稳定型心绞痛的患者；新近曾发生心肌梗死的患者；肝功能受损的患者慎用本品。

六、注意事项

正使用可延长 QT 间期的药物［如 Ⅰ 类和 Ⅲ 类抗心律失常药、三环类抗抑郁药、抗精神病药、抗生素（如红霉素）、抗组胺药（如特非那定）］的患者慎用本药。

七、不良反应

- **较为常见的不良反应：**头痛，头晕，心悸，心动过速，与其他二氢吡啶类药物一样，偶有出现心绞痛恶化的报道，特别是在治疗开始时，最易发生于有症状的心肌缺血患者；胃肠道不适、恶心；皮疹（包括红斑和瘙痒），皮肤潮红；多尿；无力，水肿。

八、药物过量与处理

- **过量的表现**：服用本品过量最可能发生的问题是外周血管舒张过度所致低血压和心动过速。理论上，可能发生心动过缓或房室传导时间延长。
- **过量的处理**：无特殊解毒方法，通用标准措施为监测心功能，给予适当的支持和治疗措施。

九、检查或监测

- **用药期间**：血压，心电图。

十、药物相互作用

作用分级	药物
禁忌	罗倍利多，异戊巴比妥
严重	抗真菌药（唑类衍生物，全身），钙通道阻滞剂（二氢吡啶），西咪替丁，大环内酯类抗生素，苯妥英，利福霉素衍生物，阿米福汀，卡马西平，达布拉芬尼，苯唑胺，磷苯妥英，洛拉替尼，米非司酮，米托坦，双珠单抗，蜂胶，辛卡利，圣约翰草，斯特里宾托

十一、药效学与药动学

- **药效学**：本药为二氢吡啶类钙通道阻滞剂，主要扩张周围动脉，减少外周阻力，降压作用强而持久。
- **药动学**：

口服生物利用度	分布容积	蛋白结合率	乳汁/血液比	脑脊液/血液比	起效时间	消除半衰期	血浆浓度达峰时间	分子量
10% ~ 18.5%	暂无	95%	暂无	暂无	暂无	13 ~ 19 h	0.5 ~ 2.5 h	455.6

十二、贮藏

片剂：应在 30℃以下储存。并应避光保存，在服用前不要除去铝塑包装。

如果一次只需服用 4 mg 剂量的一半，则另一半应保存在原铝塑包装中，并在 48 h 内服用。应放在儿童不能取及的地方。

尼卡地平

一、制剂与规格

片剂[保]：10 mg；缓释片[保]20 mg；缓释胶囊[保]：40 mg。

二、临床应用与适应证

高血压；心绞痛（尤其是劳力型心绞痛）。

三、用法与用量

- **成人：①片剂：**初始剂量为一次20 mg，一日3次，可根据反应调整至一次40 mg，一日3次。增加剂量前至少连续给药3日，以保证达到稳态血药浓度。②**缓释片：**一次20～40 mg，一日2次。③**缓释胶囊：**一次40 mg，一日2次。
- **老年人、妊娠期及哺乳期妇女：**老年人用药应从低剂量开始，高龄患者慎用，用药期间需监测血压；在妊娠妇女中的应用尚缺乏良好的对照研究，个别动物实验显示有不利影响，故人体应用须权衡利弊；可能排入乳汁，故建议哺乳期妇女不用此药。

四、最佳服药方式以及漏服处理

- **最佳服药方式**
  - 缓释片整片吞服，不可嚼碎。服药期间避免饮酒和饮用葡萄柚汁。
  - 餐后口服尼卡地平可能降低尼卡地平的血药浓度，故不推荐尼卡地平于餐后服用。

五、禁忌证

- **禁用：**对本药过敏者；重度主动脉瓣狭窄患者；颅内出血尚未完全止血者；脑卒中急性期颅内压增高者。

六、注意事项

1. 肝功能不全者宜从低剂量开始。

2. 急性脑梗死和脑缺血患者应慎用，以防发生低血压。

3. 进行高空作业、汽车驾驶等伴有危险性机械操作的患者应加以注意。

4. 患者从坐位/仰卧位变换姿势时，动作应缓慢，因本品可能引起症状性低血压。

七、不良反应

◆ **较为常见的不良反应：**

1. 心血管：头痛、面红、潮热感、脚肿、头晕、心悸、虚弱 / 不适、低血压。

2. 肝脏：AST 升高、ALT 升高、γ－谷氨酰转移酶升高。

3. 胃肠系统：便秘、腹痛、恶心、呕吐。

八、药物过量与处理

◆ **过量的表现：**逾量时可引起显著低血压与心动过缓，伴倦怠、神志模糊、语言不清。

◆ **过量的处理：**同“非洛地平”。

九、检查或监测

◆ **用药期间：**血压、心电图、心率。

◆ **用药后：**血压［最大降压作用是在血药峰浓度时，故可在给药后 1 ～ 2 h 测血压；若为了解降压是否满意，则宜在血药谷浓度（给药后 8 h）测血压］。

十、药物相互作用

作用分级	药物
严重	苯妥英：促进本药代谢，使本药作用减弱 CYP 3A4 诱导药：如卡马西平、利福平 CYP3A4 抑制药：免疫抑制剂（环孢素、他克莫司）等

十一、药效学与药动学

◆ **药效学：**本药为钙通道阻滞剂。

◆ **药动学：**

口服生物利用度	分布容积	蛋白结合率	乳汁 / 血液比	脑脊液 / 血液比	起效时间	消除半衰期	血浆浓度达峰时间	分子量
35%	暂无	高于 95%	暂无	暂无	24 h	7.6 h	0.5 ～ 2 h	515.99

十二、贮藏

遮光、密封保存。

尼莫地平

一、制剂与规格

片剂、胶囊[保]：20 mg，30 mg[基]；缓释胶囊、缓释片：60 mg；软胶囊[保]：10 mg，20 mg；分散片[保]：20 mg。

二、临床应用与适应证

口服：用于缺血性脑血管病、偏头痛、轻度蛛网膜下腔出血所致脑血管痉挛、突发性耳聋及轻中度高血压。

三、用法与用量

◆ **成人，口服**：

- **蛛网膜下腔出血后脑血管痉挛**：本药注射剂治疗 5 ～ 14 日后，转为口服给药。一次 60 mg，一日 6 次，连用 7 日。给药间隔时间至少为 4 h。缓释片、缓释胶囊：一次 60 ～ 120 mg，一日 2 次。
- **缺血性脑血管病**：普通片剂 30 ～ 120 mg，一日 3 次，连用 1 个月。缓释片、胶囊：一次 60 ～ 120 mg，一日 2 次。
- **轻中度高血压**：

（1）普通片剂：高血压合并上述脑血管病的患者，可优选本药。起始剂量为 40 mg，一日 3 次，最大日剂量为 240 mg。

（2）缓释胶囊：一次 60 ～ 120 mg，一日 2 次

◆ **老年人**：老年人使用本药片剂、胶囊治疗老年性脑功能障碍时，30 mg 一日 3 次。

◆ **儿童**：儿童用药的安全性和有效性尚不明确，不推荐使用本药。

◆ **妊娠期及哺乳期妇女**：药物可由乳汁分泌，哺乳期妇女不宜应用。

四、最佳服药方式以及漏服处理

◆ **最佳服药方式**

1. 食物可能降低尼莫地平的疗效，宜在饭前 1 h 或饭后 2h 服用。

2. 为避免引起毒副作用，宜完整吞服缓释剂，不要掰开、咀嚼、碾碎后服用。

3. 如果服用分散片，可用少量水将药物溶解后服用，也可直接吞服。

五、禁忌证

1. 对本药过敏者。
2. 严重肝功能不全者禁用于治疗老年性脑功能障碍。

六、注意事项

1. 脑水肿及颅内压增高患者须慎用。
2. 可产生假性肠梗阻，表现为腹胀、肠鸣音减弱。
3 本药可致头晕，可能影响驾驶和操作机械的能力。
4. 饮用葡萄柚汁可使本药的血药浓度升高，从而导致降压作用增强，并可持续至少 4 日。

七、不良反应

- **较为常见的不良反应**：低血压、腹泻、头痛。
- **较为罕见的不良反应**：充血性心力衰竭、胃肠道出血、弥散性血管内凝血、血肿、出血。

八、药物过量与处理

- **过量的表现**：本药急性过量可见面部潮红、血压明显下降、心动过速、心动过缓，口服给药过量还可见胃肠道不适和恶心。
- **过量的处理**：本药急性过量时应立即停药，根据中毒症状采取紧急措施。若为口服给药，应考虑给予活性炭和洗胃。若血压明显下降，可静脉给予多巴胺或去甲肾上腺素。尚无本药的特效解毒药。

九、药物相互作用

作用分级	药物
禁忌	• 与以下药物合用导致本药浓度升高：伏立康唑、氟康唑、克拉霉素、硫酸镁、咪康唑、酮康唑、伊曲康唑、克拉霉素
严重	• 与以下药物合用导致本药浓度降低：利福平；抗癫痫药：苯巴比妥，苯妥英，卡马西平 • 氯吡格雷：增加出血风险

十、药效学与药动学

- **药效学**：本药为钙通道阻滞剂，易透过血-脑脊液屏障，对脑动脉有较强的作用，可扩张脑血管和改善脑供血。
- **药动学**：

口服绝对生物利用度	分布容积	蛋白结合率	乳汁/血液比	脑脊液/血液比	起效时间	消除半衰期	血浆浓度达峰时间	分子量
5% ～ 15%	暂无	>95%	暂无	暂无	暂无	约 1 h（片剂）	约 1 h	418.44

十一、贮藏

片剂、分散片、缓释片：遮光、密封保存。

胶囊：遮光、密封保存，在阴凉干燥处（不超过 20℃）保存。

缓释胶囊：遮光、密封，在干燥处保存。

维拉帕米

高警示药品

用药警示（美国）

安全用药规范研究院（ISMP）将本药静脉注射剂定为高警讯药物，使用不当将给患者带来严重危害。

一、制剂与规格

片剂[保]：40 mg；缓释片[基]：120 mg，240 mg；缓释胶囊 120 mg，180 mg，240 mg；注射剂[保]：注射用 5 mg；10 mg；注射液 2 ml∶5 mg[基]。

二、临床应用与适应证

口服：心绞痛；心律失常；原发性高血压；肥厚型心肌病。

注射剂：快速阵发性室上性心动过速的转复治疗。心房扑动或心房颤动心室率的暂时控制［心房扑动或心房颤动合并房室旁路（预激综合征和 LGL 综合征）时除外］。

三、用法与用量

◆ **成人：**

- **口服：**①原发性高血压：80 mg 一日 3 次，最大日剂量为 480 mg；心绞痛 80 ～ 120 mg，一日 3 次。约在用药后 8 h 根据疗效和安全评估决定是否增量，最大日剂量为 480 mg。②心律失常：片剂，最大日剂量为 480 mg。
- **静脉注射：治疗心律失常。**通常首剂为 5 ～ 10 mg（或

0.075 ～ 0.15 mg/kg），以林格液或氯化钠注射液或 5% 葡萄糖注射液稀释后缓慢静脉注射至少 2 min。如效果不佳可在首剂给药后 15 ～ 30 min 再给予 5 ～ 10 mg（或 0.15 mg/kg）。

- **老年人**：口服初始剂量低。用于心绞痛与原发性高血压的安全剂量均为 40 mg，一日 3 次。

四、最佳服药方式以及漏服处理

本药缓释胶囊不可咀嚼或溶解于水，吞咽困难者可打开胶囊直接服用内容物。服药期间不可饮酒或饮用葡萄柚汁。

五、禁忌证

禁用：对本药过敏者；心源性休克患者；低血压（收缩压 ＜ 90 mmHg）患者；重度充血性心力衰竭患者（继发于室上性心动过速而对本药有应答者除外）；严重左心室功能不全者；伴心动过缓、显著低血压和左心功能不全的急性心肌梗死患者；二度或三度房室传导阻滞患者（已安装心脏起搏器并行使功能者除外）；病态窦房结综合征患者（已安装心脏起搏器并行使功能者除外）；心房扑动或心房颤动合并房室旁路患者；洋地黄中毒者禁用本药注射剂；室性心动过速者禁用本药注射剂。

六、注意事项

静脉注射适用于治疗心律失常，注射速度不宜过快，否则可使心搏骤停。应备有急救设备与药品，严密监护心率、心律和血压的变化。已用 β 受体阻滞剂或洋地黄中毒者不能静脉注射维拉帕米。维拉帕米注射剂与林格液、5% 葡萄糖注射剂或氯化钠注射剂均无配伍禁忌。

七、检查或监测

用药前后及用药时应定期监测血压、心电图和肝肾功能。

八、不良反应

- **常见的不良反应**：心动过缓；头晕或眩晕；偶可致肢冷痛、麻木及烧灼感；偶可发生恶心、轻度头痛及关节痛、皮肤瘙痒及荨麻疹；呕吐，便秘；心悸，低血压（血压下降），心动过缓，传导阻滞，甚至停搏。

九、药物过量与处理

- **过量的表现**：本药过量主要表现为低血压和心动过缓（如房室脱节、高度房室传导阻滞、心脏停搏）、精神错乱、昏迷、恶心、呕吐、肾功能不全、代谢性酸中毒和高血糖。
- **过量的处理**：过量时给予阿托品、异丙肾上腺素、血管收缩药、钙溶液（如10%的氯化钙溶液）、正性肌力药；给予心脏起搏；静脉输液。本药不能经血液透析清除。

十、检查或监测

应定期监测血压、心电图和肝肾功能。

十一、药物相互作用

作用分级	药物
禁忌	• 洋地黄类药（如地高辛）：可使地高辛的血药浓度升高50%～75%，进而引起洋地黄中毒
重度	• 吸入性麻醉药：合用可能导致过度的心血管抑制 • CYP3A4底物［HMG-CoA还原酶抑制药（辛伐他汀、洛伐他汀、阿托伐他汀）、卡马西平、环孢素、伊伐布雷定］：合用容易引起肌病或横纹肌溶解

十二、药效学与药动学

- **药效学**：本药为钙通道阻滞剂。
- **药动学**：

口服生物利用度	分布容积	蛋白结合率	乳汁/血液比	脑脊液/血液比	起效时间	消除半衰期	血浆浓度达峰时间	分子量
90%以上	暂无	90%	暂无	暂无	缓释1～2 h；静脉注射后2 min（范围1～5 min）	口服本药片剂和缓释片后的平均半衰期为2.8～7.4 h，长期用药可增至4.5～12 h。缓释胶囊的半衰期为6～8 h。静脉注射后的清除呈双指数型，分布半衰期约为4 min，消除半衰期为2～5 h	片剂单剂口服后1～2 h内达血药峰浓度。禁食状态下单剂口服本药缓释片240 mg，达峰时间为5.21 h；如餐后口服，则达峰时间为7.71 h	454.60

十三、贮藏

片剂、缓释片、缓释胶囊：密封保存。

注射液：遮光、密封保存。

地尔硫䓬

高警示药品

用药警示

一度房室传导阻滞、严重心动过缓（＜50次/分）、伴有肺淤血的左心室功能不全者慎用。

一、制剂与规格

片剂保：①缓释胶囊 90 mg，120 mg，180 mg，240 mg；②控释胶囊：120 mg，150 mg，180 mg。

二、临床应用与适应证

1. 用于治疗心绞痛。

2. 用于治疗轻、中度高血压。

三、用法与用量

◆ **成人**

- **口服**：治疗心绞痛。①片剂：一次 30～60 mg，一日 3～4 次，餐前或临睡时服用。如需增加剂量，最大日剂量为 360 mg。②缓释片：一次 90～180 mg，一日 1 次。③缓释胶囊：一次 90 mg 或 120 mg，一日 1～2 次；或一次 180 mg 或 240 mg，一日 1 次。如需增加剂量，最大日剂量为 360 mg。④控释胶囊：一次 120～180 mg，一日 1 次。

四、最佳服药方式以及漏服处理

◆ **最佳服药方式**

口服给药：本药的缓释胶囊不可咀嚼或溶解于水，吞咽困难者可打开胶囊直接服用内容物。

五、禁忌证

对本药过敏者；病态窦房结综合征未安装起搏器者；二度或三度房室传导阻滞未安装起搏器者；严重低血压患者；心源性休克患者；严重充血性心力衰竭患者；严重心肌病患者；伴有附加旁路［如预激综合征（WPW）、短 PR 间期综合征］的心房颤动、心房扑动患者；室性心动过速患者；左心室功能不全伴肺淤血患者；妊娠期妇女或可能妊娠的妇女。

六、注意事项

1. 心绞痛发作持续 15 min 以上的重度患者，有必要考虑其他的治疗方法。

2. 如出现持续性皮肤反应，应停药。

3. 如出现急性肝功能损害，停药可恢复。

七、检查或监测

长期给药应定期监测肝、肾功能。

八、不良反应

- **较为常见的不良反应**：心动过缓、房室传导阻滞、心绞痛、心律失常、低血压（包括症状性低血压）；体重增加、高血糖症、高尿酸血症、男性乳房发育；鼻窦充血、咳嗽、呼吸困难、鼻出血、鼻充血。

九、药物过量与处理

- **过量的表现**：药物过量时可引起心动过缓、低血压、心脏传导阻滞、心力衰竭。
- **过量的处理**：药物过量时除通过胃肠道清除本药外，可考虑采用以下方法：①心动过缓、高度房室传导阻滞：给予阿托品 0.6 ～ 1 mg，如无效，可谨慎使用异丙肾上腺素。如出现持续性高度房室传导阻滞，应安置起搏器。②心力衰竭：给予正性肌力药物（如异丙肾上腺素、多巴胺、多巴酚丁胺）和利尿药。③低血压：给予升压药，如多巴胺、去甲肾上腺素。

十、检查或监测

应定期监测血压、心电图和肝肾功能。

十一、药物相互作用

作用分级	药物
禁忌	• 洋地黄制剂（如地高辛）：合用可能出现心动过缓、房室传导阻滞。此外，合用可使洋地黄制剂的血药浓度升高，可能引起洋地黄中毒
重度	• 经 CYP3A4 代谢的他汀类药（如辛伐他汀、洛伐他汀）：合用可能增加发生肌病和横纹肌溶解的风险 • 苯妥英：合用可使苯妥英的血药浓度升高，本药浓度下降

十二、药效学与药动学

◆ **药效学**：本药为钙通道阻滞剂。

◆ **药动学**：

口服生物利用度	分布容积	蛋白结合率	乳汁/血液比	脑脊液/血液比	起效时间	消除半衰期	血浆浓度达峰时间	分子量
片剂：40%	暂无	70%～80%	暂无	暂无	0.5～1 h	约 4 h	片剂单剂口服后 2～3 h 内达血药峰浓度；控释片为 6 h	450.99

十三、贮藏

缓释胶囊：遮光、密封保存。

控释胶囊：密封，25℃以下保存。

卡维地洛

一、制剂与规格

片剂、胶囊[保]：6.25 mg；10 mg；12.5 mg；20 mg；25 mg。

二、临床应用与适应证

1. 用于治疗原发性高血压，可单用或与其他降压药（尤其是噻嗪类利尿药）联用。

2. 用于治疗有症状的充血性心力衰竭，可降低死亡率和心血管疾病患者的住院率，改善患者一般情况并减慢疾病进展，既可作为标准治疗的附加治疗，亦可用于不耐受 ACEI 或未使用洋地黄、肼屈嗪、硝酸盐类药物治疗的患者。

三、用法与用量

◆ **成人：**

- 高血压：推荐初始剂量 6.25 mg 一日 2 次，最大日剂量为 50 mg。
- 充血性心力衰竭：开始两周 3.125 mg 一日 2 次，推荐最大剂量为一次 25 mg 一日 2 次。
- 心绞痛：推荐初始剂量 25 mg 一日 1 次。

◆ **老年人与儿童：**老年高血压患者（60～84 岁），一次 25 mg，一日 1～2 次，患者耐受良好。但老年患者使用本药易致直立性低血压，建议使用较低的初始剂量。18 岁以下患者使用本药的安全性和有效性尚不明确。

四、最佳服药方式以及漏服处理

◆ **最佳服药方式：**本药须与食物同服，以减缓吸收，降低直立性低血压的发生率。

五、禁忌证

对本药过敏者；糖尿病酮症酸中毒、代谢性酸中毒患者；重度肝功能不全者；严重心动过缓（心率＜ 50 次 / 分）、病态窦房结综合征（包括窦房传导阻滞）、二至三度房室传导阻滞患者；严重心力衰竭、心源性休克患者；严重低血压（收缩压＜ 85 mmHg）患者；哮喘、伴有支气管痉挛的慢性阻塞性肺疾病（COPD）、过敏性鼻炎患者。

六、注意事项

1. 本药通常需长期使用，不可突然停药。

2. 同其他 β 受体阻滞剂一样，本药可能掩盖甲状腺功能亢进的症状。突然停药可能加重甲状腺功能亢进的症状或导致甲状腺危象。

3. 本药可能影响驾驶和操作机械的能力。

七、不良反应

较为常见的不良反应：低血压（直立性低血压）、心动过缓、心动过速、房室传导阻滞、高脂血症、糖尿病、呼吸性碱中毒、高密度脂蛋白降低、体重增加、痛风、低血糖、尿糖、低钠血症、低钾血症、高钾血症、高甘油三酯血症、高胆固醇血症。

八、检查或监测

1. 长期用药应定期监测心、肝、肾功能。
2. 首次用药前后及调整剂量时均应评估心率、血压。
3. 糖尿病患者用药的开始阶段应定期监测血糖。

九、药物相互作用

作用分级	药物
禁忌	• 钙通道阻滞剂（如地尔硫草、维拉帕米）：合用可增强降压作用，个别患者合用本药与地尔硫草可出现心脏传导障碍
重度	• 洋地黄类药（如地高辛）：合用可增加发生心动过缓的风险，可能出现洋地黄的毒性症状 • 胰岛素、口服降糖药：本药可增强以上药物的作用，且低血糖的症状（尤其是心动过速）可能被掩盖

十、药效学与药动学

◆ **药效学**：本药为 α_1、β 受体阻滞剂，其 β 受体阻滞作用较强，为拉贝洛尔的 33 倍，为普萘洛尔的 3 倍。

◆ **药动学**：

口服生物利用度	分布容积	蛋白结合率	乳汁/血液比	脑脊液/血液比	起效时间	消除半衰期	血浆浓度达峰时间	分子量
30%	115 L	98%	暂无	暂无	暂无	7～10 h	2 h	406.49

十一、贮藏

遮光，密封，室温保存。

比索洛尔

一、制剂与规格

片剂、胶囊[保]：2.5 mg[基]；5 mg[基]；10 mg。

二、临床应用与适应证

口服：高血压；冠心病（心绞痛）；伴心室收缩功能减退（射血分数≤35%）的中度至重度慢性稳定性心力衰竭，使用本品时需遵医嘱接受血管紧张素转化酶抑制剂（或血管紧张素受体拮抗剂)、利尿药及强心苷类等药物的治疗；室上性心律失常、室性期前收缩。

三、用法与用量

- **成人**
  - **高血压**：初始剂量 2.5～5 mg 一日 1 次。维持剂量 2.5～20 mg 一日 1 次。通常剂量为 5～10 mg，一日 1 次。
  - **心绞痛**：5～20 mg 一日 1 次。
- **老年人、儿童、妊娠期及哺乳期妇女**：老年患者无需调整剂量，但老年患者用药更易出现心动过缓。不推荐儿童使用。不推荐妊娠和哺乳期妇女使用。

四、最佳服药方式以及漏服处理

- **最佳服药方式**：早晨用水送服，不应咀嚼，可与食物同服。

五、禁忌证

禁用：对本药过敏者；严重支气管哮喘或严重慢性阻塞性肺疾病患者；心源性休克患者；二、三度房室传导阻滞者；急性心力衰竭或处于心力衰竭失代偿期需静脉给予正性肌力药物治疗的患者；有症状的心动过缓者；病态窦房结综合征或窦房传导阻滞患者；有症状的低血压患者；严重外周动脉阻塞性疾病、雷诺综合征患者；代谢性酸中毒患者。

六、注意事项

1. 在高血压的治疗中，剂量应逐渐增加直至达到最佳的降压效果。

2. 拟撤用本药时不宜突然停药，须逐步减量。

3. 本药可能影响患者驾驶或操作机器的能力。

4. 患者接受全身麻醉时，须告知麻醉师正在使用 β 受体阻滞剂。如手术前必须停用本药，则须逐渐停药，完全停药 48 h 后方可进行麻醉。

七、不良反应

- **较为常见的不良反应**：心动过缓（慢性心力衰竭患者中）；心力衰竭恶化；肢端冰冷或麻木、低血压；头晕、头痛、反应迟钝、嗜睡、记忆力减退、焦虑、注意力不集中；

恶心、呕吐、腹痛、便秘；衰弱、疲劳（慢性心力衰竭患者中）。

八、药物过量与处理

- **过量的表现**：发生心动过缓或传导阻滞；低血压；支气管痉挛；急性心力衰竭加剧。
- **过量的处理**：应及时停药并给予支持性的对症治疗。发生心动过缓或传导阻滞可用阿托品、异丙肾上腺素，也可采取心脏起搏治疗。发生低血压时应静脉补液并给予升压药。发生支气管痉挛时给予异丙肾上腺素、β_2受体激动药和（或）氨茶碱。发生急性心力衰竭加剧时应静注利尿药、正性肌力药物及扩血管药物。

九、检查或监测

定期监测心功能（心率、血压、心电图、胸部X线）、肝功能、肾功能。首次用药后及剂量递增期间应密切监测患者生命体征（血压、心率）及传导障碍、心力衰竭恶化迹象。糖尿病患者应定期监测血清葡萄糖。

十、药物相互作用

作用分级	药物
禁忌	• 与放射性造影剂合用可增加过敏反应发生风险。使用造影剂前应停用β受体阻滞剂 • 与利血平合用会导致严重低血压和（或）显著的心动过缓 • 与米多君合用增加心动过缓的风险 • 与维拉帕米合用可能导致心率减慢、PR间期延长 • 与Ⅰ类抗心律失常药如丙吡胺、奎尼丁（用于慢性稳定性心力衰竭）合用增加心脏抑制
严重	• 与茶碱作用拮抗，避免合用 • 与阿夫唑嗪合用增加发生首剂低血压的风险 • 与地尔硫䓬合用可导致显著的心动过缓 • 与地高辛合用对心脏抑制作用增强 • 利福平降低本药的作用 • 本药可降低磺脲类降糖药如格列美脲、格列吡嗪的作用 • 本药可增强胰岛素的降血糖作用 • 与可乐定合用导致高血压反跳加重

十一、药效学与药动学

- **药效学**：本药为选择性β_1受体阻滞剂。

◆ **药动学：**

口服生物利用度	分布容积	蛋白结合率	乳汁/血液比	脑脊液/血液比	起效时间	消除半衰期	血浆浓度达峰时间	分子量
＞90%	3.5 L/kg	30%	暂无	可透过血脑屏障	1～2 h	10～12 h	4 h	767.0

十二、贮藏

片剂：30℃以下保存。

胶囊：遮光、密闭保存。

普萘洛尔

重要警示

拟撤用本药时不宜突然停药，须逐步减量。

一、制剂与规格

普通片[保][基]：10 mg。缓释片：40 mg [保]。

二、临床应用与适应证

口服：高血压；心律失常，尤其是洋地黄或儿茶酚胺引起的心律失常；劳累型心绞痛；心肌梗死的二级预防；肥厚型心肌病；嗜铬细胞瘤患者的心动过速；控制甲状腺功能亢进，甲状腺危象时的心动过速；婴儿血管瘤（超说明书）。

三、用法与用量

◆ **成人**

- **高血压** ①片剂：一次 5 mg，一日 4 次，1～2 周后增加 1/4 用量，在严密观察下可逐渐增至一日 100 mg。或起始剂量一次 10 mg，一日 3～4 次，按需要及耐受程度逐渐调整，一日最大剂量为 200 mg。②缓释片、缓释胶囊：起始剂量一日 40 mg，早晨或晚上服，必要时可增至一日 80 mg，一日 1 次。
- **心绞痛** ①片剂：起始剂量一次 5～10 mg，一日 3～4

次；每 3 日增加 10 ～ 20 mg，渐增至一日 200 mg，分次服。②缓释片、缓释胶囊：同高血压。

- **心肌梗死**　①片剂：一日 30 ～ 240 mg，分 2 ～ 3 次服。②缓释片、缓释胶囊：起始剂量一日 40 mg，早晨或晚上服，必要时可增至一日 80 mg，一日 1 次。心肌梗死后预防时可用至一日 160 mg。
- **心律失常**　①常用剂量为 10 ～ 30 mg，一日 3 ～ 4 次。②本药 80 ～ 160 mg 对运动或紧张所致的室性心动过速有效。其他室性心律失常的剂量可用至一日 500 ～ 1000 mg。③冠状动脉旁路移植术后早期给予本药一次 10 mg，每 6 h 1 次，可明显降低患者术后心律失常的发生率。

◆ 本药主要经肝代谢，肝病患者需要调整用量。肾功能不全患者无须调整。

◆ **老年人、儿童、妊娠期及哺乳期妇女**：老年患者代谢与排泄能力下降，更易出现心动过缓，应适当调整剂量。儿童，服用普通片，起始剂量为一日 0.5 ～ 1 mg/kg，分次服用，每 6 ～ 12 h 1 次。每 3 ～ 7 日增加日剂量 1 mg/kg，直至最大剂量一日 6 mg/kg。不推荐妊娠期及哺乳期妇女使用。

四、最佳服药方式以及漏服处理

◆ **最佳服药方式**：可空腹服用也可与食物同服。普通片与食物同服可使得肝代谢减慢，提高生物利用度。缓释片影响较少。

五、禁忌证

◆ **禁用**：对本药过敏者；严重支气管哮喘或严重慢性阻塞性肺疾病患者；心源性休克患者；二、三度房室传导阻滞患者；严重或急性心力衰竭患者；窦性心动过缓以及病窦综合征患者；代谢性酸中毒患者；长期禁食后患者。

六、注意事项

1. 在高血压的治疗中，用量必须个体化，从小剂量开始给药。

2. 心动过缓（通常小于 50 ～ 55 次 / 分）时，剂量不能再增加。

3. 患者出现心肌梗死症状的几个小时内，静脉给予本药效果优于口服，之后可改为口服。

4. 长期服用本药的患者如需停药，应在 3 天至 2 周内缓慢减量，直至停药。

5. 患者在进行外科手术前，应逐渐减少本药剂量，但不可完全停药。

6. 糖尿病患者出现低血糖症状时容易被本药药效掩盖，应当注意识别。

7. 长期应用本品少数患者可能出现心力衰竭，倘若出现，可用洋地黄苷类和（或）利尿剂纠正，并逐渐递减剂量，最后停用。

8. 本药可使患者血糖降低，但在糖尿病患者中反而会出现高血糖。

七、不良反应

- **较为常见的不良反应**：诱发和加重充血性心力衰竭，还可引起严重的心动过缓伴眩晕和晕厥。心电图可出现 PR 间期轻度延长、QT 间期轻度缩短，也可引起房室传导阻滞。大剂量或长期应用可出现反常性高血压。亦可见眩晕、神志模糊（尤见于老年人）、精神抑郁、反应迟钝等中枢神经系统不良反应；头晕（低血压所致）；心率过慢（$<$ 50 次 / 分）。

八、药物过量与处理

- **过量的表现**：发生心动过缓或传导阻滞；低血压；支气管痉挛；急性心力衰竭加剧。
- **过量的处理**：出现药物过量反应时应及时停药并给予支持性的对症治疗：发生心动过缓或传导阻滞可用阿托品、异丙肾上腺素，也可采取心脏起搏治疗。发生低血压时应静脉补液并给予升压药。发生支气管痉挛时给予异丙肾上腺素、β_2 受体激动药和（或）氨茶碱。发生急性心力衰竭加剧时应静注利尿药、正性肌力药物及扩血管药物。

九、检查或监测

用药过程中应定期检查血常规、血压、心功能、肝功能、肾功能。糖尿病患者应定期检查血糖。

十、药物相互作用

作用分级	药物
禁忌	硫利达嗪，单胺氧化酶抑制药
严重	华法林，胺碘酮，芬太尼

十一、药效学与药动学

- **药效学**：本药为非选择性的 β－肾上腺素受体阻滞剂，可阻滞心脏 β1 受体，降低心排血量；抑制肾素释放，降低血浆肾素浓度；阻滞中枢 β 受体，降低外周交感神经活性。
- **药动学**：由于中国人血浆 α1 酸性糖蛋白水平较低，因而血浆中未结合普萘洛尔的比例高于欧洲人，因此中国人对本药更敏感。其具有亲脂性，能透过血-脑脊液屏障而产生中枢反应，也可进入胎盘。

口服生物利用度	分布容积	蛋白结合率	乳汁/血液比	脑脊液/血液比	起效时间	消除半衰期	血浆浓度达峰时间	分子量
≈ 90%	6 L/kg	90%～95%	暂无	可透过血脑屏障	1～2 h	2～3 h	普通片：1～1.5 h 缓释片：6.6 h	295.8

十二、贮藏

片剂：密封保存。

拉贝洛尔

一、制剂与规格

片剂[保]：50 mg[基]；100 mg[基]；200 mg。

二、临床应用与适应证

多种类型高血压（尤其是高血压危象），包括伴有冠心病的高血压、伴有心绞痛或心力衰竭史的高血压、妊娠高血压；用于外科手术前控制血压；用于嗜铬细胞瘤的降压治疗；治疗可乐定类药物的停药综合征；高血压脑病；先兆子痫。

三、用法与用量

- **成人**：起始每次 100 mg，一日 2 ～ 3 次。2 ～ 3 日后可根据需要增加剂量。常用维持剂量为一日 200 ～ 800 mg，分 2 次服用。一日极量为 2.4 g。
- 用于妊娠期高血压：200 ～ 1200 mg/d，每日 2 ～ 3 次。
- **老年患者**（大于 65 岁）：应频繁检查心动过缓症状。
- **儿童**：尚不明确。
- **妊娠期及哺乳期妇女**：妊娠期妇女（妊娠高血压除外）慎用。本药少量可随乳汁排泄，哺乳期妇女慎用。

四、最佳服药方式以及漏服处理

- **最佳服药方式**：饭后口服。

五、禁忌证

- **禁用**：对本药过敏者；支气管哮喘患者；心源性休克患者；二至三度房室传导阻滞患者；重度或急性心力衰竭患者；重度窦性心动过缓患者；严重持续低血压患者。

六、注意事项

1. 用药时应逐渐加量，因少数患者可在用药后 2 ～ 4 h 出现直立性低血压。同时应避免突然停药，建议 1 ～ 2 周内逐渐停药。

2. 本药可与 α 受体拮抗药合用于嗜铬细胞瘤的降压治疗，但偶有反常性血压升高现象，故用药时应谨慎。

3. 本药可能掩盖甲状腺功能亢进的症状（如心动过速）。如怀疑患者存在甲状腺功能亢进，应谨慎用药并密切监测，突然停药可能加重甲状腺功能亢进的症状或导致甲状腺危象。

七、不良反应

- **较为常见的不良反应**：直立性低血压；头晕，疲劳；恶心、呕吐；其他如肝酶升高、血尿素氮升高、血清肌酐升高、鼻塞、呼吸困难、水肿、脸红、室性心律失常、瘙痒、皮疹、射精失败、阳痿。

八、药物过量与处理

- **过量的表现**：严重的直立性低血压和心动过缓。
- **过量的处理**：药物过量时患者应平卧，并监测血压。严重的直立性低血压和心动过缓在减量或停药后即可自行消失。个别患者如血压下降过低，可用去氧肾上腺素、阿托品予以对抗。

九、检查或监测

定期监测心功能（心率、血压、心电图、胸部 X 线）、肝功能、肾功能。糖尿病患者应密切监测血糖水平。

十、药物相互作用

作用分级	药物
禁忌	同“比索洛尔”
严重	同“比索洛尔”

十一、药效学与药动学

- **药效学：**本药为非选择性 β 受体阻滞剂。
- **药动学：**

口服生物利用度	分布容积	蛋白结合率	乳汁 / 血液比	脑脊液 / 血液比	起效时间	消除半衰期	血浆浓度达峰时间	分子量
70%	2.5 ～ 15.7 L/kg	50%	22%～45%	很少能通过血脑屏障	20 min 至 2 h	6 ～ 8 h	1 ～ 2 h	364.9

十二、贮藏

片剂：遮光、密闭保存。

美托洛尔

一、制剂与规格

酒石酸美托洛尔片[保]：25 mg [基]；50 mg [基]；100 mg。

琥珀酸美托洛尔缓释片：47.5 mg [保]；95 mg。

二、临床应用与适应证

口服：用于治疗高血压、心肌梗死、心绞痛、心律失常、肥厚型心肌病、心力衰竭，也用于治疗甲状腺功能亢进、预防偏头痛。

三、用法与用量

◆ **成人**

• **高血压**

普通片：初始剂量为 50 mg，每日 2 次，最大剂量为每日 400 mg；常用剂量每日 100 ～ 200 mg，每日 2 次服用。

缓释片：初始剂量为 25 ～ 100 mg，每日 1 次，最大剂量为每日 400 mg；常用剂量为每日 50 ～ 200 mg。

• **心肌梗死的早期治疗和二级预防**

普通片：初始剂量为 25 ～ 50 mg，6 ～ 12 h 一次，如果不能耐受，剂量可降至每次 12.5 mg，最大剂量为每日 200 mg。

缓释片：初始剂量为 25 ～ 50 mg，每日一次；在可耐受的情况下，每日剂量可至 20 mg。

◆ **老年人**：无需调整剂量。

◆ **儿童**：6 岁及以上儿童，起始剂量一次 1 mg/kg，一日 1 次，最大起始剂量为一次 50 mg，一日 1 次。

◆ **妊娠期及哺乳期妇女**：不推荐妊娠期妇女使用。本药可进入乳汁，哺乳期妇女应慎用。

四、最佳服药方式以及漏服处理

◆ **最佳服药方式**：本药片剂应空腹服用。本药缓释片宜早晨服用，可掰开，但不可咀嚼或压碎。

五、禁忌证

◆ **禁用**：对本药或其他 β 受体阻滞剂过敏者；心源性休克患者；不稳定性、失代偿性心力衰竭（肺水肿、低灌注或低血压）患者；病态窦房结综合征、二至三度房室传导阻滞患者；有症状的心动过缓或低血压患者；伴有坏疽风险的严重周围血管疾病患者；心率低于 45 次 / 分、PR 间期大于 0.24 s、收缩压低于 100 mmHg 的疑似急性心肌梗死患者。

六、注意事项

1. 接受全麻的患者宜术前 48 h 停用本药。

2. 本药应尽可能逐渐撤药，整个撤药过程至少需 2 周（每次剂量减半，直至减至一次 25 mg，并至少持续该剂量 4 日）。

3. 使用本药期间驾驶和机械操作时应谨慎。

七、不良反应

- **较为常见的不良反应**：心率减慢；传导阻滞；血压降低；头晕、疲劳、抑郁；瘙痒、皮疹；腹泻；呼吸困难；其他如肾功能不全（通常为雷诺型）、心力衰竭、脑血管意外、四肢冰凉、心悸、周围水肿、跛行、性欲下降、糖尿病病情不稳定。

八、药物过量与处理

- **过量的表现**：心动过缓、一至三度房室传导阻滞、心脏停搏、血压下降、外周循环灌注不良、心功能不全、心源性休克、呼吸抑制、窒息、疲乏、精神错乱、神志丧失、频细震颤、痉挛、多汗、感觉异常、支气管痉挛、食管痉挛、恶心、呕吐、低血糖、高血糖、高钾血症、肾脏影响、一过性肌无力综合征。
- **过量的处理**：可给予活性炭或洗胃（洗胃前先静脉给予阿托品：成人 0.25 ～ 0.5 mg；儿童 10 ～ 20 μg/kg）。有指征时，还可进行气管内插管和呼吸支持治疗。

九、检查或监测

定期监测心功能（心率、血压、心电图、胸部 X 线）、肝功能、肾功能。糖尿病患者应密切监测血糖水平。

十、药物相互作用

作用分级	药物
禁忌	同“比索洛尔”
严重	同“比索洛尔”

十一、药效学与药动学

- **药效学**：本药为选择性 β_1 受体阻滞剂。
- **药动学（普通片）**：

口服生物利用度	分布容积	蛋白结合率	乳汁/血液比	脑脊液/血液比	起效时间	消除半衰期	血浆浓度达峰时间	分子量
约 50%	3.2 ～ 5.6 L	10% ～ 12%	较高	0.7	1 h	3 ～ 7 h	1.5 h	684.8/652.8

十二、贮藏

片剂：遮光、密封保存。

阿替洛尔

一、制剂与规格

普通片剂[保][基]：12.5 mg；25 mg；50 mg。

二、临床应用与适应证

高血压、心绞痛、心肌梗死、心律失常、甲状腺功能亢进、嗜铬细胞瘤。

三、用法与用量

- **成人**：开始一次 6.25 ～ 12.5 mg，一日 2 次，按需要及耐受量渐增至一日 50 ～ 200 mg。
- **老年人**：老年患者可减量，尤其是肾功能减退者。
- **儿童**：儿童应从小剂量开始，一次 0.25 ～ 0.5 mg/kg，一日 2 次。
- **妊娠期及哺乳期妇女**：阿替洛尔可透过胎盘，妊娠期妇女较长时间使用本药，可致胎儿宫内生长迟缓。本药在乳汁中有明显的聚集，哺乳期妇女应慎用。

四、最佳服药方式以及漏服处理

空腹口服。

五、禁忌证

- **禁用**：对本药过敏者；心源性休克患者；二至三度房室传导阻滞患者；病态窦房结综合征或严重窦性心动过缓患者；明显心力衰竭患者。

六、注意事项

1. 本药的临床效应与血药浓度不完全平行，剂量调整应以临床效应为准。

2. 本药的停药过程至少 3 日，常可达 2 周。如出现撤药症状（如心绞痛发作），则暂时恢复给药，待稳定后再逐渐停用。

3. 本药可改变因血糖降低而引起的心动过速。

4. 本药可使末梢动脉血循环失调，可能使患者对用于治疗过敏反应的常规剂量的肾上腺素无应答。

5. 本药与Ⅱ类抗心律失常药、麻醉药合用时应谨慎。

七、不良反应

◆ **较为常见的不良反应：**低血压和心动过缓。

八、药物过量与处理

◆ **过量的表现：**嗜睡、呼吸紊乱、气喘、窦性间歇性心力衰竭，还可能出现充血性心力衰竭、低血压、支气管痉挛、低血糖。

◆ **过量的处理：**主要是通过诱导呕吐、洗胃和使用活性炭除去未吸收的药物。血液透析可清除本药。

九、检查或监测

定期监测心功能（心率、血压、心电图、胸部 X 线）、肝功能、肾功能。糖尿病患者应密切监测血糖水平。

十、药物相互作用

作用分级	药物
禁忌	同“比索洛尔”
严重	同“比索洛尔”

十一、药效学与药动学

◆ **药效学：**本药为选择性 β_1 受体阻滞剂。

◆ **药动学：**

口服生物利用度	分布容积	蛋白结合率	乳汁/血液比	脑脊液/血液比	起效时间	消除半衰期	血浆浓度达峰时间	分子量
50%	2.5～7.0 L/kg	15%～16%	可存在于乳汁中	很少能通过血脑屏障	≤1 h	5～7 h	1～4 h	266.3

十二、贮藏

片剂：密封保存。

倍他洛尔

一、制剂与规格

普通片剂[保][基]：12.5 mg；25 mg；50 mg。

二、临床应用与适应证

用于治疗原发性高血压和稳定型劳力性心绞痛；控制心房颤动患者的心率；预防心脏手术后的心房颤动。

三、用法与用量

- **成人**
  - **高血压**：初始剂量为一次 10 mg，一日 1 次。如未达预期效果，可于用药 7 ～ 14 日后给予双倍剂量。最大日剂量为 40 mg。
  - **控制心房颤动患者的心率、预防心脏手术后的心房颤动**：一次 20 mg，一日 1 次。
- **老年人**：初始剂量一日 5 mg。
- **儿童**：不推荐儿童使用本药。
- **妊娠期及哺乳期妇女**：妊娠期妇女用药需权衡利弊。尚不明确本药是否随人类乳汁排泄，建议哺乳期妇女慎用。

四、最佳服药方式以及漏服处理

- **最佳服药方式**：固定时间服用，饭前饭后均可。

五、禁忌证

- **禁用**：对本药过敏者；窦性心动过缓患者；一度以上房室传导阻滞患者；有心源性休克和心力衰竭病史者；未控制的心力衰竭患者；变异型心绞痛患者（β 受体阻滞剂可能增加心绞痛发作次数和发作持续时间）；病态窦房结综合征患者；低血压患者；哮喘和严重慢性阻塞性肺疾病患者；代谢性酸中毒患者；未治疗的嗜铬细胞瘤患者。

六、注意事项

同“阿替洛尔”。

七、不良反应

- **较为常见的不良反应**：心搏减慢、疲劳、四肢冷、胃功能紊乱、性欲降低。

八、药物过量与处理

同“阿替洛尔”。

九、检查或监测

同“阿替洛尔”。

十、药物相互作用

作用分级	药物
禁忌	● 与放射性造影剂合用可增加过敏反应发生风险。使用造影剂前应停用 β 受体阻滞剂 ● 与维拉帕米合用可能导致心率减慢、PR 间期延长
严重	● 与地尔硫䓬合用可导致显著的心动过缓 ● 本药可降低磺脲类降糖药如格列美脲、格列吡嗪的作用 ● 本药可增强胰岛素的降血糖作用

十一、药效学与药动学

◆ **药效学：**本药为一种长效心脏选择性 β 受体阻滞剂。

◆ **药动学：**

口服生物利用度	分布容积	蛋白结合率	乳汁/血液比	脑脊液/血液比	起效时间	消除半衰期	血浆浓度达峰时间	分子量
89%	6 L/kg	50%	＞2	未知	1～1.5 h	15～20 h	1.5～6 h	343.9

十二、贮藏

片剂：避光，阴凉处保存。

吲达帕胺

一、制剂与规格

片剂、胶囊、滴丸[保][基]：2.5 mg。缓释片[保][基]：1.5 mg。

二、临床应用与适应证

高血压，单用或与其他降压药合用；充血性心力衰竭时的水钠潴留、水肿。

三、用法与用量

- **成人**：常释剂型，一次 2.5 mg，一日 1 次。缓释剂型，一次 1.5 mg，一日 1 次。
- **老人、儿童、妊娠期及哺乳期妇女**：老年人用量应酌减；不推荐儿童使用本药；妊娠期及哺乳期妇女避免使用。

四、最佳服药方式以及漏服处理

- **最佳服药方式**：最好早晨服用，以免夜间排尿次数增多。与食物或牛奶同时服用，可减少胃肠道不良反应。缓释制剂不能掰开或嚼碎服用。

五、禁忌证

- **禁用**：对磺胺过敏者；严重肾功能不全患者；肝性脑病或严重肝功能不全患者；低钾血症者。

六、注意事项

1. 运动员：此药品含有的活性成分，可能会导致兴奋剂检测呈阳性反应，运动员应慎用。

2. 应用本品时血浆肾素活性、尿酸可增高，但后者常在正常范围。血清钙、蛋白结合碘、血钾、血钠可减低，后二者的变化在正常范围。

七、不良反应

- **较为常见的不良反应**：直立性低血压（低钠同时伴有低血容量时）；皮疹、瘙痒等过敏反应；低钠血症、低钾血症、低氯性碱中毒；食欲缺乏、反胃、恶心、便秘、腹泻；眩晕、失眠、感觉异常、头痛、口干等。

八、药物过量与处理

- **过量的表现**：水和电解质紊乱，临床表现为恶心、呕吐、低血压、痉挛、易瞌睡、意识不清、多尿或少尿甚至无尿。
- **过量的处理**：可采用洗胃和（或）服用活性炭的方法，然后纠正水和电解质紊乱直至正常。

九、检查或监测

- **用药期间**：定时监测血糖、尿素氮、尿酸、血压与电解质。

十、药物相互作用

作用分级	药物
禁忌	• 致 QT 间期延长的药物：阿司咪唑、红霉素、美索达嗪、多潘立酮、氟哌啶醇、酮色林、奎宁、克拉霉素、氯喹、氯丙嗪、美沙酮、普鲁卡因胺、三氧化二砷、西沙比利和胺碘酮等 • 其他：锂
严重	• 非甾体抗炎药：氨基比林、安乃近、布洛芬、吡罗昔康、氟比洛芬、美洛昔康、帕瑞昔布、塞来昔布、双氯芬酸、吲哚美辛、依托考昔等 • 肾上腺素受体激动剂：丙卡特罗、福莫特罗、沙丁胺醇、特布他林等 • 巴比妥酸类药：巴比妥、苯巴比妥、司可巴比妥、戊巴比妥、异戊巴比妥等 • 选择性 5- 羟色胺再摄取抑制剂：西酞普兰、氟西汀、氟伏沙明、帕罗西汀、舍曲林等 • 其他：别嘌呤醇、地高辛、洋地黄、环孢素、两性霉素 B、维生素 D 等

十一、药效学与药动学

◆ **药效学**：吲达帕胺为带有吲哚环的磺胺衍生物，通过抑制远端肾小管皮质稀释段再吸收水与电解质而发挥作用，增加尿液中钠和氯的排泄量，并且在一定程度上增加钾和镁的排泄量，从而发挥利尿作用。降压机制包括以下几方面：调节血管平滑肌细胞的钙内流、刺激前列腺素 PGE_2 和前列腺素 PGI_2 的合成、减低血管对血管加压胺的超敏感性，从而抑制血管收缩。

◆ **药动学**：

口服生物利用度	分布容积	蛋白结合率	乳汁/血液比	脑脊液/血液比	起效时间	消除半衰期	血浆浓度达峰时间	分子量
93%	暂无	71% ～ 79%	暂无	暂无	2 ～ 3 h	13 h	1 ～ 2 h	365.83

十二、贮藏

室温、遮光、密封保存。

氢氯噻嗪

一、制剂与规格

片剂[保]：6.25 mg[基]；10 mg[基]；25 mg[基]；50 mg。

二、临床应用与适应证

用于水肿性疾病（充血性心力衰竭、肝硬化腹水、肾病综合征、急慢性肾炎水肿、慢性肾衰竭早期、肾上腺皮质激素和雌激素治疗所致水钠潴留），可排泄体内过多的钠和水，减少细胞外液容量，消除水肿；原发性高血压；中枢性或肾性尿崩症；用于预防含钙盐成分形成的结石。

三、用法与用量

- **成人：**

治疗水肿性疾病：一次 25 ～ 50 mg，一日 1 ～ 2 次。或隔日治疗，或每周连用 3 ～ 5 日。

治疗高血压：一日 25 ～ 100 mg，分 1 ～ 2 次服用。

- **老年人：**可从一次 12.5 mg，一日 1 次开始，并按降压效果调整剂量。
- **儿童：**一日 1 ～ 2 mg/kg 或 30 ～ 60 mg/m^2，分 1 ～ 2 次服用，并按疗效调整剂量。小于 6 个月的婴儿剂量可达一日 3 mg/kg。有黄疸的婴儿慎用。
- **妊娠期及哺乳期妇女：**本药能通过胎盘屏障，妊娠期妇女应慎用。哺乳期妇女不宜使用。

四、最佳服药方式以及漏服处理

- **最佳服药方式：**每日用药一次时，应在早晨用药。餐中或餐后即服，与食物同服增大吸收。

五、禁忌证

- **禁用：**对本药或磺胺类药物过敏者。
- **慎用：**无尿者或严重肾功能减退者、高尿酸血症或有痛风病史者等。

六、注意事项

1. 与磺胺类药物、呋塞米、布美他尼、碳酸酐酶抑制剂有交叉过敏反应。

2. 有低钾血症倾向的患者，应酌情补钾或与保钾利尿药合用。

3. 可干扰蛋白结合碘的测定，可致糖耐量降低，血糖、尿糖、血胆红素、血钙、血尿酸、血胆固醇、甘油三酯和低密度脂蛋白胆固醇升高，血镁、钾、钠及尿钙降低。

4. 运动员慎用。

七、不良反应

- **较为常见的不良反应**：水、电解质紊乱：低钾血症，低氯性碱中毒或低氯、低钾性碱中毒，低钠血症；临床常见反应有口干、烦渴、肌肉痉挛、恶心、呕吐和极度疲乏无力等；高血糖症；高尿酸血症；过敏反应：如皮疹、荨麻疹等；血白细胞减少或缺乏症、血小板减少性紫癜等。

八、药物过量与处理

应尽早洗胃，给予支持、对症处理，并密切随访血压、电解质和肾功能。

九、检查或监测

血电解质（包括钙、磷），血糖，血尿酸，血肌酐，尿素氮，血压。

十、药物相互作用

作用分级	药物
禁忌	延长 QT 间期的药物：如阿司咪唑、丙吡胺、红霉素、美索达嗪、多潘立酮、氟哌利多、氟哌啶醇、克拉霉素、氯丙嗪、美沙酮、胺碘酮等；锂剂
严重	非甾体抗炎药；肾上腺素受体激动剂：利托君、沙丁胺醇、沙美特罗、特布他林、左沙丁胺醇等；巴比妥酸类药：巴比妥钠、苯巴比妥；选择性 5-HT 再摄取抑制剂：艾司西酞普兰、达泊西汀、氟西汀、氟伏沙明、帕罗西汀、舍曲林等

十一、药效学与药动学

- **药效学**：属于噻嗪类利尿药。
- **药动学**：

口服生物利用度	分布容积	蛋白结合率	乳汁/血液比	脑脊液/血液比	起效时间	消除半衰期	血浆浓度达峰时间	分子量
65%～70%	3 L/kg	40%	0.25	暂无	2 h	15 h	4 h	297.74

十二、贮藏

遮光，密封室温保存。

螺内酯

一、制剂与规格

片剂、胶囊[保]：4 mg；12 mg[基]；20 mg[基]。

二、临床应用与适应证

与其他利尿药合用，治疗充血性水肿、肝硬化腹水、肾性水肿等水肿性疾病，也用于特发性水肿的治疗；治疗高血压的辅助药物；原发性醛固酮增多症的诊断和治疗；与噻嗪类利尿药合用，增强利尿效应和预防低钾血症。

三、用法与用量

◆ **成人**

- 治疗水肿性疾病，一日 40～120 mg，分 2～4 次服用，至少连服 5 日。以后酌情调整剂量。
- 治疗高血压，开始一日 40～80 mg，分次服用，至少 2 周，以后酌情调整剂量，不宜与血管紧张素转化酶抑制剂合用，以免增加发生高钾血症的机会。

◆ **老年人**：起始剂量宜偏小。

◆ **儿童**：新生儿一日 1～2 mg/kg，分 1～2 次，最大剂量为一日 7 mg/kg。1 个月至 12 岁，一日 1～3 mg/kg，分 1～2 次，最大剂量为一日 9 mg/kg。12～18 岁，一日 50～100 mg，分 1～2 次，最大剂量为一日 9 mg/kg 或 400 mg。

◆ **妊娠期及哺乳期妇女**：妊娠、哺乳期妇女慎用。

四、最佳服用方式以及漏服处理

◆ **最佳服药方式**：每日服药一次，应于早晨服药，于进食时或餐后服药。

五、禁忌证

禁用：高钾血症患者禁用。

六、注意事项

1. 运动员慎用。

2. 用药期间如出现高钾血症，应立即停药。

3. 本药起效较慢，故首日剂量可增加至常规剂量的 2 ～ 3 倍，以后酌情调整剂量。

七、不良反应

◆ **较为常见的不良反应**：高钾血症；恶心、呕吐、胃痉挛和腹泻；长期服用可致男性乳房发育、阳痿、性功能低下，在女性可致乳房胀痛、声音变粗、毛发增多、月经失调、性功能下降；低钠血症；行走不协调；头痛等。

八、检查或监测

必须密切随访血钾和心电图。

九、药物相互作用

作用分级	药物
禁忌	● ACEI 类，ARB 类 ● 其他：碘化钾、枸橼酸钾、氯化钾
严重	● 非甾体抗炎药：保泰松、布洛芬、吡罗昔康、双氯芬酸、吲哚美辛等 ● 其他：卡马西平、锂、他克莫司

十、药效学与药动学

◆ **药效学**：本药为醛固酮的竞争性抑制剂。

◆ **药动学**：

口服生物利用度	分布容积	蛋白结合率	乳汁 / 血液比	脑脊液 / 血液比	起效时间	消除半衰期	血浆浓度达峰时间	分子量
90%	暂无	＞90%	0.51 ～ 0.72	暂无	约 24 h	13 ～ 24 h	3 ～ 4 h	416.57

十一、贮藏

密封，置干燥处保存。

呋塞米

一、制剂与规格

片剂[保]：20 mg [基]。注射剂[保]：2 ml：20 mg [基]。

二、临床应用与适应证

用于水肿性疾病，包括充血性心力衰竭、肝硬化、肾脏疾病（肾炎、肾病及各种原因所致的急、慢性肾衰竭），尤其是应用其他利尿药效果不佳时。也可与其他药物合用治疗急性肺水肿和急性脑水肿等。

三、用法与用量

◆ **成人：**

口服：①水肿性疾病，起始剂量为每日 20 ～ 40 mg，分 1 ～ 2 次服用，可 6 ～ 8 h 后追加 20 ～ 40 mg，直至出现满意利尿效果；最大剂量一日 600 mg，但一般控制在 100 mg 以内，分 2 ～ 3 次服用。②高血压，起始一日 40 ～ 80 mg，分 2 次服用，并酌情调整剂量。

静脉注射：①水肿性疾病紧急情况或不能口服者，开始 20 ～ 40 mg，可每 2 h 追加剂量。②急性左心衰竭，起始 40 mg，可每小时追加 80 mg。

◆ **老年人：**应慎用。

◆ **儿童：**治疗水肿性疾病。口服给药：起始剂量为 2 mg/kg，必要时每 4 ～ 6 h 追加 1 ～ 2 mg/kg。静脉注射：起始剂量为 1 mg/kg，必要时每 2 h 追加 1 mg/kg。最大日剂量可达 6 mg/kg。

◆ **妊娠期及哺乳期妇女：**妊娠期妇女尤其是妊娠前 3 个月应尽量避免应用。本药可经乳汁分泌，哺乳期妇女应慎用。

四、最佳服药方式以及漏服处理

◆ **最佳服药方式：**不与食物同时服用。如每日用药一次，应早晨服药。

五、禁忌证

◆ **禁用：**对磺胺类、噻嗪类药物过敏者；低钾血症、肝性脑病和超量服用洋地黄者；无尿者。

六、注意事项

1. 对磺胺类药物和噻嗪类利尿药过敏者，对本药可能亦过敏。

2 可致血糖升高、尿糖阳性。过度脱水可使血尿酸和尿素氮水平暂时性升高，血钠、氯、钾、镁、钙浓度下降。

3. 不主张肌内注射。静脉注射时宜用氯化钠注射液稀释，而不宜用葡萄糖注射液稀释。

4. 存在低钾血症或低钾血症倾向时，应注意补钾。

5. 运动员慎用。

七、不良反应

◆ **较为常见的不良反应：**直立（体位）性低血压、休克、低钾血症、低氯血症、低氯性碱中毒、低钠血症、低钙血症、低镁血症以及与此有关的口渴、乏力、肌肉酸痛和心律失常。

八、检查或监测

定期检查血电解质、血压、肾功能、血糖、血尿酸、酸碱平衡情况、听力。

九、药物相互作用

作用分级	药物
禁忌	• 延长 QT 间期的药物：胺碘酮、阿司咪唑、红霉素、美索达嗪、多潘立酮、氟哌啶醇、酮色林、奎宁、克拉霉素、氯丙嗪、美沙酮、普鲁卡因胺、三氧化二砷等 • 其他：利培酮
严重	• 非甾体抗炎药：氨基比林、安乃近、布洛芬、吡罗昔康、氟比洛芬等 • 抗生素：两性霉素、头孢菌素类、氨基糖苷类、万古霉素 • 其他：地高辛、卡铂、锂、利托君、泮库溴铵、洋地黄等

十、药效学与药动学

◆ **药效学：**本药的主要作用机制为抑制近曲小管、远曲小管和髓袢对钠离子和氯离子的吸收。

◆ **药效学：**

口服生物利用度	分布容积	蛋白结合率	乳汁/血液比	脑脊液/血液比	起效时间	消除半衰期	血浆浓度达峰时间	分子量
60%～70%	暂无	91%～97%	暂无	暂无	口服：0.5～1 h 静脉：5 min	0.5～1 h	口服：1～2 h 静脉：0.33～1 h	330.75

十一、贮藏

片剂：遮光，密封，在干燥处保存。

注射液：遮光，密闭保存。

厄贝沙坦/氢氯噻嗪

一、制剂与规格

片剂保：75 mg/6.25 mg；150 mg/12.5 mg；300 mg/12.5 mg。分散片、胶囊保：150 mg/12.5 mg。

二、临床应用与适应证

用于治疗原发性高血压。

该固定剂量复方用于治疗单用厄贝沙坦或氢氯噻嗪不能有效控制血压的患者。

三、用法与用量

◆ **成人**：

• **口服**：常用起始和维持剂量为每日一次，每次 150 mg/12.5 mg，根据病情可增至每日一次，每次 300 mg/25 mg。

◆ **老年人、儿童、妊娠期妇女**：老年人不需要调整剂量；在年龄小于 18 岁的患者中使用的安全性和有效性尚未研究；妊娠的前 3 个月最好不使用本品，妊娠第 4 至第 9 个月的妇女禁用。

四、最佳服药方式以及漏服处理

◆ **最佳服药方式**：空腹和进餐时使用。

五、禁忌证

◆ **禁用**：对本药及其成分过敏或对其他磺胺衍生物过敏（氢氯噻嗪是一种磺胺衍生物）的患者禁用；妊娠第 4 至第 9 个月的妇女、哺乳期妇女；无尿患者。

◆ 与氢氯噻嗪有关的禁忌证：严重的肾功能损害（肌酐清除率＜30 ml/min）；顽固性低钾血症，高钙血症；严重肝功能损害，胆汁性肝硬化和胆汁郁积。

六、注意事项

1. 对于那些血管张力和肾功能主要依赖肾素-血管紧张素-醛固酮系统活性的患者，使用本药可出现急性低血压、氮质血症、少尿或少见的急性肾衰竭。

2. 使用本药时应注意，对缺血性心肌病或缺血性心血管疾病患者过度降血压可能导致心肌梗死或卒中。

3. 对由于使用强效利尿剂而使血容量和钠不足、饮食中严格限制盐，以及腹泻呕吐的患者可能会发生症状性低血压。在用本复方治疗前应纠正这些情况。

4. 存在双侧肾动脉狭窄或单个功能肾的动脉发生狭窄的患者使用本药治疗时，可能有发生严重低血压和肾功能不全的危险。

5. 当肾功能损害的患者使用本品时，推荐对血清钾、肌酐和尿酸定期监测。

6. 噻嗪类利尿剂治疗可能降低葡萄糖耐量。糖尿病患者可能需要调整胰岛素和口服降糖药的剂量。在应用噻嗪类利尿剂治疗时，隐性糖尿病患者可能出现症状。

7. 在某些接受噻嗪类利尿剂治疗的患者中可能发生高尿酸血症，甚至促发痛风。

8. 氢氯噻嗪能引起体液或电解质紊乱，如低钾血症、低钠血症和低氯性碱中毒，应定期进行血清电解质测定。

9. 噻嗪类利尿剂已被证实具有增加镁排泄的作用而可能导致低镁血症。

10. 本品中所含的氢氯噻嗪可能使抗兴奋剂检测结果呈现阳性。

11. 有或无过敏史或支气管哮喘病史的患者均可能发生对氢氯噻嗪的过敏反应，但有以上病史的患者更容易发生过敏反应。

12. 有报道使用噻嗪类利尿药加重或激活系统性红斑狼疮。

七、不良反应

◆ **较为常见的不良反应：**

1. 头晕、恶心、呕吐、排尿异常、疲劳。

2. 检查：尿素氮、肌酐和肌酸激酶增加，高血钾。

八、药物过量与处理

- **过量的表现：**厄贝沙坦过量最可能的表现为低血压和心动过速，也会发生心动过缓。氢氯噻嗪过量时，由于过度利尿出现电解质损耗和脱水，电解质损耗包括低钾血症、低氯血症、低钠血症。过量时最常见的症状和体征是恶心和昏睡。低血钾会导致肌肉痉挛和（或）加重与合用的洋地黄苷或某些抗心律失常药相关的心律失常。
- **过量的处理：**建议采取的措施包括催吐和（或）洗胃。活性炭对药物过量治疗有用。对血清电解质和肌酐水平应定时监测。如果发生低血压，患者应取卧位，快速补充盐和血液容量。血液透析不能清除厄贝沙坦。血液透析清除氢氯噻嗪的程度没有相关的研究。

九、检查或监测

- **用药前：**血压、血容量、肾功能。
- **用药期间：**血清钾、肌酐和尿酸。

十、药物相互作用

作用分级	药物
禁忌	• 与ACEI禁用于糖尿病患者；与阿利吉仑禁用于糖尿病的患者或中度至重度肾功能损害的患者
严重	• ACEI、阿利吉仑、阿米洛利、胺碘酮、决奈达隆、三氧化二砷、多非利特、多拉司琼、氟哌利多、锂剂、螺内酯、氨苯蝶啶、替扎尼定、齐拉西酮

十一、药效学与药动学

- **药效学：**本品是一种血管紧张素Ⅱ受体拮抗剂即厄贝沙坦和噻嗪类利尿药氢氯噻嗪组成的复方药。该复方具有降血压协同作用，其降压作用比其中任何单一药物成分都更有效。
- **药动学：**参见厄贝沙坦、氢氯噻嗪单药部分内容。

十二、贮藏

片剂、胶囊：遮光、密封保存。

复方利血平氨苯蝶啶

一、制剂与规格

片剂、胶囊[保]：每片含氢氯噻嗪 12.5 mg，氨苯蝶啶 12.5 mg，硫酸双肼屈嗪 12.5 mg，利血平 0.1 mg。

二、临床应用与适应证

口服：用于治疗轻、中度高血压，对重度高血压需与其他降压药合用。

三、用法与用量

- **成人**：
- **口服**：常用量一次 1 片，一日 1 次。维持量一次 1 片，2～3 日 1 次。
- **老年人、儿童、妊娠期及哺乳期妇女**：老年患者的肾功能有一定程度的生理性减退，应在医生指导下减量应用；尚无用于儿童的资料；妊娠期及哺乳期妇女禁用。

四、最佳服药方式以及漏服处理

- **最佳服药方式**：餐后服。

五、禁忌证

- **禁用**：对本品过敏者禁用。活动性溃疡、溃疡性结肠炎、抑郁症、严重肾功能障碍者禁用。

六、注意事项

无。

七、药物过量与处理

- **过量的表现**：过量可引起明显低血压。
- **过量的处理**：应停药，尽早洗胃，给予支持、对症处理，并密切注意血压、电解质和肾功能的变化情况。

八、检查或监测

无。

九、药物相互作用

未进行该项实验且无可靠参考文献。

十、药效学与药动学

- **药效学：** 氢氯噻嗪和氨苯蝶啶为利尿药，可减少水钠潴留，使血容量降低，循环血量减少，起到降压作用。同时由于排钠能使血管壁钠离子浓度降低，使血管对儿茶酚胺类药及血管紧张素的反应性减弱。因此能增加基础降压药的降压效果，起到协同作用。
- **药动学：** 未进行该项实验且无可靠参考文献。

十一、贮藏

片剂、胶囊： 遮光，密封保存。

复方阿米洛利

一、制剂与规格

片剂：每片含盐酸阿米洛利 2.5 mg，氢氯噻嗪 25 mg。

二、临床应用与适应证

用于高血压、心力衰竭、肝硬化等疾病引起的水肿和腹水。

三、用法与用量

- **成人：**
  - **口服：** 一次 1 ～ 2 片，一日 1 次，必要时一日 2 次，早晚各一次或遵医嘱。
- **老年人、儿童、妊娠期妇女：** 临床报道未显示老年患者与年轻患者之间存在明显的差异。考虑到老年患者肝、肾或心脏功能的降低、合并疾病或其他药物治疗，其剂量选择应该慎重，常常以剂量下限为起始剂量。由于老年患者肾功能降低的可能性更大，所以剂量选择尤其应该慎重，以肾功能为用药指导为有效的方法。对小儿患者的安全性及有效性还未确立。妊娠期妇女禁用本品。

四、最佳服药方式以及漏服处理

- **最佳服药方式：** 与食物同服。

五、禁忌证

- **禁用：** 血钾水平升高（大于 5.5 mmol/L）；正服用其他

保钾剂（如螺内酯、氨苯蝶啶）；除严重和（或）顽固性低血钾情况外，以治疗方式补充钾、含钾的盐替代物或含钾量丰富的饮食形式时禁用本品；无尿症、急性或慢性肾功能不全或出现糖尿病肾病迹象时禁用本品；对本品或其他磺酰胺衍生的药物过敏的患者禁用本品。

六、注意事项

1. 本药可能引发高钾血症。

2. 在进行葡萄糖耐受测试前应停用本药至少 3 天。

3. 已有报道指出使用盐酸阿米洛利及氢氯噻嗪时尿素氮（BUN）水平会升高，且在升高的同时伴随有强力的液体消除作用，尤其在对重症患者（如有腹水及代谢性碱中毒或持久性水肿的肝硬化患者）进行利尿治疗时。

4. 因噻嗪类药物会降低钙排泄，所以在进行甲状旁腺功能测试前应停用本药。

5. 有或无过敏反应史或支气管哮喘史的患者使用噻嗪类药物时可能发生过敏反应。

6. 已有报道指出，使用噻嗪类药物治疗可能会加剧或激活全身性红斑狼疮。

7. 在某些接受噻嗪类药物治疗的患者中可能会突然发生高血尿酸血症或急性痛风。

8. 胆固醇及甘油三酯水平的升高可能与使用噻嗪类利尿药治疗有关。

七、不良反应

- **较为常见的不良反应**：全身：头痛、虚弱、疲劳 / 疲倦。心血管：心律失常。消化：恶心 / 食欲减退、腹泻、腹部疼痛。代谢：血钾水平升高。肌肉骨骼：腿痛。神经：头晕。呼吸：呼吸困难。皮肤：出疹、瘙痒。

八、药物过量与处理

- **过量的处理**：过量服用仍无明确的治疗方法，也无特效药，只能根据症状进行治疗和支持。治疗时应停药并密切观察患者。建议采取的措施包括诱导呕吐和洗胃。若出现高血钾，应采取有效措施以降低血钾水平。

九、检查或监测

◆ **用药期间**：常规监测血清电解质及 BUN；糖尿病患者服用本药应监测血清电解质及肾功能；患有心肺疾病或很难控制病情的糖尿病患者使用本药应常规监测其酸碱平衡情况。

十、药物相互作用

作用分级	药物
禁忌	● 多非利特，螺内酯
严重	● 非甾体抗炎药，ACEI，ARB，降糖药，皮质类固醇，去甲肾上腺素，肌松药，锂剂，阿夫唑嗪，别嘌呤醇，巴比妥类药物，胆汁酸螯合剂，伊伐布雷定，环磷酰胺，他克莫司

十一、药效学与药动学

◆ **药效学**：本药具有利尿、抗高血压作用（主要归功于氢氯噻嗪），而阿米洛利可防止接受噻嗪类利尿药治疗患者的钾过度流失。与单用噻嗪或袢利尿药相比，复方盐酸阿米洛利片的尿镁排泄量较少。复方盐酸阿米洛利片的利尿作用在 1 ～ 2 h 内起效，并可持续 24 h 左右。

◆ **药动学**：阿米洛利

口服生物利用度	分布容积	蛋白结合率	乳汁/血液比	脑脊液/血液比	起效时间	消除半衰期	血浆浓度达峰时间	分子量
50%	暂无	暂无	暂无	暂无	2 h	6～9 h	3～4 h	311.77

有关氢氯噻嗪的药动学参见氢氯噻嗪单药部分内容。

十二、贮藏

片剂：遮光、密封保存。

氯沙坦钾 / 氢氯噻嗪

一、制剂与规格

片剂[保]：50 mg/12.5 mg，100 mg/12.5 mg。

二、临床应用与适应证

本品用于治疗高血压，适用于联合用药治疗的患者。

三、用法与用量

◆ **成人：**

• **口服：** 常用的本品起始剂量和维持剂量是每日 1 次，每次一片氯沙坦钾 / 氢氯噻嗪片（50 mg + 12.5 mg）。对反应不足的患者，可以调整为每次一片氯沙坦钾 / 氢氯噻嗪片（100 mg + 12.5 mg），如必要时可将剂量增加至每日一次，每次两片氯沙坦钾 / 氢氯噻嗪片（50 mg + 12.5 mg），且此剂量为每日最大服用剂量。通常，在开始治疗 3 周内获得抗高血压效果。

◆ **老年人、儿童、妊娠期妇女：** 老年高血压患者，不需要调整起始剂量，但氯沙坦钾 / 氢氯噻嗪片（100 mg + 25 mg）不应作为老年患者的起始治疗。在儿童中的安全性和有效性还未确定。妊娠期妇女禁用。

四、最佳服药方式以及漏服处理

◆ **最佳服药方式：** 本品可与食物同服或单独服用。

五、禁忌证

◆ **禁用：** 对本产品任何成分过敏的患者；无尿患者；对其他磺胺类药物过敏的患者；血容量不足的患者。

六、注意事项

1. 氯沙坦可导致肾功能的变化，已报道有个别敏感患者发生肾衰竭，如有严重的心功能不全或肾功能异常的患者。有些患者在停止治疗后，肾功能改变可以逆转。

2. 一些有严重肾病或接受肾移植的患者，在用氯沙坦钾治疗时，有贫血发生。

3. 双侧或单侧肾动脉狭窄或独肾的肾动脉狭窄患者，使用本药可引起血浆中尿素和肌酐升高，这些肾功能的改变可因停药而逆转。

4. 在并发腹泻或呕吐时，应观察患者有无水或电解质失衡的临床征象，如血容量不足、低钠血症、低血氯性碱中毒、低镁血症或低钾血症。应定期进行血电解质的检查。

5. 噻嗪类药物治疗会降低糖耐量。可能需要调整降糖药包括胰岛素的剂量。

6. 噻嗪类药物可减少尿钙排泄，并引起间歇性血钙轻度升高。显著的高钙血症可能是隐性甲状旁腺功能亢进的表现。因此在进行甲状旁腺功能测定前应停用噻嗪类药物。

7. 胆固醇和甘油三酯升高可能与噻嗪类利尿药治疗有关。

8. 噻嗪类药物治疗可能促发某些患者的高尿酸血症和（或）痛风。因为氯沙坦能降低尿酸，氯沙坦钾和氢氯噻嗪联合使用可以减轻利尿药所致的高尿酸血症。

9. 无论患者有无过敏或支气管哮喘的病史，服用噻嗪类药物都可能发生过敏反应。

10. 有使用噻嗪类药物加重或激发系统性红斑狼疮的病例报道。

11. 本药中含有的氢氯噻嗪会使兴奋剂检查结果呈阳性。

12. 尚不清楚氯沙坦能否通过乳汁排泌，但噻嗪类药物能出现于人乳汁中。由于它对哺乳婴儿的潜在不良作用，应权衡药物对母亲的重要性，决定停止授乳还是停止用药。

七、不良反应

较为常见的不良反应：头晕是唯一被报道与药物相关且发生率大于 1% 或以上并高于安慰剂的不良反应。

八、药物过量与处理

- **过量的表现：**用药过量最明显的体征是低血压和心动过速；心动过缓可能是由于副交感神经（迷走神经）的兴奋。对于氢氯噻嗪过量最常见的是由电解质丢失（低血钾、低血氯、低血钠）引起的体征和症状，和过度利尿引起的脱水。如果同时使用洋地黄，则低血钾可能加重心律失常。
- **过量的处理：**对本品过量的治疗尚无专门的资料，可采用对症和支持疗法。停用本品并密切观察患者。建议采用的措施包括催吐（如果刚刚发生过量服药）及通过适当的步骤纠正脱水、电解质失衡、肝性脑病（肝昏迷）和低血压。氯沙坦钾及其活性代谢物均不能被血液透析清除。通过血液透析清除氢氯噻嗪的程度仍未确知。

九、检查或监测

- **用药前：**无。
- **用药期间：**血电解质。

◆ **用药后**：无。

十、药物相互作用

作用分级	药物
禁忌	糖尿病患者和肾功能损伤的患者不应联合使用本药和阿利吉仑
严重	安体舒通、氨苯蝶啶、阿米洛利、补钾剂、锂剂、非甾体抗炎药、ACEI

十一、药效学与药动学

◆ **药效学**：本药的成分对降低血压有相加作用，与单独使用其中任一成分相比，本药降低血压的幅度更大。

◆ **药动学**：参见氯沙坦、氢氯噻嗪单药部分内容。

十二、贮藏

片剂：置 30℃以下干燥处保存。

缬沙坦 / 氨氯地平

一、制剂与规格

缬沙坦 / 氨氯地平片（Ⅰ）保基：每片含缬沙坦 80 mg，氨氯地平 5 mg。

缬沙坦 / 氨氯地平片（Ⅱ）保：每片含缬沙坦 160 mg，氨氯地平 5 mg。

二、临床应用与适应证

口服：治疗原发性高血压。用于单药治疗不能充分控制血压的患者。

三、用法与用量

◆ **成人**：

- 氨氯地平每日 1 次 2.5 ～ 10 mg 对于治疗高血压有效，而缬沙坦有效剂量为 80 ～ 320 mg。在每日 1 次缬沙坦 / 氨氯地平片治疗的临床试验中，使用 5 ～ 10 mg 的氨氯地平和 80 ～ 320 mg 的缬沙坦，降压疗效随着剂量升高而增加。缬沙坦的不良反应通常与剂量无关；氨氯地平的不良反应既有剂量依赖性的（主要是外周水肿）也有剂量非依赖性的，前者比后者常见。用单药治疗不能充分控制血压的患者，可以改用本品。

- **添加治疗：** 氨氯地平单药治疗或缬沙坦单药治疗时，未能充分控制血压的患者可以改用本品进行联合治疗。氨氯地平或缬沙坦单药治疗时发生剂量限制性不良反应的患者，可以改用本品，以较低剂量的单药成分联合另一成分来达到血压控制效果。
- **替代治疗：** 为方便给药，接受氨氯地平和缬沙坦单药联合治疗的患者可以改用相同剂量的本品进行治疗。停用β受体阻滞剂的相关信息，请参见注意事项。

◆ **肝肾功能损伤：** 轻中度肾功能损伤的患者无需调整剂量。如果重度肾功能损伤，则应慎用（见禁忌）。肝损伤或胆道阻塞性疾病患者也应慎用本药（见注意事项）。

◆ **老年人、儿童、妊娠期及哺乳期妇女：** 未观察到本品在老年患者中的有效性和安全性具有总体差异，但不排除老年患者对药物更敏感。尚未确定本品在儿童患者中的安全性和有效性。妊娠、哺乳期妇女禁用。

四、最佳服药方式以及漏服处理

氨氯地平和缬沙坦均可在进食或空腹状态下服用。建议本品与水同服。

五、禁忌证

◆ **禁用：** 对本品活性成分或任一种赋形剂过敏者禁用。妊娠期及哺乳期妇女禁用。目前尚无重度肾功能损伤（肌酐清除率＜10 ml/min）用药数据。遗传性血管水肿患者及服用ACEI或血管紧张素Ⅱ受体拮抗剂治疗早期即发展成血管性水肿的患者应禁用本品。不能在2型糖尿病患者合用血管紧张素受体拮抗剂（包括缬沙坦）或血管紧张素转化酶抑制剂与阿利吉仑。

六、注意事项

1. 肾素-血管紧张素系统处于激活状态的患者可能出现症状性低血压和（或）肾功能改变。建议在服用本品前纠正血容量不足的状况，或在开始治疗时进行密切的临床监测。

2. 在心力衰竭或最近发生心肌梗死的患者和接受手术或透析的患者及严重主动脉瓣狭窄的患者中开始治疗时需谨慎。如果服用本品时发生过度低血压，应该让患者平卧，必要时静脉输注生理盐水。暂时性的低血压并不是服用本品的禁忌，血压稳定后通常可以继续服用本品。

3. 有轻度至中度肝功能损伤的患者，包括有胆道阻塞疾病的患者及严重肝功能损伤患者应慎用缬沙坦。

4. 轻中度肾功能损伤患者可以按照常规起始剂量接受治疗。目前尚无重度肾功能损伤（肌酐清除率＜ 10 ml/min）患者的用药数据。重度肾功能损伤患者应慎用。避免在严重肾功能受损（GFR ＜ 30 ml/min）的患者联合使用血管紧张素受体拮抗剂（ARB）（包括缬沙坦）或血管紧张素转化酶抑制剂（ACEI）与阿利吉仑。

5. 单侧或双侧肾动脉狭窄，或动脉狭窄致单侧肾丧失功能的患者应慎用本品。

6. 迄今为止，尚未取得本品在近期接受肾移植的患者中使用的安全性数据。

7. 在心力衰竭患者中使用本品需谨慎。

8. 同时服用钾补充剂、保钾利尿剂、含钾的盐替代品或其他能增加钾浓度的药物（肝素等）时，应慎用本品，且密切监测钾浓度。

9. 发生血管性水肿的患者应立即停用本品，且不得再次使用。

10. 考虑可能会出现偶见的头晕或疲劳等不良反应，驾驶和操作机器时应慎用。

11. 与其他所有扩血管药物一样，主动脉瓣或二尖瓣狭窄，或阻塞性心肌肥厚患者服用本品时应特别小心。

七、不良反应

较为常见的不良反应：外周水肿；鼻咽炎；上呼吸道感染；头晕。

八、药物过量与处理

- **过量的表现**：目前尚未获得本品过量事件的数据。缬沙坦过量的主要症状可能是低血压伴随头晕。氨氯地平过量可能导致外周血管过度扩张，并可能引起反射性心动过速。

有出现显著而持久的全身性低血压及致命性休克的报道。

- **过量的处理**：若服药时间不长，则可考虑呕吐或洗胃。健康志愿者在服用氨氯地平后立即或 2 h 后服用活性炭可显著减少氨氯地平的吸收。因本品过量而导致的临床显著低血压，需积极采取有效的心血管支持治疗，包括密切监测心脏和呼吸系统功能，抬高四肢，并注意循环体液量和尿量。为恢复血管张力和血压，在无禁忌证时亦可采用血管收缩药物。静脉滴注葡萄糖酸钙对逆转钙通道阻滞剂的效应也是有益的。

九、检查或监测

- **用药前**：肝肾功能、血压情况、肾动脉造影排除是否有双侧肾动脉狭窄、尿中人绒毛膜促性腺激素（HCG）排除妊娠。
- **用药期间**：监测血压。
- **用药后**：肝肾功能（每年一次）。

十、药物相互作用

作用分级	药物
禁忌	• **抗菌药物**：夫西地酸
严重	• **CYP3A4 强诱导剂**：利福平、贯叶连翘提取物 • **CYP3A4 弱抑制剂**： 大环内酯类抗菌药：红霉素、克拉霉素 唑类抗真菌药：氟康唑、伊曲康唑、酮康唑 非二氢吡啶类钙通道阻滞剂：维拉帕米、地尔硫䓬 • **他汀类**：辛伐他汀 • **血管加压素 V2 受体拮抗剂**：托伐普坦 • **其他**：锂剂

十一、药效学与药动学

- **药效学**：本品包括缬沙坦和氨氯地平两种降压活性成分，这两种成分在控制血压方面作用机制互补：氨氯地平属于钙通道阻滞剂类药物，缬沙坦属于血管紧张素 II 受体拮抗剂类药物。两种成分合用的降压效果优于其中任一成分单药治疗。
- **药动学**：参见氨氯地平、缬沙坦单药部分内容。

十二、贮藏

密封，30℃以下保持。

缬沙坦 / 氢氯噻嗪

一、制剂与规格

缬沙坦 / 氢氯噻嗪片、分散片、胶囊[保]：80 mg/12.5 mg。

二、临床应用与适应证

口服：用于治疗单一药物不能充分控制血压的轻度至中度原发性高血压。本品不适合高血压的初始治疗。

三、用法与用量

本品每片含有缬沙坦 80 mg 和氢氯噻嗪 12.5 mg。当用缬沙坦单一治疗不能满意控制血压时，用氢氯噻嗪 25 mg 每日一次不能满意控制血压或发生低血钾时，可改用本品（含缬沙坦 80 mg/ 氢氯噻嗪 12.5 mg）每次一片，每日 1 次，在服药 2～4 周内可达到最大的降压疗效。

- **肾损伤：**对于轻度到中度肾损伤患者［肾小球滤过率（GFR）≥ 30 ml/min］不需要调整剂量。没有严重肾功能不全（GFR ＜ 30 ml/min）及透析的患者应用本药的资料。在重度肾损伤患者（GFR ＜ 30 ml/min）中使用利尿剂时，首选袢利尿剂，因此不推荐使用本品。由于氢氯噻嗪成分的存在，本药禁用于无尿症患者。
- **肝损伤：**轻度到中度肝损伤患者不需要调整剂量。没有重度肝功能不全的患者应用缬沙坦的资料。肝脏疾病并不显著改变氢氯噻嗪的药代动力学。在严重肝功能损害的患者，噻嗪类利尿剂可能导致电解质紊乱、肝性脑病和肝肾综合征，此类患者应慎用噻嗪类利尿剂。胆道梗阻性疾病或重度肝损伤的患者慎用本品。

四、最佳服药方式以及漏服处理

- **最佳服药方式：**本品服用不受进餐影响。

五、禁忌证

- **禁用：**对缬沙坦、氢氯噻嗪、其他磺胺衍生物或本品中任一成分过敏；妊娠；胆汁性肝硬化或胆汁郁积；无尿症；在 2 型糖尿病患者中合用血管紧张素受体拮抗剂（ARB）

（包括缬沙坦）或 ACEI 与阿利吉仑。

六、注意事项

1. 与保钾利尿剂、补钾制剂、含钾的盐替代物或其他可以增加钾水平（如肝素）的药物合用需要小心。推荐在开始使用噻嗪类药物之前纠正低钾血症或任何伴随的低镁血症。应定期检测血钾和血镁浓度。

2. 在开始应用本品治疗前，应纠正低钠和（或）血容量不足，否则应对治疗进行严密的医学监控。

3. 由于血尿素和血清肌酐可能会升高，所以单侧或双侧肾动脉狭窄或孤立的肾动脉狭窄患者慎用本品治疗高血压。

4. 对于轻度到中度肾损伤患者（GFR ≥ 30 ml/min）不需要调整剂量。在重度肾损伤（GFR ＜ 30 ml/min）患者中使用利尿剂时不推荐使用本品。

5. 轻度到中度肝损伤患者不需要调整剂量。胆道梗阻性疾病或重度肝损伤的患者慎用本品。

6. 发生血管性水肿的患者应立即停用本品，且不得再次使用。

7. 有报道噻嗪类利尿药包括氢氯噻嗪能引发或加重系统性红斑狼疮。

8. 噻嗪类利尿药包括氢氯噻嗪可影响葡萄糖耐量，增加血清胆固醇和甘油三酯水平。

9. 过敏症和哮喘患者容易发生对氢氯噻嗪的过敏反应。

10. 氢氯噻嗪（磺胺类药物）可引起急性暂时性近视和急性闭角型青光眼的特应性反应。

11. 心力衰竭或心肌梗死后患者使用本品后的评价始终应包括肾功能评价。

12. 在联合使用血管紧张素受体拮抗剂（ARB）（包括缬沙坦）与阻断肾素-血管紧张素系统（RAS）的其他药物，例如 ACEI 或阿利吉仑时应非常慎重。

13. 与其他抗高血压药一样，服药患者在驾驶和操纵机器时应小心。

14. 本品含氢氯噻嗪，噻嗪类利尿药可影响兴奋剂的代谢与排泄，因此有可能降低兴奋剂尿检的灵敏度，故运动员慎用。

七、不良反应

- **较为常见的不良反应：**较高剂量下，血脂升高。低镁血症、高尿酸血脂。直立（体位）性低血压，可能因为摄入酒精、麻醉药或镇静剂而加重。轻度恶心和呕吐。荨麻疹和其他形式的皮疹。勃起功能障碍。

八、药物过量与处理

- **过量的表现：**缬沙坦过量可能会导致显著的低血压，进而引起意识水平下降、循环衰竭和（或）休克。
- **过量的处理：**如果是进食不久，将会引起呕吐。另外，常规治疗是静脉输注生理盐水。因为在血浆中具有强大的结合能力，缬沙坦不能通过血液透析方法来进行清除，但氢氯噻嗪可通过透析方法予以清除。

九、检查或监测

- **用药前：**血钾、血镁、肾动脉造影排除双侧肾狭窄、肝肾功能。
- **用药期间：**血钾、血镁、血钠、血压。

十、药物相互作用

作用分级	药物
禁忌	在2型糖尿病患者禁本药合用ARB（包括缬沙坦）或ACEI与阿利吉仑
严重	• 锂剂 • 抗肿瘤药：氨磷汀

十一、药效学与药动学

- **药效学：**

1. 缬沙坦：血管紧张素Ⅰ（AngⅠ）在血管紧张素转化酶（ACE）作用下形成血管紧张素Ⅱ（AngⅡ）。AngⅡ是肾素-血管紧张素-醛固酮系统（RAAS）的重要活性成分，与各种组织细胞膜上的特异性受体结合发挥广泛的生理作用，包括直接或间接参与血压调节。AngⅡ是一种强的缩血管物质，可发挥直接的升压效应，还可促进钠的重吸收，刺激醛固酮分泌。缬沙坦是一种特异性AngⅡ受体拮抗剂。

2. 氢氯噻嗪：噻嗪类利尿药的主要作用部位在远曲小管近端，作用方式为抑制钠和氯离子的共转运。竞争氯离子作用部位能影响电解质的重吸收，这将直接增加钠和氯的排泄，并间接减少血浆容积，继而增加血浆肾素活性，醛固酮分泌和钾排泄，使血清钾降低。因为肾素-醛固酮系统是 Ang Ⅱ依赖性的，联合使用 Ang Ⅱ受体拮抗剂可减少与噻嗪类相关的钾丢失。

◆ **药动学**：参见缬沙坦、氢氯噻嗪单药部分内容。

十二、贮藏

片剂：防潮，30℃以下保存；**分散片**：遮光、密闭保存；**胶囊**：室温、密闭保存。

复方利血平

一、制剂与规格

片剂保：本品为复方制剂，其组分为每片含：利血平 0.032 mg，氢氯噻嗪 3.1 mg，维生素 B_6 1.0 mg，泛酸钙 1.0 mg，三硅酸镁 30 mg，氯化钾 30 mg，维生素 B_1 1.0 mg，硫酸双肼屈嗪 4.2 mg，盐酸异丙嗪 2.1 mg，辅料适量。

二、临床应用与适应证

口服：用于早期和中期高血压，尤其适用于伴精神紧张的患者。

三、用法与用量

◆ **成人**：

• **口服**：一次 1～2 片，一日 3 次。

四、最佳服药方式以及漏服处理

◆ **最佳服药方式**：餐后服。

五、禁忌证

◆ **禁用**：对本品及萝芙木制剂过敏者；胃及十二指肠溃疡患者；溃疡性结肠炎患者；抑郁症（尤其是有自杀倾向的抑郁症）患者；孕妇。

六、注意事项

1. 用药期间如出现食欲减退、阳痿、精神抑郁等，即应减量或停药。

2. 运动员慎用。

3. 应用本药患者手术时可不停药，可于术前给予阿托品防止心动过缓；若血压过度下降，可用肾上腺素纠正。

4. 用量应个体化，老年、体衰者宜用小剂量。

5. 正在服用本品的患者不能进行电休克治疗，因小的惊厥性电休克剂量即可引起严重的甚至是致命的反应。应在停用本品至少14日后才可开始电休克治疗。

6. 本品停药后数月，仍可出现中枢或心血管反应。

七、不良反应

◆ **较为常见的不良反应**：鼻塞、胃酸分泌增多，及大便次数增多等副交感神经功能占优势现象以及乏力、体重增加等。口干、食欲减退、恶心、呕吐、腹泻等消化道症状。常见性欲减退，可致阳痿。

八、药物过量与处理

暂无。

九、检查或监测

暂无。

十、药物相互作用

作用分级	药物
禁忌	• **H1受体拮抗剂**：氮卓斯汀；洋地黄
严重	• **抗肿瘤药物**：氨磷汀 • **抗精神病药**：布南色林

十一、药效学与药动学

◆ **药效学**：利血平为肾上腺素能神经抑制药，可阻止肾上腺素能神经末梢内介质的贮存，将囊泡中具有升压作用的介质耗竭。硫酸双肼屈嗪为血管扩张药，可松弛小动脉平滑肌，降低外周阻力。氢氯噻嗪则为利尿降压药。三药联合应用有显著的协同作用，促进血压下降，提高疗效，从而降低了各药的剂量和不良反应，同时，氢氯噻嗪能增加利血平和硫酸双肼屈嗪的降压作用；还能减弱它们的水钠潴留副作用。

◆ **药动学**：未进行该项实验且无可靠参考文献。

十二、贮藏

片剂：遮光，密封保存。

卡托普利 / 氢氯噻嗪

一、制剂与规格

复方卡托普利片（卡托普利 / 氢氯噻嗪）[保]：10 mg/6 mg。

二、临床应用与适应证

1. 高血压，可单独应用或与其他降压药合用。
2. 心力衰竭，可单独应用或与强心利尿药合用。

三、用法与用量

视病情或个体差异而定。本品宜在医师指导或监护下服用，给药剂量须遵循个体化原则，按疗效而予以调整。

◆ **成人**

- **高血压**：口服一次 1 片，每日 2 ～ 3 次，按需要 1 ～ 2 周内增至 2 片，每日 2 ～ 3 次，疗效仍不满意时可加用其他降压药。
- **心力衰竭**：开始一次口服 1 片，每日 2 ～ 3 次，必要时逐渐增至 2 片，每日 2 ～ 3 次，若需进一步加量，宜观察疗效 2 周后再考虑；对近期大量服用利尿剂，处于低钠 / 低血容量，而血压正常或偏低的患者，初始剂量宜用 1 片，每日 3 次，以后通过测试逐步增加至常用量。

◆ **小儿**：降压与治疗心力衰竭，均开始以卡托普利计算，按体重 0.3 mg/kg，每日 3 次，必要时，每隔 8 ～ 24 h 增加 0.3 mg/kg，求得最低有效量。

四、最佳服药方式以及漏服处理

◆ **最佳服药方式**：胃中食物可使本品吸收减少 30% ～ 40%，故宜在餐前 1 h 服药。

五、禁忌证

- **禁用**：对本品或其他血管紧张素转化酶抑制剂过敏者禁用。本品能通过胎盘，可影响胎儿发育，甚至引起胎儿死亡，故孕妇禁用。

六、注意事项

1. 本品可使血尿素氮、肌酐浓度增高，常为暂时性，在有肾病或长期严重高血压而血压迅速下降后易出现，偶有血清肝酶增高；可能增高血钾，与保钾利尿药合用时尤应注意检查血钾。
2. 肾功能差者应采用小剂量或减少给药次数，缓慢递增；若须同时用利尿药，建议用呋塞米而不用噻嗪类，血尿素氮和肌酐增高时，将本品减量或同时停用利尿药。
3. 用本品时若蛋白尿逐渐增多，暂停本品或减少用量。
4. 用本品时若白细胞计数过低，暂停本品，可以恢复。
5. 用本品时出现血管神经性水肿，应停用本品，迅速皮下注射 1∶1000 肾上腺素 0.3 ～ 0.5 ml。
6. 老年人对降压作用较敏感，应用本品须酌减剂量。

七、不良反应

- **较为常见的不良反应**：皮疹，可能伴有瘙痒和发热，常发生于治疗 4 周内，呈斑丘疹或荨麻疹，减量、停药或给抗组胺药后消失，7% ～ 10% 伴嗜酸性细胞增多或抗核抗体阳性。心悸，心动过速，胸痛。咳嗽。味觉迟钝。

八、药物过量与处理

- **过量的表现**：逾量可致低血压。
- **过量的处理**：应立即停药，并扩容以纠正，在成人还可用血液透析清除。

九、检查或监测

- **用药期间**：白细胞计数及分类计数，最初 3 个月每 2 周一次，此后定期检查，有感染迹象时随即检查。尿蛋白检查每月一次。

十、药物相互作用

作用分级	药物
禁忌	• **脑啡肽酶抑制剂**：沙库巴曲
严重	• **肾素抑制剂**：阿利吉仑 • **抗痛风药**：别嘌呤醇 • 氨磷汀 • **CYP2D6 抑制剂（强）** • 锂剂 • **抗高血压药**：乌拉地尔

十一、药效学与药动学

- **药效学**：本品为竞争性血管紧张素转化酶抑制剂，使血管紧张素Ⅰ不能转化为血管紧张素Ⅱ，从而降低外周血管阻力，并通过抑制醛固酮分泌，减少水钠潴留。本品还可通过干扰缓激肽的降解扩张外周血管。对心力衰竭患者，本品也可降低肺毛细血管楔压及肺血管阻力，增加心输出量及运动耐受时间。本品可通过乳汁分泌，可通过胎盘。
- **药动学**：参见卡托普利、氢氯噻嗪单药部分内容。

十二、贮藏

遮光，密封，在 30℃以下干燥处保存。

阿司匹林

一、制剂与规格

肠溶片[保]：100 mg [基]。

二、临床应用与适应证

降低急性心肌梗死疑似患者及有心肌梗死风险因素者心肌梗死的发作风险；降低短暂性脑缺血发作（TIA）及继发脑卒中的风险；降低稳定型和不稳定型心绞痛患者的发病风险。预防心肌梗死复发；脑卒中的二级预防；预防大手术后深静脉血栓和肺栓塞；预防术后的血栓形成。治疗不稳定型心绞痛。

三、用法与用量

- **成人**：口服

- 降低急性心肌梗死疑似患者的发病风险：建议首次剂量 300 mg，嚼碎后服用以快速吸收。以后一日 100 ～ 200 mg。
- 预防心肌梗死复发、脑卒中的二级预防、降低短暂性脑缺血发作（TIA）及其继发脑卒中的风险、降低稳定型和不稳定型心绞痛患者的发病风险、动脉外科手术或介入手术后：一日 100 ～ 300 mg。
- 降低心血管危险因素者心肌梗死发作的风险：一日 100 mg。

◆ **妊娠期及哺乳期妇女**：妊娠期及哺乳期妇女应避免使用。

四、最佳服药方式以及漏服处理

◆ **最佳服药方式**：阿司匹林肠溶片应饭前半小时空腹用水送服。

◆ **漏服处理**：一般不需补服。

五、禁忌证

◆ **禁用**：对本药或其他水杨酸盐过敏者；哮喘、鼻息肉综合征患者或使用水杨酸盐或含水杨酸物质、非甾体抗炎药（NSAID）导致哮喘史者；有使用 NSAID 导致胃肠道出血或穿孔史者；有出血症状的溃疡病或其他活动性出血者；血友病或血小板减少患者；冠状动脉旁路移植术（CABG）围术期疼痛患者；严重肝、肾衰竭者；重度心力衰竭患者；妊娠期妇女；哺乳期妇女。

六、注意事项

1. 应避免长期使用超过每日 325 mg 的剂量。
2. 手术前 1 周应停用，避免凝血功能障碍，造成出血不止。
3. 饮酒后不宜用，防止胃出血。
4. 药片潮解后分解成水杨酸与醋酸，不可服用。

七、不良反应

◆ **较为常见的不良反应**：恶心、呕吐、上腹部不适或疼痛。

八、药物过量与处理

◆ **过量的表现**：轻度慢性水杨酸盐中毒，症状表现为头痛、头晕、耳鸣、耳聋、恶心、呕吐、腹泻、嗜睡、精神紊乱、多汗、呼吸深快、烦渴、手足不自主运动（多见于老年人）、视力障碍等。

- **过量的处理**：可催吐或洗胃，给予活性炭，监测及维持生命体征，冷水或酒精擦身纠正高热，纠正水、电解质、酸碱失衡以及酮症等。

九、检查或监测

监测肝功能、肾功能、凝血指标。

十、药物相互作用

作用分级	药物
禁忌	• 氨甲蝶呤（剂量为每周 15 mg 或更多）：增加氨甲蝶呤的血液毒性
严重	• 氯甲蝶呤（剂量小于每周 15 mg）：增加氨甲蝶呤的血液毒性 • 布洛芬：使阿司匹林的心血管保护作用受限 • 抗凝血药：如香豆素衍生物、肝素 • 高剂量的其他含水杨酸盐的非甾体抗炎药 • 促尿酸排泄药：如丙磺舒、磺吡酮（苯磺唑酮） • 地高辛 • 抗糖尿病药或利尿药与高剂量的阿司匹林合用

十一、药效学与药动学

- **药效学**：阿司匹林抑制血小板血栓素 A2 的生成从而抑制血小板聚集，不可逆性抑制环氧合酶的合成。
- **药动学**：

口服生物利用度	分布容积	蛋白结合率	乳汁/血液比	脑脊液/血液比	起效时间	消除半衰期	血浆浓度达峰时间	分子量
50%～75%	0.1 L/kg	暂无	0.03～0.08	暂无	暂无	3～10 h	1～2 h	180.0

十二、贮藏

片剂：密封、在 25℃以下保存。取出后应立即服用。请放在儿童触及不到的地方。

氯吡格雷

一、制剂与规格

片剂[保]：25 mg；75 mg[基]。

二、临床应用与适应证

预防动脉粥样硬化血栓事件的形成：①近期心肌梗死患者（＜35日），近期缺血性卒中患者（7日至6个月）或确诊外周动脉疾病的患者。②急性冠脉综合征的患者：非ST段抬高型急性冠脉综合征（包括不稳定型心绞痛或非Q波心肌梗死），包括经皮冠状动脉介入治疗术后置入支架的患者，与阿司匹林合用；ST段抬高型急性冠脉综合征患者，与阿司匹林联合，可合并在溶栓治疗中使用。

三、用法与用量

- **成人**：口服
  - **急性冠脉综合征患者**：负荷剂量为单次300 mg，随后一次75 mg，每日一次。
  - **预防近期心肌梗死（＜35日）、近期缺血性卒中（7日至6个月）或确诊外周动脉疾病患者血栓的形成**：每日一次，每次75 mg。或根据情况每日一次，每次50 mg。
- **老年人**：75岁以上老年患者用于ST段抬高型急性冠脉综合征治疗时，不使用负荷剂量。
- **儿童**：尚不明确。
- **妊娠期及哺乳期妇女**：应避免使用。

四、最佳服药方式以及漏服处理

- **最佳服药方式**：本药与或不与食物同服均可，每日固定时间服药。
- **漏服处理**：在常规服药时间的12 h内漏服，患者应立即补服一次标准剂量，并按照常规服药时间服用下一次剂量。

五、禁忌证

- **禁用**：对本品活性物质或任何一种成分过敏者；出血性疾病；活动性出血，如重要脏器的出血；严重肝脏损害患者。

六、注意事项

1. 需进行择期手术的患者，如抗血小板治疗并非必需，则应在术前停用氯吡格雷7天以上。

2. 氯吡格雷部分通过CYP2C19代谢其活性代谢物，服用此酶的抑制剂可能降低氯吡格雷转化为活性代谢物的水平。

七、不良反应

- **较为常见的不良反应**：皮肤瘀伤、血肿、鼻出血、胃肠出血、注射部位出血；腹泻、腹部疼痛、消化不良等。

八、药物过量与处理

- **过量的表现**：出血时间延长以及出血并发症。
- **过量的处理**：对症处理，输注血小板可使凝血功能恢复。

九、检查或监测

定期监测血常规、粪便常规。

十、药物相互作用

作用分级	药物
严重	● 联用可增加出血风险的药物：口服抗凝药物 ● CYP2C19 强抑制剂：奥美拉唑、艾司奥美拉唑

十一、药效学与药动学

- **药效学**：氯吡格雷是前体药物，需肝细胞色素 P450 酶代谢形成活性代谢物，与 $P2Y_{12}$ 受体结合，不可逆地抑制血小板二磷酸腺苷（ADP）受体，从而抑制活化血小板释放 ADP 所诱导的血小板聚集。
- **药动学**：

口服生物利用度	分布容积	蛋白结合率	乳汁/血液比	脑脊液/血液比	起效时间	消除半衰期	血浆浓度达峰时间	分子量
＞50%	暂无	98%	暂无	暂无	暂无	8 h	45 min	419.9

十二、贮藏

片剂：遮光、密封，在干燥处保存。

替格瑞洛

一、制剂与规格

片剂[保]：60 mg，90 mg [基]。

二、临床应用与适应证

本品用于急性冠脉综合征（不稳定型心绞痛、非 ST 段抬高型心肌梗死或 ST 段抬高型心肌梗死）患者，包括接受药物治疗和经皮冠状动脉介入（PCI）治疗的患者，降低血栓性心血管事件的发生率。

三、用法与用量

- **成人**：口服
  - **ACS 患者**：起始单次负荷剂量为 180 mg，随后维持剂量一次 90 mg，一日 2 次，推荐连用 12 个月。
  - **心肌梗死病史者**：推荐剂量为一次 60 mg，一日 2 次。对伴有动脉粥样硬化血栓形成事件高风险的 ACS 患者，使用本药 90 mg 或其他二磷酸腺苷（ADP）受体抑制剂治疗 1 年后，可立即开始给予本药一次 60 mg，一日 2 次持续治疗；亦可在心肌梗死后 2 年或停用之前使用的 ADP 受体抑制剂后 1 年内开始本药治疗。
- **老年人**：无需调整剂量。
- **儿童**：儿童用药的安全性和有效性尚不明确。
- **妊娠期及哺乳期妇女**：妊娠期及哺乳期妇女应避免使用。

四、最佳服药方式以及漏服处理

- **最佳服药方式**：本品可在饭前或饭后服用。如果将其他抗血小板药物更换为替格瑞洛，应在其他抗血小板药物最后一次给药后 24 h 给予首剂替格瑞洛。
- **漏服处理**：治疗中应尽量避免漏服。如果患者漏服了一剂，应在预定的下次服药时间服用下一个剂量。

五、禁忌证

- **禁用**：对替格瑞洛或本品任何辅料成分过敏者；活动性病理性出血的患者；有颅内出血病史者；重度肝功能损害患者。
- **慎用**：有心动过缓风险的患者；有哮喘和（或）慢性阻塞性肺疾病（COPD）史者。

六、注意事项

1. 应建议每一位患者，在将要接受任何手术或服用任何新药之前，告知医师或牙医其正在使用替格瑞洛。

2. 若可能，在行有重大出血风险的手术前5日暂停用药。一旦完成止血，则重新开始用药。

3. 本药不可与其他口服 $P2Y_{12}$ 血小板抑制剂合用；与其他强效 P-糖蛋白抑制剂和中效 CYP3A4 抑制剂（如维拉帕米、奎尼丁）合用时应谨慎。

4. 本药可引起头晕、意识模糊，故驾驶或操作机械时应谨慎。

七、不良反应

呼吸困难、挫伤和鼻出血，这些事件的发生率高于氯吡格雷；胃肠道出血，皮下或真皮出血，瘀斑以及操作部位出血。

八、药物过量与处理

- **过量的表现：** 用药过量可能引起出血、胃肠道反应（如恶心、呕吐、腹泻）、心室停搏。
- **过量的处理：** 应采取适当的支持治疗。监测心电图（ECG）。本药不可通过透析清除。

九、检查或监测

血红蛋白、血细胞比容、尿酸水平（痛风或有高尿酸血症风险的患者）、肾功能。

十、药物相互作用

作用分级	药物
禁忌	• CYP3A4 强效抑制剂：克拉霉素、酮康唑、伊曲康唑、伏立康唑、克拉霉素等
严重	• CYP3A4 诱导剂：苯妥英、卡马西平和苯巴比妥 • P-糖蛋白抑制剂：环孢素 • 他汀类药物：如辛伐他汀、洛伐他汀

十一、药效学与药动学

- **药效学：** 替格瑞洛及其主要代谢产物能可逆性地与血小板 $P2Y_{12}$ADP 受体相互作用，阻断信号传导和血小板活化。还可通过抑制平衡型核苷转运体-1（ENT-1）增加局部内源性腺苷水平。
- **药动学：**

口服生物利用度	分布容积	蛋白结合率	乳汁/血液比	脑脊液/血液比	起效时间	消除半衰期	血浆浓度达峰时间	分子量
30%～42%	1.26 L/kg	暂无	暂无	暂无	暂无	6.2～6.9 h	1.5～3 h	522.27

十二、贮藏

片剂：30℃以下保存。

硝普钠

重要警示

1. 本药为高警示药品，可使血压急剧下降，用药期间需进行血压监测。

2. 本药仅可用 5% 葡萄糖注射液稀释后使用。

3. 如静滴已达 10 μg/（kg · min），经 10 min 后降压仍不满意，应停用本品。用药中应监测酸碱平衡、静脉血氧浓度，同时观察氰化物中毒指征。

一、制剂与规格

粉针剂[保]：50 mg [基]。

二、临床应用与适应证

1. 用于高血压急症，如高血压危象、高血压脑病、恶性高血压、嗜铬细胞瘤手术前后阵发性高血压等的紧急降压，也可用于外科麻醉期间进行控制性降压。

2. 用于急性心力衰竭，包括急性肺水肿。亦用于急性心肌梗死或瓣膜（二尖瓣或主动脉瓣）关闭不全时的急性心力衰竭。

三、用法与用量

- **成人**：静脉滴注，用前将本品 50 mg 溶解于 5 ml 5% 葡萄糖溶液中，再稀释于 250～1000 ml 5% 葡萄糖液中，在避光输液瓶中静脉滴注。初始剂量 0.5 μg/（kg · min），根据治疗反应以 0.5 μg/（kg · min）递增，逐渐调整剂量。常用剂量为 3 μg/（kg · min），极量为 10 μg/（kg · min），总量为 3.5 mg/kg。

- **老年人**：用量宜酌减。
- **儿童**：静脉滴注，1.4 μg/(kg · min)，按效应逐渐调整用量。
- **妊娠期及哺乳期妇女**：妊娠期和哺乳期妇女应避免使用。

四、禁忌证

- **禁用**：代偿性高血压如动静脉分流或主动脉缩窄时，禁用本品。

五、注意事项

1. 新配溶液为淡棕色，溶液变色应立即更换，溶液保存与应用不应超过 24 h。不可与其他药物配伍。

2. 药液有局部刺激性，谨防外渗，推荐中心静脉给药。

六、不良反应

血压降低过快可有低血压、心动过速、头痛、肌肉痉挛等，减量给药或停止给药可好转；光敏感与疗程及剂量有关，皮肤有石板蓝样色素沉着，停药后经较长时间（1～2 年）才渐退。

七、药物过量与处理

- **过量的表现**：硫氰酸盐中毒或超量时，可出现运动失调、视物模糊、谵妄、眩晕、头痛、意识丧失、恶心、呕吐、耳鸣、气短，停止给药可好转。氰化物中毒或超量时，可出现反射消失、昏迷、心音遥远、低血压、脉搏消失、皮肤粉红色、呼吸浅、瞳孔散大。
- **过量的处理**：用药过量时应对症处理，若硫氰酸盐中毒停止给药可好转；如有氰化物中毒征象，吸入亚硝酸异戊酯或静滴亚硝酸钠或硫代硫酸钠均有助于降低氰化物血药浓度。

八、检查或监测

血压；肾功能不全而本品应用超过 48～72 h 者，每天须测定血浆中氰化物或硫氰酸盐浓度，保持硫氰酸盐不超过 100 μg/ml，氰化物不超过 3 μmol/ml；急性心肌梗死患者使用本品时须测定肺动脉舒张压或楔压。

九、药效学与药动学

- **药效学**：本品为一种速效和短时作用的血管扩张药。
- **药动学**：

口服生物利用度	分布容积	蛋白结合率	乳汁/血液比	脑脊液/血液比	起效时间	消除半衰期	血浆浓度达峰时间	分子量
暂无	暂无	暂无	暂无	暂无	立即	7天	立即	297.95

十、贮藏

粉针剂：遮光、密封保存。

硫酸镁

一、制剂与规格

注射剂[保]：10 ml∶2.5 g[基]；10 ml∶1.0 g[基]。

散剂、口服液体制剂[保]：50 g；500 g。

二、临床应用与适应证

注射剂：可作为抗惊厥药，常用于妊娠高血压。降低血压，治疗先兆子痫和子痫，也用于治疗早产。

口服制剂：容积性泻药和利胆解痉药。

三、用法与用量

- **成人**：
  - 口服：导泻，一次5～20 g用水200～400 ml溶解后顿服。利胆，33%或50%浓度，一次2～5 g，一日3次服用。
  - **静脉给药**：治疗中重度妊娠高血压、先兆子痫和子痫。首次负荷剂量为2.5～4 g，用25%葡萄糖注射液20 ml稀释后，于5 min内缓慢静脉注射，以后每小时1～2 g静脉滴注维持。24 h总量为30 g。
  - 治疗早产，首次负荷剂量为4 g，用25%葡萄糖注射液20 ml稀释后于5 min内缓慢静脉注射，以后取本品15 g，加于5%葡萄糖注射液1000 ml中静脉滴注，速度为每小时2 g，直到宫缩停止后2 h，以后口服β受体激动剂维持。
- **儿童**：导泻，一次1～5 g，宜早晨空腹服用，并大量饮水。
- **妊娠期及哺乳期妇女**：妊娠期妇女慎用，哺乳期妇女禁用。

四、最佳服药方式以及漏服处理

- **最佳服药方式**：导泻清晨空腹顿服，并大量饮水。用于利胆时饭前服。

五、禁忌证

- **禁用**：心肌损害、心脏传导阻滞者；肠道出血患者；急腹症患者；经期妇女及妊娠期及哺乳期妇女。

六、注意事项

1. 使用限制：静脉使用治疗子痫应限于为立即控制危及生命的抽搐。

2. 对胎儿的危害：孕妇在妊娠期间连续使用硫酸镁注射液超过 5 ～ 7 天可能导致发育中的胎儿低钙和骨骼异常。

七、不良反应

- **较为常见的不良反应**：潮红、出汗、口干，快速静脉注射时可引起恶心、呕吐、心慌、头晕，个别出现眼球震颤，减慢注射速度症状可消失。

八、药物过量与处理

- **过量的表现**：肌肉兴奋性受抑制，感觉反应迟钝，膝腱反射消失，呼吸受抑制。血镁浓度达 6 mmol/L 时可发生呼吸停止和心律失常、心脏传导阻滞，浓度进一步升高，可使心搏停止。
- **过量的处理**：人工呼吸，静注钙剂。对误食镁盐所致的中毒，应立即口服牛乳或蛋清等保护剂，并予以洗胃。肾功能健全者可大量饮水，应用利尿剂加速镁盐自肾中排泄。

九、检查或监测

肾功能、血镁浓度、膝腱反射检查、测定呼吸频率（若低于 14 ～ 16 次 / 分，应及时停药）、尿量（如尿量少于 25 ～ 30 ml/h 或 600 ml/24 h，应及时停药）。

十、药物相互作用

作用分级	药物
禁忌	神经肌肉阻滞剂、土霉素、硫酸多粘菌素 B、硫酸链霉素、葡萄糖酸钙、盐酸多巴酚丁胺、盐酸普鲁卡因、四环素、青霉素和萘夫西林（乙氧萘青霉素）
严重	β 受体激动剂、中枢抑制剂（苯巴比妥等）

十一、药效学与药动学

◆ **药效学**：注射用硫酸镁可抑制中枢神经的活动，降低或解除肌肉收缩作用。同时对血管平滑肌有舒张作用，使痉挛的外周血管扩张，降低血压。口服硫酸镁不被吸收，在小肠内造成高渗状态，刺激肠蠕动，从而导泻。

◆ **药动学**：

口服生物利用度	分布容积	蛋白结合率	乳汁/血液比	脑脊液/血液比	起效时间	消除半衰期	血浆浓度达峰时间	分子量
20%	暂无	暂无	暂无	暂无	口服、肌注 1 h	3～4 h	暂无	246.48

十二、贮藏

注射液：遮光，凉暗处密闭保存。

酚妥拉明

一、制剂与规格

注射剂[保][基]：10 mg∶1 ml。

注射用无菌粉末[基]：10 mg。

二、临床应用与适应证

注射剂：控制嗜铬细胞瘤患者可能出现的高血压危象。嗜铬细胞瘤的诊断性检查。预防在静脉或静脉外注射去甲肾上腺素后出现的皮肤坏死或腐烂。

三、用法与用量

◆ **成人**

• **静脉注射**

1. 控制嗜铬细胞瘤所引起的高血压危象：在外科手术前，或在引入麻醉剂、插管术期间，或外科切除肿瘤期间，静脉注射 2～5 mg 本品，若有需要则重复注射。

2. 酚妥拉明试验：患者保持静止仰卧，最好在安静的暗房之内。至少在 30 min 内每隔 10 min 读取一次血压读数，待血压稳定后再注入本品。对成年患者的剂量是 5 mg。注射器针头插入血管，但不立即注药，直到对静脉穿刺的升压反应表现平静为止。

- **肌内注射**

1. 通过肌内途径进行酚妥拉明试验：对成年人的肌内注射剂量为 5 mg。

2. 预防在静脉或静脉外注射去甲肾上腺素后出现的皮肤坏死和腐烂：在 12 h 内，将本品（10 ml 盐水中含有 5 ～ 10 mg）注入去甲肾上腺素外溢处。

◆ **妊娠期及哺乳期妇女**：妊娠头三个月禁用，后期慎用；哺乳期妇女慎用。

◆ **儿童**

- **嗜铬细胞瘤手术**：术前 1 ～ 2 h 静脉或肌内注射 1 mg，亦可 0.1 mg/kg 或 3 mg/m^2，必要时可重复。术时静脉注射 1 mg，亦可 0.1 mg/kg 或 3 mg/m^2。
- **酚妥拉明试验**：肌内注射，一次 3 mg。静脉注射，一次 1 mg，亦可 0.1 mg/kg 或 3 mg/m^2。

四、禁忌证

◆ **禁用**：本药过敏者；对亚硫酸酯过敏者；有心肌梗死病史、冠状动脉功能不全、严重动脉硬化、心绞痛或冠心病其他表现者；收缩压小于 90 mmHg、舒张压小于 60 mmHg 者；心肌梗死者。

五、注意事项

1. 治疗急性左心衰竭伴肺水肿时，呋塞米与本药合用有临床效益。

2. 作酚妥拉明试验时应平卧于安静而略暗的房间内，静脉注射应快速，待静脉穿刺对血压的影响消失后，即予注入。表现为阵发性高血压或分泌儿茶酚胺不太多的嗜铬细胞瘤患者，本试验可能出现假阴性结果。

六、不良反应

◆ **较为常见的不良反应**：直立（体位）性低血压和心动过速。鼻塞、心悸，亦有面色潮红、头晕、胸闷等。

七、药物过量与处理

- **过量的表现**：动脉血压过低、反射性心动过速、心脏兴奋、心律不齐、全身静脉容量增大和可能出现休克。可能伴随头痛、过度兴奋、视觉障碍、出汗、胃蠕动增加、呕吐、腹泻和低血糖。
- **过量的处理**：应立即停药，同时给予抗休克治疗（患者置于头低脚高卧位，并扩张血容量），必要时可静脉注射去甲肾上腺素，并持续静脉滴注至血压恢复正常水平，但不宜使用肾上腺素。

八、检查或监测

血压。

九、药物相互作用

作用分级	药物
禁忌	碱性溶液、铁剂
严重	降压药、硝酸甘油、强心苷、镇静催眠药、胍乙啶

十、药效学与药动学

- **药效学**

本药通过阻断突触或 α_1 和 α_2 受体，从而引起血管扩张和血压降低。

- **药动学**：

口服生物利用度	分布容积	蛋白结合率	乳汁/血液比	脑脊液/血液比	起效时间	消除半衰期	血浆浓度达峰时间	分子量
暂无	暂无	54%	暂无	暂无	口服 30 min	口服（4.41±1.73）h 静注：19 min	口服（0.8±0.3）h 肌内注射：20 min，静注 2 min	377.46

十一、贮藏

注射液：遮光，密闭保存。

哌唑嗪

一、制剂与规格

片剂[保][基]：1 mg；2 mg。

二、临床应用与适应证

用于轻、中度高血压。

三、用法与用量

◆ **成人**

• **口服**：一次 0.5 ～ 1 mg，每日 2 ～ 3 次（首剂为 0.5 mg，睡前服）。逐渐按疗效调整为一日 6 ～ 15 mg，分 2 ～ 3 次服，每日剂量超过 20 mg 后，疗效不进一步增加。

◆ **老年人**：用本药时应谨慎。

◆ **儿童**：7 岁以下每次 0.25 mg，每日 2 ～ 3 次；7 ～ 12 岁每次 0.5 mg，每日 2 ～ 3 次，按疗效调整剂量。

◆ **妊娠期及哺乳期妇女**：可应用来控制妊娠期严重高血压。对哺乳期妇女未见不良反应。

四、最佳服药方式以及漏服处理

◆ **最佳服药方式**：采取半卧位姿势，同时注意避免喝水送服时呛咳。

五、禁忌证

◆ **禁用**：对哌唑嗪或制剂中任何其他成分或其他喹唑啉类药物有超敏反应者。

六、注意事项

1. 与其他抗高血压药合用时，可将盐酸哌唑嗪减为 1 ～ 2 mg，每日 3 次。

2. 肾功能不全时应减小剂量，起始剂量 1 mg，每日 2 次为宜。肝病患者也相应减小剂量。

3. 在治疗心力衰竭时可以出现耐药性，早期是由于降压后反射性交感兴奋，后期是由于水钠潴留。前者可暂停给药或增加剂量，后者则宜暂停给药，改用其他血管扩张药。

七、不良反应

- **较为常见的不良反应：** 眩晕（10.3%）、头痛（7.8%）、嗜睡（7.6%）、精神差（6.9%）、心悸（5.3%）、恶心（4.9%）。不良反应发生率在1%～4%的有：呕吐、腹泻、便秘、水肿、直立（体位）性低血压、晕厥、头晕、抑郁、易激动、皮疹、瘙痒、尿频、视物模糊、巩膜充血、鼻塞、鼻出血。

八、药物过量与处理

- **过量的表现：** 低血压，循环衰竭。
- **过量的处理：** 循环衰竭时，可让患者保持卧位促使血压和心率恢复正常。若无效则须补充血容量，必要时给予血管收缩药。治疗中应注意肾功能变化。本品不易经透析排出。

九、检查或监测

血压。

十、药物相互作用

作用分级	药物
严重	**钙通道阻滞药：** 维拉帕米，硝苯地平等，会使降压作用加强。与其他降压药或利尿药同用，也须同样注意。 **噻嗪类利尿药或β受体阻滞药：** 合用使降压作用加强而水钠潴留可能减轻。 **非甾体抗炎药：** 尤其与吲哚美辛同用，可使本品的降压作用减弱。 **抗精神病药（如三环类抗抑郁药）合用：** 增强其抗高血压作用，同时有引起直立（体位）性低血压的危险。

十一、药效学与药动学

- **药效学：** 本药属于选择性突触后α1肾上腺素受体阻滞药，使周围血管扩张，起降压作用。本品能扩张动脉和静脉，降低心脏的前负荷与后负荷，使左心室舒张末期压下降。
- **药动学：**

口服生物利用度	分布容积	蛋白结合率	乳汁/血液比	脑脊液/血液比	起效时间	消除半衰期	血浆浓度达峰时间	分子量
50%～85%	暂无	97%	暂无	暂无	2 h	2～3 h 6～8 h（心力衰竭时）	1～3 h	419.87

十二、贮藏

片剂：遮光、密封保存。

波生坦

一、制剂与规格

片剂：125 mg[基]。

二、临床应用与适应证

用于治疗世界卫生组织（WHO）分期为Ⅲ期和Ⅳ期的原发性肺高压患者的肺动脉高压。用于治疗硬皮病引起的肺高压。

三、用法与用量

- **成人：**本品初始剂量为一天2次，每次62.5 mg，持续4周，随后增加至维持剂量125 mg，一天2次。高于一天2次、一次125 mg的剂量不会带来足以抵消肝损伤风险的益处。
- **老年人、儿童：**老年患者、儿童用药尚不明确。
- **妊娠期及哺乳期妇女：**妊娠或者可能妊娠者禁用。哺乳期妇女应停药或停止哺乳。

四、最佳服药方式以及漏服处理

- **最佳服药方式：**本药可在进食前或后，早、晚服用本品。
- **漏服处理：**不得服用双倍剂量来弥补漏服的剂量，应在规定的下次给药时间再服用本品。

五、禁忌证

- **禁用：**对于本品任何组分过敏者；妊娠或者可能妊娠者，除非采取了充分的避孕措施（至少采用2种可靠的避孕措施）；中度或严重肝功能损害和（或）肝转氨酶即谷草转氨酶（AST）和（或）谷丙转氨酶的基线值高于正常值上限（ULN）的3倍，尤其是总胆红素增加超过正常值上限的2倍；伴随使用环孢素A者；伴随使用格列本脲者。

六、注意事项

1. 如需停药，应于停药前3～7日将剂量减半，以避免症状突然恶化。

2. 本药可减少精子数量，基于动物研究数据，可能损害男性患者的生育力，且该影响是否可逆尚不明确。

七、不良反应

- **较为常见的药物不良反应：**包括头痛（11.5% 和 9.8%）、水肿 / 体液潴留（13.2% 和 10.9%）、肝功能检查异常（10.9% 和 4.6%）和贫血 / 血红蛋白减少（9.9% 和 4.9%）。

八、药物过量与处理

- **过量的表现：**常见的不良反应为轻至中度头痛。
- **过量的处理：**心血管支持治疗。波生坦不能通过透析被清除。

九、检查或监测

检测血红蛋白浓度、转氨酶水平。

十、药物相互作用

作用分级	药物
禁忌	格列本脲、环孢素
严重	辛伐他汀、阿托伐他汀、洛伐他汀、艾维雷韦、丙缩阿尔孕酮、苯丙酸雌二醇、醋硝香豆素、氟康唑、炔孕酮、炔诺醇、炔雌烯醇、炔雌醇、琥珀酸雌三醇、华法林、甲氨蝶呤钠、甲诺酮、甲地孕酮、甲氨蝶呤、克拉霉素、磷雌酚、洛伐他汀、利福平、雌孕激素类药物

十一、药效学与药动学

- **药效学：**本品为双重内皮素受体拮抗剂，对内皮素受体 A（ETA）和内皮素受体 B（ETB）均有亲和力。波生坦可降低肺血管和全身血管阻力，从而在不增加心率的情况下增加心脏输出量。
- **药动学：**

口服生物利用度	分布容积	蛋白结合率	乳汁 / 血液比	脑脊液 / 血液比	起效时间	消除半衰期	血浆浓度达峰时间	分子量
50%	18 L	＞98%	暂无	暂无	暂无	5.4 h	3～5 h	569.64

十二、贮藏

室温保存，15 ~ 30℃。

胺碘酮

重要警示

1. 本药为**高警示药品**，具有潜在的致命性毒性（包括肺、肝、心脏毒性），注射剂仅用于危及生命的心律失常。用药期间需进行相关监测。

2. 本药仅可用等渗葡萄糖溶液配制。

一、制剂与规格

片剂、胶囊[保]：0.1 g；0.2 g [基]。

二、临床应用与适应证

口服：房性心律失常、结性心律失常、室性心律失常；伴预激综合征的心律失常。

三、用法与用量

◆ **成人**：

- **口服**：**负荷量**，一日 600 mg，连用 8 ~ 10 日；**维持量**，宜使用最低有效剂量，根据个体反应，可一日 100 ~ 400 mg；胺碘酮治疗作用持续时间较长，可隔日 200 mg 或一日 100 mg。已有推荐每周停药 2 日的间歇性治疗方案。

◆ **老年人、儿童、妊娠期及哺乳期妇女**：老年人应慎重选择用药剂量，通常以最低剂量开始用药。老人用药可致心率明显减慢，故应在心电监护下使用本药；不推荐儿童使用本药；妊娠期及哺乳期妇女禁用。

四、最佳服药方式以及漏服处理

◆ **最佳服药方式**：

- 本药与或不与食物同服应始终保持一致，如选择餐前服药，则始终餐前服用。
- 日剂量大于或等于 1000 mg 或出现胃肠道不耐受时，建议分次与食物同服，连用 1 ～ 3 周（有时需更长时间）。

- 由静脉给药转为口服给药时：静脉用药时间少于 1 周者，建议口服初始剂量为一日 800 ～ 1600 mg；静脉用药时间为 1 ～ 3 周者，建议口服初始剂量为一日 600 ～ 800 mg；静脉用药时间超过 3 周者，建议口服初始剂量为一日 400 mg。

◆ **漏服处理**：无。

五、禁忌证

◆ **禁用**：对本药或碘过敏者；未安置人工起搏器的窦性心动过缓、窦房传导阻滞、高度房室传导阻滞、双分支或三分支传导阻滞患者；心动过缓晕厥者、严重低血压患者、循环衰竭患者、甲状腺功能异常者、心源性休克者；弥漫性肺间质纤维化患者。**妊娠、哺乳期妇女**。

六、注意事项

1. 本药诱导的甲状腺功能亢进可能导致心律失常爆发或恶化，若出现新的心律失常症状，应考虑与甲状腺功能亢进相关。

2. 本药与其他可延长 QT 间期的药物合用时应权衡利弊。

3. 心房颤动持续时间不详或超过 48 h 的患者，建议至少抗凝 3 周后或应用经食管超声排除左心房血栓后使用本药。

4. 转氨酶升高超过正常值的 3 倍时，应减少本药剂量或停药。

5. 用药期间建议患者避免暴露于阳光或紫外光下。

6. 对碘过敏者对本药也可能过敏。

七、不良反应

◆ **较为常见的不良反应**：持续服药超过 6 个月，容易出现瞳孔下区域的角膜微沉积。畏光，视物模糊等，停药可逆。光敏反应，皮肤出现色素沉着，停药可逆。甲状腺激素水平升高。肺间质纤维化，早期发现停药可逆。注射部位出现炎症反应。其他：肝酶升高、心动过缓、胃肠道反应、凝血功能异常等。

◆ **较为罕见的不良反应**：黄斑变性、视乳头水肿、视力降低；剥脱性皮炎；急性肝损伤、肝硬化、肝衰竭。

八、药物过量与处理

- **过量的表现**：尚无本药静脉给药过量的报道。有口服过量出现心动过缓、室性心律失常（尤其尖端扭转型室性心动过速）、肝损伤的报道。
- **过量的处理**：用药过量时应对症处理，基于本药的药动学特性，需对患者进行长期监测，尤其是心脏功能的监测。本药及其代谢物不能经透析清除。

九、检查或监测

- **用药前**：心电图，胸部X线，肺功能（包括扩散容量），甲状腺功能。
- **用药期间**：肝功能，心电图，定期进行眼科检查（包括眼底镜检查、裂隙灯检查），甲状腺功能，血压，血清电解质（尤其是钾和镁）。
- **用药后**：胸部X线，肺功能（每3～6个月）。

十、药物相互作用

作用分级	药物
禁忌	• 引起电解质紊乱的药物：如噻嗪类利尿药（阿尔噻嗪、氢氯噻嗪）、呋塞米、阿佐塞米、吲达帕胺 • 延长QT间期的药物：如阿司咪唑、阿奇霉素、苄普地尔、红霉素、美索达嗪、美沙酮、普罗帕酮、三氧化二砷 • 口服抗凝药：香豆素（如华法林）；全身麻醉剂：如七氟烷、乙醚；洋地黄类药物：如地高辛；钙通道阻滞药：如地尔硫䓬、维拉帕米；Ⅰa类抗心律失常药：如奎尼丁、丙吡胺；Ⅲ类抗心律失常药：如多非利特、索他洛尔；氟喹诺酮类：如左氧氟沙星、司帕沙星、加替沙星、莫西沙星
严重	• **吩噻嗪类药**：如氯丙嗪、氟奋乃近；**苯酰胺类药**：如舒必利、硫必利、维拉必利；**丁酰苯类药**：如氟哌利多、氟哌啶醇、氯哌噻吨；**茶碱类**：如氨茶碱；**抗胆碱类药**：如多奈哌齐、加兰他敏、吡斯的明、新斯的明；**他汀类药物**：如辛伐他汀、阿托伐他汀、洛伐他汀等

十一、药效学与药动学

- **药效学**：属于Ⅲ类抗心律失常药，可使QT间期延长及T波改变，使心率减慢15%～20%；对冠状动脉及周围血管有直接扩张作用，还可影响甲状腺素代谢。
- **药动学**：

口服生物利用度	分布容积	蛋白结合率	乳汁/血液比	脑脊液/血液比	起效时间	消除半衰期	血浆浓度达峰时间	分子量
35%～65%	18～148 L/kg	暂无	4.6～13	暂无	暂无	26～107天	3～7 h	645.0

十二、贮藏

片剂、胶囊、粉针剂：遮光、密封保存。

美西律

重要警示

本药仅适用于致命性室性心律失常，用于治疗心肌梗死后无症状或症状轻微的非致命性室性心律失常时，可增加死亡率。

一、制剂与规格

片剂、胶囊[保]；50 mg；100 mg[基]；200 mg；250 mg；400 mg。

二、临床应用与适应证

口服：用于慢性室性心律失常，包括室性期前收缩及室性心动过速。

三、用法与用量

- **成人：口服。**首次200～300 mg，必要时2 h后再服100～200 mg。一般维持量一日400～800 mg，分2～3次服用。极量为一日1200 mg，分次服用。
- **老年人：**老年人易发生神经系统不良反应，用药时应减量。

四、最佳服药方式

- **最佳服药方式：**口服给药，建议与食物或抗酸药同服。

五、禁忌证

- **禁用：**对本药过敏者。二度或三度房室传导阻滞及双束支阻滞者（已安置起搏器者除外）。心源性休克者。病态窦房结综合征患者。哺乳期妇女。
- **慎用：**室内传导阻滞者；一度房室传导阻滞患者；严重

窦性心动过缓者；低血压患者；严重充血性心力衰竭患者；肝功能异常、肝血流量降低者；肾功能障碍者；癫痫患者；帕金森病患者。

六、注意事项

本品在危及生命的心律失常患者中有使心律失常恶化的可能。

七、不良反应

恶心、呕吐、肝功能异常、头晕、震颤（最先出现手细颤）、共济失调、眼球震颤、嗜睡、昏迷及惊厥、复视、视物模糊、精神失常、失眠、皮疹等。

八、药物过量与处理

- **过量的表现**：药物过量可出现恶心、感觉异常、癫痫发作、低血压、窦性心动过缓、间歇性左束支传导阻滞、心脏停搏。
- **过量的处理**：药物过量时可给予一般支持疗法并洗胃。严重心搏过缓伴低血压时可静脉注射阿托品，必要时可用起搏器。神经系统不良反应（包括惊厥）可用地西泮。

九、检查或监测

- **用药期间**：应注意检查血压、心电图及血药浓度。

十、药物相互作用

无作用禁忌或严重相互作用。

十一、药效学与药动学

- **药效学**：本药属Ⅰb类抗心律失常药，能抑制 Na^+内流，缩短动作电位，相对延长有效不应期，降低兴奋性。
- **药动学**：

口服生物利用度	分布容积	蛋白结合率	乳汁/血液比	脑脊液/血液比	起效时间	消除半衰期	血浆浓度达峰时间	分子量
80%～90%	5～7 L/Kg	50%～60%	暂无	暂无	30 min	10～13 h	2～3 h	215.72

十二、贮藏

片剂：密封保存。**胶囊**：避光，密封保存。

普罗帕酮

一、制剂与规格

片剂、胶囊[保]：50 mg；100 mg [基]。

二、临床应用与适应证

口服：有症状的室上性心动过速，如房室交界性心动过速，WPW 综合征合并室上性心动过速或阵发性心房颤动；经内科医师判断需要治疗或致命性的室性心动过速。

三、用法与用量

- **成人**：
- **口服**：阵发性室性心动过速及室上性心动过速（包括伴预激综合征）治疗量为一日 300 ～ 900 mg，分 4 ～ 6 次服用。维持量为一日 300 ～ 600 mg，分 2 ～ 4 次服用。极量为一日 900 mg，分次服用。
- **老年人**：老年患者的有效药物剂量较年轻人低。
- **儿童**：该药在儿童中使用的安全性和有效性尚不清楚。

四、最佳服药方式

- **最佳服药方式**：口服给药。本药有局部麻醉作用，口服制剂宜与饮料或食物同时服用，不得嚼碎。

五、禁忌证

- **禁用**：对本药过敏者（国外资料）；无起搏器保护的窦房结功能障碍（如病态窦房结综合征）者；二度或三度房室传导阻滞、严重窦房传导阻滞、双束支传导阻滞（未安置人工心脏起搏器）者；严重充血性心力衰竭者；心源性休克者（心律失常引起者除外）；严重低血压患者；显著电解质紊乱（尤其是钾）者；支气管痉挛或严重阻塞性肺疾病患者；重症肌无力患者。
- **慎用**：一度房室传导阻滞者；心肌严重损害者；低血压患者；严重心动过缓者；肝、肾功能不全者；老年患者；哺乳期妇女。

六、注意事项

1. 使用时宜从小剂量开始，逐渐加量。不宜与负性肌力药物合用，尤其在静脉给药时。

2. 本药血药浓度与剂量不成比例，故在增量时应小心，以防血药浓度过高产生不良反应。

3. 本药可能对起搏阈值产生影响，在治疗期间应注意监测和调试起搏器。

七、不良反应

焦虑、睡眠障碍、头晕、头痛、味觉障碍、视物模糊、心脏传导异常、心悸、窦性心动过缓、心动过缓、心动过速、心房扑动、呼吸困难、腹痛、呕吐、恶心、腹泻、便秘、口干、肝功能异常、胸痛、虚弱、疲劳、发热。

八、药物过量与处理

- **过量的表现**：药物过量摄入后 3 h 症状最明显，表现为嗜睡、低血压、心动过缓、房内和室内传导阻滞，偶见抽搐或严重室性心律失常。
- **过量的处理**：①采用除颤和静脉滴注多巴胺、异丙肾上腺素可有效控制心律及血压。②静脉给予地西泮以控制惊厥。③必要时进行人工呼吸及心外按压。

九、检查或监测

- **用药期间**：应注意随访检查：心电图；血压；心功能；血药浓度测定（因剂量与血药浓度不成比例增加）。

十、药物相互作用

作用分级	药物
禁忌	• 利托那韦
严重	• 氟西汀、舍曲林、多非利特、地高辛、华法林、苯丙香豆素

十一、药效学与药动学

- **药效学**：本药为具有局麻作用的 Ⅰc 类抗心律失常药，能抑制心肌和浦肯野纤维的快钠离子内流，减慢动作电位 0 相除极速度。
- **药动学**：

口服生物利用度	分布容积	蛋白结合率	乳汁/血液比	脑脊液/血液比	起效时间	消除半衰期	血浆浓度达峰时间	分子量
3.1% ～ 21.4%	1.9 ～ 3 L/kg	97%	暂无	暂无	0.5 ～ 1 h	2 ～ 10 h	2 ～ 3 h	377.91

十二、贮藏

片剂、胶囊：遮光、密封保存。

华法林

重要警示

1. 本药可引起严重甚至致命的出血，应定期监测国际标准化比值（INR）。药物、食物的改变及其他因素可影响 INR 水平。

一、制剂与规格

片剂[保]：2.5 mg；5 mg [基]。

二、临床应用与适应证

口服：用于需长期持续抗凝的患者：用于治疗血栓栓塞性疾病，可防止血栓的形成和发展。用作心肌梗死的辅助用药。用于治疗手术后或创伤后的静脉血栓形成。对曾有血栓栓塞病的患者及有术后血栓并发症风险者，可作为预防性用药。

三、用法与用量

- **成人：**口服。第 1 ～ 3 日，一日 3 ～ 4 mg，3 日后可给予维持剂量一日 2.5 ～ 5 mg（可参考凝血时间调整剂量使 INR 值达 2 ～ 3）。本药起效缓慢，治疗最初 3 日内，由于血浆抗凝蛋白被抑制，可能存在短暂高凝状态，如需立即产生抗凝作用，可在开始同时使用肝素，待本药充分发挥抗凝效果后再停用肝素。
- **老年人：**年老体弱者第 1 ～ 3 日的剂量减半。

四、最佳服药方式以及漏服处理

- **最佳服药方式：**请固定在同一时间服药，服药时间浮动最好不超过 2 h。晚上用药易养成习惯，不易漏服。

五、禁忌证

- **禁用**：对本药过敏者；肝、肾功能损害者；严重高血压患者；活动性溃疡患者；凝血功能障碍伴出血倾向患者；恶病质患者；维生素 K 缺乏症患者；近期手术者；接受腰椎穿刺及其他可能引起无法控制的出血的诊断性或治疗性操作者；重要区域麻醉或腰椎麻醉者；外伤患者；妊娠期妇女（尤其是有先兆流产、子痫、子痫前期者）。
- **慎用**：活动性肺结核患者；急性感染或胃肠道正常菌群紊乱患者；甲状腺疾病患者（国外资料）；月经期妇女；老年患者。

六、注意事项

1. 建议有生育能力的妇女用药期间和停药后至少 1 个月内采取有效的避孕措施。

2. 由于本药为间接作用的抗凝药，半衰期长，给药 5 ～ 7 日后疗效方可稳定，故维持量足够与否必须观察 5 ～ 7 日后方可判断。

七、不良反应

出血、恶心、呕吐、腹泻等。

八、药物过量与处理

- **过量的表现**：本药过量易致出血，出血可发生于任何部位，特别是泌尿系统和消化系统。
- **过量的处理**：可通过停药逆转本药的抗凝效应，必要时可口服或胃肠外给予维生素 K1。如需紧急逆转本药效应，可考虑使用凝血酶原复合物、新鲜冰冻血浆、活化凝血因子Ⅶ。

九、检查或监测

1. 监测凝血酶原时间、血细胞比容。

2. 定期监测 INR，有出血高风险者，开始使用或停用其他药物或改变其他药物剂量时应更频繁地监测。

3. 有生育能力的妇女用药前应核实妊娠状态。

十、药物相互作用

作用分级	药物
禁忌	咪康唑（达克宁）口腔凝胶

十一、药效学与药动学

- **药效学：**本药为香豆素类抗凝血药，可竞争性对抗维生素 K 的作用，抑制肝细胞中凝血因子的合成。此外，本药还有降低凝血酶诱导的血小板聚集反应的作用，因而还具有抗血小板聚集的功能。
- **药动学：**

口服生物利用度	分布容积	蛋白结合率	乳汁/血液比	脑脊液/血液比	起效时间	消除半衰期	血浆浓度达峰时间	分子量
100%	0.14 L/kg	98%～99%	暂无	暂无	12～18 h	37 h	3～9 h	330.31

十二、贮藏

片剂：遮光、密封保存。

硝酸甘油

一、制剂与规格

片剂[保][基]：0.5 mg。

二、临床应用与适应证

用于冠心病心绞痛的治疗及预防，也可用于降低血压或治疗充血性心力衰竭。

三、用法与用量

- **成人：**一次 0.25～0.5 mg，舌下含服，每 5 min 可重复给予 0.5 mg，直至疼痛缓解。于活动或大便前 5～10 min 使用可避免诱发心绞痛。
- **老年人：**老年人应慎重选择用药剂量，通常以最低剂量开始用药。
- **儿童：**使用本药安全性和有效性尚不明确。
- **妊娠期及哺乳期妇女：**慎用。

四、最佳服药方式以及漏服处理

◆ **最佳服药方式**：本品为舌下片，不可以咀嚼、压碎或吞服；如果可能，患者应于坐位含化本品且恢复站立体位时小心，以避免由于头晕而跌倒；饮过酒患者出现头晕的频率更高。

五、禁忌证

◆ **禁用**：对本药、其他硝酸酯类药或亚硝酸酯类药过敏者；严重贫血患者；青光眼患者；颅内压升高患者；脑出血或颅外伤患者；早期心肌梗死患者；急性循环衰竭患者；心脏压塞、梗阻性肥厚型心肌病、缩窄性心包炎患者；严重低血压患者。

◆ **慎用**：血容量不足或轻中度低血压患者；主动脉瓣或左房室瓣狭窄患者；哺乳期妇女。

六、不良反应

用药后可能立即出现剧烈和持久的头痛。

七、药物相互作用

作用分级	药物
禁忌	• 5 型磷酸二酯酶（PDE5）抑制药（如西地那非、伐地那非、他达那非） • 可溶性鸟苷酸环化酶（sGC）激动药，如利奥西呱
严重	• 麦角胺，口服本药可显著降低双氢麦角胺的首过代谢，进而增加其口服生物利用度，避免合用。如必须合用，需监测麦角中毒症状

八、药效学与药动学

◆ **药效学**：本药为有机硝酸酯类抗心绞痛药，主要通过释放一氧化氮刺激鸟苷酸环化酶，使环磷酸鸟苷（cGMP）增加而使血管扩张。

◆ **药动学**：

口服生物利用度	分布容积	蛋白结合率	乳汁/血液比	脑脊液/血液比	起效时间	消除半衰期	血浆浓度达峰时间	分子量
舌下含服80%；口服8%	暂无	60%	暂无	暂无	2～3 min	原形药物1～4 min	6～7 min	227.09

九、贮藏

片剂：遮光，密封，在阴凉处保存（舌下片：在25℃以下保存）。

硝酸异山梨酯

一、制剂与规格

（缓释）片剂、（缓释）胶囊[保]：5 mg[基]；10 mg；20 mg；40 mg。

二、临床应用与适应证

口服：冠心病的长期治疗；心绞痛的预防；心肌梗死后的维持治疗；慢性心力衰竭的长期治疗［既可以单独使用也可以与强心苷和（或）利尿剂合用］；肺动脉高压的治疗。

三、用法与用量

◆ **成人**：口服。
- 舌下给药片剂：一次 5 mg。
- 口服给药由于个体反应不同，剂量需个体化。①片剂：预防心绞痛时一次 5 ～ 10 mg，一日 2 ～ 3 次。②缓释片：一次 20 mg，每 8 ～ 12 h 1 次。③缓释胶囊：一次 20 ～ 40 mg，一日 2 次。

◆ **老年人**：老年患者对本药的敏感性可能更高，更易发生头晕等反应，应根据对药物的反应调整剂量。

◆ **儿童**：用药的安全性和有效性尚不明确。

◆ **妊娠期及哺乳期妇女**：慎用。

四、最佳服药方式以及漏服处理

◆ **最佳服药方式**：本药缓释片应于餐后用足量液体送服，不可咀嚼。

五、禁忌证

◆ **禁用**：对硝酸盐类过敏者；青光眼患者；循环衰竭或严重低血压患者；心源性休克患者（除非采取措施以维持适当的舒张压）；低血容量患者；梗阻性肥厚型心肌病患者；缩窄性心包炎或心脏压塞患者；明显贫血患者；

脑出血或头颅外伤患者。

- **慎用**：主动脉或左房室瓣狭窄患者；直立性低血压患者；近期发生过心肌梗死患者；甲状腺功能减退患者；营养不良或体重过低者；低体温者；严重肾病患者；严重肝病患者；哺乳期妇女（国外资料）。

六、注意事项

1. 用药期间宜保持卧位，站立时应缓慢，以防突发直立性低血压。

2. 长期连续用药可产生耐药性，故不宜长期连续用药。

3. 不应突然停用本药，以避免出现反跳现象。

4. 长期从事接触有机硝酸酯类药物工作的患者，易出现耐药性及生理依赖性，突然不再接触可出现胸痛、急性心肌梗死、猝死。

5. 对其他硝酸酯或亚硝酸酯类药过敏者亦可能对本药过敏。

6. 如出现严重低血压，应立即停药。如症状不能自行消失，须给予适当的治疗（如抬高下肢、给予扩容药）。

7. 本药可引起尿儿茶酚胺（肾上腺素和去甲肾上腺素）与香草杏仁酸（VMA）值显著升高。

8. 用药期间应密切监测血压和脉搏，以便及时调整剂量。

七、不良反应

- **常见不良反应**：头痛，持续使用后症状通常会减弱。治疗初期或增加剂量时，常见低血压和（或）直立性头晕，并伴有瞌睡、反射性心动过速和乏力，若出现严重的低血压，须立即停止给药。

八、药物过量与处理

- **过量的表现**：本药过量可出现血压降低（≤ 90 mmHg）、苍白、多汗、脉搏微弱、心动过速、头痛、乏力、头晕、恶心、呕吐、腹泻，更高剂量时可见颅内压升高等脑部症状。接受其他有机硝酸酯类药治疗的患者有发生高铁血红蛋白血症的报道，本药在体内转化并释放出亚硝酸根离子，可能引起高铁血红蛋白血症，并继发呼吸短促、焦虑、意识丧失和心脏停搏。
- **过量的处理**：如收缩压降至 90 mmHg 以下或心率较给药

前增加 10% 以上，可考虑停药。如出现持续性低血压，应采取适当措施升高血压（如抬高下肢、使用升压药）；如出现高铁血红蛋白血症，应使用维生素 C、亚甲蓝、甲苯胺蓝，进行人工通气，必要时可吸氧或进行血液透析；如有呼吸和循环停止的征兆，应立刻采取复苏治疗。

九、检查或监测

1. 用药期间应密切监测血压和脉搏，以便及时调整剂量。

2. 根据病种和病情的严重程度，需通过无创性血流动力学检测手段常规检查症状、血压、心率、尿量。

十、药物相互作用

作用分级	药物
严重及禁忌	• 磷酸二酯酶抑制剂（包括勃起功能障碍药：西地那非、他达那非、伐地那非） • 可溶性鸟苷酸环化酶（sGC）激动药：利奥西呱

十一、药效学与药动学

◆ **药效学**：本药主要药理作用为松弛血管平滑肌，使外周动脉和静脉扩张，对静脉的扩张作用更强。

◆ **药动学**：

口服生物利用度	分布容积	蛋白结合率	乳汁/血液比	脑脊液/血液比	起效时间	消除半衰期	血浆浓度达峰时间	分子量
约为 25%	2 ～ 4 L/kg	较低	暂无	暂无	暂无	5- 单硝酸异山梨酯：5 h；2- 单硝酸异山梨酯：2 h	1 h	236.14

十二、贮藏

（缓释）片剂、（缓释）胶囊：遮光、密封保存。

单硝酸异山梨酯

一、制剂与规格

片剂[保]：10 mg[基]；20 mg[基]；30 mg。分散片[保]：20 mg；

缓释片剂[保]：30 mg[基]；40 mg[基]；50 mg[基]；60 mg[基]。胶囊[保]：10 mg；20 mg。缓释胶囊[保]：40 mg。胶丸[保]：10 mg；滴丸[保]：5 mg。

二、临床应用与适应证

口服：用于冠心病的长期治疗；用于心绞痛（包括血管痉挛型心绞痛、混合型心绞痛、心肌梗死后心绞痛）的长期治疗和预防；用于慢性心力衰竭的长期治疗。

三、用法与用量

- **成人**：
- **口服**：①普通制剂（片剂、分散片、胶囊、胶丸、滴丸）：一次 10～20 mg，一日 2～3 次，严重者可用至一次 40 mg，一日 2～3 次。②缓释片：最初 2～4 日，一次 20 mg、25 mg 或 30 mg，一日 1 次；常规剂量为一次 40 mg、50 mg 或 60 mg，一日 1 次；必要时可增至一次 80 mg、100 mg 或 120 mg，一日 1 次。于早晨服用。③缓释胶囊：一次 25 mg、40 mg 或 50 mg；不良反应明显时，可改为一次 20 mg，一日 2 次；如疗效不明显，可增至一日 60 mg。于早晨服用。
- **老年人**：老年患者对本药的敏感性可能更高，用药后可能更易发生头晕等反应。
- **儿童**：用药的安全性和有效性尚不明确。
- **妊娠期及哺乳期妇女**：妊娠期妇女慎用；哺乳期妇女慎用。

四、禁忌证

- **禁用**：对本药或硝基化合物过敏者；急性循环衰竭（休克、循环性虚脱）患者；严重低血压患者（收缩压＜ 90 mmHg）；左心功能不全伴低充盈压或急性心肌梗死伴低充盈压患者（有持续血流动力学监测的情况除外）；梗阻性肥厚型心肌病患者；限制型心肌病患者；心脏压塞或缩窄性心包炎患者；严重脑动脉硬化患者；颅内压升高患者；脑出血或头部创伤患者；青光眼患者；严重贫血患者；血容量不足患者；妊娠早期妇女。

◆ **慎用：**主动脉和（或）左房室瓣狭窄患者；体位性循环调节障碍（直立性低血压）患者；低充盈压患者（有持续血流动力学监测）；严重肾功能损害者；严重肝病患者；甲状腺功能减退、营养不良及体重过低患者；甲状腺功能亢进患者（国外资料）；妊娠中、晚期妇女；哺乳期妇女。

五、不良反应

◆ **常见的不良反应：**头痛（特别是在治疗初期的硝酸酯类引起的头痛，常于继续用药后症状消失），困倦，头晕，嗜睡。心动过速。血压下降和（或）直立性低血压可合并反射性心动过速。无力，药物耐受。使用本品期间因可使换气不良肺泡区的血流再分配而导致一过性低氧血症，特别是在冠心病患者可导致心肌缺氧。

六、药物相互作用

作用分级	药物
严重及禁忌	• 5 型磷酸二酯酶抑制药，如西地那非 • 鸟苷酸环化酶刺激药，如利奥西呱

七、药效学与药动学

◆ **药效学：**本药为硝酸异山梨酯的主要代谢产物，属长效硝酸酯类抗心绞痛药，作用机制与硝酸甘油相同，但作用时间较长。

◆ **药动学：**

口服生物利用度	分布容积	蛋白结合率	乳汁/血液比	脑脊液/血液比	起效时间	消除半衰期	血浆浓度达峰时间	分子量
接近 100%	0.6 L/kg	低于 5%	暂无	暂无	暂无	5 h	普通片剂 0.5 ～ 1 h；缓释片 4 h	191.14

八、贮藏

片剂、缓释片、缓释胶囊：遮光、密封保存。

地高辛

高警示药品

重要警示

1. 美国安全用药规范研究院（ISMP）将本药定为高警讯药物，用药期间需进行相关监测。

2. 本药血药浓度大于2ng/ml时，应警惕过量或出现毒性反应。

一、制剂与规格

片剂[保][基]：0.25 mg。口服溶液[保][基]：10 ml：0.5 mg；30 ml：1.5 mg；50 ml：2.5 mg；100 ml：5 mg。

二、临床应用与适应证

1. 用于高血压、心脏瓣膜疾病、先天性心脏病等所致急、慢性心功能不全，尤其适用于伴有快速心室率的心房颤动；对于肺源性心脏病、心肌严重缺血、活动性心肌炎及心外因素（如严重贫血、甲状腺功能减退、维生素B1缺乏症）所致的心功能不全疗效差。

2. 用于控制快速性心房颤动、心房扑动患者的心室率及室上性心动过速。

三、用法与用量

◆ **成人**：

- **口服**：常用剂量为一次0.125～0.5 mg，一日1次，连用7日可达稳态血药浓度。若需快速洋地黄化，一次0.25 mg，每6～8 h 1次，总剂量0.75～1.25 mg。维持剂量为一次0.125～0.5 mg，一日1次。

◆ **老年人**：老年人肝肾功能不全，表观分布容积减少或电解质平衡失调者，对本品耐受低，必须减少剂量。

◆ **妊娠期及哺乳期妇女**：本品可通过胎盘，故妊娠后期母体用量可能增加，分娩后6周须减量。本品可排入乳汁，哺乳期妇女应用须权衡利弊。

四、禁忌证

◆ **禁用**：对本药或其他洋地黄类药过敏者；洋地黄制剂中毒者；室性心动过速、心室颤动患者；梗阻性肥厚型心肌病患者（若伴心力衰竭或心房颤动仍可考虑使用本药）；伴心房颤动或扑动的预激综合征患者。

◆ **慎用：** 不完全性房室传导阻滞患者；缺血性心脏病（如心肌梗死）患者；心肌炎患者；甲状腺功能减退者；低钾血症患者；高钙血症患者；肾功能损害者。

五、不良反应

◆ **较为常见的不良反应：** 促心律失常作用，胃纳不佳或恶心、呕吐（刺激延髓中枢），下腹痛，异常的无力、软弱。在洋地黄的中毒表现中，促心律失常作用最重要，最常见者为室性早搏，约占促心律失常不良反应的33%。其次为房室传导阻滞，阵发性或加速性交界性心动过速，阵发性房性心动过速伴房室传导阻滞，室性心动过速，窦性停搏，心室颤动等。儿童中心律失常比其他反应多见，但室性心律失常比成人少见。新生儿可有PR间期延长。

六、药物过量与处理

◆ **过量的表现：** 用药过量可见恶心、呕吐、厌食、疲乏、不适、高钾血症、心律失常（包括致命的心搏骤停、心室颤动）、头晕、黄视、绿视、肠系膜动脉缺血、嗜睡、行为紊乱（包括精神病发作）。

◆ **过量的处理：**

• 药物过量时，由于本药蓄积性小，通常停药1～2日中毒表现即可消失。对轻度中毒者，应停用本药及给予利尿治疗；如患者伴有低钾血症而肾功能尚可，可给予钾盐。

• 如出现心律失常可给予以下具体措施：①静脉滴注氯化钾可消除异位心律。②缓慢静脉注射苯妥英钠（能与强心苷竞争性争夺Na-K-ATP酶）100～200 mg（加注射用水20 ml）；如情况不紧急亦可口服（一次0.1 mg、一日3～4次）。③静脉注射利多卡因50～100 mg（加葡萄糖注射液）可消除室性心律失常。如必要可重复。④成人皮下或静脉注射阿托品0.5～2 mg，可消除慢性心律失常。⑤心动过缓或完全性房室传导阻滞有发生阿斯综合征可能时，可植入临时起搏器；给予异丙肾上腺素以增加心率。⑥给予依地酸钙钠（与钙螯合的作用）。⑦对可能危及生命的洋地黄中毒可经膜滤器静脉给予地高辛免疫 Fab 片段（每 40 mg 地高辛免疫 Fab 片段可结合约 0.6 mg 地高辛或洋地黄毒苷）。⑧给予活性炭以吸附洋地黄毒苷。

- 本药不能经透析迅速清除。

七、药物相互作用

作用分级	药物
禁忌	• 不宜与酸、碱类配伍
严重	• 与两性霉素 B、皮质激素或失钾利尿剂如布美他尼、依他尼酸等同用时，可引起低血钾而致洋地黄中毒 • 与抗心律失常药、钙盐注射剂、可卡因、泮库溴胺、萝芙木碱、琥珀胆碱或拟肾上腺素类药同用时，可因作用相加而导致心律失常 • β 受体阻滞剂与本品同用，有导致房室传导阻滞并发生严重心动过缓的可能 • 与维拉帕米、地尔硫䓬、胺碘酮合用，由于降低肾及全身对地高辛的清除率而提高其血药浓度，可引起严重心动过缓 • 洋地黄化时静脉用硫酸镁应谨慎，尤其是静注钙盐时，可发生心脏传导阻滞 • 依酚氯胺与本品合用可致明显心动过缓

八、药效学与药动学

- **药效学**：正性肌力作用；负性频率作用；心脏电生理作用。
- **药动学**：

口服生物利用度	分布容积	蛋白结合率	乳汁/血液比	脑脊液/血液比	起效时间	消除半衰期	血浆浓度达峰时间	分子量
60%～80%	6～10 L/kg	20%～25%	＜0.9	暂无	0.5～2 h	36 h	2～3 h	780.95

九、贮藏

片剂：密封保存。**口服溶液**：遮光，密封，阴凉处保存。

达比加群酯

重要警示

美国安全用药规范研究院（ISMP）将本药定为高警讯药物，使用不当将给患者带来严重危害。

一、制剂与规格

胶囊[保][基]：110 mg；150 mg。

二、临床应用与适应证

用于降低非瓣膜性心房颤动患者发生卒中和全身性栓塞（SEE）的风险。

三、用法与用量

- **成人**：推荐剂量为每日口服 300 mg，即每次 1 粒 150 mg 的胶囊，一日 2 次。
- **老年人**：80 岁及以上年龄的患者治疗剂量为每日 220 mg，即每次 1 粒 110 mg 的胶囊，一日 2 次。
- **儿童**：不推荐使用。
- **妊娠期及哺乳期妇女**：妊娠期妇女慎用，哺乳期妇女禁用。

四、最佳服药方式以及漏服处理

- **最佳服药方式**：餐时或餐后服用均可，高脂肪餐与本药同服可使本药达峰时间延迟约 2 h，但对生物利用度无影响。
- **漏服处理**：若距下次用药时间大于 6 h，仍能服用本品漏服的剂量。如果距下次用药时间不足 6 h，则应忽略漏服的剂量。不可为弥补漏服剂量而使用双倍剂量的药物。

五、禁忌证

- **禁用**：已知对活性成分或本品任一辅料过敏者；重度肾功能不全（肌酐清除率＜ 30 ml/min）患者；临床上显著的活动性出血、有大出血显著风险的疾病或状况；联合应用任何其他抗凝药物；有预期会影响存活时间的肝功能损害或肝病；联合使用环孢素、酮康唑、伊曲康唑、他克莫司和决奈达隆；需要抗凝治疗的人工心脏瓣膜。

六、注意事项

1. 心房颤动相关性卒中和全身性栓塞（SEE）预防的临床试验中排除了肝酶增高＞ 2 倍正常值上限的患者。对这一患者亚组无治疗经验，所以不推荐该人群使用本品。

2. 与其他所有抗凝药物一样，出血风险增高时，应谨慎使用达比加群酯。在接受达比加群酯治疗的过程中，任何部位都可能发生出血。如果出现难以解释的血红蛋白和（或）血细胞比容或血压下降，应注意寻找出血部位。

3. 发生急性肾衰竭的患者应停用本品。

4. 如发生严重出血，应停止治疗，并调查出血来源。可能导致出血风险增加的药物不应与本品联合应用，或应谨慎给予。

5. 手术或有创操作会增加使用达比加群酯患者的出血风险。因此，接受外科手术时可能需暂时停用达比加群酯。

七、不良反应

- **较为常见的不良反应：**消化不良、恶心、上腹部疼痛、腹痛、腹泻、腹部不适、上腹部不适、消化道出血和胃炎样症状，血小板减少，其他严重出血，甚至致命性出血。

八、药物过量与处理

- **过量的表现：**用药过量可能导致出血并发症。
- **过量的处理：**目前尚无针对达比加群酯的特定解毒剂。如果发生出血并发症，必须终止治疗，并查找出血来源，维持适度利尿，采取合适的支持性治疗。

九、检查或监测

- **用药期间：**应及时评估失血的症状或体征［如血红蛋白和（或）血细胞比容下降、低血压］及肾功能。
- **用药前：**评估肾功能。

十、药物相互作用

作用分级	药物
禁忌	• 增加出血风险：普通肝素、低分子肝素、肝素衍生物（磺达肝癸钠、地西卢定）、溶栓药物、维生素 K 拮抗剂、利伐沙班或其他口服抗凝药、环孢素、酮康唑、伊曲康唑、决奈达隆
严重	• **抗凝血药和抗血小板聚集药：**如氯吡格雷，阿司匹林 • **NSAIDs 类药** • **P-gp 抑制剂：**如克拉霉素、胺碘酮、奎尼丁或维拉帕米 • **P-gp 诱导物：**如利福平、贯叶连翘（金丝桃）、卡马西平、或苯妥英

十一、药效学与药动学

- **药效学**：达比加群酯与它的酰基葡萄糖醛酸为竞争性、直接凝血酶抑制药。因凝血酶（丝氨酸蛋白酶）促使凝血因子Ⅰ在凝血级联中转为纤维蛋白，故抑制凝血酶可阻止血栓的形成。其活性成分可抑制游离和结合的凝血酶，以及凝血酶诱导的血小板聚集。
- **药动学**：

口服生物利用度	分布容积	蛋白结合率	乳汁/血液比	脑脊液/血液比	起效时间	消除半衰期	血浆浓度达峰时间	分子量
6.5%	60～70 L	34%～35%	暂无	暂无	暂无	12～17 h	0.5～2 h	723.86

十二、贮藏

密封，25℃以下干燥保存。

利伐沙班

重要警示

1. 本药为高警示药品，可使出血的风险升高，且可能引起严重或致死性的出血。用药期间需密切观察，以发现出血体征。

2. 接受抗凝治疗的患者在接受硬膜外麻醉或脊椎穿刺时可能发生硬膜外或脊髓血肿，血肿可能导致长期或永久瘫痪。用药期间应密切观察患者神经损害的症状和体征，一旦出现，须立即采取治疗。

一、制剂与规格

片剂[保][基]：10 mg；15 mg；20 mg。

备注：医保限用于华法林治疗控制不良或出血高危的非瓣膜性心房颤动患者；下肢关节置换手术患者。

二、临床应用与适应证

1. 用于择期髋关节或膝关节置换手术成年患者，以预防静脉血栓形成（VTE）。

2. 用于治疗成人深静脉血栓形成（DVT）和肺栓塞（PE）；在完成至少 6 个月初始治疗后 DVT 和（或）PE 复发风险持续存在的患者中，用于降低 DVT 和（或）PE 复发风险。

3. 用于具有一种或多种危险因素的非瓣膜性心房颤动成年患者，以降低卒中和体循环栓塞的风险。

三、用法与用量

◆ **成人：口服。**

- **预防择期髋关节或膝关节置换手术成年患者的深静脉血栓形成：**推荐剂量为 10 mg，一日 1 次。如伤口已止血，首次用药时间应在手术后 6 ～ 10 h。对于接受髋关节大手术的患者，推荐治疗疗程为 35 天。对于接受膝关节大手术的患者，推荐治疗疗程为 12 天。
- **治疗 DVT 和 PE，降低 DVT 和 PE 复发的风险：**

	时间段	给药方案	总日剂量
治疗和降低 DVT 和 PE 复发的风险	第 1 天～第 21 天	15 mg，一日 2 次	30 mg
	从第 22 天起	20 mg，一日 1 次	20 mg
降低 DVT 和 PE 复发的风险	完成至少 6 个月 DVT 或 PE 治疗后	10 mg，一日 1 次，或 20 mg，一日 1 次	10 mg 或 20 mg

- **用于非瓣膜性心房颤动成年患者，降低卒中和体循环栓塞的风险：**推荐剂量为 20 mg，一日 1 次，该剂量同时也是最大推荐剂量。对于低体重（≤ 50 kg）和高龄（≥ 75 岁）的患者，根据患者的情况，酌情使用 15 mg 每日一次。

◆ **老年人：**老年人多数情况下无需调整剂量，建议根据患者肾功能情况调整给药剂量；

◆ **儿童：**不推荐 18 岁以下儿童使用本药；

◆ **妊娠期及哺乳期妇女：**禁用；育龄妇女在接受利伐沙班治疗期间应避孕。

四、最佳服药方式以及漏服处理

◆ **最佳服药方式：**本药 10 mg 可与食物同服，也可以单独服用。本药 15 mg 或 20 mg 片剂应与食物同服。建议在每天的相同时间给药。对于不能整片吞服的患者，可在服药前将 10 mg、15 mg 或 20 mg 利伐沙班片压碎，与苹果酱或 50 ml 水混合后立即口服。在给予压碎的 15 mg 或 20 mg 片剂后，应当立即进食。压碎的 10 mg、15 mg 或 20 mg 利伐沙班片在苹果酱或水中可稳定长达 4 h。

- **漏服处理**：如果在 10 mg、15 mg 或 20 mg 一日 1 次治疗期间发生漏服，应立即服用，并于次日继续每日服药一次。如果在 15 mg 一日 2 次治疗期间发生漏服，应立即服用，以确保每日服用 30 mg 利伐沙班。这种情况下可能需一次服用两片 15 mg 片剂。之后，应继续接受常规的 15 mg 一日 2 次给药。避免为了弥补漏服的剂量而在一日之内将剂量加倍。

五、禁忌证

- **禁用**：对利伐沙班或片剂中任何辅料过敏的患者；有临床明显活动性出血的患者；具有大出血显著风险的病灶或病情；除了转换抗凝治疗，或给予维持中心静脉或动脉导管通畅所需剂量普通肝素的特殊情况之外，禁用任何其他抗凝剂的伴随治疗（如普通肝素、低分子肝素、肝素衍生物、口服抗凝剂）；伴有凝血异常和临床相关出血风险的肝病患者，包括达到 Child Pugh B 和 C 级的肝硬化患者；妊娠及哺乳期妇女。

六、注意事项

1. 根据患者的肾功能情况适当调整给药剂量。不推荐肌酐清除率小于 15 ml/min 的患者使用本药。

2. 不推荐安装人工心脏瓣膜的患者使用本药。

3. 对于血流动力学不稳定或可能需要溶栓或肺动脉栓子切除术的 PE 患者，不推荐将利伐沙班作为普通肝素的替代治疗。

4. 由于不同的抗凝药物在作用机制和药代动力学方面的差异，当患者需要从一种抗凝药物转换为另一种时需兼顾疗效和安全性。

5. 在手术或有创性操作前应停用本药至少 24 h，用药前应权衡患者的出血风险和操作的急迫性。手术或有创性操作完成后，如临床状况允许且已达到充分止血，应尽早重新开始利伐沙班治疗。

6. 脊柱、硬膜外麻醉或穿刺的患者，年轻患者末次给予本药至少 18 h 后，老年患者末次给予本药至少 26 h 后才能取出硬膜外导管，取出导管至少 6 h 后才能服用本药。如实施微创穿刺，需延迟 24 h 使用本药。

7. 本药片剂中含有乳糖。有罕见的遗传性乳糖或半乳糖不耐受、Lapp 乳糖酶缺乏或葡萄糖-半乳糖吸收不良的患者不能使用本药。

8. 利伐沙班对驾驶和操作机械能力的影响很小，但出现晕厥和头晕的患者，不应驾驶或操作机械。

七、不良反应

- **较为常见的不良反应：**出血，包括轻微出血（如鼻衄、牙龈出血、瘀斑、月经量增多等）、严重出血（如消化道出血、肉眼血尿等）及危及生命的出血（如颅内出血等）；出血并发症如虚弱、苍白、原因不明的肿胀等；γ-谷氨酰转移酶升高、氨基转移酶升高；恶心等。

八、药物过量与处理

- **过量的表现：**本药过量可能导致出血并发症。
- **过量的处理：**如用药过量可考虑使用活性炭来减少吸收。如发生出血，可推迟下次给药时间或适时终止治疗，进行适当的对症治疗。本药不易被透析清除。

九、检查或监测

- **用药前：**血小板计数、肝功能、肾功能（肌酐清除率或肾小球滤过率）、卒中/出血风险。
- **用药期间：**神经功能损伤症状和体征（如腿部麻木或无力、肠或膀胱功能障碍）、血红蛋白、血压、凝血酶原时间、抗Ⅹa 因子活性检测、转氨酶水平、血胆红素、肝功能、肾功能（肌酐清除率或肾小球滤过率）、卒中/出血风险。

◆ **用药后：**肝功能、肾功能（肌酐清除率或肾小球滤过率）、卒中 / 出血风险。

十、药物相互作用

作用分级	药物
严重	• CYP3A4 和 P-gp 强效抑制剂，吡咯类抗真菌药：如酮康唑、伊曲康唑、伏立康唑、泊沙康唑 • HIV 蛋白酶抑制剂：如利托那韦 • CYP3A4 强效诱导剂，如利福平、苯妥英、卡马西平、苯巴比妥、圣·约翰草
轻中度	• 抗凝剂，如依诺肝素 • 非甾体抗炎药，如阿司匹林、萘普生 • 血小板聚集抑制剂，如氯吡格雷 • 选择性 5- 羟色胺再摄取抑制剂，如舍曲林 • 5- 羟色胺去甲肾上腺素再摄取抑制剂，如文拉法辛 • 氟康唑、红霉素、克拉霉素、胺碘酮、维拉帕米

十一、药效学与药动学

◆ **药效学：**利伐沙班是一种高选择性、剂量依赖性直接抑制因子Ⅹa 的口服药物。通过抑制因子Ⅹa 可以中断凝血瀑布的内源性和外源性途径，抑制凝血酶的产生和血栓形成。利伐沙班不抑制凝血酶（活化因子Ⅱ），对血小板也无影响。利伐沙班对凝血酶原时间的影响具有量效关系。

◆ **药动学：**

口服生物利用度	分布容积	蛋白结合率	乳汁 / 血液比	脑脊液 / 血液比	起效时间	消除半衰期	血浆浓度达峰时间	分子量
66% ～ 100%	0.7 L/kg	暂无	0.4	暂无	暂无	7 ～ 11 h	2 ～ 4 h	435.89

十二、贮藏

片剂：常温（10 ～ 30℃）密封保存。

第二章
内分泌系统药物

二甲双胍

一、制剂与规格

片剂、肠溶（片剂、胶囊）保：0.25 g 基；0.5 g 基；0.85 g。

缓释片剂保基：0.25 g；0.5 g。

缓释胶囊保：0.25 g 基；0.5 g。

二、临床应用与适应证

1. 首选用于单纯饮食控制及体育锻炼治疗无效的 2 型糖尿病，特别是肥胖的 2 型糖尿病患者。

2. 对于 1 型或 2 型糖尿病，与胰岛素合用。

3. 可与磺脲类口服降血糖药合用。

三、用法与用量

- **成人**：
- **口服**：通常每日剂量 1500 ～ 2000 mg，分 2 ～ 3 次服用。
- **老人**：无需调整。
- **儿童**：10 岁及以上 2 型糖尿病儿童或青少年，每日最高剂量不超过 2000 mg，不推荐用于 10 岁以下儿童。
- **妊娠期及哺乳期妇女**：不推荐妊娠期妇女使用本药。哺乳期妇女应慎用本药，必须使用本药时，应停止哺乳。

四、最佳服药方式以及漏服处理

- **最佳服药方式**：本药普通制剂和缓释制剂于进餐时或餐后立即服用；肠溶制剂可在餐前 30 min 服用。

五、禁忌证

- **禁用**：①可造成组织缺氧的疾病（尤其是急性疾病或慢

性疾病的恶化），例如失代偿性心力衰竭、呼吸衰竭、近期发作的心肌梗死、休克。②严重感染和外伤、外科大手术、临床有低血压等。③已知对盐酸二甲双胍过敏。④急性或慢性代谢性酸中毒，包括有或无昏迷的糖尿病酮症酸中毒，以及糖尿病酮症酸中毒需要用胰岛素治疗。⑤酗酒者。⑥维生素 B_{12}、叶酸缺乏未纠正者。

六、注意事项

1. 心力衰竭患者缺氧和肾功能不全的风险更高。二甲双胍禁用于急性和不稳定性心力衰竭患者；稳定性慢性心力衰竭患者在定期检查心、肾功能的情况下可以服用该药。

2. 血管内注射碘化造影剂：对于 eGFR ＞ 60 ml/（min · 1.73 m^2）的患者，在检查时必须停止服用二甲双胍，在检查完成至少 48 h 后且仅在再次检查肾功能无恶化的情况下可以恢复服用。对于 eGFR 在 45 ～ 60 ml/（min · 1.73 m^2）的患者，在注射碘化造影剂 48 h 前必须停止服用二甲双胍，在检查完成至少 48 h 后且仅在再次检查肾功能无恶化情况下才可以恢复服用。

3. 在常规、脊髓或硬膜外麻醉的择期手术前 48 h 必须停止服用二甲双胍。术后至少 48 h 或恢复进食并且复查肾功能正常后才可以重新开始治疗。

七、不良反应

- **常见的不良反应：**恶心、呕吐、腹泻、腹痛和食欲不振，大多数患者通常可以自行缓解；味觉障碍常见。

八、药物过量与处理

- **药物过量的表现：**口服本药达 85 g，没有发生低血糖，但可能会引起乳酸酸中毒。
- **过量的处理：**血液透析可以清除蓄积的药物。

九、检查或监测

定期检查肾功能、空腹血糖、尿糖及尿酮体、血肌酐、血乳酸。应每 2 ～ 3 年检查一次血清维生素 B_{12} 水平。

十、药物相互作用

作用分级	药物
严重	造影剂（碘化）、乙醇、亚甲蓝、司来吉兰、苯环丙胺、雷诺嗪

十一、药效学与药动学

- **药效学**：本药可减少肝葡萄糖的生成量及肠道对葡萄糖的吸收，并通过增加外周葡萄糖的摄取和利用提高胰岛素的敏感性，改善2型糖尿病患者的葡萄糖耐量，降低基础和餐后血糖。
- **药动学**：

口服生物利用度	分布容积	蛋白结合率	乳汁/血液比	脑脊液/血液比	起效时间	消除半衰期	血浆浓度达峰时间	分子量
50%～60%	63～276 L	几乎为0	暂无	暂无	暂无	2～6 h	约2.5 h	165.63

十二、贮藏

片剂、肠溶片、胶囊：密封保存。

缓释片：密封，阴凉干燥处（不超过20℃）保存。

格列本脲

一、制剂与规格

片剂[保]：2.5 mg[基]。胶囊[保]：1.75 mg。

二、临床应用与适应证

用于仅靠饮食控制疗法不满意的轻、中度2型糖尿病。

三、用法与用量

- **成人**：起始剂量为一次2.5 mg，轻症患者一次1.25 mg，一日3次，于三餐前服用。通常剂量为一日5～10 mg，最大日剂量为15 mg。
- **老年人**：老年人不宜用本品。
- **儿童**：尚不明确。
- **妊娠期及哺乳期妇女**：磺脲类降糖药物可造成死胎和胎

儿畸形，妊娠期妇女不宜服用。本类药物可由乳汁排出，哺乳期妇女不宜服用。

四、最佳服药方式以及漏服处理

- **最佳服药方式：**餐前 30 min 服药。本药按一日 1 次给药通常可获得满意疗效；日剂量高于 10 mg 的患者，可一日 2 次给药。

五、禁忌证

- **禁用：**1 型糖尿病患者；2 型糖尿病患者伴有酮症酸中毒、昏迷、严重烧伤、感染、外伤和重大手术等应激情况；肝、肾功能不全者；对磺胺药过敏者；白细胞减少的患者。

六、注意事项

1. 用药期间避免饮酒，用药后如果血糖一直偏低，请避免驾驶。
2. 采取防晒措施：用药后更容易被晒伤，请采取防晒措施。

七、不良反应

腹泻、恶心、呕吐、头痛、胃痛或不适。

八、药物过量与处理

- **过量的表现：**本药过量可导致低血糖。
- **过量的处理：**同“二甲双胍”。

九、检查或监测

定期监测血糖、尿糖、尿酮体、尿蛋白和肝肾功能，并进行眼科检查。

十、药物相互作用

作用分级	药物
禁忌	波生坦
严重	氨基乙酰丙酸（口服或局部用药）、乙醇、氟伐他汀、甲基氨基乙酰丙酸盐

十一、药效学与药动学

- **药效学：**本药刺激胰腺胰岛 β 细胞分泌胰岛素；通过增加门静脉胰岛素水平或对肝直接作用，抑制肝糖原分解和糖原异生作用，使肝生成和输出葡萄糖减少。

◆ **药动学**：

口服生物利用度	分布容积	蛋白结合率	乳汁/血液比	脑脊液/血液比	起效时间	消除半衰期	血浆浓度达峰时间	分子量
可变，取决于口服剂型	9～10 L	95%	暂无	暂无	单剂量后15～60 min	10 h	2～4 h	494.01

十二、贮藏

片剂：密封保存。

胶囊：密封，在干燥处保存。

格列吡嗪

一、制剂与规格

片剂、胶囊[保]：2.5 mg；5 mg[基]。缓释片、胶囊[保]：5 mg；10 mg。控释片[保]：5 mg；10 mg。分散片[保]：5 mg。

二、临床应用与适应证

非胰岛素依赖型糖尿病。仅用于单用饮食控制无满意效果的轻、中度非胰岛素依赖性 2 型糖尿病，并且无严重糖尿病并发症的患者。

三、用法与用量

◆ **成人**：

- 普通片剂：起始剂量为一日 2.5 ～ 5 mg。一日最大剂量不超过 20 ～ 30 mg，分 2 ～ 3 次服用。已使用过口服磺脲类降糖药治疗者，停用其他磺脲类药 3 天，复查血糖后开始服用本药，从 5 mg 起逐渐增加剂量。
- 控释片：起始剂量为每天 5 mg，最大推荐剂量为每天 20 mg。

◆ **老年人**：应谨慎决定起始及维持剂量。

◆ **妊娠期及哺乳期妇女**：本药可由乳汁排出，哺乳期妇女不宜使用。

◆ **儿童：** 尚不明确。

四、最佳服药方式以及漏服处理

◆ **最佳服药方式：** 饭前 30 min，每天用药 1 次时请在早餐前用药。

◆ **漏服处理：** 若漏服本药，应尽快补服，若已接近下次用药时间，则不可加倍用药。

五、禁忌证

◆ **禁用：** 胰岛素依赖型糖尿病、糖尿病酮症、糖尿病昏迷前期或昏迷者、孕妇、有严重肝肾功能不全及肾上腺功能不全者禁用；已知对格列吡嗪或磺胺过敏者禁用；在手术时、外伤及严重感染时禁用。

六、注意事项

1. 肾或肝功能不全会影响格列吡嗪的排泄，且肝功能不全使得糖异生能力减弱，两者都会增加严重低血糖反应的危险性，且低血糖的持续时间有可能延长。

2. 避免饮酒，以免引起类戒断反应。

3. 胃肠疾病：格列吡嗪控释片胃肠滞留时间如显著缩短，可能会影响其药代动力学特性，进而影响药物的临床效果。

七、不良反应

低血糖、恶心、腹泻、腹痛。

八、药物过量与处理

◆ **过量的表现：** 本药过量可导致低血糖。

◆ **过量的处理：** 同“二甲双胍”。因本药大部分与蛋白结合，透析对药物清除可能无帮助。

九、检查或监测

定期监测血糖、尿糖、尿酮体、尿蛋白、肾功能、肝功能、血常规，并进行眼科检查，治疗前和治疗 3 个月后应监测糖化血红蛋白，此后每 3 个月监测 1 次，并根据监测结果调整用药剂量。

十、药物相互作用

作用分级	药物
严重	氨基乙酰丙酸（口服或局部用药）、乙醇、甲基氨基乙酰丙酸盐

十一、药效学与药动学

- **药效学：**本药为第二代磺脲类口服降血糖药，通过刺激胰腺释放胰岛素而降低血糖。
- **药动学：**

口服生物利用度	分布容积	蛋白结合率	乳汁/血液比	脑脊液/血液比	起效时间	消除半衰期	血浆浓度达峰时间	分子量
100%	10～11 L	99%	暂无	暂无	30 min	2～5 h	1～3 h	445.54

十二、贮藏

片剂、缓释胶囊：遮光、密封，干燥处保存。

胶囊、缓释片：遮光，密封保存。

控释片：密封，30℃以下干燥处保存。

格列美脲

一、制剂与规格

片剂[保]：1 mg [基]；2 mg [基]；3 mg。

分散片、胶囊[保]：1 mg；2 mg。

二、临床应用与适应证

适用于控制饮食、运动疗法及减轻体重均不能充分控制血糖的 2 型糖尿病。

三、用法与用量

- **成人：**
  - **口服：**起始剂量，每日 1 mg。逐步增加剂量。通常每日剂量为 1～4 mg。每日剂量大于 6 mg 仅对少数患者更有效。
- **老年人：**无特别指导，或遵医嘱。
- **儿童：**尚缺乏儿童用药安全性和有效性的研究资料。

◆ **妊娠期及哺乳期妇女**：妊娠期妇女禁用。哺乳期妇女禁用。

四、最佳服药方式以及漏服处理

◆ **最佳服药方式**：通常本药按一日1次给药，推荐于早餐前服用。服药后应进餐。

◆ **漏服处理**：如果发生漏服，不得通过之后服用更大剂量的药物来纠正。

五、禁忌证

◆ **禁用**：对格列美脲、其他磺脲类、其他磺胺类或本品中任何成分过敏者；妊娠期妇女；哺乳期妇女；1型糖尿病，糖尿病昏迷，酮症酸中毒患者。

六、注意事项

1. 用药期间饮酒可能影响药物的降糖作用，还可能引起低血糖。
2. 格列美脲可能导致被晒伤，应做好防晒措施。
3. 低血糖或高血糖可能导致警惕性和反应能力受损，从而可能影响例如驾驶或操作机器的能力。

七、不良反应

◆ **常见不良反应**：低血糖（4%～19.7%），恶心（5%），乏力，眩晕（5%），头痛（8.2%）。

八、药物过量与处理

◆ **过量的表现**：急性药物过量以及长期以过高剂量格列美脲治疗可能导致危及生命的重度低血糖。

◆ **过量的处理**：同“二甲双胍”。

九、检查或监测

定期检查空腹血糖、尿糖、糖化血红蛋白以确定最低有效剂量。监测肾功能。

十、药物相互作用

作用分级	药物
严重	氨基乙酰丙酸（口服或局部用药）、乙醇、甲基氨基乙酰丙酸盐

十一、药效学与药动学

- **药效学**：本药属于磺酰脲类口服降糖药，其降血糖的主要机制为刺激胰岛 β 细胞分泌胰岛素，可能也与提高周围组织对胰岛素的敏感性相关。
- **药动学**：

口服生物利用度	分布容积	蛋白结合率	乳汁/血液比	脑脊液/血液比	起效时间	消除半衰期	血浆浓度达峰时间	分子量
100%	8.8 L	>99.5%	暂无	暂无	1 h	5～9 h	2～3 h	490.6

十二、贮藏

片剂：遮光、密封，在干燥处保存。**胶囊**：密封，在干燥处保存。

格列喹酮

一、制剂与规格

片剂、分散片、胶囊[保基]：30 mg。

二、临床应用与适应证

用于 2 型糖尿病。

三、用法与用量

- **成人**：**口服**。一般日剂量为 15 ～ 120 mg。
- **老年人、儿童**：尚不明确。
- **妊娠期及哺乳期妇女**：禁用。

四、最佳服药方式以及漏服处理

- **最佳服药方式**：应在餐前半小时服用（日剂量低于 30 mg 时，一日 1 次，于早餐前服；高于 30 mg 时应分 2 ～ 3 次于餐前服）。

五、禁忌证

1 型糖尿病（即胰岛素依赖型糖尿病）；糖尿病昏迷或昏迷前期；糖尿病合并酸中毒或酮症；对磺胺类药物过敏者；妊娠、

哺乳期及晚期尿毒症患者。

六、注意事项

1. 严重肾功能不全时，应改用胰岛素治疗。

2. 胃肠反应一般为暂时性的，随着治疗继续而消失。一旦有皮肤过敏反应，应停用本品。

七、不良反应

极少数人有皮肤过敏反应、胃肠道反应、轻度低血糖反应及血液系统方面改变的报道。

八、药物过量与处理

- **过量的表现：**过量用药可引起低血糖。
- **过量的处理：**若发生低血糖，一般只需进食糖、糖果或甜饮料即可纠正，如仍不见效，应立即就医静脉给予葡萄糖。

九、药物相互作用

作用分级	药物
严重	α 干扰素、β 干扰素、γ 干扰素、倍他米松、醋酸甲泼尼龙、醋酸泼尼松、氨基水杨酸、氨基比林、阿米替林、氨丁三醇、阿司匹林、阿罗洛尔、奥曲肽、比索洛尔、布洛芬、丙磺舒、吡罗昔康、布地奈德、多西环素、地塞米松、地屈孕酮、氟比洛芬、磺胺异噁唑、环孢素、可的松、氯霉素、利福平、美托洛尔等

十、药效学与药动学

- **药效学：**本药为第二代口服磺脲类降糖药，可高活性亲和胰岛 β 细胞，与胰岛 β 细胞膜上的特异性受体结合，诱导产生适量的胰岛素，降低血糖。
- **药动学：**

口服生物利用度	分布容积	蛋白结合率	乳汁/血液比	脑脊液/血液比	起效时间	消除半衰期	血浆浓度达峰时间	分子量
暂无	暂无	暂无	暂无	暂无	1 h	1.5 h	2 ～ 2.5 h	527.64

十一、贮藏

片剂：遮光，密封保存。

分散片：遮光、密封，25℃以下保存。
胶囊：密封，在阴凉干燥处保存。

格列齐特

一、制剂与规格

片剂[保][基]：80 mg。分散片[保]：40 mg。缓释片[保]：30 mg。胶囊[保]：40 mg。缓释胶囊[保]：30 mg。

片剂（Ⅱ）[保][基]：80 mg。

二、临床应用与适应证

用于单用饮食控制、运动治疗和减轻体重不足以控制血糖水平的成人 2 型糖尿病患者。

三、用法与用量

- ◆ **成人**：口服
- • 普通制剂：初始剂量为一次 40 ～ 80 mg，一日 1 ～ 2 次，以后根据血糖水平调整至一日 80 ～ 240 mg，分 2 ～ 3 次服用。
- • 缓释制剂：推荐初始剂量为一日 30 mg（相当于普通制剂一日 80 mg），最大剂量不得超过每日 120 mg。
- ◆ **老年人**：使用本药普通制剂时应酌减剂量，使用本药缓释制剂时剂量方案同 65 岁以下患者。
- ◆ **儿童**：尚未确定。
- ◆ **妊娠期及哺乳期妇女**：妊娠期妇女禁用，哺乳期妇女禁用。

四、最佳服药方式以及漏服处理

- ◆ **最佳服药方式**：缓释制剂，建议在早餐时服药。普通制剂建议餐前 30 min 左右服用。
- ◆ **漏服处理**：如某日忘记服用药物，第二日服药剂量不得增加。

五、禁忌证

- ◆ **禁用**：已知对格列齐特或其中某一种赋形剂、其他磺脲类、磺胺类药物过敏者；严重肝、肾功能不全者；1 型糖尿病患者；糖尿病酮症酸中毒、糖尿病昏迷前期和昏迷患者；妊娠期妇女；哺乳期妇女；应用咪康唑治疗者。

六、注意事项

1. 肝功能不全或严重肾功能不全患者，格列齐特的药动学和（或）药效学可能发生改变，导致低血糖持续时间长。

2. 在接受氟喹诺酮类药物联合治疗的糖尿病患者（特别是老年患者）中，有血糖紊乱（包括低血糖和高血糖）的报告。所有同时服用本品和氟喹诺酮类药物的患者，应密切监测血糖。

七、不良反应

- **较为常见的不良反应**：低血糖，恶心，呕吐，消化不良，腹泻，便秘等。

八、药物过量与处理

- **过量的表现**：磺脲类药物过量可导致低血糖。
- **过量的处理**：同“二甲双胍”。本药与蛋白质结合牢固，透析对清除本药无效。

九、检查或监测

应定期检测血糖、尿糖、糖化血红蛋白。

十、药物相互作用

作用分级	药物
禁忌	咪康唑
严重	α 干扰素、β 干扰素、γ 干扰素、倍他米松、醋酸甲泼尼龙、醋酸泼尼松、氨基水杨酸、氨基比林、阿米替林、氨丁三醇、阿司匹林、阿罗洛尔、阿卡波糖、奥曲肽、比索洛尔、布洛芬、丙磺舒、吡罗昔康、布地奈德、多西环素、地塞米松、地屈孕酮、甲羟孕酮、氟比洛芬、磺胺异噁唑、环孢素、可的松、氯霉素、利福平、美托洛尔等

十一、药效学与药动学

- **药效学**：本药为第二代磺脲类降糖药，能选择性作用于胰岛 β 细胞，促进胰岛素分泌，并增加进食葡萄糖后的胰岛素释放量，使肝糖生成和输出受到抑制。

◆ **药动学：**

口服生物利用度	分布容积	蛋白结合率	乳汁/血液比	脑脊液/血液比	起效时间	消除半衰期	血浆浓度达峰时间	分子量
暂无	30 L	95%	暂无	暂无	暂无	10～12 h	3～4 h	323.4

十二、贮藏

缓释片：密封保存。

瑞格列奈

一、制剂与规格

片剂[保]：0.5 mg；1 mg；2 mg [基]。

二、临床应用与适应证

用于饮食控制、降低体重及运动锻炼不能有效控制高血糖的 2 型糖尿病患者。单独使用二甲双胍不能有效控制其高血糖时，瑞格列奈可与二甲双胍合用有协同作用。通过饮食控制就能很好控制血糖的 2 型糖尿病患者一旦出现短暂的控制失败时，短期使用瑞格列奈可有效控制血糖。

三、用法与用量

◆ **成人：起始剂量** 0.5 mg，可每周或每两周作调整。换用本药治疗的起始剂量为 1 mg。**维持剂量** 最大的单次剂量为 4 mg，随餐服用。最大日剂量不应超过 16 mg。患者能直接由其他口服降血糖药（OHA）转用本药，但本药与其他口服降血糖药无明确剂量关系。

◆ **老年人、儿童、妊娠期及哺乳期妇女：**75 岁以上患者不宜使用。12 岁以下儿童禁用。妊娠或哺乳期妇女禁用。

四、最佳服药方式以及漏服处理

◆ **最佳服药方式：**餐前 0～30 min 内。患者误餐（或加餐）应针对此餐相应减少（或增加）1 次服药。

◆ **漏服处理：**餐后，立即补服；如果两餐之间，监测血糖的结果决定是否减量补服；下一餐时间则无需补服，但需要测餐前血糖，若升高不明显就无须改变用药和进餐量，若血糖升高明显可以适当减少下一餐的餐量，使血糖尽快恢复到正常范围，减少漏服药的影响。

五、禁忌证

- **禁用**：对瑞格列奈或瑞格列奈片中的任何辅料过敏的患者；1 型糖尿病患者（胰岛素依赖型，IDDM），C– 肽阴性糖尿病患者；糖尿病酮症酸中毒患者；妊娠或哺乳期妇女；12 岁以下儿童；严重肾功能或肝功能不全患者；与 CYP2A4 抑制剂或诱导剂合并治疗时；伴随使用吉非贝齐时。

六、注意事项

1. 在发生应激反应时，如发热、外伤、感染或手术，可能会出现高血糖。有必要停止服用本药而进行短期胰岛素治疗。

2. 乙醇可加重本品导致的低血糖症状，并延长低血糖反应的持续时间。

3. 虚弱或营养不良的特殊群体，建议进行谨慎的剂量调整。

4. 肝、肾功能损伤患者应延长剂量调整间期，对患者的反应进行充分评估。

5. 瑞格列奈的 2 型糖尿病患者在合并使用替利霉素或甲氧苄啶时应密切监测血糖。

七、不良反应

- **较为常见的不良反应**：低血糖，严重者导致低血糖昏迷；腹痛、腹泻、恶心、腹胀等；肝损害、急性肝损害、瘀胆型肝炎；皮肤瘙痒、发红、荨麻疹等。

八、药物过量与处理

- **过量的表现**：降血糖作用的增大及出现头晕、出汗、震颤、头痛等低血糖症状。
- **过量的处理**：中轻度的低血糖可口服碳水化合物，严重的低血糖伴有癫痫、意识丧失和昏迷，应静脉输入葡萄糖。

九、检查或监测

检测糖化血红蛋白（HbA1c）或餐后 1 ～ 2 h 血糖。

十、药物相互作用

作用分级	药物
禁忌	• 吉非贝齐 • CYP2A4 抑制剂或诱导剂
严重	• 发生低血糖的危险性增加：二甲双胍 • 可能增强和（或）延长瑞格列奈的降血糖作用：甲氧苄啶、利福平、酮康唑、磺吡酮、伊曲康唑、氟康唑、红霉素、米比法地儿、克拉霉素、环孢素、替利霉素、氨普那韦、沙奎那韦、利托那韦、地拉罗司、氯吡格雷，其他类型抗糖尿病药物，单胺氧化酶抑制剂（MAOI），非选择性 β 受体阻滞剂，血管紧张素转化酶（ACE）抑制剂，水杨酸盐，非类固醇抗炎剂，奥曲肽，酒精以及促合成代谢的激素、替利霉素、硝苯地平、维拉帕米、吉非罗齐、罗格列酮 • 可能掩盖低血糖症状：β 受体阻滞剂

十一、药效学与药动学

药效学：本药为氨基甲酰甲基苯甲酸衍生物，为非磺脲类促胰岛素分泌降糖药，为短效胰岛素促泌剂，其促进胰岛素分泌及降低餐后血糖的作用较磺脲类药快。

药动学：

口服生物利用度	分布容积	蛋白结合率	乳汁/血液比	脑脊液/血液比	起效时间	消除半衰期	血浆浓度达峰时间	分子量
63%	30 L	98%以上	暂无	暂无	30 min	4～6 h	60～90 min	452.6

十二、贮藏

密封，置阴凉处。

那格列奈

一、制剂与规格

片剂[保] 60 mg；120 mg。胶囊[保]：30 mg。

二、临床应用与适应证

本药可单独用于经饮食和运动不能有效控制高血糖的 2 型糖尿病患者。也可用于使用二甲双胍不能有效控制高血糖的 2 型糖尿病患者，采用与二甲双胍联合应用，但不能替代二甲双胍。不适用于对磺脲类降糖药治疗不理想的 2 型糖尿病患者。

三、用法与用量

- **成人**：口服。餐前 120 mg，可单独应用，也可与二甲双胍联合应用（最大推荐剂量为 180 mg，每日 3 次）。对于治疗初始时 HbA1c 水平接近治疗目标（即 HbA1c ＜ 7.5%）的患者，可采用单独应用或者与二甲双胍联合应用，餐前服用那格列奈 60 mg，根据治疗的效果调整剂量。
- **老年人**：无需调整剂量。
- **儿童**：不推荐儿童使用。
- **妊娠期及哺乳期妇女**：应采取非常有效的避孕措施，妊娠期间不应使用。不应用于哺乳期妇女。

四、最佳服药方式以及漏服处理

- **最佳服药方式**：早餐、午餐和晚餐餐前 30 min 内服用。
- **漏服处理**：
- 餐时发现漏服，立即补服，并将进餐往后推半小时；也可偶尔一次餐前直接服用，但要适当减少药量。
- 两餐之间发现漏服，需立即测血糖，若血糖轻微升高，可以增加活动量而不再补服；若血糖明显升高，可以减量补服，但不能把漏服的药物加到下一次一起服。
- 下一餐前发现漏服，不用补服。测餐前血糖，如果血糖轻微升高，就按原剂量服药；若血糖升高明显，可以适当增加餐前用药剂量或减少这一餐的进食量，使血糖尽快恢复到正常范围，减少漏服药物造成的影响。

五、禁忌证

- **禁用**：对那格列奈的活性成分或任何赋型剂过敏；1 型糖尿病患者；糖尿病酮症酸中毒患者；妊娠或哺乳期妇女；儿童患者。

六、注意事项

1. 剧烈运动、饮酒、腹泻、呕吐、进食减少或合用其他抗糖尿病药物时，易发低血糖。

2. 本药必须早、午、晚餐前服用，以减少低血糖的危险。不准备进食时，不可服用。

3. 不推荐用于伴有中重度肝功能损害的患者，有明显肝损伤时，应采用胰岛素治疗。

七、不良反应

- **较为常见的不良反应**：心悸、恶心、无力、疲劳、食欲增加、头晕、震颤、多汗等低血糖症；腹痛、消化不良、腹泻等胃肠道不适；头痛以及糖尿病人群可能同时伴发的一些临床症状（如呼吸道感染）等；心悸、雷诺现象、水肿和液体潴留。

八、药物过量与处理

- **过量的表现**：药物过量可增强降血糖作用，出现低血糖症状。
- **过量的处理**：本药对不伴有意识丧失或神经症状的低血糖症状，可通过口服葡萄糖、调整药物剂量和（或）进食来治疗。出现昏迷、癫痫发作或其他神经症状的低血糖反应需静脉注射葡萄糖来治疗。本药的蛋白结合率较高，因此透析不是一个将其从血液中清除的有效方法。

九、检查或监测

定期监测血糖。

十、药物相互作用

作用分级	药物
禁忌	磺脲类降糖药

十一、药效学与药动学

- **药效学**：本药为短效胰岛素促泌剂，降低血糖。本药促胰岛素分泌作用依赖于葡萄糖水平，在葡萄糖水平较低时，促胰岛素分泌减弱。
- **药动学**：

口服生物利用度	分布容积	蛋白结合率	乳汁/血液比	脑脊液/血液比	起效时间	消除半衰期	血浆浓度达峰时间	分子量
72%～90% 以上	暂无	99%	暂无	暂无	暂无	1.5 h	1 h 内	317.43

十二、贮藏

遮光，密封，在干燥处保存。

米格列奈

一、制剂与规格

片剂、胶囊[保]：5 mg；10 mg。

二、临床应用与适应证

改善 2 型糖尿病患者餐后高血糖，仅限用于经饮食、运动疗法不能有效控制血糖的患者或在饮食、运动疗法的基础上加用 α－葡萄糖苷酶抑制剂后仍不能有效控制血糖且空腹血糖值在 126 mg/dl 以上，或者餐后 1～2 h 血糖在 200 mg/dl 以上的患者。

三、用法与用量

- **成人**：口服，每次 10 mg，一日 3 次。须于临餐前（5 min 以内）口服。
- **老年人**：应根据症状从低剂量开始（每次 5 mg）用药并注意监测血糖值，慎重给药。
- **儿童**：尚不明确。
- **妊娠期及哺乳期妇女**：妊娠或可能妊娠的妇女禁用。使用本药时应停止哺乳。

四、最佳服药方式以及漏服处理

- **最佳服药方式**：餐前 5 min 内口服。
- **漏服处理**：同“瑞格列奈”。

五、禁忌证

- **禁用**：对米格列奈成分有过敏史的患者；严重酮症，糖尿病性昏迷或昏迷前期，1 型糖尿病患者；严重感染，围术期，重度外伤患者；妊娠妇女或有妊娠可能的妇女。

六、注意事项

不可与磺脲类制剂合用。

七、不良反应

- **较为常见的不良反应**：低血糖症状，如眩晕、饥饿感、颤抖、乏力、意识丧失、出冷汗、发汗、意识模糊、倦怠、眼皮沉重、打哈欠等；口渴、恶心、胃部不适感、胃痛、胃溃疡、腹胀、腹痛、便秘、腹泻等消化道症状；头痛、嗜睡、麻木、精神紧张、情绪亢进等；肌肉痛、关节痛、下肢痉挛、行走困难；水肿、脱发；丙酮酸升高。

八、药物过量与处理

- **过量的表现**：尚无相关的研究资料。药物过量可能增加降血糖作用，出现低血糖症状。
- **过量的处理**：用药过量时应对症处理，基于本药的药动学特性，需对患者进行长期监测。

九、检查或监测

监测血糖。

十、药物相互作用

作用分级	药物
禁忌	● 胰岛素增敏剂（盐酸吡格列酮）、双胍类制剂（盐酸二甲双胍）
严重	α-葡萄糖苷酶抑制剂（伏格列波糖等）、胰岛素增敏剂（盐酸吡格列酮）、水杨酸制剂（阿司匹林等）、氯贝丁酯（安妥明）等、磺胺类药物（磺胺甲噁唑等）、β 受体阻滞剂（普萘洛尔等）、单胺氧化酶抑制剂、蛋白同化激素（美雄诺龙等）、四环素类（盐酸四环素、盐酸米诺环素等）

十一、药效学与药动学

- **药效学**：米格列奈是一种茴苯酸类抗糖尿病药，促进胰岛素分泌，降低血糖。
- **药动学**：

口服生物利用度	分布容积	蛋白结合率	乳汁/血液比	脑脊液/血液比	起效时间	消除半衰期	血浆浓度达峰时间	分子量
72%	暂无	96%	暂无	暂无	暂无	1.2 h	0.23 ~ 0.28 h	704.91

十二、贮藏

遮光，密封，25℃以下保存。

阿卡波糖

一、制剂与规格

片剂[保]：50 mg；100 mg [基]。

二、临床应用与适应证

配合饮食控制用于治疗 2 型糖尿病；降低糖耐量减低者的餐后血糖。

三、用法与用量

- **成人**：口服 50 mg，一日 3 次，以后逐渐增加至一次 100 mg，一日 3 次。个别情况下，可增加至 200 mg，一日 3 次。
- **老年人**：对于 65 岁以上老年患者无须改变服药的剂量和次数。
- **儿童**：本药不应使用于 18 岁以下的患者。
- **妊娠期及哺乳期妇女**：妊娠期及哺乳期妇女禁用。

四、最佳服药方式以及漏服处理

- **最佳服药方式**：餐前即刻整片（整粒）吞服或与前几口食物一起咀嚼服用。
- **漏服处理**：同“那格列奈”。

五、禁忌证

- **禁用**：对阿卡波糖和（或）非活性成分过敏者；妊娠、哺乳期妇女；炎性肠病，特别是伴有溃疡和胃肠道梗阻患者；有明显消化和吸收障碍的慢性胃肠功能紊乱患者；严重肾功能损害（肌酐清除率 25 ml/min）的患者；肝损伤患者；18 岁以下的患者。

六、注意事项

本药可使蔗糖分解为果糖和葡萄糖的速度更加缓慢，因此如果发生急性低血糖，不宜使用蔗糖，而应使用葡萄糖纠正低血糖反应。

七、不良反应

胃肠道功能紊乱，导致胃肠胀气和肠鸣音、腹泻和腹胀；在接受阿卡波糖每日 150 ～ 300 mg 治疗的患者，观察到个别患者发生与临床有关的肝功能检查异常（超过正常值高限 3 倍），多为一过性。

八、药物过量与处理

- **过量的表现**：①当过量的阿卡波糖与含碳水化合物（多聚糖、低聚糖、二糖）的食物或饮料一起服用时，会发生严重的胃肠胀气和腹泻；空腹过量阿卡波糖，一般情况下不会发生胃肠道反应。②在接受阿卡波糖每日 150 ～ 300 mg 治疗的患者，观察到个别患者发生与临床有关的肝功能检查异常（超过正常值高限 3 倍），多为一过性，极个别情况可出现黄疸和（或）肝炎合并肝损害。
- **过量的处理**：①停药后恢复正常。②当服用了过量的阿卡波糖时，在随后的 4 ～ 6 h 内要避免饮用或食用含碳水化合物的食物。

九、检查或监测

监测肝功能。

十、药物相互作用

作用分级	药物
严重	• 合用引起低血糖：其他降糖药、阿司匹林、氯贝丁酯、芬氟拉明、氟西汀、单胺氧化酶抑制剂、三环类抗抑郁药等 • 减弱降糖作用：抗酸剂、新霉素、考来酰胺、肠道吸附剂和消化酶类制剂、酚噻嗪类、儿茶酚胺衍生物、利尿剂、钙通道阻滞剂、苯妥英（二苯乙内酰脲）、口服避孕药等

十一、药效学与药动学

- **药效学**：本药是一种生物合成的假性四糖，属于口服降血糖药。对小肠壁细胞刷状缘的 α－葡萄糖苷酶的活性具有抑制作用，从而延缓了肠道内多糖、寡糖或双糖的降解，可降低多糖及蔗糖分解生成葡萄糖，减少并延缓吸收入血速度，能起到明显降低餐后高血糖的作用。

◆ **药动学**：

口服生物利用度	分布容积	蛋白结合率	乳汁/血液比	脑脊液/血液比	起效时间	消除半衰期	血浆浓度达峰时间	分子量
1%～2%	暂无	低	暂无	暂无	不清	9.6 h	3.7 h	645.63

十二、贮藏

遮光、密封、在阴凉处保存。

伏格列波糖

一、制剂与规格

片剂、胶囊[保]：0.2 mg。

二、临床应用与适应证

改善糖尿病患者餐后高血糖。适用于患者接受饮食疗法、运动疗法没有得到明显效果时，或者患者除饮食疗法、运动疗法外联合口服降血糖药物或胰岛素制剂后，血糖仍不能满意控制的患者。

三、用法与用量

◆ **成人**：口服 1 次 0.2 mg，一日 3 次，疗效不明显时根据临床观察可将每次用量增至 0.3 mg。

◆ **老年人**：从小剂量开始用药（1 次 0.1 mg）。

◆ **儿童**：对儿童用药的安全性尚未确立。

◆ **妊娠期及哺乳期妇女**：妊娠或有可能妊娠的妇女，只有在判定治疗的有益性大于危险性时才可用药。尽可能避免哺乳期妇女用药，不得不用药时应停止哺乳。

四、最佳服药方式以及漏服处理

◆ **最佳服药方式**：餐前口服（咀嚼后咽下），服药后即刻进餐。

◆ **漏服处理**：同“阿卡波糖”。

五、禁忌证

◆ **禁用**：对本品的成分有过敏史的患者；伴有严重酮症酸

中毒、糖尿病昏迷或昏迷前的患者；伴有严重感染的2型糖尿病患者；手术前后或严重创伤的患者。

六、注意事项

1. 本药只用于已明确诊断为糖尿病的患者，必须注意葡萄糖耐量异常和尿糖阳性等（肾性糖尿、老年性糖代谢异常、甲状腺功能异常等）也会出现糖尿病样症状。

2. 餐后血糖得到充分控制（静脉血浆中餐后2 h血糖值降到160 mg/dl以下）、饮食疗法、运动疗法或并用口服降糖药或胰岛素制剂就能够充分控制血糖时，应停止服用本药并注意观察。

3. 用药2～3个月后，控制餐后血糖的效果不满意（餐后2 h静脉血浆的血糖值不能控制在200 mg/dl以下），必须考虑换用其他更合适的治疗方法。

七、不良反应

◆ **较为常见的不良反应**：与其他糖尿病药物合用时，可导致低血糖；可见高钾血症、血清淀粉酶升高、高密度脂蛋白降低；有恶心、胃灼热、腹泻、腹胀、腹痛、食欲不振、肠鸣音增强、排气增加、稀便、便秘等；谷草转氨酶、谷丙转氨酶、LDH、ALP等升高；有发热感、乏力、多汗、脱毛及颜面等部位水肿；贫血。

八、药物过量与处理

◆ **过量的表现**：目前尚未见本品药物过量的研究资料及相关文献。

◆ **过量的处理**：用药过量一般不需要特殊处理，也可使用活性炭吸附，或洗胃以减少药物在胃肠道内的作用，对于轻中度低血糖可采取口服葡萄糖，严重低血糖，可静脉补充葡萄糖。用药期间定期监测血糖。

九、检查或监测

监测血糖。

十、药效学与药动学

◆ **药效学**：本品为α–葡萄糖苷酶抑制剂，为口服降血糖药。选择性抑制肠道内双糖类分解酶α–葡萄糖苷酶，阻碍、延迟双糖水解、糖分的消化和吸收，从而改善餐后高血糖。

◆ **药动学**：

口服生物利用度	分布容积	蛋白结合率	乳汁/血液比	脑脊液/血液比	起效时间	消除半衰期	血浆浓度达峰时间	分子量
1%～2%	无	1%～7%	无	暂无	1 h	犬：16 h	大鼠：1 h 犬：4～6 h	267.28

十一、贮藏

密封，常温（10～30℃）干燥处保存。

米格列醇

一、制剂与规格

片剂[保]：25 mg；50 mg。

二、临床应用与适应证

配合饮食控制和运动，用于2型糖尿病患者血糖控制。单独或与磺脲类药物合用。

三、用法与用量

◆ **成人**：初始剂量，一次25 mg，一日3次（为了减轻胃肠道的不良反应，有的患者在开始时采用25 mg，一日1次逐渐增加至一日3次）。维持剂量，一次50 mg，一日3次。最大剂量，一次100 mg，一日3次。使用初始剂量4～8周后，剂量应增至维持剂量，维持时间大约3个月，随后应检测糖化血红蛋白（HbA1c）水平。一旦获得有效耐受量，就应维持此剂量。

◆ **老年人**：本药有效性与安全性在青年人与老年人之间并不显著。

◆ **儿童**：儿童不宜使用。

◆ **妊娠期及哺乳期妇女**：只有明确需要时方可用于妊娠期妇女。不推荐用于哺乳期妇女，如确需服用，建议哺乳期妇女用药时暂停哺乳。

四、最佳服药方式以及漏服处理

- **最佳服药方式**：每次正餐开始时服用。
- **漏服处理**：同“瑞格列奈”。

五、禁忌证

- **禁用**：对米格列醇或其成分过敏者；糖尿病酮症酸中毒者；炎性肠病，结肠溃疡，不完全性肠梗阻，易出现感染性肠梗阻者；慢性肠道疾病伴有明显胃肠功能失调，或进一步加重出现肠胀气者。
- **慎用**：伴有严重肾功能低下的糖尿病患者（血肌酐＞2.0 mg/dl）。

六、注意事项

1. 低血糖症：由于米格列醇的作用机制使得单独用药时不会引起餐后或快速低血糖症，轻中度低血糖症通常采用口服葡萄糖。米格列醇可抑制蔗糖水解为葡萄糖或果糖，因此蔗糖不宜作为快速纠正低血糖症的药物来使用。严重的低血糖症需要静脉滴注葡萄糖或注射胰高血糖素。

2. 与磺脲类药物或胰岛素联用，可能导致血糖浓度进一步降低，增加了发生低血糖症的风险。

3. 血糖控制失调：当糖尿病患者伴有发热、外伤、感染或手术时，会产生暂时性的血糖控制失调。必须进行临时胰岛素治疗。

4. 伴有严重肾功能低下的糖尿病患者不推荐使用米格列醇。

5. 可影响糖原代谢，可能抑制肝糖原分解，空腹用药过量可能发生低血糖。

七、不良反应

- **较为常见的不良反应**：腹痛、腹泻、胃胀气，其中腹痛和腹泻的发生率随持续给药而降低；皮疹，多为一过性；患者血清铁含量降低，大多数患者为一过性且不伴有血红蛋白降低和其他血液学指标的异常。

八、药物过量与处理

- **过量的表现**：过量使用米格列醇不会导致低血糖症。但可能会引起暂时性的胃胀气、腹泻和腹部不适。

九、检查或监测

定期检测血糖。

十、药物相互作用

作用分级	药物
严重	• 生物利用度降低：雷尼替丁、普萘洛尔 • 血药浓度降低：地高辛 • 降低米格列醇作用：活性炭、淀粉酶、胰酶

十一、药效学与药动学

- **药效学：**本药属第二代 α－葡萄糖苷酶抑制剂。
- **药动学：**

口服生物利用度	分布容积	蛋白结合率	乳汁/血液比	脑脊液/血液比	起效时间	消除半衰期	血浆浓度达峰时间	分子量
50%～70%	0.18 L/kg	＜4%	暂无	暂无	暂无	约 2 h	2～3 h	207.2

十二、贮藏

密封，在凉暗处（避光并不超过 20℃）保存。

达格列净

一、制剂与规格

片剂：5 mg；10 mg 基。

二、临床应用与适应证

在饮食和运动基础上，单药用于 2 型糖尿病成人患者改善血糖控制。

三、用法与用量

- **成人：**口服 5 mg，每日 1 次，晨服，不受进食限制。对于需加强血糖控制且耐受 5 mg 每日 1 次的患者，剂量可增加至 10 mg。
- **老年人：**不建议按年龄调整本药给药剂量。
- **儿童：**尚未确定达格列净在 18 岁以下儿童患者中的安全

性与疗效。

- **妊娠期及哺乳期妇女**：未在妊娠期妇女中对本药进行充分严格的对照研究。应权衡评估治疗对母亲的重要性，再决定是否终止哺乳或停用本药。

四、最佳服药方式以及漏服处理

- **最佳服药方式**：早晨服用，不受进食限制，可与或不与食物同服。
- **漏服处理**：随即按原剂量进行补服。

五、禁忌证

- **禁用**：重度肾损害 eGFR < 30 ml/(min · 1.73 m^2) 患者；终末期肾病 (ESRD) 或需要透析的患者；活动性膀胱癌患者。

六、注意事项

1. 本药不适于治疗 1 型糖尿病或糖尿病酮症酸中毒。

2. 对于接受本药治疗且出现重度代谢性酸中毒症状和体征的患者，无论血糖水平如何，均应评估其是否出现酮症酸中毒，如疑似酮症酸中毒，则应停用本药，且应对患者进行评估并迅速开始治疗。

七、不良反应

- **较为常见的不良反应**：酮症酸中毒；急性肾损伤和肾功能损害；尿脓毒症和肾盂肾炎；生殖器真菌感染；泌尿系统感染、膀胱炎等；尿频、多尿和尿量增加；有渗透性利尿作用，可能出现容量不足的相关症状，如脱水、低血容量、直立 (体位) 性低血压等；LDL–C 升高；膀胱功能异常或膀胱癌风险。

八、检查或监测

监测血糖、肾功能、低血压症状和体征、LDL–C。

九、药物相互作用

作用分级	药物
严重	利尿药、ACE 抑制剂、ARB、非甾体抗炎药

十、药效学与药动学

- **药效学**：达格列净属钠-葡萄糖协同转运蛋白 2（SGLT2）抑制剂，增加尿糖排泄。
- **药动学**：

口服生物利用度	分布容积	蛋白结合率	乳汁/血液比	脑脊液/血液比	起效时间	消除半衰期	血浆浓度达峰时间	分子量
50%～78%	暂无	91%	暂无	暂无	暂无	12.9 h	2 h	502.98

十一、贮藏

密闭，不超过 30℃保存。

利拉鲁肽

一、制剂与规格

注射剂[基][保]：3 ml：18 mg（预填充注射器）。

二、临床应用与适应证

本品适用于成人 2 型糖尿病患者控制血糖。适用于单用二甲双胍或磺脲类药物最大可耐受剂量治疗后血糖仍控制不佳的患者，与二甲双胍或磺脲类药物联合应用。

三、用法与用量

- **成人**：利拉鲁肽的起始剂量为每天 0.6 mg。至少 1 周后，剂量应增加至 1.2 mg。推荐每日剂量不超过 1.8 mg。
- **老年人**：年龄不会对利拉鲁肽的药代动力学产生与临床相关的影响，无需根据年龄进行剂量调整。
- **妊娠期及哺乳期妇女**：禁用。
- **儿童**：不推荐本品用于 18 岁以下儿童和青少年。

四、最佳给药方式

推荐本品于每天同一时间注射，每日注射一次，无需根据进餐时间给药。本品经皮下注射给药，注射部位可选择腹部、大腿或者上臂。

五、禁忌证

- **禁用**：对本品活性成分或者本品中任何其他辅料过敏者。

六、注意事项

1. 本品并非胰岛素替代物。

2. 目前不推荐本品用于心功能分级为Ⅳ级的充血性心力衰竭患者。

3. 联合磺脲类药物治疗的患者发生低血糖的风险可能增加。减少磺脲类药物的剂量可以降低低血糖的风险。

4. 接受本品治疗的患者，应告知其治疗期间有发生胃肠道不良反应相关性脱水的潜在风险。

七、不良反应

鼻咽炎，支气管炎，低血糖，厌食，食欲下降，头痛，头晕，胃肠道不适，皮疹等。

八、药物过量与处理

- **过量的表现**：药物过量的剂量高达推荐剂量的 40 倍（72 mg）时，患者出现重度恶心、呕吐、腹泻。无重度低血糖的反应。所有患者均可恢复并且未出现并发症。
- **过量的处理**：如果药物过量，应当根据患者的临床症状和体征采取适当的支持治疗。

九、药物相互作用

作用分级	药物
禁忌	添加至本品的物质可能会导致利拉鲁肽的降解。在未进行配伍禁忌研究的情况下，本品不得与其他药品混合

十、药效学与药动学

- **药效学**：利拉鲁肽为胰升血糖素样肽 1（GLP-1）受体激动剂，能够促进胰岛素生物合成和分泌，抑制胰升血糖素分泌，可改善 β 细胞功能，并有减轻体重的药效。
- **药动学**：

皮下注射绝对生物利用度	分布容积	蛋白结合率	乳汁/血液比	脑脊液/血液比	起效时间	消除半衰期	血浆浓度达峰时间	分子量
55%	11～17 L	＞98%	暂无	暂无	暂无	13 h	8～12 h	3751.20 Da

十一、贮藏

本品应冷藏于2～8℃冰箱中（勿接近冰箱的冷冻室）。不可冷冻。首次使用后，应在30℃以下贮藏或冷藏在2～8℃冰箱中，首次使用后的有效期为1个月。

吡格列酮

一、制剂与规格

片剂[保]：15 mg；30 mg[基]。胶囊剂[保]：15 mg。分散片：15 mg；30 mg。

二、临床应用与适应证

2型糖尿病患者，可单独使用，亦可与其他药物联用。

三、用法与用量

- **成人**：口服给药 ①单药治疗起始剂量为15 mg或30 mg一日1次，必要时可增加至一日45 mg。②联合治疗：如果患者对单药治疗反应不佳，应考虑联合治疗。起始剂量为15～30 mg一日1次，同时继续使用胰岛素、二甲双胍或磺脲类抗糖尿病治疗。
- **老年人、儿童、妊娠期及哺乳期妇女**：老年人通常生理功能减退，宜从一次15 mg，一日1次开始服用。儿童用药的安全性和有效性尚不明确。尚无女性使用本药足够且控制良好的研究，FDA分级为C级，妊娠期妇女用药应权衡利弊。本药可随动物乳汁排泄，哺乳期妇女不宜使用。

四、最佳服药方式以及漏服处理

- **最佳服药方式**：一般在早餐前服用，也可以与餐同服，服药与进食无关。本药与或不与食物同服应始终保持一致，如选择餐前服药，则始终餐前服用。

◆ **漏服处理**：如漏服一次，第二天不可用双倍剂量。

五、禁忌证

◆ **禁用**：心力衰竭；严重酮症或 1 型糖尿病患者；严重肝功能障碍的患者；严重肾功能障碍的患者；严重感染症，手术前后，或严重创伤的患者；对本品成分有过敏史的患者；膀胱癌，可见肉眼血尿的患者；心功能 Ⅲ 级或者 Ⅳ 级的患者。

六、注意事项

1. 本药可促使排卵，绝经前不排卵的女性应采取避孕措施。

2. 开始使用本药和用药剂量增加时，应严密监测心力衰竭的症状和体征。

3. 若肝功能异常应采取停药等适当处理。

4. 若出现横纹肌溶解的一些特征，如肌肉酸痛、虚弱等，应停药并采取适当的措施。

七、不良反应

低血糖。在某些患者中有导致或加重充血性心力衰竭的风险。轻或中度水肿。可增加女性发生骨折的风险。可能出现伴随 AST、ALT 显著升高的肝功能障碍或黄疸。

八、药物过量与处理

◆ **过量的表现**：尚无本药口服给药过量造成不良反应的报道。

◆ **过量的处理**：在出现药物过量时，应根据患者的临床症状、体征进行适当支持治疗。

九、检查或监测

◆ **用药前**：定期检查肝功能，心电图，定期检测血常规，空腹血糖，HbA1c。

◆ **用药期间**：定期检查肝功能，心电图，定期检测血常规，空腹血糖，HbA1c。

十、药物相互作用

作用分级	药物
严重	• **细胞色素 P450 同工酶 CYP2C8 诱导剂**：如利福平；**细胞色素 P450 同工酶 CYP2C8 抑制剂**：如吉非贝齐；含乙炔雌二醇及炔诺酮的避孕药；**降糖药物**：**磺脲类**（如格列美脲、格列本脲）；磺胺类（如格列丁唑）；双胍类；α-葡萄糖苷酶抑制剂（如阿卡波糖）等；**增强降血糖作用的药物**：β受体阻滞剂，水杨酸制剂，单胺氧化酶抑制剂，贝特类降血脂药；**降低降血糖作用的药物**：肾上腺素，肾上腺素皮质激素，甲状腺激素等；**阿托伐他汀**

十一、药效学与药动学

◆ **药效学**：本药为噻唑烷二酮类口服抗糖尿病药。

◆ **药动学**：

口服生物利用度	分布容积	蛋白结合率	乳汁/血液比	脑脊液/血液比	起效时间	消除半衰期	血浆浓度达峰时间	分子量
>80%	(0.63±0.41) L/kg	99%	无	暂无	30 min	7 h	2 h	392.90

十二、贮藏

片剂、胶囊：遮光、密封保存。**分散片**：遮光，于阴凉（不超过 20℃）、干燥处下保存。

西格列汀

重要警示

1. 可能会出现严重并导致死亡的胰腺炎。

2. 服药之前医生需关注患者是否存在以下情况：胰腺炎、胆囊结石（胆结石）、酗酒史、高血甘油三酯水平、肾脏问题。

一、制剂与规格

片剂[保][基]：25 mg；50 mg；100 mg。

二、临床应用与适应证

口服：2 型糖尿病患者。可以和二甲双胍、磺脲类药物、噻唑烷二酮类药物或胰岛素联合用药治疗。

三、用法与用量

- **成人**：口服。单药或与二甲双胍联合治疗、或与磺脲类药物联合治疗（加用或不加用二甲双胍）或与胰岛素联合治疗（加用或不加用二甲双胍）的推荐剂量为 100 mg，每日一次。可与或不与食物同服。
- **老年人、儿童、妊娠期及哺乳期妇女**：老年患者不需要依据年龄进行剂量调整；不推荐 18 岁以下儿童使用；妊娠、哺乳期妇女不宜使用。

四、最佳服药方式以及漏服处理

- **最佳服药方式**：本药与或不与食物同服均可。
- **漏服处理**：如果出现一次漏服，请在记起后立即服用。如果直到下一次服药才想起，应忽略已漏服的剂量，只服用当次剂量，不要同时服用两次剂量的西格列汀。

五、禁忌证

- **禁用**：对本药过敏者。
- **慎用**：1 型糖尿病、糖尿病酮症酸中毒、胰腺炎、有心力衰竭病史者。

六、注意事项

1. 不推荐在有胰腺炎病史的患者中使用，如果在使用过程中患者出现疑似胰腺炎的症状，建议停用西格列汀，并作相应处理。

2. 与磺脲类药物联合使用时发生低血糖，当西格列汀与已知可导致低血糖的磺脲类药物联合使用时，可以考虑减少磺脲类药物的剂量。

七、不良反应

主要不良反应有鼻咽炎（5%）、低血糖（1%）、头痛、上呼吸道感染等，其他一些很少见的不良反应有血管神经性水肿、超敏反应、肝酶升高、严重致残性关节痛、大疱性类天疱疮、腹泻、咳嗽、淋巴细胞绝对计数降低等。

八、药物过量与处理

- **过量的表现**：未观察到剂量相关的临床不良反应。
- **过量的处理**：采用通常的支持措施，如从胃肠道中排出未被吸收的药物，进行临床监测（包括获取心电图），以及如有必要可采取支持治疗。尚不清楚西格列汀是否能经腹膜透析被清除。

九、检查或监测

- **用药前**：血糖、心电图、肾功能、胸部X线、肺功能（包括扩散容量）、甲状腺功能。
- **用药期间**：肝功能、肾功能、心电图，定期进行眼科检查（包括眼底镜检查、裂隙灯检查）、甲状腺功能、血压、血清电解质（尤其是钾和镁）。
- **用药后**：胸部X线、肺功能（每3～6个月）。

十、药物相互作用

与磺脲类药物合用属风险D，建议考虑更改治疗，除此以外的药物相互作用均属风险C，仅建议监控治疗。

作用分级	药物
严重	磺脲类降糖药

十一、药效学与药动学

- **药效学**：属于二肽基肽酶4（DPP-4）抑制剂。在2型糖尿病患者中可通过增加活性肠促胰岛激素的水平而改善血糖控制。
- **药动学**：

口服生物利用度	分布容积	蛋白结合率	乳汁/血液比	脑脊液/血液比	起效时间	消除半衰期	血浆浓度达峰时间	分子量
87%	198 L/kg	38%	暂无	暂无	暂无	12.4 h	1～4 h	523.32

十二、贮藏

片剂：30℃以下保存。

利格列汀

一、制剂与规格

片剂[保][基]：5 mg。

二、临床应用与适应证

适用于 2 型糖尿病。可与二甲双胍、磺脲类药物联用。

三、用法与用量

- **成人**：口服，推荐剂量为 5 mg，每日 1 次。
- **肝、肾功能损害人群**：肝功能不全、肾功能不全患者无需调整剂量。
- **老年人、儿童、妊娠期及哺乳期妇女**：老年患者无需调整剂量；尚未建立本品在 18 岁以下儿童患者中的安全性和有效性数据；除非确有需要外，本品不得在妊娠期间使用；尚不明确本品是否会分泌入人乳汁中，故哺乳期妇女慎用。

四、最佳服药方式以及漏服处理

- **最佳服药方式**：可在每天的任意时间服用，餐时或非餐时均可。
- **漏服处理**：如果漏服，下次服药时不需服用双倍剂量。

五、禁忌证

- **禁用**：禁用于对利格列汀有过敏史，如全身过敏反应、荨麻疹、剥脱性皮肤病、血管性水肿或具有气道高反应性的患者。

六、注意事项

1. 不能用于治疗 1 型糖尿病、糖尿病性酮症酸中毒。

2. 与本品合用时需降低促胰岛素分泌药或胰岛素的剂量，从而减少低血糖的风险。

3. 尚未对有胰腺炎病史的患者进行研究，若怀疑是胰腺炎患者应立即停止服用本品。

4. 若怀疑为大疱性类天疱疮患者，应立即停止服用本品。

5. 心力衰竭患者评估风险和收益，治疗期间密切监测症状及体征，必要时考虑停止服用本品。

6. 严重和致残性关节痛患者可考虑必要时停止服用本品。
7. 无需根据体重指数（BMI）/体重进行剂量调整。

七、不良反应

- **较为常见的不良反应：** 鼻咽炎，腹泻，咳嗽。与磺脲类药物合用时：低血糖、尿路感染及高甘油三酯血症。与吡格列酮合用时：高脂血症及体重增加。与基础胰岛素合用时：便秘。与二甲双胍合用时：背痛、关节痛、头痛、四肢疼痛、咳嗽、上呼吸道感染。

八、药物过量与处理

- **过量的表现：** 在健康受试者中单次给药剂量达 600 mg，未观察到剂量相关的临床不良反应。
- **过量的处理：** 应根据患者情况给予支持措施，如清除胃肠道中未吸收药物、进行临床监测及支持性治疗，本药不能经透析清除。

九、检查或监测

- **用药期间：** 血糖、胰腺炎相关指标、尿酸、血脂、心功能。

十、药物相互作用

作用分级	药物
轻中度	CYP3A4 或 P-gp 诱导剂（如利福平），如需使用，强烈建议替换利格列汀

十一、药效学与药动学

- **药效学：** 利格列汀是二肽基肽酶 -4（DPP-4）抑制剂。
- **药动学：**

口服生物利用度	分布容积	蛋白结合率	乳汁/血液比	脑脊液/血液比	起效时间	消除半衰期	血浆浓度达峰时间	分子量
30%	1110 L	呈浓度依赖性，75% ～ 99%	暂无	暂无	暂无	蓄积有效半衰期约为 12 h，终末半衰期>100 h	1.5 h	472.54

十二、贮藏

片剂：密闭，不超过25℃保存。

维格列汀

一、制剂与规格

片剂[保]：50 mg。

二、临床应用与适应证

适用于2型糖尿病。

当饮食和运动不能有效控制血糖时，本品可作为单药治疗。

当二甲双胍作为单药治疗用至最大耐受剂量仍不能有效控制血糖时，本品可与二甲双胍联合使用。

三、用法与用量

- **成人**：口服。单药治疗、与二甲双胍合用、与噻唑烷二酮类药物合用时，每日推荐给药剂量为100 mg，早晚各给药一次，每次50 mg；与磺脲类药合用时，每日50 mg，早晨服用；不推荐使用100 mg以上的剂量。
- **老年人、儿童、妊娠期及哺乳期妇女**：老年患者无需调整给药剂量；不推荐儿童和青少年（18岁以下）使用；妊娠期、哺乳期妇女禁用。

四、最佳服药方式以及漏服处理

- **最佳服药方式**：可以餐时服用，也可以非餐时服用。
- **漏服处理**：尽快服用，无需在同一天服用双倍剂量。

五、禁忌证

- **禁用**：妊娠期、哺乳期、儿童和青少年（18岁以下）、对本品或本品中任一成分过敏者。
- **慎用**：肾功能不全者。

六、注意事项

1. 不适用于1型糖尿病、糖尿病酮症酸中毒患者。
2. 中度或重度肾功能不全患者使用时需谨慎。

3. 如果转氨酶超过正常值上限（ULN）3倍，或出现黄疸或其他肝功能障碍，应停止使用本品。

4. 不推荐心功能分级为Ⅳ级的患者使用本品。

5. 应特别注意监测皮肤病变（如水疱或溃疡）。

6. 提前告知患者本品可能引发急性胰腺炎，如果出现持续严重的腹痛、伴或不伴恶心，应考虑胰腺炎，应中断本品和其他可能导致胰腺炎的药物治疗；有胰腺炎病史的患者，不应使用本品。

7. 与磺脲类药合用时，磺脲类药物剂量应降低。

8. 如出现重度持续性关节痛，应停药，如果症状消退，则给予其他类型降糖药物，如果停药1个月后仍未消退，应寻找其他原因。

七、不良反应

眩晕，头痛，便秘，关节痛，低血糖，外周水肿，上呼吸道感染，鼻咽炎，体重增加，外周水肿，胃食管反流性疾病，腹泻，胃肠胀气。

八、药物过量与处理

- **过量的表现**：肌肉痛、轻度和暂时性的感觉异常、发热、手部和足部水肿；暂时性的脂酶水平升高（2×ULN），肌酸磷酸激酶（CPK）、谷草转氨酶（AST）、C反应蛋白和肌红蛋白含量增加。
- **过量的处理**：建议采用辅助的处理措施；本品无法通过透析去除，但其主要水解代谢产物（LAY 151）可以通过透析去除。

九、检查或监测

- **用药期间**：血糖，肝功能（第1年每3个月1次），肾功能，胰腺炎、皮肤病变相关指标，心功能。

十、药物相互作用

作用分级	药物
轻中度	噻嗪类利尿剂、皮质激素、甲状腺激素和拟交感神经药物

十一、药效学与药动学

- **药效学**：是高效的选择性二肽基肽酶 –4（DPP–4）抑制剂。
- **药动学**：

口服生物利用度	分布容积	蛋白结合率	乳汁 / 血液比	脑脊液 / 血液比	起效时间	消除半衰期	血浆浓度达峰时间	分子量
85%	71 L	9.3%	暂无	暂无	暂无	3 h	1.7 h	303.4

十二、贮藏

密封，常温（10 ～ 30℃）贮存。

沙格列汀

一、制剂与规格

片剂保：2.5 mg；5 mg。

二、临床应用与适应证

适用于成人 2 型糖尿病。可单药治疗或与二甲双胍联用。

三、用法与用量

- **成人**：口服。推荐剂量 5 mg，每日 1 次，服药时间不受进餐影响。
- **老年人、儿童、妊娠期及哺乳期妇女**：老年患者用药时应根据肾功能慎重选择用药剂量；不推荐儿童患者使用；不推荐妊娠期及哺乳期妇女使用。

四、最佳服药方式以及漏服处理

- **最佳服药方式**：口服给药①本药与或不与食物同服均可。②本药片剂不得掰开服用。③建议每天在同一时间服药。
- **漏服的处理**：一旦发现漏服立即补服，如果到下一次服药时间，继续按原来的剂量服药，无需加倍。

五、禁忌证

- **禁用**：对本品有严重超敏反应史（如速发过敏反应、血管性水肿或剥脱性皮肤损害）的患者；半乳糖不耐受遗传疾病、Lapp 乳糖酶缺乏症或葡萄糖–半乳糖吸收不良患者。

六、注意事项

1. 如疑似出现胰腺炎，应立即停用本药，并进行适当处理。

2. 如疑似出现严重过敏反应，应停用本药，评估是否存在其他潜在原因，并采用替代方案治疗糖尿病。

3. 如出现心力衰竭，应进行评估和治疗，并考虑停用本药。

4. 如出现严重关节痛，应考虑 DPP–4 抑制药为其诱发因素，适当情况下应停药。

5. 如疑似出现大疱性类天疱疮，应停用本药，进行诊断并给予适当治疗。

6. 制剂注意事项：本药片剂含乳糖–水合物，遗传性半乳糖不耐受、Lapp 乳糖缺乏症、葡萄糖–半乳糖吸收不良者不应使用。

七、不良反应

- **较为常见的不良反应：**头痛，上呼吸道感染，骨折，血肌酸磷酸激酶升高，低血糖，腹痛，呕吐，胃肠炎，过敏反应（荨麻疹，面部水肿），皮疹，外周水肿。

八、药物过量与处理

- **过量的表现：**尚无本药口服给药过量的报道，健康受试者以一次 400 mg，一日 1 次口服本药，连续 2 周，未见剂量相关性不良反应，QT 间期、心率亦未发生具有临床意义的改变。
- **过量的处理：**用药过量时应对症处理，基于本药的药动学特性，本药及其代谢物可以通过血液透析清除（4 h 清除 23% 药量）。

九、检查或监测

- **用药前：**肝功能、肾功能、心功能、血糖、糖化血红蛋白、（血 / 尿）半乳糖检查。
- **用药期间：**肝功能、肾功能、心功能、血淀粉酶、血脂肪酶、血糖、糖化血红蛋白、淋巴细胞计数。

◆ **用药后：**肾功能、心功能、血糖、糖化血红蛋白。

十、药物相互作用

作用分级	药物
禁忌	无
严重	与**促胰岛素分泌药**（如磺脲类药物）、**胰岛素**联用，可增加低血糖的发生率，合用时需降低以上药物剂量
轻中度	**CYP3A4/5 强抑制剂：**（酮康唑、阿扎那韦、克拉霉素、茚地那韦、伊曲康唑、奈法唑酮、奈非那韦、利托那韦、沙奎那韦、泰利霉素）联用时，应将沙格列汀剂量限制在 2.5 mg **CYP3A4/5 酶诱导剂：**（利福平）联用时，间隔 24 h 给药，不推荐调整本药剂量 **CYP3A4/5 中度抑制剂：**与地尔硫䓬、安普那韦、阿瑞匹坦、红霉素、氟康唑、呋山那韦、西柚汁和维拉帕米联用时，不推荐调整本药的剂量

十一、药效学与药动学

◆ **药效学：**属于二肽基肽酶 –4（DPP–4）竞争性抑制剂。

◆ **药动学：**

口服生物利用度	分布容积	蛋白结合率	肾脏清除率	脑脊液/血液比	起效时间	消除半衰期	血浆浓度达峰时间	分子量
暂无	151 L	极低	75%	暂无	暂无	2.5 h（母药） 3.1 h（活性代谢产物）	2 h（母药） 4 h（活性代谢产物）	333.43

十二、贮藏

片剂：30℃以下保存。

阿格列汀

一、制剂与规格

片剂[保]：6.25 mg；12.5 mg；25 mg。

二、临床应用与适应证

适用于治疗 2 型糖尿病。

◆ **单药治疗：**作为饮食控制和运动的辅助治疗，用于改善

2 型糖尿病患者的血糖控制。

- **与盐酸二甲双胍联合使用：**当单独使用盐酸二甲双胍仍不能有效控制血糖时，可与盐酸二甲双胍联合使用，在饮食和运动基础上改善 2 型糖尿病患者的血糖控制。

三、用法与用量

- **成人：**口服，推荐剂量为 25 mg，一日 1 次。
- **老年人、儿童、妊娠期及哺乳期妇女：**老年人用药剂量无需调整；儿童用药的安全性和有效性尚不确定；妊娠期妇女仅在明确需要时方可使用；哺乳期妇女慎用。

四、最佳服药方式以及漏服处理

- **最佳服药方式：**药物服用不受食物影响。
- **漏服处理：**如漏服，于当日随后补服即可；如漏服时间超过 24 h，无需补服，在常规时间服用下一剂即可，勿在同一时间服用双倍剂量药物。

五、禁忌证

- **禁用：**对阿格列汀产品有严重过敏反应史的患者，包括发生过敏反应、血管性水肿或严重皮肤不良反应的患者。
- **慎用：**有使用其他二肽基肽酶 –4（DPP–4）抑制剂药物后出现血管神经性水肿史者；肝病患者；妊娠期及哺乳期妇女。

六、注意事项

1. 肝脏影响：在开始本药物治疗前，推荐评估患者的基线肝功能谱，肝功能检验结果异常的患者应慎重开始本药物治疗。如出现肝损伤症状（如疲乏、厌食、右上腹不适、尿色变深、黄疸），应立即监测肝功能；如出现临床显著肝酶升高、肝功能异常持续或恶化，应暂时停药，查明原因前不得重新开始用药。

2. 低血糖症：当与胰岛素和胰岛素促泌剂（如磺脲类）联合使用时，可能需要降低胰岛素或胰岛素促泌剂的剂量，以使低血糖的发生风险最小化。当合并应用 α– 葡萄糖苷酶抑制剂观察到低血糖症状时，应给予葡萄糖而非蔗糖。

3. **关节痛**：服用 DPP-4 抑制剂的患者报告有严重和致残的关节痛，用药期间如考虑药物引起严重的关节疼痛，应在适当时停止使用药物。

4. **大疱性类天疱疮**：如果怀疑大疱性类天疱疮，应停止使用药物，并应考虑转诊至皮肤科医生处进行诊断和适当的治疗。

5. **大血管事件**：尚无临床研究得到确定性证据证实阿格列汀或其他任何降糖药物可降低大血管事件的发生风险。

6. **对牙科治疗的影响**：2 型糖尿病患者应于早晨进行牙科治疗，以减少应激诱发低血糖的风险。

7. **其他**：当合并应用噻唑烷二酮类降糖药时，应密切注意，尤其是水肿的发生。

七、不良反应

- **较为常见的不良反应**：呼吸系统：鼻咽炎、上呼吸道感染；神经系统：头痛。

八、药物过量与处理

- **过量的表现**：健康受试者单次使用 800 mg 和 2 型糖尿病患者使用 400 mg 每日一次治疗 14 天（分别相当于最大推荐临床剂量 25 mg 的 32 倍和 16 倍）。在上述剂量水平，未观察到严重不良事件。
- **过量的处理**：如发生过量事件，应根据患者的临床状态采取必要的临床监测和支持治疗。根据临床判断，可能需要移除胃肠道中尚未吸收的药物。很少量的阿格列汀可被透析清除；在血液透析 3 h 后，约 7% 的阿格列汀被清除。因此，在过量时进行血液透析不太可能获益，尚不清楚药物是否可被腹膜透析清除。

九、检查或监测

- **用药前**：肝功能、肾功能、心功能、血糖、糖化血红蛋白。
- **用药期间**：肝功能、肾功能、心功能、血淀粉酶、血脂肪酶、肌酸激酶、血糖、糖化血红蛋白。
- **用药后**：肝功能、肾功能、心功能、血糖、糖化血红蛋白。

十、药物相互作用

作用分级	药物
轻中度	● **降糖药：** 速效胰岛素促分泌剂：那格列奈、米格列奈钙 α－葡萄糖苷酶抑制剂：伏格列波糖、阿卡波糖、米格列醇 双胍类：盐酸二甲双胍、盐酸丁双胍 噻唑烷二酮类：盐酸吡格列酮 胰高血糖素样肽－1（GLP－1）类似物：利拉鲁肽、艾塞那肽

十一、药效学与药动学

◆ **药效学：**阿格列汀为 DPP－4 抑制剂。

◆ **药动学：**

口服生物利用度	分布容积	蛋白结合率	乳汁/血液比	脑脊液/血液比	起效时间	消除半衰期	血浆浓度达峰时间	分子量
100%	417 L/kg	20%	暂无	暂无	暂无	21 h	1～2 h	461.51

十二、贮藏

片剂：密封，不超过 25℃保存。

普通胰岛素

重要警示

本药可能导致严重低血糖，用药期间需进行血糖监测。

一、制剂与规格

注射剂[保][基]：10 ml：400 单位。

二、临床应用与适应证

1. 1 型糖尿病。

2. 2 型糖尿病有严重感染、外伤、大手术等严重应激情况，以及合并心脑血管并发症、肾脏或视网膜病变等。

3. 糖尿病酮症酸中毒，高血糖非酮症性高渗性昏迷。

4. 长病程 2 型糖尿病患者血浆胰岛素水平较低，经合理饮食、体力活动和口服降糖药治疗控制不满意者，2 型糖尿病患者具有口服降糖药禁忌时，如妊娠、哺乳等。

5. 成年或老年糖尿病患者发病急、体重显著减轻伴明显消瘦。

6. 妊娠期糖尿病。

7. 继发于严重胰腺疾病的糖尿病。

8. 对于严重营养不良、消瘦、顽固性妊娠呕吐、肝硬化初期患者可同时静脉滴注葡萄糖和小剂量胰岛素，以促进组织利用葡萄糖。

三、用法用量

◆ **皮下注射**

- 一般每日三次，餐前 15 ～ 30 min 注射，早餐前用量最多。午餐前次之，晚餐前又次之，夜宵前用最少剂量。根据病情，血糖、尿糖由小剂量（视体重等因素每次 2 ～ 4 单位）开始，逐步调整。静注只有在急症（如糖尿病性昏迷）时才用。
- 1 型糖尿病患者每日胰岛素需用总量多介于每千克体重 0.5 ～ 1 单位。根据血糖监测结果调整。
- 2 型糖尿病患者每日需用总量变化较大，在无急性并发症情况下，敏感者每日仅需 5 ～ 10 单位，一般约 20 单位，肥胖、对胰岛素敏感性较差者需要量可明显增加。
- 在有急性并发症（感染、创伤、手术等）情况下，对 1 型及 2 型糖尿病患者，应每 4 ～ 6 h 注射一次，剂量根据病情变化及血糖监测结果调整。

◆ **静脉注射：**主要用于糖尿病酮症酸中毒、高血糖高渗性昏迷的治疗。成人可静脉持续滴入每小时 4 ～ 6 单位，小儿按每小时体重 0.1 单位 / 千克，根据血糖变化调整剂量；也可首次静注 10 单位加肌内注射 4 ～ 6 单位，根据血糖变化调整。病情较重者，可先静脉注射 10 单位，继之以静脉滴注。当血糖下降到 13.9 mmol/L（250 mg/ml）以下时，胰岛素剂量及注射频率随之减少。在用胰岛素的同时，还应补液纠正电解质紊乱及酸中毒并注意机体对热量的需要。不能进食的糖尿病患者，在静脉输入含葡萄糖液的同时应滴注胰岛素。

- **老年人**：易发生低血糖，需特别注意饮食、体力活动的适量。
- **儿童**：易产生低血糖，血糖波动幅度较大，调整剂量应 0.5 ～ 1 单位，逐步增加或减少；青春期少年适当增加剂量，青春期后再逐渐减少。
- **妊娠期及哺乳期妇女**：糖尿病孕妇在妊娠期间对胰岛素需要量增加，分娩后需要量减少；部分妊娠期糖尿病患者分娩后可终止胰岛素治疗；随访其血糖，再根据有无糖尿病决定治疗。

四、最佳给药方式

本品一般为皮下注射，静注只有在急症（如糖尿病酮症酸中毒、高血糖高渗性昏迷）时才用。

五、禁忌证

对胰岛素过敏患者禁用。

六、注意事项

1. 在有严重肝、肾病变等患者应密切观察血糖。

2. 患者伴有下列情况，胰岛素需要量减少：肝功能不正常，甲状腺功能减退，恶心呕吐，肾功能不正常，肾小球滤过率每分钟 10 ～ 50 ml，胰岛素的剂量减少到 95% ～ 75%；肾小球滤过率减少到每分钟 10 ml 以下，胰岛素剂量减少到 50%。

3. 患者伴有下列情况，胰岛素需要量增加：高热、甲状腺功能亢进、肢端肥大症、糖尿病酮症酸中毒、严重感染或外伤、重大手术等。

4. 运动员慎用。

七、不良反应

- **较为常见的不良反应**：低血糖反应，出汗、心悸、乏力，重者出现意识障碍、共济失调、心动过速甚至死亡。注射部位脂肪萎缩、脂肪增生。眼屈光失调。体重增加。

八、药物过量与处理

糖尿病患者血糖≤ 3.9 mmol/L，即需要补充葡萄糖或含糖食物，意识障碍者，静注 50% 葡萄糖溶液 20 ～ 40 ml，每 15 min

监测血糖，血糖仍低需要继续补充葡萄糖或含糖食物，直至血糖恢复正常。

九、检查或监测

用药前后及用药时应检查或监测血糖：

1. 各时点检测血糖（如各餐前、餐后及睡前）并定期测血糖化血红蛋白（以帮助制订降糖药的治疗方案）。

2. 每次随访应包括测量体重、体重指数、血压，进行尼龙丝试验，检查足背动脉搏动等。

3. 部分病情须定期检测视力、眼底、血脂谱、肝肾功能、尿常规、尿白蛋白排泄率、心电图、神经传导速率等，以发现微血管、大血管病变或神经病变等。

十、药物相互作用

作用	药物
可能会减少胰岛素需要量的药物	糖皮质类固醇；肾上腺皮质激素；胰高血糖素；雌激素；口服避孕药； 甲状腺素；肾上腺素；噻嗪类利尿药；二氮嗪；β 受体激动剂；H2 受体阻滞剂；钙通道阻滞剂；可乐定；苯妥英钠等
可能会增加胰岛素需要量的药物	口服降糖药；钙通道阻滞剂；抗凝血药；水杨酸盐；磺胺类药；抗肿瘤药氨甲蝶呤；非甾体抗炎药 氯喹、奎尼丁、奎宁；奥曲肽 血管紧张素转化酶抑制剂、溴隐亭、酮康唑、锂、甲苯咪唑、维生素

十一、药动学

- **药动学**：口服易被胃肠道消化酶破坏。皮下给药吸收迅速，皮下注射后 0.5 ～ 1 h 开始生效，2 ～ 4 h 作用达高峰，维持时间 5 ～ 7 h；静脉注射 10 ～ 30 min 起效，15 ～ 30 min 达高峰，持续时间 0.5 ～ 1 h。静注的胰岛素在血液循环中半衰期为 5 ～ 10 min，皮下注射后半衰期为 2 h。胰岛素吸收到血液循环后，只有 5% 与血浆蛋白结合，但可与胰岛素抗体相结合，后者使胰岛素作用时间延长。主要在肾与肝中代谢，少量由尿排出。

十二、贮藏

未开启时：保存在冰箱内（2 ～ 8℃）。避光。不能冷冻。

确保容器不直接接触冷冻室或冷冻盒。使用之前，将本品放置在室温下 1 ～ 2 h。

开启后：本品在不超过 25℃条件下最多可保存 4 周，将本品保存在外包装内以避免光照和加热。建议在患者标签上注明首次使用的日期。不可冷冻。有效期 24 个月。

甘精胰岛素（长效胰岛素类似物）

一、制剂与规格

注射剂[基][保] 3 ml：300 U（预填充，笔芯）。

二、临床应用与适应证

需用胰岛素治疗的成人 1 型和 2 型糖尿病，青少年和年龄在 6 岁及以上儿童的 1 型糖尿病。

三、用法与用量

◆ **用法**：

- 本品是胰岛素类似物。具有长效作用，应该每天一次在同一时间皮下注射给药。
- 甘精胰岛素注射液不能同任何别的胰岛素或稀释液混合。混合或稀释会改变其时间 / 作用特性，混合后会造成沉淀。
- 必须对预期的血糖水平、本品的剂量及给药时间进行个体化的确定及调整。

◆ **用量**：

- 通常 0.1 ～ 0.3 U/（kg · d）起始，肥胖或 HbA1c ＞ 8%，可 0.2 ～ 0.3 U/（kg · d）起始；在医生指导下，根据患者空腹血糖水平调整胰岛素用量，通常每周调整 2 ～ 6 U 直至空腹血糖达标；患者进行剂量自我调整，推荐每 3 天调整 2 U 直至空腹血糖达标。
- 当患者体重或生活方式变化、胰岛素给药时间改变或出现容易发生低血糖或高血糖的情况时，可能需要调节剂量。应谨慎进行任何胰岛素剂量的改变并遵医嘱。
- 从其他中效或长效胰岛素的治疗方案改为甘精胰岛素的治疗方案时，可能需改变基础胰岛素的剂量并调整其他同时使用的治疗糖尿病的药物（如常规胰岛素或速效胰岛素类似物的注射剂量和时间或口服降糖药物的剂量）。

- 为了减少夜间和清晨发生低血糖的危险性，将原来采用每天注射两次中性低精蛋白锌人胰岛素（NPH）的患者，改为每日注射一次甘精胰岛素的治疗方案时，在变更治疗的第一周，其每天基础胰岛素的用量应减少20% ～ 30%（与NPH胰岛素的每日总量相比）。从预混胰岛素调整为甘精胰岛素治疗的患者，可依据血糖水平设定为总胰岛素剂量的60% ～ 80%。

- **老年人：**由于进行性肾功能衰退，对胰岛素的需要量可能逐渐减少。
- **儿童：**与成年人一样，青少年和年龄在6岁及以上儿童使用甘精胰岛素时须根据代谢需要和血糖监测进行个体化调节。国内6岁以下儿童使用甘精胰岛素的疗效和安全性尚未确认。
- **妊娠期及哺乳期妇女：**注意调整用量。

四、最佳给药方式

甘精胰岛素应皮下注射给药，切勿静脉注射甘精胰岛素。甘精胰岛素的长效作用与其在皮下组织内注射有关。如将平常皮下注射的药物剂量注入静脉内，可发生严重低血糖。

腹部、三角肌或大腿皮下注射后，血清胰岛素或葡萄糖水平未见临床差异。在某一注射区内，每次注射的部位必须轮换。

五、禁忌证

对甘精胰岛素或其注射液中任何一种辅料过敏者。

六、注意事项

1. 由于甘精胰岛素提供了更持久的基础胰岛素，可以预测，夜间低血糖较少见，而清晨低血糖较之常见。

2. 甘精胰岛素不能与任何其他胰岛素混合或稀释；混合或稀释会改变其时间 / 作用特性，混合会造成沉淀。

七、不良反应

- **常见的不良反应**

- 低血糖是胰岛素治疗最常见的不良反应。如果注射胰岛素的剂量高于患者对胰岛素的需求量，就可能发生低血糖反应。
- 与其他胰岛素治疗一样，在注射部位可能发生脂肪营养不良，而延缓局部胰岛素的吸收。在某一注射区内经常轮换注射部位可能有助于减少或预防上述改变的发生。
- 注射部位反应包括发红、疼痛、瘙痒、荨麻疹、肿胀或炎症。多数胰岛素注射部位的轻微反应，通常在数天或数周内恢复。

八、药物过量与处理

同“普通胰岛素”。

九、检查或监测

同“普通胰岛素”。

十、药物相互作用

同“普通胰岛素”。

十一、药动学

甘精胰岛素的作用特性为平稳、无峰值、作用时间长。下图是甘精胰岛素和中性鱼精蛋白锌胰岛素（NPH 胰岛素）的作用-时间特性。

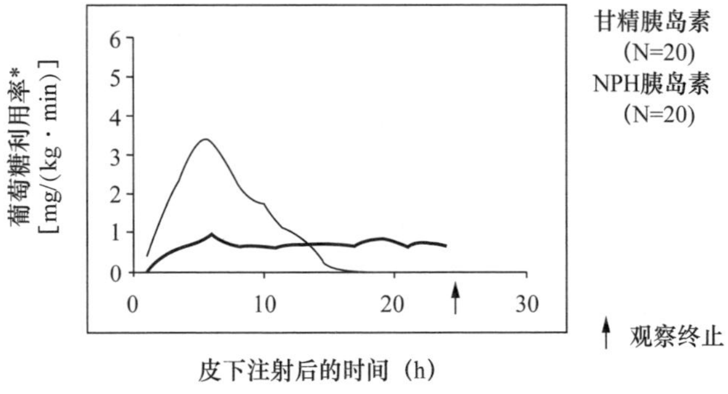

*测定保持血浆葡萄糖水平（每小时平均值）恒定的葡萄糖输注量，反映胰岛素的活性。

图 2-1 在 1 型糖尿病患者中的作用曲线

每日 1 次皮下注射甘精胰岛素，在第 1 次注射后 2 ～ 4 天血清胰岛素浓度达到稳态。

当静脉注射时，甘精胰岛素的半衰期和人胰岛素近似。

十二、贮藏

2 ～ 8℃储藏。避光保存在外包装内，勿冰冻。注射装置切勿接触冰冻层或冰冻盒。

一旦启用，其储藏温度不能高于 30℃。正在使用的注射装置请勿储藏在冰箱内。

地特胰岛素（长效胰岛素类似物）

一、制剂与规格

注射剂保：300 单位 /3 ml/ 支（笔芯；特充）。

二、临床应用与适应证

用于治疗糖尿病。

三、用法与用量

◆ **用法：**

- 是可溶性的基础胰岛素类似物，其作用平缓且效果可以预见，本品每日注射一次或两次，依剂量不同，最长作用持续时间可达 24 h。与其他胰岛素制剂相比，地特胰岛素用于基础-餐时治疗方案时不引起体重增加。当地特胰岛素作为基础-餐时胰岛素治疗方案的一部分时，应根据患者的需要，每日注射一次或两次。
- 与中性鱼精蛋白锌胰岛素（NPH 胰岛素）相比较，本品引起夜间低血糖的风险较低，因而用于基础-餐时方案治疗时，可以进行更为积极的剂量调整以实现血糖达标。以空腹血糖作为评价指标，地特胰岛素较 NPH 胰岛素可以更好地控制血糖。
- 当给药剂量 0.2 ～ 0.4 U/kg 时，本品发挥其超过最大效应 50% 的时间，由注射后 3 ～ 4 h 持续至 14 h 左右。

◆ **用量：**

1. 地特胰岛素可以作为基础胰岛素单独使用或者用餐时与

胰岛素联合使用。还可以与口服抗糖尿病药物联合使用。

2. 与口服降糖药联合治疗时，推荐本品的初始治疗方案为每日一次给药，起始剂量为 10 U 或 0.1 ～ 0.2 U/kg。应根据病情进行个体化的调整。

3. 当给药剂量 0.2 ～ 0.4 U/kg 时，本品发挥其超过最大效应 50% 的时间，由注射后 3 ～ 4 h 持续至 14 h 左右。

- **老年人：**在老年受试者与青年受试者之间，本品的药代动力学没有与临床相关的差异。
- **儿童：**本品尚未在 6 岁以下儿童中进行有效性和安全性的研究。
- **妊娠期及哺乳期妇女：**可使用本药。

四、最佳给药方式与使用说明

1. 本品仅用于皮下注射，由于可能导致重度低血糖，本品不得静脉注射。应避免肌内注射，经皮下注射，皮下注射部位可选择腹壁、大腿、上臂、三角肌区或臀部。应在同一注射区域内持续轮换注射点以避免发生脂肪代谢障碍，应定期测量血糖。

2. 本品和所有的胰岛素制剂一样，作用持续时间随剂量、注射部位、血流、温度和体力活动的程度而改变。本品为预填充注射笔，应与长度为 8 mm 或更短的诺和针配合使用。注射剂量的调节范围为 1 ～ 60 单位，最小可调节剂量为 1 单位。

3. 本品仅供一人专用。本品不可重新灌装使用。如果本品不呈无色澄明液体，请不要使用。如果本品被冷冻，请不要使用。

4. 在从皮下拔出针头之前，应始终按住注射推键。注射后针头应在皮下停留至少 6 s，以确保胰岛素完全注射入体内。每次注射后必须卸下并丢开针头，否则药液可能会漏出，导致剂量不准确。

5. 不得使用本品的情况：对地特胰岛素或本品中任何其他成分过敏者；本品不能用于胰岛素泵；怀疑开始出现低血糖；本品发生坠落、损坏或受到挤压，则有胰岛素外漏的危险；贮藏不当或被冷冻；过期之后的药品（有效期标注于药品内标签和外包装盒上）。

五、禁忌证

1. 对地特胰岛素或者本品中任何其他成分过敏者。

2. 低血糖禁用。

六、注意事项

1. 高血糖：本品注射剂量不足或治疗中断时，可能导致高血糖和糖尿病酮症酸中毒（特别是在1型糖尿病患者中易发生）。在1型糖尿病患者中出现高血糖事件，若不予以治疗，最终可能导致有潜在致死性的糖尿病酮症酸中毒。

2. 伴有其他疾病，特别是感染和发热，通常患者的胰岛素需要量会增加。伴有肝脏和肾脏疾病，或影响肾上腺、垂体或甲状腺的疾病时需要调整胰岛素的剂量。

3. 由其他胰岛素转换本品：患者换用不同品牌或类型的胰岛素制剂，必须在严格的医疗监控下进行。以下方面的变化均可能导致患者所需剂量改变：胰岛素规格、品牌、类型、种类和（或）生产工艺。患者从其日常使用的胰岛素转用本品时，可能需要调整剂量。剂量调整可能在首次注射或开始治疗的几周或几个月内进行。

4. 和所有的胰岛素治疗一样，使用本品可能会发生注射部位的反应，在指定注射区域连续轮换注射点有助于减少或避免这些反应。这些反应通常在几天或几周内消失。在罕见情况下，注射部位反应可能需要停止注射地特胰岛素。

5. 对于老年患者和肾功能或肝功能不全患者，应密切监测血糖水平，并根据每个患者的不同病情调整剂量。

6. 运动员慎用。

7. 应特别提醒患者注意避免在驾驶汽车和操作机械的过程中出现低血糖风险，尤其是低血糖先兆症状不明显或缺乏，或既往经常发生低血糖的患者。

七、不良反应

◆ **较为常见的不良反应：**

1. 低血糖是常见的不良反应。患者使用本品时发生的不良反应主要与剂量相关，且与胰岛素药理学作用有关。如果胰岛素使用剂量远高于需要量，就可能发生低血糖。临床研究表明，大约有 6% 的患者在使用本品治疗时会发生重度低血糖（指需要他人协助处理的低血糖）。重度低血糖可能导致意识丧失和（或）惊厥以及暂时性或永久性脑功能损害甚至死亡。

2. 注射部位反应，与人胰岛素相比，地特胰岛素治疗过程中的注射部位反应发生频率更高。这些反应包括注射部位发红，炎症，淤血，肿胀和瘙痒。多为轻微和一过性的，通常在继续治疗几天至几周内消失。据估计，大约有 12% 的患者在使用本品治疗时会发生不良反应。

八、药物过量与处理

糖尿病患者血糖≤ 3.9 mmol/L，即需要补充葡萄糖或含糖食物，意识障碍者需静注 50% 葡萄糖溶液 20 ～ 40 ml，每 15 min 检测血糖，血糖仍低需要继续补充葡萄糖或含糖食物，直至血糖恢复正常。在注射胰高血糖素后，患者应被收住入院进行检测，以发现此次严重低血糖发作的原因，避免类似情况再次发生。

九、检查或监测

用药前后及用药时应当检查或监测血糖

1. 各时点检测血糖（如各餐前、餐后及睡前）并定期测血糖化血红蛋白（以帮助制订降糖药的治疗方案）。

2. 每次随访应包括测量体重、体重指数、血压，进行尼龙丝试验，检查足背动脉搏动等。

3. 部分病情须定期检测视力、眼底、血脂谱、肝肾功能、尿常规、尿白蛋白排泄率、心电图、神经传导速率等，以发现微血管、大血管病变或神经病变等。

十、药物相互作用

同“普通胰岛素”。

十一、药效学与药动学

- **药效学：**胰岛素及其类似物是通过促进骨骼肌和脂肪等周围组织摄取葡萄糖、抑制肝葡萄糖的产生而降低血糖的。胰岛素抑制脂肪细胞内的脂解、抑制蛋白水解和促进蛋白质合成。

- **药动学：** 本药注射后 6 ～ 8 h 达最大血清浓度，当每日注射两次时，注射 2 ～ 3 次后达稳态血药浓度。

十二、贮藏

未开启时：保存在冰箱内（2 ～ 8℃）。将本品保存在外包装内以避免光照。不能冷冻。确保容器不直接接触冷冻室或冷冻盒。

使用之前，将本品放置在室温下 1 ～ 2 h。

开启后：本品在不超过 25℃条件下最多可保存 4 周，建议在患者标签上注明首次使用的日期。将本品保存在外包装内以避免光照和加热。使用中的笔不要保存在冰箱里，每次注射完成时要将笔帽重新盖回笔身上以避光。

不可冷冻。有效期 24 个月。

谷赖胰岛素（短效胰岛素类似物）

一、制剂与规格

注射剂[保]：3 ml：300 单位 / 预填充笔。

二、临床应用与适应证

成人糖尿病。

三、用法与用量

- 本药的作用是以单位计的。该单位是本药专用的，不同于用于表述其他胰岛素类似物作用的国际单位。
- 应在餐前 15 min 内或餐后立即给药。可按照与中效或长效胰岛素或基础胰岛素类似物联合使用的方案给药，也可联合口服降糖药使用。
- **老年人：** 有糖尿病的老年人的药代动力学数据很有限。肾功能减退可能导致对胰岛素需要量减少。
- **儿童及青少年：** 在儿童及青少年使用本品的临床数据有限。
- **妊娠期及哺乳期妇女：** 本药在妊娠期妇女中的使用没有足够数据。必须仔细监测孕妇血糖水平。对于妊娠前就患糖尿病的患者或妊娠期糖尿病患者来说，整个怀孕期间都维持良好的血糖水平十分重要。在孕前 3 个月期间，胰岛素的需要量可能会减少，通常在孕中3个月及孕后3个月期间，胰岛素的需要量增加。在分娩后胰岛素的需要量立即快速减少。本药是否通过人乳汁排泄还不清楚，一般来说胰岛素不能进入乳汁也不会口服吸收。哺乳母亲可能需要调整胰岛素剂量和饮食。

四、最佳用药方式

本品可根据治疗需要，经专业医生指导，用于皮下注射治疗，连续皮下胰岛素输注治疗（CSII）。

五、禁忌证

1. 对活性成分或者其中任何辅料过敏者禁用。
2. 低血糖禁用。

六、注意事项

1. 因缺乏相容性研究，谷赖胰岛素不可与NPH胰岛素以外的任何药物混合使用。

2. 用量不足或中断治疗，尤其对于胰岛素依赖型糖尿病可能导致血糖增高和糖尿病酮症酸中毒，最终导致死亡。

3. 在使用前应检查胰岛素笔芯。只有药液像水一样清澈、无色、无可见固体颗粒方可使用。因本胰岛素为溶液，所以无需在使用前混匀。

4. 空预填充笔不可重新使用，并应经适当处理后丢弃。

余同“普通胰岛素”。

七、不良反应

同“普通胰岛素”。

八、药物过量与处理

糖尿病患者血糖≤3.9 mmol/L，即需要补充葡萄糖或含糖食物，意识障碍者，静注50%葡萄糖溶液20～40 ml，每15 min监测血糖，血糖仍低需要继续补充葡萄糖或含糖食物，直至血糖恢复正常。在注射胰高血糖素（0.5～1.0 mg）后，患者应被收住入院进行检测，以发现此次严重低血糖发作的原因，避免类似情况再次发生。

九、检查或监测

1. 各时点检测血糖并定期测血糖化血红蛋白。

2. 每次随访应包括检测体重、体重指数、血压，进行尼龙丝试验，检查足背动脉搏动等。

3. 部分病情须定期检测视力、眼底、血脂谱、肝肾功能、尿常规、尿白蛋白排泄率、心电图、神经传导速率等，以发现微血管、大血管病变或神经病变等。

十、药物相互作用

同“普通胰岛素”。

十一、药效学与药动学

- **药动学：** 当经皮下给药时，与常规人胰岛素相比，谷赖胰岛素的起效更快、作用时间更短。当经皮下给予谷赖胰岛素时，其降糖作用将在 10 ～ 20 min 内开始起效。经静脉途径给药时，谷赖胰岛素与常规人胰岛素在降糖活性上是等效的。与常规胰岛素相比谷赖胰岛素的吸收速度约为常规胰岛素的 2 倍，而其峰浓度也约为常规胰岛素的 2 倍。

  经静脉注射谷赖胰岛素后的分布和消除与常规人胰岛素相似，分布容积和消除半衰期分别为 13 L 和 22 L 以及 13 min 和 18 min。谷赖胰岛素表现出低血浆蛋白结合率，这一点与人胰岛素相似。

十二、贮藏

未开启时：保存在冰箱内（2 ～ 8℃）。将本品保存在外包装内以避免光照。不能冷冻。确保容器不直接接触冷冻室或冷冻盒。使用之前，将本品放置在室温下 1 ～ 2 h。

开启后：本品在不超过 25℃条件下最多可保存 4 周，将本品保存在外包装内以避免光照和加热。使用中的笔不要保存在冰箱里，每次注射完成时要将笔帽重新盖回笔身上以避光。

建议在患者标签上注明首次使用的日期。

赖脯胰岛素（短效胰岛素类似物）

一、制剂与规格

注射剂保：3.0 ml：300 单位（笔芯）；1 笔芯 / 盒。

二、临床应用与适应证

适用于治疗需要胰岛素维持正常血糖稳态的成人糖尿病患者。

三、用法与用量

◆ **用法：**

- 赖脯胰岛素可在将要进餐之前给药。必要时，也可以在餐后马上给药。
- 注射部位是上臂、大腿、臀部或腹部。本药通过皮下注射或持续皮下输液泵用药，也可以肌内注射（虽然不推荐这种用法）。

◆ **用量：**剂量应当由医生根据患者的需要决定。赖脯胰岛素在0.9%氯化钠或5%葡萄糖中以0.1～1.0 U/ml的浓度下输液，输液系统在室温下可保持稳定48 h。建议在开始给患者输液之前输液系统先排气。

◆ **给药注意：**皮下给药时确保不要注射到血管中。注射后，不要按摩注射部位。患者必须学会使用正确的注射技术。如在治疗过程中改用本药，可能需要调整注射部位，轮流使用，同一个注射部位的注射一般每月不超过1次。按注射装置生产厂家提供的说明使用。

◆ **老年人、儿童、妊娠期及哺乳期妇女：**老年人无特殊说明。12岁以下儿童用药安全性和有效性尚未确定。妊娠期及哺乳期妇女用药：注意调整用量。

四、最佳给药方式

经专业医生指导，用于皮下注射治疗，连续皮下胰岛素输注治疗（CSII），静脉给药治疗。

皮下给药：皮下给药应当在上臂、大腿、臀部或腹部进行。注射部位应当轮流使用，同一个注射部位的注射一般每月不超过1次。

五、禁忌证

1. 在低血糖发作时严禁使用。
2. 对赖脯胰岛素或其赋形剂过敏者严禁使用。

六、注意事项

1. 如果正在使用 40 U/ml 瓶装胰岛素产品，不要用 40 U/ml 注射器从 100 U/ml 的笔芯中抽取胰岛素。

余同“普通胰岛素”。

七、不良反应

同“普通胰岛素”。

八、药物过量与处理

糖尿病患者血糖≤ 3.9 mmol/L，即需要补充葡萄糖或含糖食物，意识障碍者，静注 50% 葡萄糖溶液 20 ～ 40 ml，每 15 min 监测血糖，血糖仍低需要继续补充葡萄糖或含糖食物，直至血糖恢复正常。在注射胰高血糖素后，患者应被收住入院进行检测，以发现此次严重低血糖发作的原因，避免类似情况再次发生。

九、检查或监测

同“普通胰岛素”。

十、药物相互作用

同“普通胰岛素”。

十一、药效学与药动学

- **药效学**：按同样的摩尔数比较，赖脯胰岛素与人胰岛素等效。
- **药动学**：赖脯胰岛素起效快（约 15 min），因此与普通胰岛素（餐前 30 ～ 45 min）相比，给药与进餐的时间间隔可以比较短（餐前 0 ～ 15 min）。与普通胰岛素相比作用持续时间较短（2 ～ 5 h）。皮下注射后 30 ～ 70 min 达到血液高峰浓度。

十二、贮藏

- 未开启时：保存在冰箱内（2 ～ 8℃）。将本品保存在外包装内以避免光照。不能冷冻。确保容器不直接接触冷冻室或冷冻盒。使用之前，将本品放置在室温下 1 ～ 2 h。
- 开启后：本品在不超过 25℃条件下最多可保存 4 周，将本品保存在外包装内以避免光照和加热。使用中的笔不要保存在冰箱里，每次注射完成时要将笔帽重新盖回笔身上以避光。

门冬胰岛素（短效胰岛素类似物）

一、制剂与规格

注射剂[保]：3 ml：300 单位（笔芯）；3 ml：300 单位（特充）。

二、临床应用与适应证

用于治疗糖尿病。

三、用法与用量

◆ **用法**：

- **给药时间**：本药比可溶性人胰岛素起效更快，作用持续时间更短。由于快速起效，所以一般须紧邻餐前注射。必要时，可在餐后立即给药。
- **给药方法**：本品剂量因人而异，应由医生根据患者病情决定。一般应与至少每日一次中效胰岛素或长效胰岛素合并使用。
- **静脉给药**：用 100 U/ml 的门冬胰岛素与 0.9% 氯化钠、5% 或 10% 葡萄糖及 40 mmol/L 氯化钾的聚丙烯输注包来配制浓度为 0.05 ～ 1.0 U/ml 的输注用液体，在室温下可稳定保持 24 h。在进行胰岛素输注时应同时监测患者血糖水平。

◆ **剂量**：胰岛素需要量因人而异，通常为每日每千克体重 0.5 ～ 1.0 U。在和进餐相关的治疗中，50% ～ 70% 的胰岛素需要量由本药提供，其他部分由中效胰岛素或长效胰岛素提供。

◆ **老年人**：门冬胰岛素在老年受试者中吸收速率下降导致达峰时间较晚［82 min（四分位数间距：60 ～ 120 min）］，而最大血药浓度与在较年轻 2 型糖尿病受试者中观察到的结果相似，略低于 1 型糖尿病受试者中的结果。

◆ 儿童：没有在 6 岁以下的儿童中进行研究。儿童只有在与可溶性胰岛素相比快速起效更有利的情况下使用本品。

◆ **妊娠期及哺乳期妇女：** 胰岛素可用于妊娠期妇女。不限制哺乳期妇女使用本品治疗。

四、最佳给药方式

本品可根据治疗需要，经专业医生指导，用于皮下注射治疗、连续皮下胰岛素输注治疗（CSII）、静脉给药治疗。

五、禁忌证

对门冬胰岛素或本品中任何其他成分过敏者。

低血糖发作时。

六、注意事项

1. 胰岛素注射剂量不足或治疗中断时，可能引起高血糖症，特别是在 1 型糖尿病患者中易发生。

2. 血糖控制有显著改善的患者（如接受胰岛素强化治疗的患者），其低血糖症的先兆症状会有所改变，应提醒患者注意。

3. 如果发生低血糖症状，因人胰岛素类似物起效迅速的药效学特征，注射本品后发生低血糖症状的时间会比可溶性人胰岛素早。

4. 本药的注射时间应与进餐时间紧密相连，即紧邻餐前。本品起效迅速，所以必须同时考虑患者的合并症及合并用药是否会延迟食物的吸收。

5. 伴发其他疾病（特别是感染）时，通常患者的胰岛素需要量会增加。

6. 肾功能或肝功能不全时，通常患者的胰岛素需要量会减少。

7. 如果不进餐或进行无计划、高强度的体力活动，可导致低血糖。

8. 本品中含有间甲酚，在个别情况下可能引起过敏反应。

9. 运动员慎用。

七、不良反应

同“普通胰岛素”。

八、药物过量与处理

糖尿病患者血糖≤ 3.9 mmol/L，即需要补充葡萄糖或含糖食物，意识障碍者，静注 50% 葡萄糖溶液 20 ～ 40 ml，每 15 min 监测血糖，血糖仍低需要继续补充葡萄糖或含糖食物，直至血糖恢复正常。在注射胰高血糖素（0.5 ～ 1.0 mg）后，患者应被收住入院进行检测，以发现此次严重低血糖发作的原因，避免类似情况再次发生。

九、检查或监测

用药前后及用药时应当检查或监测血糖：同“普通胰岛素”。

十、药物相互作用

同“普通胰岛素”。

十一、药效学与药动学

- **药动学**：与可溶性人胰岛素相比，其皮下吸收速度更快；本品达峰时间的个体内变异性显著减小，但最高血药浓度的个体内变异性较大。

十二、贮藏

- 未开启时：保存在冰箱内（2 ～ 8℃）。将本品保存在外包装内以避免光照。不能冷冻。确保容器不直接接触冷冻室或冷冻盒。使用之前，将本品放置在室温下 1 ～ 2 h。
- 开启后：本品在不超过 25℃条件下最多可保存 4 周，将本品保存在外包装内以避免光照和加热。使用中的笔不要保存在冰箱里，每次注射完成时要将笔帽重新盖回笔身上以避光。

精蛋白锌重组人胰岛素（优泌林 NPH）

一、制剂与规格

注射剂[保]：3 ml : 300 单位（笔芯）[基]。

二、临床应用与适应证

本品适用于需要采用胰岛素来维持血糖水平的糖尿病患者，也适用于早期糖尿病患者的早期治疗以及妊娠期间糖尿病患者的治疗。

三、用法与用量

◆ **用法：**

- **给药准备：**在使用前应在手中翻转 10 次、180° 翻转 10 次，以确保在注射时该胰岛素制剂呈现出均匀的浑浊或乳状状态。否则重复上述操作过程直至药物混合均匀为止。应对小瓶经常检查，如小瓶内有凝块物出现或底部有白色固体颗粒沉积，以及在小瓶壁上出现结霜时，则不能使用该小瓶。
- **给药方法：**应该采用皮下注射的方式给药，虽然不推荐但是也可以肌内注射给药，不可以采用静脉注射方式给药。
- **给药部位：**皮下注射给药的部位应选择上臂、大腿、臀部或腹部，同时应注意对注射部位轮换使用，对于同一部位每月注射的次数不能超过一次。

◆ **给药剂量：**胰岛素需要量通常为每日每千克体重 0.1 ～ 0.3 U。临床医生根据患者的实际需求量，确定给予患者胰岛素的治疗剂量。

◆ **给药注意：**

- 在注射时，应该小心谨慎，确保未刺穿血管，当注射完成后，不能对注射部位进行揉搓。
- 患者应当掌握正确的注射给药方法。
- 正确处置给药器和针头：针头严禁重复使用，使用过的针头应该负责任地进行处理，针头和注射器严禁与他人合用。

◆ **老年人：**老年患者治疗的主要目的是减轻症状和避免低血糖。

◆ **儿童及青少年：**本品在儿童和青少年用药中的药代动力学特性与成人用药基本相同。

◆ **妊娠期及哺乳期妇女：**对于处于妊娠期的胰岛素依赖型或妊娠糖尿病的患者，采用胰岛素进行治疗以维持良好的血糖水平是非常重要的。通常情况下，在妊娠的前 3 个月内，胰岛素的需求量是降低的，而在孕中 3 个月和孕后 3 个月内，胰岛素的需求量是增加的。对于妊娠糖尿病患者而言，患者应仔细检查血糖水平。正在处于授乳期的糖尿病患者，可以适当调整胰岛素的给药剂量。

四、最佳给药方式

经专业医生指导，用于皮下注射治疗。

五、禁忌证

1. 对本品组成成分过敏者禁用。
2. 低血糖者禁用。

六、注意事项

1. 若需改变患者正在使用的胰岛素制剂的类型或生产厂商，应在严格的医疗监控下进行。对于任何有关胰岛素制剂的强度，厂商、类型、来源、制备方法等不同，均有可能导致胰岛素使用剂量发生变化。

2. 对于有些先前使用动物来源胰岛素的患者，在使用人胰岛素时，使用剂量需要进行适当调整。如果需要进行调整，应该在首次剂量或在首次给药的数周或数月内进行。

3. 因改变胰岛素制剂的种类而使用人胰岛素制剂后，少数患者会出现低血糖症状。

4. 对于胰岛素依赖型的患者，当使用剂量不当或中断治疗时，会导致出现高血糖和糖尿病酮症酸中毒。使用人胰岛素会产生抗体，但是滴度值低于相应的高纯度动物来源的胰岛素所产生的滴度值。

5. 肾上腺、脑垂体和甲状腺疾病以及肝功能、肾功能损伤等均可导致胰岛素的需求量发生剧烈的变化。在处于疾病期以及情绪不稳定的状态时，胰岛素的需求量会相应增加。

6. 如果患者的运动量以及日常的饮食发生变化，胰岛素的给药剂量也应相应地进行调整。

7. 本药不可以采用静脉注射方式给药。

七、不良反应

◆ **较为常见的不良反应：**

1. 低血糖是糖尿病患者用胰岛素治疗最常见的不良反应。

2. 在患者的注射部位也会出现诸如红肿或者瘙痒等局部过敏反应。上述症状可以在数天或数周内自行消失。

八、药物过量与处理

糖尿病患者血糖≤ 3.9 mmol/L，即需要补充葡萄糖或含糖食物，意识障碍者，静注 50% 葡萄糖溶液 20 ～ 40 ml，每 15 min 监测血糖，血糖仍低需要继续补充葡萄糖或含糖食物，直至血糖恢复正常。在注射胰高血糖素（0.5 ～ 1.0 mg）后，患者应被收住入院进行检测，以发现此次严重低血糖发作的原因，避免类似情况再次发生。

九、检查或监测

同“普通胰岛素”。

十、药物相互作用

同“普通胰岛素”。

十一、药效学与药动学

- **药动学**：胰岛素的药动学不能反映该激素的代谢作用。因此，当探讨胰岛素的活性作用时，最为适当的评价方法是评价体内血糖的变化情况。本品给药后 1.5 h 之内起效，4 ～ 12 h 达最大效应，全部的作用持续时间大约 24 h。

十二、贮藏

- 未开启时：保存在冰箱内（2 ～ 8℃）。将本品保存在外包装内以避免光照。不能冷冻。确保容器不直接接触冷冻室或冷冻盒。使用之前，将本品放置在室温下 1 ～ 2 h。
- 开启后：本品在不超过 25℃条件下最多可保存 4 周，将本品保存在外包装内以避免光照和加热。使用中的笔不要保存在冰箱里，每次注射完成时要将笔帽重新盖回笔身上以避光。

精蛋白锌重组人胰岛素混合注射液（优泌林 70/30）

一、制剂与规格

注射剂保：3 ml：300 IU基。

二、临床应用与适应证

适用于治疗需要胰岛素来维持血糖水平的糖尿病患者。也适用于早期糖尿病患者的早期治疗以及妊娠期间糖尿病患者的治疗。

三、用法与用量

◆ **用法**

- **给药前准备：**在使用前应在手中翻转 10 次、180°翻转 10 次，以确保在注射时该胰岛素制剂呈现出均匀的浑浊或乳状状态。否则，重复上述操作过程直至药物混合均匀为止。应对小瓶经常检查，如小瓶内有凝块物出现或底部有白色固体颗粒沉积，以及在小瓶壁上出现结霜时，则不能使用。
- **给药方法：**本药仅可以皮下注射的方式给药（可以肌内注射给药，但不推荐）。不可以采用静脉注射方式给药。
- **给药剂量：**按照临床医生和糖尿病护理人员的指示，注射准确剂量的胰岛素药液。优泌林 70/30 可以与常规优泌林联合使用。个体胰岛素需要量通常在每日每千克体重 0.3 ～ 1.0 国际单位之间。当患者存在胰岛素抵抗（如处于青春期或肥胖状态）时，每日的胰岛素需要量可能会增加。而当患者体内存在残余的内源性胰岛素分泌时，每日的胰岛素需要量可能会减少。
- **胰岛素的混合：**短效胰岛素制剂首先应抽入注射器中，这是为了防止由于长时间的制备而引起对给药器和装有药物的小瓶的污染。同时建议混合后立即注射。如果注射时间需要延迟的话，药品的保存必须遵守有关规定。

◆ **老年人、儿童：**老年人、儿童用药无特殊要求。

◆ **妊娠期妇女：**对于处于妊娠期的胰岛素依赖型或妊娠糖尿病患者，采用胰岛素进行治疗以维持良好的血糖水平是非常重要的。通常情况下，在妊娠的前 3 个月内，胰岛素的需求量是降低的，而在孕中 3 个月和孕后 3 个月内，胰岛素的需求量是增加的。

对于妊娠的糖尿病患者应仔细检查血糖水平。

◆ **哺乳期妇女：**正在处于授乳期的糖尿病患者，可以适当调整胰岛素的给药剂量或者饮食量。

四、最佳给药方式

经专业医生指导，用于皮下注射治疗。

五、禁忌证

低血糖；对本品组成成分过敏者禁用。

六、注意事项

注射后 1/2 h 应进餐。余同“普通胰岛素”。

七、不良反应

较为常见的不良反应：同“普通胰岛素”。

八、药物过量与处理

糖尿病患者血糖≤ 3.9 mmol/L，即需要补充葡萄糖或含糖食物，意识障碍者，静注 50% 葡萄糖溶液 20 ～ 40 ml，每 15 min 监测血糖，血糖仍低需要继续补充葡萄糖或含糖食物，直至血糖恢复正常。在注射胰高血糖素（0.5 ～ 1.0 mg）后，患者应被收住入院进行检测，以发现此次严重低血糖发作的原因，避免类似情况再次发生。

九、检查或监测

同“普通胰岛素”。

十、药物相互作用

同“普通胰岛素”。

十一、药效学与药动学

◆ **药动学：**本品皮下注射因个体差异，药物的起效和持续时间差异较大，一般注射后 30 min 起效，2 ～ 8 h 达高峰，持续约 24 h。

十二、贮藏

同其他胰岛素。

精蛋白生物合成人胰岛素注射液（预混 30R）

一、制剂与规格

注射剂[保][基]：3 ml：300 国际单位（笔芯）。

二、临床应用与适应证

用于治疗糖尿病。

三、用法与用量

◆ **用法：**

• **给药方法：**本药为双效胰岛素制剂。本品的双时相组分包含短效胰岛素和中效胰岛素。当需要快速起效使效应延长时，通常给予预混胰岛素一日 1 次或一日 2 次。

- **给药部位**：本品绝不能用于静脉注射。在大腿或腹壁部位做本品的皮下注射；如方便，也可在臀部或三角肌部位做皮下注射。

◆ **用量**：剂量应根据患者的病情个体化。个体胰岛素需要量通常在每日每千克体重 0.3 ～ 1.0 国际单位之间。当患者存在胰岛素抵抗时（如处于青春期或肥胖状态），每日的胰岛素需要量可能会增加。而当患者体内存在残余的内源性胰岛素分泌时，每日的胰岛素需要量可能会减少。注射后 30 min 内必须进食含有碳水化合物的正餐或加餐。

◆ **胰岛素的混匀**

- 本品在达到室温时，更容易混匀。
- 当笔芯尚未装入诺和诺德胰岛素注射器时，应将笔芯上下缓慢摇动，使笔芯内的玻璃珠由一端移动到另一端至少 20 次。每次注射前，至少重复此动作 10 次。此混匀步骤必须一直重复直至胰岛素呈白色均匀混悬液体。立即注射。
- 请检查笔芯中至少剩余 12 单位的胰岛素，以保证充分混匀。如果剩余量少于 12 个单位，请更换新笔芯。

◆ **老年人、儿童、妊娠及哺乳期妇女用药**：同上文。

四、最佳给药方式以及漏服处理

◆ **最佳给药方式**：本品可根据治疗需要，用于皮下注射治疗。

五、禁忌证

1. 低血糖发作时。
2. 对本品中活性成分或者其他成分过敏者。

六、注意事项

1. 胰岛素注射剂量不足或治疗中断时，可能引起高血糖症，特别是在 1 型糖尿病患者中易发生。

2. 胰岛素给药量远高于其需求量时，可导致低血糖。漏餐或进行无计划的、高强度体力活动，可导致低血糖。血糖控制有显著改善的患者（如接受胰岛素强化治疗的患者），其低血糖的先兆症状会有所改变，应提醒患者注意。病程长的糖尿病患者，发生低血糖时，可能不出现常见的低血糖先兆症状。

3. 患者换用不同品牌或类型的胰岛素制剂，必须在严密的医疗监控下进行。以下方面的变化均可能导致胰岛素剂量改变：药物浓度、品牌（生产商）、类型、来源（人胰岛素、人胰岛素类似物）和（或）生产工艺。

4. 患者在从其曾用胰岛素产品换用本品时，可能需要调整每日注射次数或是进行剂量调整。患者换用本品时，可在首次给药时，或者在开始治疗的几周或几个月内进行剂量调整。

5. 在注射区域内持续更换注射部位可以帮助减少或预防局部反应的发生。这些反应通常会在几天到几周内消失。

6. 跨时区的旅行可能会打乱患者以往进餐和用药规律，因此应事先咨询医生并获得相应的指导。

7. 运动员慎用。

8. 噻唑烷二酮类药物与胰岛素的联合用药可能导致充血性心力衰竭，尤其是对那些具有发生充血性心力衰竭风险的患者。在考虑这两种药物联合应用时，应注意此种风险。

七、不良反应

- **较为常见的不良反应**：低血糖是最常见的不良反应。胰岛素给药量远高于其需求量时，可导致低血糖。

八、药物过量与处理

糖尿病患者血糖≤ 3.9 mmol/L，即需要补充葡萄糖或含糖食物，意识障碍者，静注 50% 葡萄糖溶液 20 ～ 40 ml，每 15 min 监测血糖，血糖仍低需要继续补充葡萄糖或含糖食物，直至血糖恢复正常。在注射胰高血糖素（0.5 ～ 1.0 mg）后，患者应被收住入院进行检测，以发现此次严重低血糖发作的原因，避免类似情况再次发生。

九、检查或监测

同“普通胰岛素”。

十、药物相互作用

同“普通胰岛素”。

十一、药动学与药效学

- **药动学**：本品是由快速和缓慢起效的两种胰岛素混合而成的，因此同时具备快速和缓慢吸收两种特征，经皮下注射后，其中的短效胰岛素在 1.5 ～ 2.5 h 之内达到最大血药浓度。本品吸收阶段的半衰期大约为 5 ～ 10 h。

十二、贮藏

同其他胰岛素。

精蛋白生物合成人胰岛素注射液（预混 50R）

一、制剂与规格

注射剂：300 IU/3 ml/ 支（笔芯）保。

二、临床应用与适应证

用于治疗糖尿病。

三、用法与用量

- **用法**：
- **给药方法**：本品为双时相胰岛素制剂。本品的双时相组分包含短效胰岛素和中效胰岛素。当需要快速起效并使效应延长时，通常给予预混胰岛素一日 1 次或一日 2 次。
- **给药部位**：皮下注射。通常在大腿或腹壁做本品的皮下注射；如方便，也可在臀部或三角肌部位做皮下注射。从腹壁皮下给药比从其他注射部位给药吸收更快。

  将皮肤捏起注射会减少误肌内注射的危险。为防止脂肪萎缩，应在注射区域内轮换注射部位。在医务人员的指导下，本品也可用于肌内注射，但本品绝不能用于静脉注射。

- **使用本药前**：
- 检查本药标签以确定胰岛素类型正确。
- 使用前请检查本药，包括橡皮活塞。
- 如果笔芯已经损坏，或者未使用过的笔芯的橡皮活塞与白色条码带分离，即两者之间出现间隙，请不要使用本品。
- 请参见注射装置中的详细说明。
- 每次注射时都请换用一支新的针头以防止污染。

- 针头和本品均不得多人共用。
- 使用浸润酒精的医用棉签给橡皮膜消毒。

◆ **不能使用本药的情况：**

- 胰岛素输注泵。
- 对人胰岛素、间甲酚或者本品中其他成分过敏者。
- 低血糖反应。
- 如果笔芯或装有笔芯的注射笔发生坠落、损坏或挤压，有可能使其损坏并出现胰岛素外漏。
- 如果本品贮藏不当或被冷冻。
- 如果本品混匀时不呈白色均匀的混悬液。

◆ **用量：**用于糖尿病治疗时，平均每日胰岛素需要量在每千克体重 0.3 ～ 1.0 国际单位。青春期前的儿童，胰岛素的需要量为每日每千克体重 0.7 ～ 1.0 国际单位。

◆ **老年人：**老年患者治疗的主要目的是减轻症状和避免低血糖症。

- **儿童：**本品在儿童和青少年用药中的药代动力学特性与成人用药基本相同。
- **妊娠期妇女：**由于胰岛素不能通过胎盘屏障，所以糖尿病患者在妊娠期间使用胰岛素治疗不受限制。

四、最佳服药方式

本品仅可皮下注射。

五、禁忌证

1、低血糖症。

2、对人胰岛素或本品中其他成分过敏者。

六、注意事项

1. 由于本品有可能在某些泵导管中产生沉淀，所以不能用于胰岛素泵做连续皮下胰岛素输注治疗。

2. 本品应与诺和诺德胰岛素注射系统和诺和针®配合使用。

3. 如患者同时接受本药与另一种胰岛素笔芯治疗，应分别使用两个诺和诺德胰岛素注射系统，每个注射系统分别用于注射不同种类的胰岛素。

4. 注射后 30 min 内必须进食含有碳水化合物的正餐或加餐。

七、不良反应

- **较为常见的不良反应**：低血糖反应，出汗、心悸、乏力，重者出现意识障碍、共济失调、心动过速甚至死亡。

八、药物过量与处理

糖尿病患者血糖≤3.9 mmol/L，即需要补充葡萄糖或含糖食物，意识障碍者，静注50%葡萄糖溶液20～40 ml，每15 min监测血糖，血糖仍低需要继续补充葡萄糖或含糖食物，直至血糖恢复正常。在注射胰高血糖素（0.5～1.0 mg）后，患者应被收住入院进行检测，以发现此次严重低血糖发作的原因，避免类似情况再次发生。

九、检查或监测

同“普通胰岛素”。

十、药物相互作用

同“普通胰岛素”。

十一、药效学与药动学

- **药动学**：本品为双时相胰岛素制剂。本品给药后0.5 h之内起效，2～8 h达最大效应，全部的作用持续时间最长可达24 h。经皮下注射后，其中的短效胰岛素在1.5～2.5 h之内达最大血药浓度。吸收阶段的半衰期大约为5～10 h。

十二、贮藏

同其他预混胰岛素。

溴隐亭

一、制剂与规格

片剂[保][基]：2.5 mg。

二、临床应用与适应证

用于月经不调及女性不孕症、男性高泌乳素血症、泌乳素瘤、肢端肥大症、抑制泌乳、帕金森病。

三、用法与用量

- **成人**：口服

- **月经不调及女性不孕症**：每次 1.25 mg，每天 2～3 次，如效果不显著，可逐渐增至每次 2.5 mg（1 片），每天 2～3 次。
- **男性高泌乳素血症**：每次 1.25 mg。每天 2～3 次，逐渐增加至每日 5～10 mg（2～4 片）。

◆ **老年人**：老年患者的剂量选择应当谨慎，从最低剂量开始，对这一人群用药应考虑到肝、肾、心功能下降的可能性更大以及伴随的疾病或其他药物治疗情况。

◆ **儿科（11～17 岁）用药**：用于泌乳素瘤，初始剂量是每日 1.25～2.5 mg，可根据耐受情况逐渐加量，每日最大剂量为 10 mg。

◆ **妊娠期及哺乳期妇女**：妊娠分级 B 级，妊娠期及哺乳期慎用。

四、最佳服药方式

本药应在用餐中服用。

五、禁忌证

已知对溴麦角环肽（溴隐亭）及本品任何成分或其他麦角碱过敏者；控制不满意的高血压，妊娠期高血压；有严重精神障碍的症状和（或）病史的患者；已有心脏瓣膜疾病的患者禁用。不能与细胞色素 P450 酶抑制剂合用。

六、不良反应

头痛、嗜睡、头晕；恶心、便秘、呕吐；鼻充血。

七、药物过量与处理

◆ **过量的表现**：恶心、呕吐、头晕、低血压、直立（体位）性低血压、心动过速，困倦、嗜睡、昏睡和幻觉。儿童：呕吐、嗜睡和发热。患者可以在几小时内自行恢复或经过适当治疗后恢复。

◆ **过量的处理**：过量服药，应使用口服活性炭治疗；如果距离过量服用的时间很短，也可考虑洗胃。对于急性中毒的患者可采取对症处理，甲氧氯普胺（胃复安）可用于治疗呕吐和幻觉症状。

八、检查或监测

◆ **用药前**：肝功能、垂体功能检查（含泌乳素）。

- **用药期间**：肝功能、心电图、血压、胸片，定期进行眼科检查（包括眼底镜检查、裂隙灯检查）。

九、药物相互作用

作用分级	药物
禁忌	细胞色素 P450 酶抑制剂
严重	CYP3A4 抑制剂或底物：唑类抗真菌药、HIV 蛋白酶抑制剂

十、药效学与药动学

- **药效学**：甲磺酸溴隐亭为下丘脑和垂体中多巴胺受体激动剂。
- **药动学**：

口服生物利用度	分布容积	蛋白结合率	乳汁/血液比	脑脊液/血液比	起效时间	消除半衰期	血浆浓度达峰时间	分子量
暂无	0.465 L/kg	96%	暂无	暂无	1 ～ 2 h	15 h	1 ～ 3 h	暂无

十一、贮藏

25℃以下，避光保存。

左甲状腺素钠

一、制剂与规格

片剂[保]：25 μg；50 μg [基]；100 μg；150 μg。

二、临床应用与适应证

国内批准的适应证：

1. 用于治疗非毒性的甲状腺肿（甲状腺功能正常）、预防甲状腺切除术后甲状腺肿复发。

2. 用于甲状腺功能减退的替代治疗。

3. 用于甲状腺功能亢进的辅助治疗。

4. 用于甲状腺癌术后的抑制治疗。

5. 用于甲状腺抑制试验。

三、用法与用量

- **成人**：一般甲状腺激素治疗应从低剂量开始，每 2 ～ 4

周逐渐加量，直至达到完全替代剂量。左甲状腺素钠片的每日剂量如表 2-1。

表 2-1　左甲状腺素钠每日剂量

临床情况	剂量	服药方法
甲状腺肿（甲状腺功能正常者）	75 ～ 200 μg	每日 1 次
预防甲状腺切除术后甲状腺肿复发	75 ～ 200 μg	每日 1 次
成人甲状腺功能减退 —初始剂量（初始剂量后每 2 ～ 4 周增加 25 ～ 50 μg，直至维持剂量） —维持剂量	25 ～ 50 μg 100 ～ 200 μg	每日 1 次 每日 1 次
抗甲状腺功能亢进的辅助治疗	50 ～ 100 μg	每日 1 次
甲状腺癌切除术后	150 ～ 300 μg	每日 1 次
甲状腺抑制试验	200 μg	每日 1 次

- **老年人**：起始剂量以一日 12.5～25 μg 为宜，可每 3～4 周增加 12.5 ～ 25 μg。
- **儿童**：见表 2-2。

表 2-2　治疗儿童甲状腺功能减退时的剂量表

年龄	日剂量（μg/kg）*
0 ～ 3 个月	10 ～ 15
3 ～ 6 个月	8 ～ 10
6 ～ 12 个月	6 ～ 8
1 ～ 5 岁	5 ～ 6
6 ～ 12 岁	4 ～ 5
大于 12 岁，但未完成生长和青春期	2 ～ 3
已完成生长和青春期	1.6

* 应根据临床应答和实验室参数每 4 ～ 6 周增加剂量

- **妊娠期妇女**：
- 妊娠前已有的甲状腺功能减退：维持血清促甲状腺素（TSH）在妊娠不同时期 TSH 特定的范围内，可每 4 周测定 TSH，并将日剂量增加 12.5 ～ 25 μg，分娩后应立即将本药剂量减至妊娠前水平，并于产后 4 ～ 8 周测定血清 TSH 水平，以确定本药剂量是否适当。

- 妊娠后新发的甲状腺功能减退：以全替代剂量（一日 1.6 μg/kg）开始治疗；轻度（TSH ＜ 10 U/L）甲状腺功能减退患者，起始剂量为一日 1 μg/kg。每 4 周测定血清 TSH，并调整本药剂量，直至血清 TSH 在妊娠期 TSH 的特定范围内。

四、最佳服药方式

- 本药应于早餐（或婴幼儿的首餐）前半小时空腹给予。
- 婴幼儿临用药前可用适量的水将本药片剂捣碎制成混悬液，再以适当的液体送服。

五、禁忌证

1. 对本药过敏者。

2. 未经治疗的肾上腺功能不全、垂体功能不全、甲状腺毒症患者。

3. 急性心肌梗死、急性心肌炎、急性全心炎患者。

4. 非甲状腺功能减退性心力衰竭、快速性心律失常患者。

六、注意事项

1. 使用剂量超过推荐剂量，包括一次性大剂量（＞ 500 μg）给药，可能会引起严重的或危及生命的临床表现，尤其是在老年人以及合并潜在心脏疾病的患者中。

2. 不能用于减低体重或治疗肥胖。大剂量给药可能出现严重甚至危及生命的甲状腺毒性临床症状。

3. 本药不适用于治疗处于亚急性甲状腺炎恢复期的甲状腺功能减退患者。

4. 过度替代治疗可能导致骨吸收增加和骨密度下降，尤其是绝经后妇女用药。为降低该风险，应使用本药的最低有效剂量。

5. 对继发性甲状腺功能减退，开始本药替代治疗前须确定其原因，必要时进行糖皮质激素的补充治疗。

七、不良反应

心悸、脱发、出汗增多、体重减轻、腹泻、失眠、焦虑、紧张、乏力等。

八、药物过量与处理

- **过量的表现**：T3 水平的升高可有效判断药物过量，可出现代谢率急剧升高的症状，包括强烈的 β－肾上腺素拟交感神经效应，如心动过速、焦虑、激动和无意识运动。在易感患者中，给予超个体耐受限度的剂量时，有癫痫样发作的个案报道。本药过量还可能导致甲状腺功能亢进，并可能导致急性精神病症状，尤其是有精神障碍风险的患者。长期滥用本药可导致心脏性猝死。
- **过量的处理**：使用 β 受体阻滞剂可缓解 β－肾上腺素拟交感神经效应。因本药蛋白结合率高，不能通过血液透析和血液灌流清除。

九、检查或监测

定期监测甲状腺激素水平。

十、药物相互作用

作用分级	药物
严重	氯胺酮

十一、药效学与药动学

- **药效学**：本药为人工合成的 T4，在体内转变为 T3 而活性增强，具有维持人体正常生长发育、促进代谢、增加产热和提高交感-肾上腺系统感受性等作用。
- **药动学**：

口服生物利用度	分布容积	蛋白结合率	乳汁 / 血液比	脑脊液 / 血液比	起效时间	消除半衰期	血浆浓度达峰时间	分子量
80% 以上	10 ～ 12 L	约 99.97%	暂无	暂无	3 ～ 5 天	7 天	5 ～ 6 h	799.0

十二、贮藏

片剂：避光、干燥处、密封保存。

甲巯咪唑

一、制剂与规格

片剂保：5 mg 基；10 mg；20 mg。肠溶片保：10 mg。

二、临床应用与适应证

◆ **国内批准适应证：**

1. 用于甲状腺功能亢进的药物治疗，尤其适用于年轻患者及伴或不伴轻度甲状腺增大（甲状腺肿）的患者。

2. 用于多种类型的甲状腺功能亢进的手术前准备。

3. 甲状腺功能亢进者采用放射性碘治疗前的准备用药，以预防治疗后出现甲状腺毒性危象。

4. 用于甲状腺功能亢进患者接受放射性碘治疗后间歇期的治疗。

5. 个别不能采用常规治疗措施的情况下，若患者对本药（尽可能低的剂量）耐受性良好，可用于甲状腺功能亢进的长期治疗。

6. 用于必须接受碘照射（如使用含碘造影剂检查）的有甲状腺功能亢进病史者及功能自主性甲状腺瘤患者的预防性用药。

◆ **其他临床应用参考：**

1. 用于治疗妊娠期妇女 Graves 病引起的甲状腺毒症。

2. 用于治疗药物引起的甲状腺毒症。

三、用法与用量

◆ **成人：**口服

- **甲状腺功能亢进：**初始剂量为一日 20 ～ 40 mg，分 1 ～ 2 次服用。若病情在 2 ～ 6 周得到改善，可逐步减量至维持剂量。之后 1 ～ 2 年内的剂量为一日 2.5 ～ 10 mg，早餐后顿服。
- **甲状腺功能亢进术前准备：**于术前 3 ～ 4 周开始按常规剂量连续用药，术前 10 日加用碘剂以使甲状腺组织固定，手术前 1 日停药。
- **放射性碘治疗前及治疗后的间歇期治疗：**视患者病情酌情给药。
- **长期抗甲状腺治疗（病情不能缓解，且不能采用常规

治疗措施的情况）：给予尽可能低的剂量，通常为一日2.5～10 mg，可合用或不合用少量的甲状腺激素。

- **必须使用含碘药物（如造影剂）进行诊断的患者预防甲状腺功能亢进：**使用含碘药物前，给予本药一日10～20 mg和高氯酸盐一日1 g，周期为8～10日（如经肾排泄的造影剂）。

◆ **老年人：**老年人用药剂量应在严密监测下谨慎进行个性化调整。

◆ **儿童：**初始剂量根据疾病的严重程度决定：按体重每日0.3～0.5 mg/kg。维持剂量：按体重每日0.2～0.3 mg/kg，可能需要加用甲状腺激素治疗。

◆ **妊娠期及哺乳期妇女：**妊娠期妇女慎用，哺乳期妇女禁用。

四、最佳服药方式

通常服用本品可在餐后用适量液体（如半杯水）整片送服。

五、禁忌证

◆ **禁用：**对本药或其他硫脲类衍生物过敏者。曾接受本药或丙硫氧嘧啶治疗后出现粒细胞缺乏或严重骨髓抑制的患者。哺乳期妇女。

六、注意事项

◆ **用药警示：**

1. 甲状腺功能亢进状态下可能增加高摄取率的β受体阻滞剂的清除率。使用本药后，若患者由甲状腺功能亢进状态恢复至甲状腺功能正常状态，可能需减少β受体阻滞剂的剂量。

2. 接受稳定剂量的洋地黄苷治疗的甲状腺功能亢进患者，使用本药后恢复至甲状腺功能正常状态时，可能升高血清洋地黄水平，需减少洋地黄苷的剂量。

3. 接受稳定剂量的茶碱治疗的甲状腺功能亢进患者，使用本药后恢复至甲状腺功能正常状态时，可能降低茶碱的清除率，需减少茶碱的剂量。

4. 碘不足时可增加甲状腺对本药的反应性，而碘过多时可降低甲状腺对本药的反应性。

5. 硫脲类抗甲状腺药之间存在交叉过敏反应。

七、不良反应

- **较为常见的不良反应**：过敏性皮肤反应（瘙痒症、皮疹、风疹）；关节痛；粒细胞缺乏症。

八、药物过量与处理

- **过量的表现**：药物过量可导致甲状腺功能减退，出现代谢降低的相应症状，通过反馈效应，可以激活腺垂体，随后可出现甲状腺肿的生长。
- **过量的处理**：如发现甲状腺功能减退，应及时减量或添加左旋甲状腺素。

九、检查或监测

1. 开始治疗后的前 3 个月，每周监测一次血常规。维持治疗期间每月监测一次血常规。

2. 开始治疗后的前 3 个月，每月监测一次肝功能。

3. 治疗期间应定期监测甲状腺功能。一旦出现甲状腺功能亢进解除的临床迹象或血清 TSH 的上升则表明本药的维持剂量应减少。

4. 本药可能引起低凝血酶原血症和出血，治疗期间应监测凝血酶原时间，尤其是手术操作前。

十、药物相互作用

作用分级	药物
严重	华法林、激素、洋地黄、美托洛尔

十一、药效学与药动学

- **药效学**：通过抑制甲状腺内过氧化物酶，从而阻碍吸聚到甲状腺内碘化物的氧化及酪氨酸的偶联，阻碍 T4 和 T3 的合成。
- **药动学**：

口服生物利用度	分布容积	蛋白结合率	乳汁/血液比	脑脊液/血液比	起效时间	消除半衰期	血浆浓度达峰时间	分子量
70%～80%	暂无	不和蛋白质结合	暂无	暂无	暂无	约 3 h	暂无	114.16

十二、贮藏

片剂：阴凉、密封保存。

丙硫氧嘧啶

一、制剂与规格

片剂[保][基]：50 mg；100 mg。肠溶片、肠溶胶囊[保]：50 mg。

二、临床应用与适应证

口服：用于各种类型的甲状腺功能亢进症，尤其适用于：①病情较轻，甲状腺轻至中度肿大患者；②青少年及儿童、老年患者；③甲状腺手术后复发，又不适于放射性 ^{131}I 治疗者；④手术前准备；⑤作为 ^{131}I 放疗的辅助治疗。

三、用法与用量

◆ **成人**：

- **甲状腺功能亢进**：口服给药。①普通片剂：初始剂量为一日 150 ~ 400 mg，分 3 次服，最大日剂量为 600 mg。病情控制后逐渐减量，维持剂量为一日 50 ~ 150 mg。②肠溶制剂：治疗分为 3 个阶段。治疗阶段，一日 300 ~ 400 mg，分 3 ~ 4 次服用，重症甲状腺功能亢进症可适当增量，极量为一日 600 mg，症状控制后逐渐减量，一般需 1 ~ 3 个月。减量阶段，根据病情、血压及血促甲状腺素（TSH）水平酌情减量，一次可减量 50 ~ 100 mg，3 ~ 4 周减量 1 次。维持阶段，一日 25 ~ 150 mg，需用药 6 ~ 12 个月甚至更长。
- **甲状腺功能亢进的手术前准备**：口服给药。一次 100 mg，一日 3 ~ 4 次。术前服用本药可使甲状腺功能恢复至正常或接近正常，随后加服碘剂 2 周再进行手术，术前 1 ~ 2 日停服本药。
- **^{131}I 放疗的辅助治疗**：口服给药。一次 100 mg，一日 3 次。需放射性碘治疗的重症甲状腺功能亢进症患者可先以本药治疗，放射性碘治疗后症状仍未缓解者，可短期使用本药。

- **老年人**：老年人尤其肾功能减退者，用药量应减少。如发现甲状腺功能减低时，应加用甲状腺片。
- **儿童**：初始剂量每日 4 mg/kg 体重，分 3 次口服，维持剂量酌减。
- **妊娠期及哺乳期妇女**：妊娠期妇女慎用，哺乳期妇女禁用。

四、最佳服药方式

- 为避免毒副作用，请完整吞服肠溶剂，不要掰开、咀嚼、碾碎后服用。

五、禁忌证

对硫脲类药过敏者；严重肝、肾功能损害者；白细胞严重缺乏者；哺乳期妇女。

六、注意事项

1. 对氨基水杨酸、保泰松、巴比妥类药、酚妥拉明、妥拉唑林、维生素 B12、磺胺类药、磺酰脲类药等可导致甲状腺功能抑制和甲状腺肿大，与本药合用时需注意。

2. 高碘食物或药物的摄入可使甲状腺功能亢进症病情加重，使抗甲状腺药需求量增加或用药时间延长，故使用本药前应避免使用碘剂。

七、不良反应

皮疹；血管炎；粒细胞缺乏症；再生障碍性贫血；肝毒性；肾炎。

八、药物过量与处理

- **过量的表现**：慢性过量用药，会导致甲状腺肿和甲状腺功能减退及伴随症状，需停药。如甲状腺功能减退程度严重或甲状腺肿明显，须补充甲状腺素。
- **过量的处理**：过量用药尚无特殊处理方法，如发现甲状腺功能减退，应及时减量或加用甲状腺片。

九、检查或监测

定期监测血常规、尿常规、肝功能、肾功能。

十、药物相互作用

作用分级	药物
禁忌	碘化物（包括含碘造影剂）
严重	口服抗凝药

十一、药效学与药动学

- **药效学**：抑制甲状腺内过氧化物酶，阻止甲状腺内酪氨酸碘化及碘化酪氨酸的缩合，从而抑制甲状腺素的合成。同时，在外周组织中抑制 T4 转变为 T3，使血清中活性较强的 T3 含量较快降低。
- **药动学**：

口服生物利用度	分布容积	蛋白结合率	乳汁/血液比	脑脊液/血液比	起效时间	消除半衰期	血浆浓度达峰时间	分子量
50% ～ 80%	暂无	76.2%	暂无	暂无	暂无	1～2 h	2 h	170.24

十二、贮藏

遮光，密封保存。

第三章

抗肿瘤及影响变态反应和免疫功能药物

环磷酰胺

重要警示

本药为高警示药品，有致突变、致畸作用，可造成胎儿死亡或先天畸形，除外致命适应证，妊娠妇女禁用。

一、制剂与规格

片剂[基][保]：50 mg。

二、临床应用与适应证

白血病：急性或慢性淋巴细胞性和髓性白血病。恶性淋巴瘤。恶性实体瘤：卵巢癌、睾丸癌、乳腺癌、小细胞肺癌、成神经细胞瘤。自身免疫性疾病。

三、用法与用量

◆ **成人**，口服

- 抗肿瘤：每日 2 ～ 4 mg/kg，连用 10 ～ 14 天，休息 1 ～ 2 周重复。
- 免疫抑制：一次 50 ～ 100 mg，一日 2 ～ 3 次，连服 4 ～ 6 周，一个疗程总量为 10 ～ 15 g。

四、最佳服药方式以及漏服处理

◆ **最佳服药方式**：本药口服制剂一般应空腹服用，如胃部不适，可分次服用或与食物同服；同时为预防肾毒性，患者需大量饮水；若患者发生骨髓抑制或肝、肾功能不全，给药剂量应降低 1/2 ～ 2/3。

- **漏服处理：**漏服后不必补服，可按原来规定时间服药继续治疗。

五、禁忌证

- **禁用：**对本品过敏者，妊娠、哺乳期妇女，严重的骨髓抑制、尿路梗阻、急性感染患者。

六、注意事项

1. 本品的代谢产物具有尿路刺激性，治疗期间应多饮水，大剂量应用时应水化、利尿，同时给予尿路保护剂美司钠。

2. 本品配成溶液 2 ～ 3 h 内稳定，故最好现配现用。

七、不良反应

造血系统：白细胞减少最常见，血小板减少较少发生。消化系统：常见食欲减退、恶心及呕吐，偶有报告肝功能失调。心血管系统：大剂量可引起出血性心肌坏死。泌尿道反应：大剂量可见出血性膀胱炎，常规剂量较少发生。其他：脱发、口腔炎、中毒性肝炎、皮肤色素沉着、生殖毒性等。

八、药物过量与处理

- **过量的表现：**可伴有骨髓抑制和白细胞下降，骨髓抑制程度和持续时间取决于药量。
- **过量的处理：**如果出现中性粒细胞下降，应给予预防感染治疗，如果出现血小板数量下降，应根据需要进行血小板置换；若有必要可进行血液透析。

九、检查或监测

- **治疗前：**检查患者肝肾功能及血细胞计数。
- **用药期间：**常规血细胞计数，在起始化疗时 5 ～ 7 天常规监测，当白细胞＜ 300/mm^3，每 2 天监测一次；长期化疗者，每 2 周监测；并应对尿液沉淀物进行镜检监测红细胞。

十、药物相互作用

作用分级	药物
禁忌	伊曲康唑
严重	胺碘酮、别嘌呤醇、多柔比星、表柔比星、琥珀胆碱、氯霉素、阿霉素、氯丙嗪、环孢素、利福平

十一、药效学与药动学

◆ **药效学**：本品属烷化剂类的细胞毒性药物，在体外无活性，进入体内被肝微粒体酶激活，并在细胞中分解成磷酰胺氮芥，与 DNA 发生交叉联结，抑制 DNA 的合成，也可干扰 RNA 的功能，属细胞周期非特异性药物，可抑制肿瘤及免疫细胞增殖。

◆ **药动学**：

口服生物利用度	蛋白结合率	血浆浓度达峰时间	消除半衰期	脑脊液/血液比	总体清除率（CL）	分子量
74%～97%	约 20%	约 1 h	4～6.5 h	20%	4～5.6 L/h	279.10

十二、贮藏

遮光、密闭，储藏温度不得超过 25℃。

环孢素

一、制剂与规格

胶囊、软胶囊[保][基]：10 mg；25 mg；50 mg。口服溶液[保][基]：50 ml：5 g。注射剂[保]：5 ml：250 mg。滴眼液：3 ml：30 mg。

二、临床应用与适应证

1. 预防和治疗同种异体器官移植或骨髓移植后的排斥反应或移植物抗宿主反应。

2. 经其他免疫抑制剂治疗无效的类风湿关节炎、系统性红斑狼疮、难治性肾病综合征等自身免疫性疾病。

3. 常规疗法无效或不能耐受的活动性有致盲危险的非感染性葡萄膜炎。

4. 其他：传统疗法无效或不适用的严重银屑病或异位性皮炎。

三、用法与用量

◆ **成人**

- **口服**，用于器官移植：移植手术前 12 h 开始给药，起始剂量为 10 ～ 15 mg/（kg · d），分 2 次口服，根据血药浓度按 0.5 ～ 1 mg/kg 每 2 周减量 1 次，维持剂量为 2 ～ 6 mg/（kg · d），若与其他免疫抑制剂合用或采用三联免疫抑制方案时，起始剂量为 3 ～ 6 mg/(kg · d)，分 2 次口服。
- **静脉滴注**：生理盐水或 5% 葡萄糖注射液按 1∶100 ～ 1∶20 稀释，缓慢静脉滴注，滴注时间至少 2 ～ 6 h。一经稀释，溶液必须于 24 h 内使用或遗弃。

  用于器官移植：剂量为 3 ～ 5 mg/（kg · d），与其他免疫抑制剂合用时，可降低给药剂量，如按 1 ～ 2 mg/（kg · d）静脉滴注 1 日，再按 3 ～ 6 mg/（kg · d）口服 1 日。患者应尽早改为口服治疗。

◆ **儿童**：1 岁以上儿童方可使用，用量可按成人剂量或稍高于成人剂量计算。

◆ **老年人**：应用本品会引起肾功能不全，需慎用。

◆ **妊娠期妇女**：禁用。

四、最佳服药方式以及漏服处理

◆ **最佳服药方式**：环孢素的服用时间及与饮食的关系应该固定，可在每日早、晚同一时间服药，整粒吞服，并尽可能与牛奶或果汁饮料（葡萄汁、柚汁除外）同服。

◆ **漏服处理**：尽可能在漏服后 4 h 内补服，如果已接近下一次服药时间，则跳过漏服，按原定方案服药。

五、禁忌证

◆ **禁用**：对本品及其辅料成分过敏者，恶性肿瘤史，未控制的高血压，免疫缺陷，有活动性感染（包括病毒感染），心肺严重病变，血象低下，妊娠期妇女及哺乳者。

六、注意事项

1. 本品的给药剂量需根据患者的肝、肾功能，血肌酐水平，血药浓度，及患者对药物的敏感性个体化设定。

2. 应避免在不同商品名或制剂的环孢素之间转换使用。如需更换环孢素产品治疗，应严格按照药品说明书及医嘱要求用药，并监测患者的血药浓度、血清肌酐、血压以及其他不良反应的发生情况。

3. 由于接受本品治疗的患者存在皮肤癌变的潜在风险，患者不应过度暴露于阳光下。

七、不良反应

1. 心血管系统：常见高血压，罕见缺血性心脏病。

2. 胃肠道：厌食、恶心、呕吐等较为常见，少见胃溃疡，胰腺炎罕见。

3. 肝、肾毒性：血肌酐及尿素氮增高、肾小球滤过率减低等肾功能损害很常见，血尿等罕见；肝功能障碍常见，胆汁淤积、高胆红素血症等较为少见。

4. 神经系统：很常见震颤、头痛，常见感觉异常，少见意识障碍、抽搐、运动多发性神经病等。

5. 代谢 / 生化：常见高脂血症，少见体重增加，高血糖，高尿酸，痛风，高血钾。

6. 其他：常见多毛症、感染、牙龈增生，少见发热，过敏反应罕见。

八、药物过量与处理

- **过量的表现**：有关本品急性过量的资料有限。在口服量高至 10 g（约 150 mg/kg）时，临床所见的症状相当有限，包括呕吐、瞌睡、头痛、心动过速。在极少数病例中，还伴有可逆性的中度肾功能不全。
- **过量的处理**：对所有病例均作对症治疗和一般支持疗法。在口服后的最初几小时内，催吐和洗胃可能有益，透析和活性炭吸附均不能有效清除环孢素。

九、检查或监测

- **治疗前**：测定患者肾功能、血肌酐、血压、血脂等，明确基础值。
- **治疗期间及治疗后**：每日监测血压，定期查血肌酐，肝、肾功能，血电解质水平；同时监测患者血药浓度。

十、药物相互作用

作用分级	药物
禁忌	他克莫司、环磷酰胺、氨基糖苷类抗生素（庆大霉素、妥布霉素）、阿昔洛韦、两性霉素 B、环丙沙星、万古霉素、呋塞米、HMG-COA 还原酶抑制剂（洛伐他汀、辛伐他汀）、非甾体抗炎药（双氯芬酸、吲哚美辛）、阿利吉仑
严重	地高辛、秋水仙碱、肾上腺皮质激素、奥美拉唑、大环内酯类抗生素（红霉素、阿奇霉素）、伏立康唑、酮康唑、硫唑嘌呤、保钾利尿药、血管紧张素转化酶抑制剂、别嘌呤醇、胺碘酮、利福平

十一、药效学与药动学

◆ **药效学**：本品为一新型的 T 淋巴细胞调节剂。

◆ **药动学**：

口服生物利用度	平均表观分布容积	血浆蛋白结合率	血浆浓度达峰时间	消除半衰期	分子量
30%	3.5 L/kg	90%	1～2 h	10～27 h	1202.63

十二、贮藏

胶囊及软胶囊制剂：遮光，密封，室温（10～30℃）保存；注射液及口服溶液：遮光、密闭，阴凉干燥处保存；滴眼液：避光密闭，2～8℃保存。

硫唑嘌呤

一、制剂与规格

片剂[保][基]：50 mg；100 mg。

二、临床应用与适应证

1. 急慢性白血病（尤其是慢性粒细胞型白血病近期）。

2. 器官移植后的抗排斥反应（与其他免疫抑制剂联用）。

3. 风湿性血管炎、类风湿关节炎、系统性红斑狼疮等与机体免疫功能紊乱相关疾病。

4. 甲状腺功能亢进，重症肌无力。

5. 其他：慢性非特异性溃疡性结肠炎、节段性肠炎、多发性神经根炎。

三、用法与用量

◆ **成人**

- **白血病**：1.5～3.0 mg/kg，每日一次或分次服用；**器官移植**：起始量为 5.0 mg/（kg·d），维持量为 1.0～3.0 mg/（kg·d）；**类风湿关节炎**：起始量为 1.0～3.0 mg/（kg·d），维持量为 0.5～3.0 mg/（kg·d）；**系统性红斑狼疮**：糖皮质激素控制病情后，按 50～100 mg/d 加用本品。**其他**：1.5～4.0 mg/kg，每日一次或分次服用。

◆ **老年人**：副作用发生率较其他患者高，应采用推荐剂量范围的低限值。

◆ **儿童（国外资料）**：与其他药物联合用于患儿心脏移植，剂量为 4.0 mg/（kg·d）。

◆ **妊娠期妇女**：因可致畸胎，孕妇禁用。

四、最佳服药方式以及漏服处理

◆ **最佳服药方式**：本品常以 25 mg 或者 50 mg 为起始剂量进行试探治疗，若治疗 1 周后，患者血常规及肝功能无明显改变，即可开始正常剂量的治疗。须在餐后以足量水吞服。

◆ **漏服处理**：如果每日给药一次，应在 12 h 内尽快补服，如果每日服用 2 次，在下次服药时间将两次药量一起服用。

五、禁忌证

◆ **禁用**：对本药及 6- 巯基嘌呤过敏者及妊娠、哺乳期妇女。

六、注意事项

1. 本品不良反应多且严重，不作自身免疫性疾病的首选药物，仅在单用皮质激素不能控制症状时加用。

2. 对肾和（或）肝功能不全者，应酌情减量并严密观察血液学及肝肾功能指标。

3. 与化疗药、氯霉素、氯喹等合用，可增加骨髓毒性。

4. 与卡托普利合用，白细胞减少更明显，应选用其他类血管紧张素转化酶抑制剂。

5. 用药期间接种活疫苗，会增加被活疫苗感染的风险。

6. 硫唑嘌呤可致皮肤对紫外光产生光敏反应，有致皮肤癌的可能，服药期间注意防晒。

七、不良反应

1. 超敏反应：皮疹、发热、头痛、关节痛、急性肾功能不全，休克等。

2. 消化系统：常见恶心、呕吐，偶可致胰腺炎，肝毒性亦较常见。

3. 生殖系统：有致畸作用。

4. 血液系统：常见白细胞及血小板减少，偶见贫血及血小板减少性紫癜。

5. 其他：继发感染、黏膜溃疡，增加患癌风险。

八、药物过量与处理

- **过量的表现**：一次性用药过量后，可出现恶心、呕吐、腹泻以及轻度的白细胞降低和肝功能异常；用药 9 ～ 14 日达到最大骨髓抑制时可出现感染、溃疡、紫癜、出血等症。
- **过量的处理**：应立即停药，给予对症支持治疗，必要时应用胃灌洗或透析法排出本药。

九、检查或监测

- **治疗前**：检查患者肝、肾功能及血细胞计数，若条件允许检测患者巯嘌呤甲基转移酶（TPMT）活性。
- **治疗期间及治疗后**：在治疗的前 2 个月内，至少每周检查 1 次全血象（肝肾功能不全患者，增加检查频次），此后每月或最少每 3 个月重复进行全血象和肝功能的检查。

十、药物相互作用

作用分级	药物
禁忌	别嘌呤醇、巯嘌呤、复方甲噁唑、利巴韦林、多柔比星、氯霉素
严重	环孢素、吗替麦考酚酯、华法林、卡托普利

十一、药效学与药动学

- **药效学**：本药是 6– 巯基嘌呤（6–MP）的咪唑衍生物，在体内转化巯嘌呤，能竞争性抑制参与细胞 DNA、RNA

合成的次黄嘌呤，从而抑制淋巴细胞核酸的生物合成及细胞增殖，产生免疫抑制作用；本药的抗风湿作用与其免疫抑制作用相关；此外，本药在免疫反应后期还可阻止淋巴细胞释放炎症因子，产生抗炎作用。

◆ **药动学**：

口服生物利用度	蛋白结合率	血浆浓度达峰时间	消除半衰期	分子量
41% ～ 47%	30%	1 h	3 h	277.27

十二、贮藏

遮光，密闭保存。

西罗莫司

一、制剂与规格

片剂保：1 mg。口服液保：60 ml：60 mg。

二、临床应用与适应证

主要用于预防肾移植抗排斥反应。

三、用法与用量

◆ **成人**：口服给药，在肾移植后尽早开始给药，每日一次，推荐负荷量为一次 6 mg，维持量为一次 2 mg，可根据病情适当调整。

◆ **老年人**：老年肾移植患者，不需根据年龄来调整剂量，但考虑老年人肝功能和心功能的减弱或者其他合并症，通常从剂量范围的低端开始治疗。

◆ **儿童**：本品仅用于 13 岁以上患儿，若患儿体重低于 40 kg，负荷量与维持量分别按 3 mg/m^2 和 1 mg/m^2 折算，体重高于 40 kg，剂量同成人。

◆ **妊娠期妇女**：本品为妊娠 C 级药物，妊娠期妇女用药应权衡利弊。

四、最佳服药方式以及漏服处理

◆ **最佳服药方式**：建议本品与环孢素和皮质类固醇联合使

用，一般在服用环孢素 4 h 后再服用本品，每日 1 次，固定地与或不与食物同服，但不得与高脂饮食同服。因为本品的半衰期较长，一旦需调整维持剂量，患者至少应在新的维持剂量下坚持服用 7 ~ 14 天，然后再在血药浓度监测下进行进一步的剂量调整，最大剂量不可超过每日 40 mg。

- 服用本品口服溶液时，先将口服溶液稀释于 60 ml 清水或橙汁中，充分搅拌后立即服用，同时，另用清水或橙汁 120 ml 冲洗饮用杯后立即饮用。

◆ **漏服处理**：16 h 内可以补服；距离下次服药不足 8 h 的，则跳过漏服的剂量。

五、禁忌证

◆ **禁用**：对本品过敏者。

六、注意事项

1. 高脂饮食可显著影响本药的达峰时间、血药峰浓度（C_{max}）和药-时曲线下面积（AUC），因此本品不得在高脂饮食后服用。

2. 肝功能受损患者本品维持剂量可减少 1/3 ~ 1/2，负荷剂量不需要调整，肾功能不全一般无需剂量调整。

3. 本品会引起明显的血脂升高，一般需要合用他汀类或贝特类药物，但二者合用会增加横纹肌溶解风险，临床注意监测。

4. 本品可能影响疫苗接种的疗效，在使用本品期间应避免使用活疫苗。

5. 免疫抑制可增加恶性肿瘤的易感性，尤其是皮肤癌，因此，服用本品的患者应该减少在阳光和紫外线下暴露。

七、不良反应

1. 免疫系统：真菌、细菌及病毒性感染很常见，过敏、血管神经性水肿等超敏反应常见。

2. 血液系统：贫血、血小板及白细胞减少很常见，中性粒细胞减少常见，血栓性血小板减少性紫癜不常见。

3. 代谢及血生化：低钾血症、低磷酸盐血症、高脂血症、高血糖很常见。

4. 心血管系统：心动过速、高血压很常见，心包积液、静脉血栓形成常见。

5. 消化系统：腹痛、便秘、腹泻很常见，胰腺炎、腹水常见，肝衰竭不常见。

6. 其他：皮疹、关节痛、蛋白尿、月经紊乱很常见，鳞状细胞癌、卵巢囊肿常见。

八、药物过量与处理

目前有关本品药物过量的研究不足，过量服用时应注意采取支持治疗。

九、检查或监测

- **治疗前**：检查患者血脂水平。
- **治疗期间及治疗后**：检查血常规、血糖、血脂及肝、肾功能。

十、药物相互作用

作用分级	药物
禁忌	利福平、伏立康唑
严重	溴隐亭、西咪替丁、克拉霉素、环孢素、地尔硫䓬、红霉素、氟康唑、伊曲康唑、酮康唑、甲氧氯普胺、尼卡地平、维拉帕米、胺碘酮、米卡芬净

十一、药效学与药动学

- **药效学**：本药可进入细胞内与免疫抑制结合蛋白（FKBP）结合形成复合体，通过抑制丝氨酸/苏氨酸蛋白激酶活性，影响核糖体功能，从而抑制蛋白质合成，并通过阻止细胞因子介导的T、B细胞的活化、增殖，从而产生免疫抑制的作用；此外，本药还可抑制淋巴细胞激活的杀伤细胞、自然杀伤细胞和抗体依赖性细胞毒作用，故可治疗和逆转发展中的急性排斥反应；同时，本药可抑制生长因子导致的成纤维细胞、内皮细胞、肝细胞和平滑肌细胞的增生，对预防慢性排斥反应也有效。
- **药动学（低至中度免疫风险的肾移植成人患者，多剂量给药）**：

口服生物利用度	平均表观分布容积	血浆蛋白结合率	血浆浓度达峰时间	消除半衰期	分子量
片剂：41% 口服液：14%	4～20 L/kg	92%	片剂：1.1～5.9 h 口服液：1.3～2.9 h	46～78 h	914.2

十二、贮藏

片剂：20～25℃，避光保存；口服液：2～8℃，避光保存。

羟氯喹

一、制剂与规格

普通制剂：片剂保基：0.1 g；0.2 mg。

二、临床应用与适应证

类风湿关节炎、青少年慢性关节炎、盘状和系统性红斑狼疮、由阳光引发或加剧的皮肤病。

三、用法与用量

- **成人：**初始剂量 400 mg，可分次服用。当疗效未进一步改善，可减至 200 mg 维持治疗。疗效减弱时，再增至 400 mg。
- **老年人：**无须调整剂量。
- **儿童：**6 岁以下禁止服用。治疗肥厚型心肌病，0.6～0.9 mg/（kg · 24 h），分 3～4 次服用。
- **妊娠期及哺乳期妇女：**本药可进入胎盘对胎儿神经系统造成损害，除非利大于弊方可使用。且本药可少量进入乳汁，哺乳期妇女慎用。

四、最佳服药方式以及漏服处理

- **最佳服药方式：**应与牛奶或食物同服减轻药物对胃肠道的刺激。

五、禁忌证

对 4– 氨基喹啉化合物过敏者；以 4– 氨基喹啉化合物治疗后出现视网膜或视野改变的患者；眼部黄斑病变者；6 岁以下儿童。

六、注意事项

1. 本药服用数周后方能起效，治疗风湿性疾病时 6 个月。

2. 皮质类固醇和水杨酸盐类药联用，且通常联用数周后需降低皮质类固醇和水杨酸盐类药的剂量，此时应逐渐降低剂量，如：4 ～ 5 日内可的松的降低量不得超过 5 ～ 15 mg，氢化可的松的降低量不得超过 5 ～ 10 mg，泼尼松龙和泼尼松的降低量不得超过 1 ～ 2.5 mg，甲泼尼龙和曲安西龙的降低量不得超过 1 ～ 2 mg，地塞米松的降低量不得超过 0.25 ～ 0.5 mg。

3. 本药可引起视力调节受损，驾驶和操作机械者应注意。

4. 羟氯喹可能引起重度低血糖，糖尿病患者用药时注意低血糖症状，如出汗、脸色苍白、心悸、焦虑、饥饿等。

5. 抗酸药（如碳酸钙、氢氧化铝）可能减少羟氯喹的吸收，应间隔 4 h 服用。

七、不良反应

- **较为常见的不良反应**：心肌病，如心脏传导异常（束支传导阻滞、房室传导阻滞）及双侧心室肥大；视力障碍；低血糖；血细胞计数异常；骨骼肌功能和腱反射降低。

八、药物过量与处理

- **过量的表现**：本药过量的症状可能包括头痛、视力异常、心血管衰竭、惊厥、低血钾、节律和传导障碍，可能发生突然和致命的呼吸和心搏骤停，以上症状可能在过量后即刻出现。
- **过量的处理**：催吐和洗胃排空胃内容物。在摄入药物后 30 min 内，洗胃后通过胃管导入至少 5 倍服药量的活性炭粉末可抑制药物进一步吸收。可考虑胃肠外给予地西泮，有利于逆转心脏毒性。必要时可给予呼吸支持。急性期存活的患者即使无症状也应严密观察至少 6 h。出现中毒症状时，可口服氯化铵，一日 8 g，分次服用，一周 3 ～ 4 日，持续使用至停用本药后数月。

九、检查或监测

- **用药前**：眼科检查（包括视敏度、中心视野、色觉和眼底检查），随后每年检查一次。

- **用药期间**：定期检查血细胞计数；长期用药应定期检查骨骼肌功能和腱反射。

十、药物相互作用

作用分级	药物
禁忌	禁止与其他容易造成 QT 间期延长的药物合用：如胺碘酮、多奈哌齐等
严重	抗癫痫药：合用可能减弱抗癫痫药的疗效

十一、药效学与药动学

- **药效学**：确切的作用机制尚不明确。
- **药动学**：

口服生物利用度	分布容积	蛋白结合率	乳汁/血液比	脑脊液/血液比	起效时间	消除半衰期	血浆浓度达峰时间	分子量
74.6%	暂无	92%～98%	暂无	暂无	数周	172.3 小时至 50 天	1.83h	335.8

十二、贮藏

片剂：密封，25℃以下保存。

来氟米特

一、制剂与规格

片剂[保][基]：5 mg；10 mg；20 mg。胶囊[保]：10 mg。

二、临床应用与适应证

用于治疗成人类风湿关节炎，可改善疼痛；用于治疗狼疮性肾炎。

三、用法与用量

- **成人**
- 类风湿关节炎：推荐治疗的最初 3 日给予负荷剂量，50 mg，一日 1 次；随后给予维持剂量，一日 10 mg 或 20 mg。

- **老年人**：65 岁以上患者不需要调整剂量。
- 儿童：最初 3 天给予负荷剂量，一般一日 10 ～ 30 mg（或者一日 1 mg/kg），以后改为一日 0.3 mg/kg 维持。
- **妊娠期及哺乳期妇女**：禁用。

四、禁忌证

- **禁用**：过敏者。严重肝功能损害者。妊娠期妇女及未采取可靠避孕措施的育龄妇女。哺乳期妇女。

五、注意事项

1. 服药期间若白细胞＞ 3.0×10^9/L，继续服药观察；若白细胞在（2.0 ～ 3.0）$\times10^9$/L，减半量服药观察。若复查白细胞仍＜ 3.0×10^9/L，中断服药；若白细胞＜ 2.0×10^9/L，中断服药。建议粒细胞计数不低于 1.5×10^9/L。

2. 准备生育的男性应考虑中断服药，同时服用考来烯胺（消胆胺）。

六、不良反应

- **较为常见的不良反应**：脱发、血压升高、带状疱疹、转氨酶升高、腹泻 / 稀便、白细胞下降、皮疹、月经不调、心悸、腹痛、血小板减少。

七、药物过量与处理

- **药物过量的表现**：长期大量服用可能会出现间质性肾炎。
- **药物过量的治疗或处理**：可给予考来烯胺或活性炭加以消除。

八、检查或监测

- **用药期间**：用药初始阶段应定期检查 ALT 和白细胞计数。

九、药物相互作用

作用分级	药物
禁忌	黄热病疫苗、黄热病病毒抗原、卡介苗、特立氟胺
严重	白喉抗原、白喉类毒素、华法林、氨甲蝶呤、结核菌素、甲肝病毒蛋白、甲肝病毒灭活疫苗、脊髓灰质炎灭活病毒

十、药效学与药动学

- **药效学**：本药为具有抗增殖活性的异噁唑类免疫抑制药。

◆ **药动学：**

口服生物利用度	分布容积	蛋白结合率	乳汁/血液比	脑脊液/血液比	起效时间	消除半衰期	血浆浓度达峰时间	分子量
80%	0.13 L/kg	>99%	暂无	暂无	暂无	10 日	6～12 h	270.2

十一、贮藏

片剂：遮光，密封，于干燥处保存。

胶囊：避光、密封，于 25℃以下干燥处保存。

青霉胺

一、制剂与规格

片剂[保]：125 mg[基]；250 mg。胶囊[保]：125 mg；250 mg。

二、临床应用与适应证

用于治疗重金属中毒；肝豆状核变性（Wilson 病）；其他药物治疗无效的严重活动性类风湿关节炎。

三、用法与用量

◆ **成人：**

- 重金属中毒：口服给药。一日 1～1.5 g，分 3～4 次服用。5～7 日为一疗程；停药 3 日后，可开始下一疗程。根据体内毒物量的多少通常需 1～4 个疗程。
- 肝豆状核变性、类风湿关节炎：口服给药。开始时一日 125～250 mg，以后每 1～2 个月增加 125～250 mg。常用维持量为一次 250 mg，一日 4 次。最大日剂量通常为 1.5 g。待症状改善，血铜及铜蓝蛋白恢复正常时，剂量可减半，一日 500～750 mg 或间歇用药。治疗 3～4 个月仍无效时，应改用其他药物治疗。
- **其他疾病时剂量：**手术患者创口未愈合时，本药的最大日剂量为 250 mg。

◆ **老年人：**65 岁以上的老年人用药后易出现血液系统毒性反应。

◆ **妊娠期及哺乳期妇女：**禁用。

四、最佳服药方式以及漏服处理

- **最佳服药方式**：食物（包括牛奶）会减少青霉胺的吸收，应空腹用药，如饭前至少 1 h 或饭后 2 h。

五、禁忌证

- **禁用**：对青霉素类药过敏者；粒细胞缺乏者；再生障碍性贫血患者；肾功能不全者；红斑狼疮或严重皮肤病患者；重症肌无力患者；哺乳期妇女。

六、注意事项

1. 使用本药前应做青霉素皮肤试验。

2. 尿蛋白排出量大于 1 g/d，白细胞计数低于 3×10^9/L 或血小板计数低于 100×10^9/L 时，应停药。

3. 出现味觉异常时，可用 4% 硫酸铜溶液 5 ～ 10 滴，加入果汁中一日 2 次口服，有助于味觉恢复。

七、不良反应

- **较为常见的不良反应**：①铜、铁、锌或其他微量元素缺乏；②肌肉骨骼系统：痉挛、肌肉挛缩、重症肌无力、多发性肌炎；③蛋白尿、肾病综合征；④过敏反应；⑤肝：肝功能异常（氨基转移酶升高）；⑥味觉减退、恶心、呕吐、食欲减退、腹痛、腹泻、口腔溃疡、舌炎、牙龈炎、溃疡病复发。

八、检查或监测

- **用药前**：用药前应做青霉素皮肤试验。
- **用药期间**：肝功能、心电图、眼科检查、甲状腺功能、血压、血清电解质（尤其是钾和镁），每 2 周检查一次白细胞计数及分类计数、血红蛋白、血小板、尿常规，以后每月检查一次。每 6 个月检查一次肝功能。肝豆状核变性患者初次使用本药时，应于服药当日检查 24 h 尿铜，以后每 3 个月检查一次。

九、药物相互作用

作用分级	药物
严重	• 多价阳离子复合物：含氢氧化铝、氢氧化镁的抗酸药

十、药效学与药动学

- **药效学**：本药是青霉素的代谢产物，为含有巯基的氨基酸。
- **药动学**：

口服生物利用度	分布容积	蛋白结合率	乳汁/血液比	脑脊液/血液比	起效时间	消除半衰期	血浆浓度达峰时间	分子量
40%～70%	暂无	80%	暂无	暂无	暂无	1.7～7 h	1～3 h	149.21

十一、贮藏

密封保存。

氯苯那敏

一、制剂与规格

片剂[保][基]：1 mg；4 mg。滴丸：2 mg；4 mg。

二、临床应用与适应证

用于皮肤过敏症：荨麻疹、湿疹、皮炎（如神经性皮炎、日光性皮炎、虫咬性皮炎、接触性皮炎）、药疹、皮肤瘙痒症。用于过敏性鼻炎、血管舒缩性鼻炎、上呼吸道感染引起的鼻充血，还可用于感冒或鼻窦炎。用于药物及食物过敏。

三、用法与用量

- **成人**：常规剂量片剂 一次 4 mg，每 4～6 h 1 次，最大日剂量为 24 mg。
- **老年人**：老年患者对本药常规剂量反应较敏感，应适当减量。
- **儿童**：新生儿、早产儿不宜使用。过敏性鼻炎片剂：1～2 岁儿童，一次 1 mg，一日 2 次；2～6 岁儿童，一次 1 mg，每 4～6 h 1 次；6～11 岁儿童，一次 2 mg，每 4～6 h 1 次，最大日剂量为 12 mg。
- **妊娠期及哺乳期妇女**：慎用。

四、最佳服药方式

对于轻症或疾病症状晚间发作的患者，白天应减少用药，可于临睡前顿服。本药可与食物或牛奶同服，以减少胃肠刺激。

五、禁忌证

- **禁用**：对本药或右氯苯那敏过敏者；癫痫患者。

六、注意事项

1. 本药不可用于下呼吸道感染或哮喘发作（因可使痰液变稠而加重疾病）。

2. 本药不应与含抗组胺药（如本药、苯海拉明）的复方抗感冒药合用。

3. 用药期间不得驾驶、从事高空作业或机械作业、操作精密仪器。

4. 对其他抗组胺药或拟交感神经药（麻黄碱、肾上腺素、异丙肾上腺素、间羟异丙肾上腺素、去甲肾上腺素等）过敏者，亦可能对本药过敏。对碘过敏者亦可能对本药过敏。

七、不良反应

心悸，少见胸闷；口渴、咽喉痛、口鼻咽喉干燥、痰液黏稠；多尿；嗜睡，甚至有诱发癫痫的可能；个别患者用药后有失眠、烦躁等中枢兴奋症状；出血倾向、血常规改变；皮肤瘀斑；困倦、虚弱感、疲劳；少数患者在用药后出现药物过敏反应，如瘙痒、皮疹、胃肠道过敏等。

八、药物过量与处理

- **过量的表现**：用药过量可致排尿困难或疼痛、头晕、头痛、口鼻喉部干燥、恶心、腹痛、皮疹。儿童用药过量时可见烦躁、焦虑、入睡困难和神经过敏。
- **过量的处理**：一旦出现过量中毒反应，应及时催吐、洗胃、导泻以加速药物排出。若出现呼吸循环衰竭，应给予机械辅助呼吸等支持治疗，忌用中枢兴奋药；若出现惊厥，可使用硫喷妥钠予以控制；若出现血压过低，必要时可用去甲肾上腺素静脉滴注以维持血压，但不宜用肾上腺素。另外，抢救中切忌注射组胺作为解毒药。

九、药物相互作用

作用分级	药物
禁忌	• 可引起蓄积中毒：苯妥英 • 可产生相互拮抗作用：普萘洛尔
严重	• 合用增强以下药物药效：金刚烷胺、氟哌啶醇、抗胆碱药、三环类抗抑郁药、吩噻嗪类、拟交感神经药等 • 合用增加本药抗组胺和中枢抑制作用：中枢神经系统抑制药（如镇静药、催眠药等）

十、药效学与药动学

- **药效学**：本药为组胺 H1 受体拮抗药，能对抗过敏反应所致的毛细血管扩张，降低毛细血管通透性，缓解支气管平滑肌收缩所致的喘息，抗组胺作用较持久。此外，本药还具有中枢抑制作用和抗 M 胆碱受体作用。
- **药动学**：

口服生物利用度	分布容积	蛋白结合率	乳汁/血液比	脑脊液/血液比	起效时间	消除半衰期	血浆浓度达峰时间	分子量
25%～50%	5.9 L/kg	72%	暂无	暂无	15～60 min	12～15 h	3～6 h	274.79

十一、贮藏

片剂、滴丸：避光、密闭保存。

苯海拉明

一、制剂与规格

片剂[保]：12.5 mg；25 mg[基]；50 mg。注射剂[保]：1 ml：20 mg[基]。

二、临床应用与适应证

用于皮肤黏膜过敏（如荨麻疹、皮肤瘙痒、药疹）、过敏性鼻炎，对虫咬症和接触性皮炎亦有效。用于预防和治疗晕动病。本药注射液用于急性重症过敏反应，可减轻输血或血浆所致的过敏反应；亦可用于手术后药物引起的恶心、呕吐；帕金森病和锥体外系症状；其他不宜口服给药的过敏反应。1% 本药溶液可作为牙科局部麻醉药。

三、用法与用量

- **成人：片剂：**口服，成人一次 25～50 mg，一日 2～3 次。饭后服。注射剂：肌内注射，一次 20 mg，一日 1～2 次。
- **儿童：片剂：**口服，体重超过 9.1 kg，一次 12.5～25 mg，一日 3～4 次；或一日 5 mg/kg，分 2 次给药。

四、最佳服药方式

- **片剂：**用于防治晕动病时，宜在旅行前 1～2 h，最少 30 min 前服用。本药可与食物或牛奶同服，以减少胃肠刺激。

五、禁忌证

- **禁用：**重症肌无力、闭角型青光眼、前列腺肥大者禁用。对本品及赋形剂过敏者禁用。新生儿、早产儿禁用。注射剂含苯甲醇，禁止用于儿童肌内注射。

六、注意事项

1. 幽门十二指肠梗阻、消化性溃疡所致幽门狭窄、膀胱颈狭窄、甲状腺功能亢进、心血管疾病、高血压以及下呼吸道感染（包括哮喘）者不宜使用本品。

2. 对其他乙醇胺类高度过敏者，对本品也可能过敏。

3. 肾衰竭时，给药的间隔时间应延长。

4. 本品的镇吐作用可给某些疾病的诊断造成困难。

5. 有头晕、嗜睡等副作用，故驾驶员、精密仪器操作者不宜使用。

七、不良反应

- **较为常见的不良反应：**中枢神经抑制作用（嗜睡、头痛、头晕）、共济失调、恶心、呕吐、食欲不振等。

八、药物过量与处理

- **过量的表现：**婴儿与儿童用药过量可致激动、幻觉、抽搐，甚至死亡；成人用药过量可致发热、震颤、呼吸困难、低血压。

- **过量的处理**：解救时务必使患者保持安静，特别是小儿应防止躁动，必要时可静注地西泮（安定）控制抽搐。低血压时可使用血管收缩药，其他治疗包括给氧和静脉输液等支持疗法。

九、药物相互作用

作用分级	药物
禁忌	• 可增加中枢神经抑制作用：酒精及其他中枢神经抑制药（巴比妥酸盐类药、催眠药、阿片类镇静药、抗焦虑镇静药、抗癫痫药） • 可加强本类药物的抗胆碱作用：其他有抗胆碱作用的药物（阿托品、三环类抗抑郁药、单胺氧化酶抑制剂） • 可使毒性增加：抑制 β 受体阻滞剂的代谢 • 可影响皮试结果：皮试药物（皮试前若干天停止使用抗组胺药）
严重	• 合用可掩盖毒性：氨基糖苷类抗生素等药物 • 可降低疗效：可干扰口服抗凝药（如华法林）的活性 • 合用致不良反应增加：肝药酶抑制剂（与部分经肝代谢的抗组胺药）

十、药效学与药动学

- **药效学**：本药为乙醇胺的衍生物，作用持续时间较短。其镇静作用与异丙嗪类似，抗组胺效应不及异丙嗪。药理作用包括：①抗组胺作用，可与组织中释放的组胺竞争效应细胞上的 H1 受体，从而阻止过敏反应的发生。②对中枢神经系统抑制而引起镇静催眠作用。③增强镇咳药的作用。④抗眩晕、抗震颤麻痹作用。
- **药动学**：由肝代谢，大部分水解生成二苯基甲醇后，再与葡萄糖醛酸结合，经尿、粪便、汗液排出。亦可经乳汁排出。

口服生物利用度	分布容积	蛋白结合率	乳汁/血液比	脑脊液/血液比	起效时间	消除半衰期	血浆浓度达峰时间	分子量
42%～62%	暂无	98%	暂无	暂无	15～60 min	4～7 h	1～4 h	291.82

十一、贮藏

片剂、注射剂：避光、密闭保存。

异丙嗪

一、制剂与规格

片剂[保]：12.5 mg；25 mg[基]。

二、临床应用与适应证

◆ **口服：**皮肤黏膜的过敏、晕动病、镇静催眠（术前、术后和产科）、恶心、呕吐、术后疼痛。

三、用法与用量

◆ **成人：**

• **口服：**①抗过敏：一次 12.5 mg，一日 4 次，饭后及睡前服用，必要时睡前 25 mg；②止吐：开始时一次 25 mg，必要时可每 4～6 h 服 12.5～25 mg；③抗眩晕：一次 25 mg，必要时每日 2 次；④镇静催眠：一次 25～50 mg，必要时增倍。

◆ **老年人：**老年人用本药易发生头晕、呆滞、精神错乱、低血压、锥体外系症状，量大易发，老年人应慎用或禁用。

◆ **妊娠期及哺乳期妇女：**妊娠用药 C 级，妊娠期妇女禁用，哺乳期妇女慎用。

四、最佳服药方式以及漏服处理

◆ **最佳服药方式**

• 用于防止晕动病时要及早服药。

• 口服时，可与食物或牛奶同服，以减少对胃黏膜的刺激。

五、禁忌证

◆ **禁用：**昏迷患者、对异丙嗪或其他吩噻嗪类药过敏或有特异性反应的患者、有下呼吸道症状（包括哮喘）的患者。2 岁以下儿童潜在致死性呼吸抑制的风险增加，禁止使用。禁止皮下或动脉内给药。

六、不良反应

1. 皮肤：皮炎，光毒性，荨麻疹。

2. 胃肠道：恶心呕吐，口干。

3. 神经系统：中枢神经系统抑制，头晕，锥体外系疾病，降低惊厥阈值，镇静，嗜睡。

七、药物过量与处理

◆ **过量的处理**：解救时可对症注射地西泮（安定）和毒扁豆碱。必要时给予吸氧和静脉输液。

八、药物相互作用

作用分级	药物
禁忌	● 氨茶碱
严重	● 乙醇或其他中枢神经系统抑制剂：麻醉药、巴比妥类、单胺氧化酶抑制剂或三环类抗抑郁药

九、药效学与药动学

◆ **药效学**：异丙嗪是吩噻嗪类抗组胺药，也可用于镇吐、抗晕动病以及镇静催眠。

◆ **药动学**：

口服生物利用度	分布容积	起效时间	消除半衰期	血浆浓度达峰时间	分子量
0.25	13.9 L/kg	口服 20 min	9 ～ 16 h	2 ～ 3 h	321.0

十、贮藏

片剂：遮光、密封保存。

氯雷他定

一、制剂与规格

片剂[保]：5 mg；10 mg [基]。胶囊[基][保]：5 mg；10 mg。糖浆[保]：0.1%。颗粒：5 mg；10 mg。口腔崩解片：10 mg。

二、临床应用与适应证

用于缓解过敏性鼻炎有关的症状，如打喷嚏、流涕、鼻痒、鼻塞以及眼部痒及灼烧感。亦适用于缓解慢性荨麻疹、瘙痒性皮肤病及其他过敏性皮肤病的症状及体征。

三、用法与用量

- **成人**：一日 1 次，一次 10 mg。
- **儿童**：
  - 12 岁以上儿童：一日 1 次，一次 10 mg。
  - 2 ～ 12 岁儿童：

体重＞ 30 kg：一日 1 次，一次 10 mg；

体重≤ 30 kg：一日 1 次，一次 5 mg。

- **妊娠期及哺乳期妇女**：妊娠期妇女慎用。哺乳期妇女，服药期停止哺乳。

四、禁忌证

过敏者禁用。

五、注意事项

1. 在作皮试前的 48 h 左右应停止使用氯雷他定，因抗组胺药能清除或减轻皮肤对所有变应原的阳性反应。

2. 肝及肾功能不全者应减少用量，建议 10 mg，每 2 天服用 1 次或在医生指导下使用。

六、不良反应

乏力、头痛、口干、疲倦；胃肠道不适，包括恶心、胃炎以及皮疹等；偶见嗜睡、健忘及晨起面部及肢端水肿。

七、药物相互作用

作用分级	药物
禁忌	• 盐酸胺碘酮、乙胺胺碘酮、盐酸萘法唑酮

八、药效学与药动学

- **药效学**：本品为高效、作用持久的三环类抗组胺药，为选择性外周 H1 受体拮抗剂。

◆ **药动学**：

口服生物利用度	乳汁 / 血液比	相对婴儿剂量	pKa	消除半衰期	血浆浓度达峰时间	分子量
35%～65%	1.2	暂无	暂无	8.4 h	1.3	383.0

九、贮藏

密封、干燥处保存。

第四章

激素类药物

甲泼尼龙

一、制剂与规格

片剂[保][基]：4 mg。

二、临床应用与适应证

1. 风湿性疾病。

2. 结缔组织疾病。

3. 皮肤疾病。

4. 过敏状态。

5. 眼部疾病。

6. 呼吸道疾病。

7. 肿瘤（用于缓解治疗）。

8. 水肿状态：用于无尿毒症的自发性或狼疮性肾病综合征的利尿及缓解蛋白尿。

9. 胃肠道疾病，帮助患者度过以下疾病的危重期：溃疡性结肠炎、局限性回肠炎。

10. 神经系统疾病。

11. 其他：与适当的抗结核化疗法合用，用于伴有蛛网膜下腔阻塞或趋于阻塞的结核性脑膜炎、累及神经或心肌的旋毛虫病。

12. 器官移植、内分泌失调疾病、原发或继发性肾上腺皮质功能不全（氢化可的松和可的松为首选药物，如有需要，合成的糖皮质激素可与盐皮质激素合用，在婴儿期，盐皮质激素的供给尤为重要）、先天性肾上腺增生、非化脓性甲状腺炎或癌症引起的高钙血症。

三、用法与用量

- 根据不同疾病的治疗需要，甲泼尼龙的初始剂量可每天 4 ～ 48 mg 调整。症状较轻者，通常给予较低剂量即可；某些患者则可能需要较高的初始剂量。临床需要用较高剂量治疗的疾病包括多发性硬化症（200 mg/d）、脑水肿（200 ～ 1000 mg/d）和器官移植［可达 7 mg/（kg · d）］。
- **妊娠期及哺乳期妇女**：糖皮质激素只有在明确需要的前提下才可用于孕妇。如果在怀孕期间必须停用已长期服用的皮质类固醇（与其他长期疗法相同），停药过程必须逐步进行，然而对于某些疾病的治疗（如肾上腺皮质功能不全的替代治疗）可能需要继续，甚至增加剂量。
- **老人、儿童用药**：参见注意事项中有关内容。

四、禁忌证

- **禁用**：全身性真菌感染；已知对甲泼尼龙过敏者。

五、注意事项

特殊危险人群：对属下列特殊危险人群的患者应采取严密的医疗监护并尽可能缩短疗程。

1. 儿童：长期每天分次给予糖皮质激素会抑制儿童生长，这种治疗只可用于非常严重的病情。隔日疗法通常可避免或减少这一副作用。

2. 糖尿病患者：引发潜在的糖尿病或增加糖尿病患者对胰岛素和口服降糖药的需求。

3. 心脏病患者：使动脉高血压病情恶化。

4. 有精神病史者：已有的情绪不稳和精神病倾向可能会因服用皮质类固醇而加重。

5. 因糖皮质激素治疗的并发症与用药的剂量和时间有关，对每个病例均需就剂量、疗程及每天给药还是隔日给药进行风险 / 获益评价。

6. 应尽可能缩短用药期限，慢性病的治疗应进行医疗观察。在控制病情方面，应采用尽可能低的剂量。当可以降低剂量时，应逐渐减少。长期治疗的中断应在医疗监护下进行（逐量递减，评估肾上腺皮质功能）。肾上腺皮质功能不全最重要的症状为无力、直立（体位）性低血压和抑郁。

7. 服用皮质类固醇治疗发生异常紧急状况的患者，在紧急状况发生前、发生时和发生后须加大速效皮质类固醇的剂量。

8. 服用皮质类固醇的患者不可接种牛痘疫苗，也不可接受其他免疫措施，特别是大剂量服用的患者，因为有出现神经系统并发症和缺乏抗体反应的可能性。

9. 甲泼尼龙片用于结核活动期患者时，应仅限于暴发性或扩散性结核病，这时皮质激素可与适当的抗结核病药物联用以控制病情。如皮质类固醇用于结核病潜伏期或结核菌素试验阳性的患者时，必须密切观察以防疾病复发。此类患者长期服用皮质类固醇期间应接受药物预防治疗。

10. 关于皮质类固醇治疗是否会导致消化道溃疡尚未达成共识，但服用糖皮质激素会掩盖溃疡的症状，使穿孔或出血在未感到明显疼痛时就出现。

11. 大剂量糖皮质激素会抑制宿主的抵抗力从而导致对真菌、细菌和病毒的易感性增加。

12. 若有下列情况应慎用皮质类固醇：可能立即穿孔的非特异性溃疡性结肠炎、脓肿或其他化脓性感染；憩室炎；刚行肠吻合术；消化道溃疡活动期或潜伏期；肾功能不良；高血压；骨质疏松；重症肌无力。

13. 因糖皮质激素治疗的并发症与用药的剂量和时间有关，所以对每个病例均需就剂量、疗程和每天给药还是间隔给药作出风险 / 获益评价。

14. 皮质类固醇治疗只有在参照人体生物检验报告和参数的情况下才可以考虑使用。

15. 运动员慎用。

六、药效学与药动学

- **药效学：**本品为人工合成的糖皮质激素。糖皮质激素扩散透过细胞膜，并与胞质内特异的受体结合，随后进入细胞核内与 DNA（染色体）结合，启动 mRNA 的转录，继而合成各种酶蛋白，目前认为全身给药的糖皮质激素最终即通过这些酶发挥多种作用。

- **药动学**：人体内小肠灌注试验证明，类固醇主要在小肠近端被吸收，远端吸收率约为近端的 50%。甲泼尼龙在体内与白蛋白和皮质素转运蛋白形成弱的、可解离的结合。结合型甲泼尼龙约占 40% ～ 90%。甲泼尼龙与可的松同样经肝代谢，主要代谢产物为 20- 羟基甲泼尼龙和 20- 羟基 -6- 甲泼尼龙。这些代谢产物以葡萄糖醛酸盐、硫酸盐和非结合型化合物的形式随尿液排出。结合反应主要在肝进行，少量在肾进行。

七、贮藏

密闭，15 ～ 25℃保存。

泼尼松

一、制剂与规格

片剂[保]：5 mg；5 mg [基]。

二、临床应用与适应证

主要用于各种急性严重细菌感染，严重过敏性疾病，结缔组织疾病（红斑狼疮、结节性动脉周围炎等），风湿病，类风湿关节炎，肾病综合征，严重支气管哮喘，血小板减少性紫癜，粒细胞减少症，急性淋巴细胞白血病，各种肾上腺皮质功能不全症，剥脱性皮炎、天疱疮、神经性皮炎、湿疹等。老年患有带状疱疹者发病早期可加用少量泼尼松，以缩短病程和防止后遗神经痛的发生。

三、用法与用量

- **成人：口服** 一般一次 1 ～ 2 片（5 ～ 10 mg），一日 2 ～ 12 片（10 ～ 60 mg）。
- 对于系统性红斑狼疮、肾病综合征、溃疡性结肠炎、自身免疫性溶血性贫血等自身免疫性疾病，可给每日 8 ～ 12 片（40 ～ 60 mg），病情稳定后逐渐减量。
- 对于药物性皮炎、荨麻疹、支气管哮喘等过敏性疾病，可给予醋酸泼尼松每日 4 ～ 8 片（20 ～ 40 mg），症状减轻后减量，每隔 1 ～ 2 日减少 1 片（5 mg）。

- 防止器官移植排斥反应，一般在术前 1 ～ 2 天开始每日口服 20 片（100 mg），术后 1 周改为每日 12 片（60 mg），以后逐渐减量。
- 治疗急性白血病、恶性肿瘤，每日口服 12 ～ 16 片（60 ～ 80 mg），症状缓解后减量。

◆ **老年人、儿童、妊娠期及哺乳期妇女：**妊娠期妇女使用可增加胎盘功能不全、新生儿体重减少或死胎的发生率，动物实验显示有致畸作用，应权衡利弊使用。乳母接受大剂量给药，则不应哺乳，防止药物经乳汁排泄，造成婴儿生长抑制、肾上腺功能抑制等不良反应。小儿如长期使用肾上腺皮质激素，须十分慎重。老年患者用糖皮质激素易发生高血压及糖尿病。老年患者尤其是更年期后的女性应用糖皮质激素易加重骨质疏松。

四、禁忌证

◆ **禁用：**高血压、血栓症、胃与十二指肠溃疡、精神病、电解质代谢异常、心肌梗死、内脏手术、青光眼等患者不宜使用，对本品及肾上腺皮质激素类药物有过敏史者禁用，真菌和病毒感染者禁用。

五、注意事项

1. 结核病、急性细菌性或病毒性感染患者应用时，必须给予适当的抗感染治疗。

2. 长期服药后，停药时应逐步减量。

3. 糖尿病、骨质疏松症、肝硬化、肾功能不良、甲状腺功能减退患者慎用。

4. 运动员慎用。

六、不良反应

◆ **较为常见的不良反应：**本品较大剂量易引起糖尿病、消化道溃疡和类库欣综合征症状，对下丘脑-垂体-肾上腺轴抑制作用较强。并发感染为主要的不良反应。

七、药物相互作用

作用分级	药物
轻中度	• 非甾体抗炎药 • 对乙酰氨基酚 • 两性霉素 B 或碳酸酐酶抑制剂 • 蛋白质同化激素 • 抗胆碱能药（如阿托品） • 三环类抗抑郁药 • 降糖药如胰岛素 • 甲状腺激素 • 避孕药或雌激素制剂 • 强心苷 • 排钾利尿药 • 麻黄碱 • 免疫抑制剂 • 异烟肼 • 美西律 • 生长激素

八、药效学与药动学

◆ **药效学：**肾上腺皮质激素类药物。超生理量的糖皮质激素具有抗炎、抗过敏和抑制免疫等多种药理作用。①抗炎作用：糖皮质激素减轻和防止组织对炎症的反应，从而减轻炎症的表现。②免疫抑制作用：防止或抑制细胞中介的免疫反应，延迟性的过敏反应，减少 T 淋巴细胞、单核细胞、嗜酸性细胞的数目，降低免疫球蛋白与细胞表面受体的结合能力，并抑制白介素的合成与释放，从而降低 T 细胞向淋巴母细胞转化，并减轻原发免疫反应的扩展。③抗毒、抗休克作用：糖皮质激素能对抗细菌内毒素对机体的刺激反应，减轻细胞损伤，发挥保护机体的作用。

◆ **药动学：**本品极易由消化道吸收，其本身以活性形式存在，无须经肝转化即发挥其生物效应。口服后约 1 ～ 2 h 血浆血药浓度达峰值，半衰期为 2 ～ 3 h。在血中本品大部分与血浆蛋白结合（但结合率低于氢化可的松），游离型和结合型代谢物自尿中排出，部分以原形排出，小部分可经乳汁排出。

九、贮藏

遮光、密封保存。

地塞米松

一、制剂与规格

片剂[保]：0.75 mg；0.75 mg [基]。

二、临床应用与适应证

主要用于过敏性与自身免疫性疾病。如结缔组织病，严重的支气管哮喘，皮炎，溃疡性结肠炎，急性白血病，恶性淋巴瘤等。此外，本药还用于某些肾上腺皮质相关疾病的诊断——地塞米松抑制试验。

三、用法与用量

- **成人**：成人开始剂量为一次 0.75 ～ 3.00 mg（1 ～ 4 片），一日 2 ～ 4 次。维持量视病情而定，约一日 0.75 mg（1 片）。
- **老年人**：易产生高血压；老年患者，尤其是更年期后的女性使用易发生骨质疏松。
- **儿童**：如使用肾上腺皮质激素，须十分慎重，因激素可抑制患儿的生长和发育，如确有必要长期使用，应使用短效或中效制剂，避免使用长效地塞米松制剂。并观察颅内压的变化。
- **妊娠期及哺乳期妇女**：①妊娠期妇女使用可增加胎盘功能不全、新生儿体重减少或死胎的发生率，动物试验有致畸作用，应权衡利弊使用。②乳母接受大剂量给药，应停止哺乳，防止药物经乳汁排泄，造成婴儿生长抑制、肾上腺皮质功能抑制等不良反应。

四、禁忌证

- **禁用**：对本品及肾上腺皮质激素类药物有过敏史患者禁用。

五、注意事项

1. 结核病、急性细菌性或病毒性感染患者慎用，如确有必要应用时，必须给予适当的抗结核、抗感染治疗。

2. 长期服药后，停药前应逐渐减量。

3. 糖尿病、骨质疏松症、肝硬化、肾功能不全、甲状腺功能减退症的患者慎用。

4. 运动员慎用。

六、不良反应

- 较为常见的不良反应：本品较大剂量易引起糖尿病、消化道溃疡和类库欣综合征症状，对下丘脑-垂体-肾上腺轴抑制作用较强。并发感染为主要的不良反应。

七、药效学与药动学

- **药效学**：本品抗炎、抗过敏、抗休克作用比泼尼松更显著，而水钠潴留和促进排钾作用很轻，对丘脑-垂体-肾上腺轴抑制作用较强。
- **药动学**：本品极易自消化道吸收，其血浆半衰期（$t_{1/2}$）为 190 min，组织半衰期（$t_{1/2}$）为 3 天。血浆蛋白结合率较其他皮质激素类药物为低。

八、贮藏

遮光，密封保存。

第五章

神经系统及精神类药物

布洛芬

一、制剂与规格

片剂、胶囊、颗粒剂、混悬剂[保][基]：0.1 g；0.2 g。

二、临床应用与适应证

用于缓解轻至中度疼痛如头痛、关节痛、偏头痛、牙痛、肌肉痛、神经痛、痛经。也用于普通感冒或流行性感冒引起的发热。

三、用法与用量

温开水冲服，4～8 岁儿童，一次 0.5 包；8 岁以上儿童及成人，一次 1 包，若持续疼痛或发热，可间隔 4～6 h 重复用药 1 次，24 h 不超过 4 次。

四、禁忌证

◆ **禁用**：对其他非甾体抗炎药过敏者；妊娠期及哺乳期妇女；对阿司匹林过敏的哮喘患者。

五、注意事项

1. 本品为对症治疗药，不宜长期或大量使用，用于止痛不得超过 5 天，用于解热不得超过 3 天，如症状不缓解，请咨询医师或药师。

2. 不能同时服用其他含有解热镇痛药的药品（如某些复方抗感冒药）。

3. 服用本品期间不得饮酒或饮用含有酒精的饮料。

4. 有下列情况患者慎用：60 岁以上、支气管哮喘、肝肾功能不全、凝血或血小板功能障碍（如血友病）。

5. 下列情况患者应在医师指导下使用：有消化性溃疡史、

胃肠道出血、心功能不全、高血压。

6. 如服用过量或出现严重不良反应，应立即就医。

7. 对本品过敏者禁用，过敏体质者慎用。

8. 本品性状发生改变时禁止使用。

9. 请将本品放在儿童不能接触的地方。

10. 如正在使用其他药品，使用本品前请咨询医师或药师。

11. 如出现胃肠道出血或溃疡、胸痛、气短、无力、言语含糊等情况，应停药并咨询医师。

12. 第一次使用本品如出现皮疹或过敏症状，应停药并咨询医师。

六、不良反应

- **较为罕见的不良反应：**

1. 少数患者可出现恶心、呕吐、胃烧灼感或轻度消化不良及消化道出血、转氨酶升高、头痛、头晕、耳鸣、视物模糊、嗜睡、下肢水肿或体重骤增。

2. 罕见皮疹、过敏性肾炎、膀胱炎、肾病综合征、肾乳头坏死或肾衰竭、支气管痉挛。

七、药效学与药动学

- **药效学：**本品能抑制前列腺素的合成，具有镇痛、解热和抗炎的作用。且为缓释剂型，可使药物在体内逐渐释放。每服用一次，可持续 12 h 止痛。

八、贮藏

密封，在阴凉干燥处（不超过 20℃）保存。

双氯芬酸

一、制剂与规格

肠溶片[保][基]：25 mg。缓释（片剂、胶囊）[保]：50 mg[基]、75 mg、100 mg[基]。

二、临床应用与适应证

用于类风湿关节炎，神经炎，红斑狼疮及癌症，手术后疼痛，各种原因引起的发热。

三、用法与用量

◆ **成人**：

肠溶片：每次 25 mg，每天 3 次。缓释制剂：每天 1 次，每次 75 mg，最大剂量为每日 150 mg。

◆ **儿童**：一日 0.5 ～ 2.0 mg/kg，日最大量为 3.0 mg/kg，分 3 次口服。

四、最佳服药方式以及漏服处理

◆ **最佳服药方式**：药片需整片吞服，用液体送下，不可分割或咀嚼。

- 肠溶片：餐前服用，有利于药物的吸收。
- 缓释（片剂、胶囊）：宜与食物同服，减轻胃肠道反应。

五、禁忌证

◆ **禁用**：胃肠道溃疡、对双氯芬酸过敏者及其他非甾体抗炎药过敏者。妊娠后 3 个月。冠状动脉旁路移植术（CABG）围术期疼痛的治疗。肝衰竭患者。肾衰竭［GFR ＜ 15 ml/（min · 1.73 m^2）］的患者。

六、注意事项

1. 长期用药应定期进行肝肾功能、血象、血压监测。

2. 轻度肾功能不全者，可使用最小有效剂量并密切监测肾功能和水钠潴留情况。

3. 慎用于心肾功能损害、老年患者、正在服用利尿剂及由于任何原因造成细胞外液丢失者。

4. 有眩晕史或其他中枢神经病史的患者，服用本品期间应禁止驾车或操纵机器。

七、不良反应

恶心、呕吐、腹泻、腹部痉挛、消化不良、胀气畏食、头痛、头晕、眩晕、皮疹，转氨酶升高。

八、药物过量与处理

◆ **过量的表现**：目前尚无双氯芬酸过量的典型临床症状资料。过量可导致如下症状：呕吐、胃肠道出血、腹泻、头晕耳鸣或抽搐。在严重情况下可能导致急性肾衰竭或肝损害。

- **过量的处理**：急性中毒和并发症主要进行必要的支持治疗和对症治疗。

九、药物相互作用

作用分级	药物
严重	氨苯蝶啶、华法林

十、药效学与药动学

- **药效学**：本品主要通过抑制前列腺素的合成而产生镇痛、抗炎、解热作用。此外，可以通过改变脂肪酸的释放或摄取，降低白细胞间游离花生四烯酸的浓度。
- **药动学**：

口服生物利用度	分布容积	蛋白结合率	乳汁/血液比	脑脊液/血液比	起效时间	消除半衰期	血浆浓度达峰时间	分子量
约 50%	0.12 ～ 0.17 L/kg	99.7%	暂无	暂无	15 ～ 30 min	1 ～ 2 h	1～2 h	318.13

十一、贮藏

密闭，在阴凉干燥处保存。

洛索洛芬

一、制剂与规格

片剂、胶囊[保]：60 mg。

二、临床应用与适应证

用于类风湿关节炎、变形性关节炎、腰痛、肩关节周围炎、颈肩腕综合征，以及手术后、外伤后和拔牙后的镇痛抗炎，急性上呼吸道炎症的解热镇痛。

三、用法与用量

- **成人**
- 慢性炎症疼痛：成人 1 次 60 mg，一日 3 次。急性炎症疼痛：顿服 60 ～ 120 mg。可根据年龄、症状适当增减，一日最大剂量不超过 180 mg。

- **老年人、儿童、妊娠期及哺乳期妇女：**老年人应慎重选择用药剂量，通常以最低剂量开始用药。小儿给药的安全性尚不明确。妊娠期、哺乳期妇女不建议使用。

四、最佳服药方式

空腹时不宜服药，餐后服用。

五、禁忌证

- **禁用：**禁用于消化道溃疡病患者，严重肝、肾功能损害者，严重心功能不全，严重血液学指标异常患者，对本品过敏者，以往有服用非甾体抗炎药引发哮喘的患者，妊娠晚期及哺乳期妇女。禁用于 CABG 围术期疼痛的治疗。

六、注意事项

1. 避免与其他非甾体抗炎药，包括选择性 COX-2 抑制剂合并用药。

2. 本品可能引起致命的、严重的皮肤不良反应，例如剥脱性皮炎、Stevens Johnson 综合征（SJS）和中毒性表皮坏死溶解症（TEN）。

七、不良反应

消化系统如腹痛、胃部不适、恶心、呕吐、食欲缺乏、便秘、胃灼热等。

八、药物相互作用

无作用禁忌或严重相互作用。

九、药效学与药动学

- **药效学：**洛索洛芬钠为前体药物，经消化道吸收后在体内转化为活性代谢物，其活性代谢物通过抑制前列腺素的合成而发挥镇痛、抗炎及解热作用。
- **药动学：**

口服生物利用度	分布容积	蛋白结合率	乳汁/血液比	脑脊液/血液比	起效时间	消除半衰期	血浆浓度达峰时间	分子量
暂无	暂无	97%	暂无	暂无	暂无	1.2 h	30 min	246.3

十、贮藏

片剂、胶囊：遮光、密封，25℃以下干燥处保存。

对乙酰氨基酚

一、制剂与规格

片剂[保][基]：0.5 g。颗粒剂[保][基]：0.1 g。口服溶液[保][基]：100 ml∶2.4 g。干混悬剂[基]：0.3 g；0.5 g[保]。口服混悬液[基]：30 ml∶0.96 g；100 ml∶3.2 g[保]。缓控释剂[保]：0.625 g。

二、临床应用与适应证

用于感冒、发热、关节痛、神经痛及偏头痛、癌性痛及手术后止痛。

三、用法与用量

- **成人，口服**：1 次 0.3～0.6 g，一日 0.6～1.8 g，一日用量不宜超过 2 g，一疗程不宜超过 10 日。
- **老年人、儿童、妊娠期及哺乳期妇女**：老年患者由于肝、肾功能减退，本品半衰期有所延长，易发生不良反应，应慎用或适当减量使用。儿童按体重一次 10～15 mg/kg，4～6 h 一次。按年龄计：2～3 岁,1 次 160 mg；4～5 岁，1 次 240 mg；6～8 岁，1 次 320 mg；9～11 岁，1 次 400 mg。每 4 h 或必要时服 1 次。妊娠期、哺乳期妇女慎用。

四、最佳服药方式

餐后服，减轻胃肠不适。

五、禁忌证

严重肝肾功能不全患者及对本品过敏者禁用。CABG 围术期疼痛患者、活动性消化性溃疡或出血、有复发溃疡或出血史者、重度心力衰竭患者禁用。

六、注意事项

1. 可干扰血糖、血清尿酸、肝功能、凝血酶原时间等的测定。
2. 不能同时服用含有本品及其他解热镇痛药的制剂。

3. 服用本品期间不得饮酒或含有酒精的饮料。

4. 当出现皮疹或过敏反应的其他征象时，如用药后出现瘙痒、皮疹，尤其出现口腔、眼、外生殖器红斑、糜烂等，应立即停药并咨询医生。

七、不良反应

可引起恶心、呕吐、出汗、腹痛、皮肤苍白、过敏性皮炎（皮疹、皮肤瘙痒等）、粒细胞缺乏、血小板减少、高铁血红蛋白血症、贫血及肝、肾功能损害等。

八、药物过量与处理

- **过量的表现**：成人一次性服用 10 ～ 15 g 引起急性毒性，初期主要表现为恶心、呕吐、厌食及腹部疼痛，血清氨基转移酶升高，有时升高得非常明显。多见于服药后 12 ～ 36 h。服用中毒剂量 2 ～ 4 日，表现为右肋下疼痛症状，轻微肝大，黄疸以及凝血功能障碍。也可能发生急性肝功能损伤或明显的肾衰竭。
- **过量的处理**：解毒剂使用 N– 乙酰半胱氨酸，负荷剂量为 150 mg/kg，加 200 ml 5% 葡萄糖溶液至少 60 min 静脉输入，随后 50 mg/kg，500 ml 5% 葡萄糖至少 4 h 静脉给药结束，然后，在接下来的至少 16 h 内，再应用 100 mg/kg ＋ 1000 ml 5% 葡萄糖溶液静脉输入。

九、药物相互作用

无作用禁忌或严重相互作用。

十、药效学与药动学

- **药效学**：有解热、镇痛作用，类似阿司匹林，但抗炎作用较弱。对血小板及凝血机制无影响。
- **药动学**：

口服生物利用度	分布容积	蛋白结合率	乳汁 / 血液比	脑脊液 / 血液比	起效时间	消除半衰期	血浆浓度达峰时间	分子量
62%～89%	0.83 ～ 1.07 L/kg	25%～50%	0.91 ～ 1.42	暂无	暂无	2 ～ 4 h	0.5 ～ 2 h	151.2

十一、贮藏
遮光、密闭保存。

塞来昔布

一、制剂与规格
胶囊[保]：0.1 g，0.2 g。

二、临床应用与适应证
用于急、慢性骨关节炎，类风湿关节炎，成人急性疼痛和缓解强直性脊柱炎的症状和体征。

三、用法与用量
- **成人：**
- 治疗骨关节炎，一日 200 mg，分 2 次服或顿服。用于类风湿关节炎，剂量为一日 100 mg 或 200 mg，每日 2 次。急性疼痛首剂 400 mg，必要时可再服 200 mg，随后根据需要一日 2 次，一次 200 mg。
- **老年人、儿童、妊娠期及哺乳期妇女：**老年人无需调整剂量，对体重低于 50 kg 的患者开始治疗时，建议使用最低推荐剂量。未在 18 岁以下人群中进行过临床研究。妊娠期及哺乳期妇女禁用。

四、最佳服药方式
空腹用水吞服。进食或高脂肪食物可延缓其吸收，使血浆达峰时间推迟 1 ～ 2 h。

五、禁忌证
- **禁用：**已知对阿司匹林（或其他非甾体抗炎药）过敏和对磺胺类药过敏的患者。冠状动脉旁路移植术（CABG）患者。有活动性消化性溃疡 / 出血的患者。重度心力衰竭患者。

六、注意事项
详见“禁忌证”。

七、不良反应

恶心、腹痛、腹泻、便秘、食欲减退、消化不良、胃肠胀气、头晕、头痛、嗜睡和失眠、咽炎、鼻炎、鼻窦炎、心悸和血压升高等。

八、药物过量与处理

- **过量的表现**：困倦、嗜睡、恶心、呕吐、上腹痛，罕见的有胃肠道出血、高血压、急性肾衰竭、呼吸抑制和昏迷。
- **过量的处理**：过量后对症处理和支持治疗，没有特效解毒剂。因蛋白结合率高，利尿、碱化尿液、血浆透析或血流灌注可能无效。

九、药物相互作用

无作用禁忌或严重相互作用。

十一、药效学与药动学

- **药效学**：本品为非甾体抗炎药，通过抑制环氧化酶2（COX-2），阻断花生四烯酸合成前列腺素而发挥抗炎镇痛作用。
- **药动学**：

口服生物利用度	分布容积	蛋白结合率	乳汁/血液比	脑脊液/血液比	起效时间	消除半衰期	血浆浓度达峰时间	分子量
99%	400 L	97%	0.23～0.59	暂无	暂无	11 h	3 h	381.4

十二、贮藏

室温，密闭保存。

吲哚美辛

一、制剂与规格

肠溶片剂[保]：每片25 mg。胶囊剂[保]：每粒25 mg。胶丸[保]：每丸25 mg。控释胶囊[保]：每粒25 mg；75 mg。控释片[保]：每片25 mg；50 mg；75 mg。栓剂[保]：100 mg。

二、临床应用与适应证

用于类风湿关节炎、风湿性关节炎、强直性脊椎炎、骨关节炎及急性痛风发作期等。用于治疗偏头痛、痛经、手术后痛、创伤后痛、高热的对症解热等。

三、用法与用量

- **成人：**口服。开始时每次服 25 mg，一日 2 ～ 3 次。治疗风湿性关节炎等症时，如未见不良反应，可逐渐增至每日 100 ～ 150 mg，一日最大量不超过 150 mg，分 3 ～ 4 次服用。控释胶囊：每日 1 次，每次 75 mg，或 1 次 25 mg，每日 2 次。必要时 1 次 75 mg，每日 2 次。
- **老年人、儿童、妊娠期及哺乳期妇女：**老年患者易发生肾毒性，应慎用。小儿口服常用量：每日按 1.5 ～ 2.5 mg/kg，分 3 ～ 4 次，有效后减至最低量。妊娠期及哺乳期妇女禁用。

四、最佳服药方式

- 口服常释剂型：本品宜于饭后服用或与食物或制酸药同服，可减少胃肠道不良反应。
- 控释剂型：睡前或餐中用水吞服，不可嚼碎。

五、禁忌证

- **禁用：**禁用于溃疡病、帕金森病、精神病、癫痫、血管性水肿、支气管哮喘、重度心力衰竭患者，肝、肾功能不全者；CABG 围术期疼痛的治疗；服用吲哚美辛、阿司匹林或其他非甾体抗炎药后诱发哮喘、荨麻疹或过敏反应的患者。
- **慎用：**有高血压和（或）心力衰竭（如液体潴留和水肿）病史的患者；血友病及其他出血性疾病患者；再生障碍性贫血、粒细胞减少等患者慎用。

六、注意事项

1. 避免与其他非甾体抗炎药，包括选择性 COX–2 抑制剂合并用药。

2. 服用吲哚美辛后如出现眩晕，不应驾驶车辆或操作机器。

3. 对诊断的干扰：本品因对血小板聚集有抑制作用，可使出血时间延长，停药后此作用可持续 1 天。用药期间血尿素氮及血肌酐含量也常增高。可能掩盖感染性疾病的症状和体征。

4. 本品可能引起致命的、严重的皮肤不良反应，例如剥脱性皮炎、Stevens Johnson 综合征（SJS）和中毒性表皮坏死溶解症（TEN）。

5. 本品不能控制疾病过程的进展，故必须同时应用能使疾病过程改善的药物。由于本品的毒副作用较大，治疗关节炎一般已不作首选用药，仅在其他非甾体抗炎药无效时才考虑应用。

七、不良反应

恶心、呕吐、腹痛、腹泻、溃疡、胃出血、胃穿孔、头痛、眩晕、焦虑、失眠、粒细胞或血小板减少、血压升高、血尿、轻度水肿等。

八、检查或监测

- **用药期间：**血象及肝、肾功能。长期用药者应定期进行眼科检查，本品能导致角膜沉着及视网膜改变（包括黄斑病变）。遇有视物模糊时应立即做眼科检查。

九、药物相互作用

作用分级	药物
严重	• 氨苯蝶啶

十、药效学与药动学

- **药效学：**通过抑制环氧酶，减少前列腺素（PG）合成而产生解热、镇痛及抗炎作用。
- **药动学：**

口服生物利用度	分布容积	蛋白结合率	乳汁/血液比	脑脊液/血液比	起效时间	消除半衰期	血浆浓度达峰时间	分子量
90%	0.34～1.57 L/kg	90%	0.37	暂无	暂无	7～12 h	1～4 h	357.8

十一、贮藏

遮光、密封保存。

曲马多

一、制剂与规格

片剂、胶囊、颗粒[保]：50 mg。片剂、缓释片、胶囊[保]：100 mg。缓释片[保]：150 mg。

二、临床应用与适应证

用于中、重度急慢性疼痛，术后痛、创伤痛、癌性痛、心脏病突发性痛、关节痛、神经痛及分娩痛。

三、用法与用量

- **成人**：口服。每次 50 ～ 100 mg，必要时可加至 150 ～ 200 mg，每日 2 次，每日剂量不应超过 400 mg。缓释剂型两次服药间隔不得少于 8 h。
- **老年人、儿童、妊娠期及哺乳期妇女**：老年人一般不需要进行剂量调整。1 ～ 12 岁儿童中至重度疼痛，每次 1 ～ 2 mg/kg，必要时可重复给药。妊娠期禁用，哺乳期不推荐使用。

四、最佳服药方式

餐后用水吞服，缓释制剂勿嚼碎。

五、禁忌证

对曲马多及其赋形剂过敏者；1 岁以下儿童；乙醇、镇静剂、镇痛剂、阿片类或者精神类药物急性中毒患者；正在接受单胺氧化酶抑制药治疗或在过去 14 日服用过此类药物者；本品不得用于戒毒治疗。严重肝肾功能受损者禁用。不能用于治疗未能充分控制的癫痫患者。

六、注意事项

1. 对阿片类药物依赖、有头部损伤、休克、不明原因的神志模糊、呼吸中枢及呼吸功能异常、颅内压增高的患者应用本品应特别小心。

2. 长期使用本品，应注意耐药性或药物依赖性的形成。

3. 常用量情况下，本品也会有可能影响患者的驾驶和机械操作的反应能力。

4. 如用量超过规定剂量或与中枢神经镇静剂合用，可能会出现呼吸抑制。

5. 患有心脏疾病的患者酌情使用。

七、不良反应

眩晕、头痛、精神不振、恶心、呕吐、便秘、口干、出汗、疲惫等。

八、药物过量与处理

- **过量的表现：**原则上，盐酸曲马多与其他中枢作用镇痛药（阿片类）引起的中毒症状相似，尤其是缩瞳、呕吐、循环虚脱、神志不清至昏迷、惊厥、呼吸抑制直至呼吸暂停，严重情况下可致死。
- **过量的处理：**常规的急救措施为保持呼吸道通畅，维持呼吸和循环。神志清醒的患者可给予催吐剂，或进行洗胃以使药物排出。呼吸抑制的解毒剂为纳洛酮。只有少量盐酸曲马多从血浆中经血液透析或血液过滤排出。因此单独用血液透析或血液过滤法治疗急性盐酸曲马多中毒是不合适的解毒措施。

九、药物相互作用

作用分级	药物
严重	• 单胺氧化酶（MAO）抑制剂

十、药效学与药动学

- **药效学：**本品为非阿片类中枢性镇痛药，但与阿片受体有很弱的亲和力。本品通过抑制神经元突触对去甲肾上腺素的再摄取，并增加神经元外5–羟色胺浓度，影响痛觉传递而产生镇痛作用。
- **药动学：**

口服生物利用度	分布容积	蛋白结合率	乳汁/血液比	脑脊液/血液比	起效时间	消除半衰期	血浆浓度达峰时间	分子量
70%	2.6～2.9 L/kg	20%	2.4	暂无	0.5 h	4～8 h	25～35 min	299.8

十一、贮藏

密封，25℃以下室温保存。

羟考酮

重要警示

本药为高警示药品，具有潜在的呼吸抑制现象。

一、制剂与规格

片剂[保]：每片 5 mg。控释片[保]：每片 5 mg；10 mg；20 mg；40 mg。

二、临床应用与适应证

用于缓解中、重度疼痛。

三、用法与用量

- **成人**：口服。①一般镇痛，使用控释制剂，每 12 h 服用 1 次，用药剂量取决于患者的疼痛严重程度和既往镇痛药用药史。首次服用阿片类或弱阿片类药物，初始用药剂量一般为 5 mg，每 12 h 服用 1 次。已接受口服吗啡治疗的患者，改用本品的每日用药剂量换算比例为：口服本品 10 mg 相当于口服吗啡 20 mg。应根据患者的个体情况滴定用药剂量。调整剂量时，不改变用药次数，只调整每次剂量，调整幅度是在上一次用药剂量的基础上增长 25% ～ 50%。大多数患者的最高用药剂量为每 12 h 服用 200 mg，少数患者可能需要更高的剂量。②术后疼痛：使用本药复方胶囊，每次 1 ～ 2 粒，间隔 4 ～ 6 h 可重复用药一次。③癌症、慢性疼痛：使用本药复方胶囊，每次 1 ～ 2 粒，每日 3 次。
- **儿童**：口服，一次 0.05 ～ 0.15 mg/kg，每 4 ～ 6 h 一次。一次用量最多 5 mg。
- **妊娠期及哺乳期妇女**：禁用。

四、最佳服药方式

餐后用水吞服。羟考酮控释制剂必须整片吞服，不得掰开、咀嚼或研磨。如果掰开、嚼碎或研磨药片，会导致羟考酮的快速释放与潜在致死量的吸收。

五、禁忌证

缺氧性呼吸抑制、颅脑损伤、麻痹性肠梗阻、急腹症、胃排空延迟、慢性阻塞性呼吸道疾病、肺源性心脏病、慢性支气管哮喘、高碳酸血症、已知对羟考酮过敏、中重度肝功能障碍、重度肾功能障碍（肌酐清除率＜10 m/min）、慢性便秘、同时服用单胺氧化酶抑制剂、停用单胺氧化酶抑制剂＜2 周，妊娠或哺乳期妇女均禁用。手术前或手术后 24 h 内不宜使用。

六、注意事项

1. 使用本药复方制剂时需注意其他成分的每日极量，如对乙酰氨基酚每日用量不应超过 4 g。

2. 1% 的亚洲人缺乏 CYP2D6，这类患者使用本药镇痛效果甚微或无效。

3. 不能与抗胆碱能药合用。

4 可能发生排尿困难、胆道痉挛或输尿管痉挛。

七、不良反应

便秘（缓泻药可预防便秘）、恶心、呕吐、头晕、头痛、瘙痒、口干、多汗、嗜睡和乏力。

八、药物过量与处理

- **过量的表现**：羟考酮过量及中毒症状表现为针尖样瞳孔、呼吸抑制和低血压症。严重者可能发生嗜睡，发展至昏迷、循环衰竭及深度昏迷、骨骼肌松弛、心动过缓和死亡。
- **过量的处理**：首先保持呼吸道通畅，然后给予相应的支持疗法（改善通气、给氧、升压药），纠正休克及肺水肿，心搏骤停或心律不齐可能需要心脏按摩或除颤。必要时洗胃，清除胃内容物可去除未吸收的药物，尤其对于服用持续释放药物制剂者。解救用药：纳洛酮 0.4 ～ 0.8 mg，静脉注射。必要时，间隔 2 ～ 3 min 重复给药，或将纳洛酮 2 mg 溶于 500 ml 生理盐水或 5% 葡萄糖（0.004 mg/ml）溶液，静脉滴注。

九、药物相互作用

无作用禁忌或严重相互作用。

十、药效学与药动学

- **药效学**：羟考酮是半合成的中效阿片类镇痛药，其药理作用及作用机制与吗啡相似。
- **药动学**：

口服生物利用度	分布容积	蛋白结合率	乳汁/血液比	脑脊液/血液比	起效时间	消除半衰期	血浆浓度达峰时间	分子量
60%～87%	2.6 L/kg	45%	3.4	暂无	暂无	3.2 h	1.6 h	315.4

十一、贮藏

遮光、密封保存。贮藏温度不超过25℃。

吗啡

重要警示

本药为高警示药品，具有潜在的呼吸抑制现象。

一、制剂与规格

片剂[保]：5 mg；10 mg[基]。缓释片剂[保]：10 mg；30 mg；60 mg[基]。

二、临床应用与适应证

用于使用其他镇痛药物无效的急性剧痛，如严重创伤、烧伤、晚期癌痛等引起的疼痛；用于心肌梗死而血压尚正常者的镇静，并减轻心脏负担；用于心源性哮喘，暂时缓解肺水肿症状；用于麻醉和手术前给药，使患者安静进入嗜睡状态；不能单独用于内脏绞痛（如胆绞痛），而应与阿托品等有效的解痉药合用。吗啡缓释制剂主要适用于重度癌痛患者镇痛。

三、用法与用量

- **成人**：口服。常释剂型：常用量为1次5～15 mg，一日 15 ～ 60 mg；**极量**：1 次 30 mg，一日 100 mg。**缓释制剂**：必须整片完整地吞服，切勿嚼碎或掰开服用。应有规律地服用本品，每 12 h 一次，每次 10 ～ 20 mg。癌痛患者可根据剂量滴定，逐步调整至合适为止。

◆ **老年人、儿童、妊娠期及哺乳期妇女**：慎用于老年人和儿童。儿童参考剂量：1 ～ 12 个月，一次 80 ～ 200 μg/kg，每 4 h 一次；1 ～ 2 岁，200 ～ 400 μg/kg，每 4 h 一次；2 ～ 12 岁，一次 200 ～ 500 μg/kg（最大剂量 20 mg），每 4 h 一次；12 ～ 18 岁，一次 5 ～ 20 mg，每 4 h 一次。禁用于妊娠期和哺乳期妇女。

四、最佳服药方式

口服常释制剂用水吞服，与空腹相比，食物会使吗啡的血药浓度水平升高。缓释制剂必须整片完整吞服，切勿嚼碎或掰开服用。

五、禁忌证

◆ **禁用**：已知对吗啡过敏者、婴幼儿（缓释片）、未成熟新生儿、妊娠期妇女、临盆产妇、哺乳期妇女、呼吸抑制已出现发绀者，以及颅内压增高和颅脑损伤、支气管哮喘、肺源性心脏病失代偿、甲状腺功能减退、皮质功能不全、前列腺肥大、排尿困难及严重肝功能不全、休克尚未控制前、麻痹性肠梗阻等患者。

六、注意事项

1. 禁与以下药物混合注射：氯丙嗪、异丙嗪、氨茶碱、巴比妥类、苯妥英钠、碳酸氢钠、肝素钠、哌替啶、磺胺嘧啶等。

2. 应用于胆绞痛、肾绞痛患者时需与阿托品合用，单用本药反加剧疼痛。

七、不良反应

腹痛、食欲减退、便秘、口干、消化不良、恶心、呕吐、神经衰弱、思维混乱、头痛、失眠、肌肉不自主收缩、嗜睡、思维异常、支气管痉挛、寒战、瘙痒、出汗、皮疹等。

八、药物过量与处理

◆ **过量的表现**：本品应用过量，可致急性中毒，主要表现为昏迷、针状瞳孔、呼吸浅弱、血压下降、发绀等。

- **过量的处理：**中毒解救可用吗啡拮抗剂纳洛酮 0.4 ～ 0.8 mg 静脉注射或肌内注射，必要时 2 ～ 3 min 可重复一次；或将纳洛酮 2 mg 溶于生理盐水或 5% 葡萄糖液 500 ml 内静脉滴注。

九、药物相互作用

作用分级	药物
严重	• 二甲双胍、阿托品、胍乙啶、美卡拉明、金刚烷胺、溴隐亭、左旋多巴、利多卡因、普鲁卡因胺、奎尼丁、亚硝酸盐、利尿药

十、药效学与药动学

- **药效学：**吗啡为阿片受体激动剂。它通过模拟内源性抗痛物质脑啡肽的作用，激活中枢神经阿片受体而产生药理作用；可抑制呼吸中枢，降低呼吸中枢对二氧化碳的敏感性；可抑制咳嗽中枢，产生镇咳作用；可使消化道平滑肌兴奋，致便秘；并使胆道、输尿管、支气管平滑肌张力增加；可促进内源性组胺释放而使外周血管扩张、血压下降；使脑血管扩张，颅压增高。
- **药动学：**

口服生物利用度	分布容积	蛋白结合率	乳汁/血液比	脑脊液/血液比	起效时间	消除半衰期	血浆浓度达峰时间	分子量
25%	3.2 ～ 3.4 L/kg	26 ～ 36%	1.1 ～ 3.6	暂无	暂无	2 ～ 3 h	1.7 ～ 3 h	285.3

十一、贮藏

遮光、密封保存。

芬太尼

重要警示

本药为高警示药品，具有潜在的呼吸抑制现象。

一、制剂与规格

贴剂[保]：每小时可释放芬太尼 25 μg、50 μg、75 μg、100 μg。

二、临床应用与适应证

本品用于治疗中度到重度慢性疼痛以及那些只能依靠阿片类镇痛药治疗的难消除的疼痛。建议本品用于阿片耐受患者。

三、用法与用量

◆ **成人**：每 3 天用 1 贴，本品应在躯干或上臂未受刺激及未受照射的平整皮肤表面贴用。

◆ **老年人、儿童、妊娠期及哺乳期妇女**：老年患者血清芬太尼浓度有升高的趋势，但药代动力学较年轻患者无显著差异。应仔细观察老年患者使用芬太尼时的毒性症状，必要时可减量。芬太尼透皮贴在儿童中使用的有效性和安全性尚未明确。妊娠、哺乳期妇女不推荐使用。

四、禁忌证

支气管哮喘、呼吸抑制、对本品特别敏感的患者以及重症肌无力患者禁用。贴片禁用于急性或术后疼痛、非阿片类镇痛剂有效者。

五、注意事项

1. 慎用于颅内肿瘤、脑外伤、肝肾功能不全、儿童或 18 岁以下体重不足 50 kg 的患者。

2. 贴片与其他阿片类及镇静剂合用时，后者剂量应减少 1/3。

3. 贴片应从小剂量用起，50 μg 以上规格仅用于已耐受阿片类药物治疗的患者。

六、不良反应

失眠、嗜睡、头晕、头痛、眩晕、抑郁、焦虑、幻觉、感觉异常、恶心、呕吐、腹泻、便秘、上腹痛、口干、多汗、瘙痒、皮疹、疲乏、冷觉、无力、外周水肿、不适感、肌肉痉挛、尿潴留、红斑、呼吸抑制等。

七、药物过量与处理

◆ **过量的表现**：呼吸抑制。

- **过量的处理**：发生呼吸抑制应立即采取解救措施，包括去除芬太尼透皮贴剂、机体刺激或言语刺激患者。随之可使用特异性阿片类药物拮抗剂如纳洛酮。过量所引起的呼吸抑制的持续时间可能比阿片类药物拮抗剂的作用时间长。应仔细选择静脉注射拮抗剂的时间间隔以免在去除贴剂后有可能出现再次麻醉；可能需要重复注射或静脉滴注纳洛酮。麻醉作用的逆转可能会导致疼痛的急性发作和儿茶酚胺的释放。

  在临床情况允许的情况下，应建立并维持人工气道，若可能，应采用口咽部气道或气管插管并吸氧及辅助或控制呼吸。应保持体温及保证液体摄入。若发生严重或持续的低血压，应考虑是否血容量过低，并进行适当的输液治疗。

八、药物相互作用

作用分级	药物
禁忌	• 单胺氧化酶抑制剂，如苯乙肼、帕吉林等
严重	• CYP3A4 抑制剂，如利托那韦、酮康唑、伊曲康唑、醋竹桃霉素、克拉霉素、奈非那韦、萘法唑酮、胺碘酮、氨普那韦、阿瑞匹坦、地尔硫䓬、红霉素、氟康唑、呋山那韦、维拉帕米或西柚汁 • 钙通道阻滞剂、β 受体阻滞剂

九、药效学与药动学

- **药效学**：为阿片受体激动剂，属强效麻醉性镇痛药，药理作用与吗啡类似。动物实验表明，其镇痛效力约为吗啡的 80 倍。本品呼吸抑制作用较吗啡弱，不良反应比吗啡小。
- **药动学**：

口服生物利用度	分布容积	蛋白结合率	乳汁/血液比	脑脊液/血液比	起效时间	消除半衰期	血浆浓度达峰时间	分子量
50%～75%	4～6 L/kg	84%	暂无	暂无	暂无	3.7 h	暂无	336

十、贮藏

15～25℃密封保存。

地西泮

一、制剂与规格

片剂[保]：2.5 mg；5 mg[基]。注射液[保]：每支 2 ml：10 mg[基]。

二、临床应用与适应证

用于治疗：①焦虑症及各种功能性神经症。②失眠，尤对焦虑性失眠疗效极佳。③癫痫：静脉注射为治疗癫痫持续状态的首选药。④各种原因引起的惊厥，如子痫、破伤风、小儿高热惊厥等。⑤脑血管意外或脊髓损伤性中枢性肌强直或腰肌劳损、内镜检查等所致肌肉痉挛。⑥其他：偏头痛肌紧张性头痛、呃逆、炎症引起的反射性肌肉痉挛、惊恐症、酒精戒断综合征，还可以治疗家族性、老年性和特发性震颤，可用于麻醉前给药。

三、用法与用量

◆ **成人**

- **口服**。①抗焦虑：每次 2.5 ～ 5 mg，每日 3 次。②催眠：每次 5 ～ 10 mg，睡前服用。③抗惊厥：成人每次 2.5 ～ 10 mg，每日 2 ～ 4 次。6 个月以上儿童：每次 0.1 mg/kg，每日 3 次。④缓解肌肉痉挛：每次 2.5 ～ 5 mg，每日 3 ～ 4 次。
- **静脉注射**。①癫痫持续状态：开始 5 ～ 10 mg，每 5 ～ 10 min 按需要重复，达 30 mg 后必要时每 2 ～ 4 h 重复治疗。静脉注射要缓慢。②麻醉前给药：用于基础麻醉或静脉全麻，一次 10 ～ 30 mg。
- **儿童静脉注射**：用于包括癫痫持续状态或频繁发作、热性惊厥或中毒所致严重惊厥发作。① 6 个月至 12 岁儿童，一次 0.3 ～ 0.4 mg/kg，单剂量最大量不超过 10 mg，必要时 10 min 后重复 1 次。② 12 ～ 18 岁儿童，一次 10 ～ 20 mg，必要时 10 min 后重复 1 次。

◆ **妊娠期及哺乳期妇女**：禁用。

四、最佳服药方式

餐后服用，减轻胃肠不适。

五、禁忌证

- **禁用**：对本品或其他苯二氮䓬类药物过敏者、严重肝功能不全、重度呼吸功能不全、睡眠呼吸暂停综合征患者禁用。新生儿、妊娠期（尤其是妊娠的前3个月与末3个月）、哺乳期妇女禁用。

六、注意事项

1. 突然停药有戒断症状出现。宜从小剂量用起。

2. 严重的精神抑郁可使病情加重，甚至产生自杀倾向，应采取预防措施。

七、不良反应

嗜睡、轻微头痛、头晕、乏力、运动失调。老年患者更易出现以上反应。

八、药物过量与处理

- **过量的表现**：出现持续的精神错乱、严重嗜睡、抖动、语言不清、蹒跚、心跳异常减慢、呼吸短促或困难、严重乏力。
- **过量的处理**：超量或中毒应及早对症处理，包括催吐或洗胃，以及呼吸循环方面的支持疗法，苯二氮䓬受体拮抗剂氟马西尼可用于该类药物过量中毒的解救和诊断。中毒出现兴奋异常时不能用巴比妥类药。

九、药物相互作用

作用分级	药物
严重	• 地高辛

十、药效学与药动学

- **药效学**：本品的作用机制：①抗焦虑、镇静催眠作用。通过刺激上行性网状激活系统内的GABA受体，提高γ-氨基丁酸（GABA）在中枢神经系统的抑制，增强脑干网状结构受刺激后的皮质和边缘性觉醒反应的抑制和阻断。②遗忘作用。地西泮在治疗剂量时可以干扰记忆通路的建立，从而影响近事记忆。③抗惊厥作用。可能由于增强突触前抑制，抑制皮质-丘脑和边缘系统的致痫灶，引起癫痫活动的扩散，但不能消除病灶的异常活动。④中枢性肌肉松弛作用。

◆ **药动学：**

口服生物利用度	分布容积	蛋白结合率	乳汁/血液比	脑脊液/血液比	起效时间	消除半衰期	血浆浓度达峰时间	分子量
76%	0.7～2.6 L/kg	99%	0.2～2.7	暂无	暂无	20～50 h	1 h	284.7

十一、贮藏

室温，避光，密闭保存。

艾司唑仑

一、制剂与规格

片剂[保]：1 mg；2 mg[基]。

二、临床应用与适应证

用于各种类型的失眠。催眠作用强，口服后20～60 min可入睡，维持5 h。用于焦虑、紧张、恐惧及癫痫大/小发作，亦可用于术前镇静。

三、用法与用量

◆ **成人：**口服。镇静、抗焦虑：1次1～2 mg，一日3次。催眠：1次1～2 mg，睡前服。抗癫痫：1次2～4 mg，一日3次。麻醉前给药：1次2～4 mg，手术前1 h服。

◆ **老年人、儿童、妊娠期及哺乳期妇女：**老年人对本药较为敏感，抗焦虑时开始用小剂量。注意调整剂量。18岁以下儿童，用量尚未确定。妊娠期妇女禁用，哺乳期妇女慎用。

四、最佳服药方法

失眠，睡前服；其他适应证无要求。

五、禁忌证

中枢神经系统处于抑制状态的急性酒精中毒、肝肾功能损害、重症肌无力、急性闭角型青光眼和严重慢性阻塞性肺疾病患者慎用。

六、注意事项

1. 癫痫患者突然停药可导致发作。

2. 严重的精神抑郁患者应用可使病情加重，甚至产生自杀倾向，应采取预防措施。

3. 如长期服用应逐渐减量，不宜骤停。

七、不良反应

口干、嗜睡、头晕、乏力、共济失调、震颤等。

八、药物过量与处理

- **过量的表现：**可出现持续的精神紊乱、嗜睡深沉、震颤、持续的说话不清、站立不稳、心动过缓、呼吸短促或困难、严重的肌无力。
- **过量的处理：**超量或中毒宜及早对症处理，包括催吐或洗胃以及呼吸、循环系统的支持疗法。如有兴奋异常，不能用巴比妥类药。苯二氮䓬类受体拮抗剂氟马西尼可用于该类药物过量中毒的解救和诊断。

九、药物相互作用

无作用禁忌或严重相互作用。

十、药效学与药动学

- **药效学：**本品为短效苯二氮䓬类镇静、催眠和抗焦虑药。作用于苯二氮䓬类受体，加强中枢神经内 GABA 受体作用，影响边缘系统功能而抗焦虑。可明显缩短或取消非快速眼动睡眠（NREM 睡）第四期，阻滞对网状结构的激活，对人有镇静催眠作用。还具有广谱抗惊厥作用，对各型实验性癫痫模型均有不同程度的对抗作用，对大、小发作有一定疗效。
- **药动学：**

口服生物利用度	分布容积	蛋白结合率	乳汁/血液比	脑脊液/血液比	起效时间	消除半衰期	血浆浓度达峰时间	分子量
约 50%	暂无	93%	暂无	暂无	20 ～ 60 min	10 ～ 24 h	2 h	294.7

十一、贮藏

避光，密闭保存。

氯硝西泮

一、制剂与规格

片剂、胶囊[保][基]：0.5 mg；2 mg。

二、临床应用与适应证

口服：主要用于控制各型癫痫，尤其适用于失神发作，婴儿痉挛症，肌阵挛性、运动不能性发作及 Lennox-Gastaut 综合征。

三、用法与用量

- **成人**：开始用每次 0.5 mg，每日 3 次，每 3 天增加 0.5 ～ 1 mg，直到发作被控制或出现不良反应为止。用量应个体化，成人最大量每日不超过 20 mg，疗程不超过 3 ～ 6 个月。
- **小儿**：癫痫常用量为 10 岁或体重 30 kg 以下的儿童开始每日按体重 0.01 ～ 0.03 mg/kg，分 2 ～ 3 次服用，以后每 3 日增加 0.25 ～ 0.5 mg，至达到按体重每日 0.1 ～ 0.2 mg/kg 或出现不良反应为止。疗程应不超过 3 ～ 6 个月。

四、最佳服药方式

餐后服用或睡前服用。

五、禁忌证

禁用：妊娠期妇女、新生儿禁用。

六、注意事项

1. 癫痫患者（尤其是长期、大剂量使用本药的患者）突然停药可引起癫痫持续状态，故停药时应逐渐减量。

2. 由于本药可抑制中枢神经系统，故接受本药治疗的患者在从事需精神警觉的危险职业（如操作机械或驾驶）时应谨慎，不宜饮酒或合用其他中枢神经系统抑制药。

3. 抗癫痫药（包括本药）可增加出现自杀想法或行为的风

险，用药期间应监测患者是否出现抑郁或抑郁恶化、自杀想法或行为、情绪或行为的异常改变。

4. 仔细监测正在使用本药的易成瘾患者（如吸毒者或酗酒者）是否出现躯体和心理依赖。

七、不良反应

- **较为常见的不良反应：**嗜睡、头晕、共济失调、行为紊乱、异常兴奋、神经过敏、易激惹（反常反应）、肌力减退。
- **需注意的有：**行动不灵活、步态不稳、嗜睡（开始严重，会逐渐消失）；视物模糊、便秘、腹泻、眩晕或头晕、头痛、气管分泌物增多、恶心、排尿障碍、语言不清。

八、药物过量与处理

- **过量的表现：**出现持续的精神错乱、严重嗜睡、抖动、语言不清、蹒跚、心搏异常减慢、呼吸短促或困难、严重乏力。
- **过量的处理：**超量或中毒宜及早对症处理，包括催吐或洗胃以及呼吸循环方面的支持疗法，此外苯二氮䓬类受体拮抗剂氟马西尼可用于该类药物过量中毒的解救和诊断。中毒出现兴奋异常时，不能用巴比妥类药。

九、检查或监测

- 用药前后及用药时应当检查或监测：血常规、肝肾功能。

十、药物相互作用

作用分级	药物
严重	与地高辛合用，可增加地高辛血药浓度而致中毒

十一、药效学与药动学

- **药效学：**本药为苯二氮䓬类抗癫痫药。通过作用于中枢神经系统的苯二氮䓬受体（BZR），加强中枢抑制性神经递质 γ-氨基丁酸（GABA）与 $GABA_A$ 受体的结合，促进氯通道开放和细胞超极化，增强 GABA 能神经元所介导的突触抑制，使神经元的兴奋性降低。本药既抑制癫痫病灶的发作性放电，也抑制放电活动向周围组织扩散。
- **药动学：**

口服生物利用度	分布容积	蛋白结合率	乳汁/血液比	脑脊液/血液比	起效时间	消除半衰期	血浆浓度达峰时间	分子量
81%～98.1%	1.5～4.4 L/kg	80%	暂无	暂无	30～60 min	26～49 h	1～2 h	315.72

十二、贮藏

片剂：遮光、密封保存。

米氮平

一、制剂与规格

片剂[保][基]：15 mg；30 mg。

二、临床应用与适应证

口服：适用于各种抑郁症。

三、用法与用量

- **成人：口服**。起始剂量为一日 15 mg 或 30 mg，一日 1 次，宜于临睡前服用，或一日 2 次，早晚各 1 次（晚间服用较高剂量）。根据病情可逐渐增加剂量，若增加剂量后 2～4 周仍无效，应停用本药，有效剂量通常为一日 15～45 mg。应连续用药，充分治疗至少 6 个月，以确保症状消失。

四、最佳服药方式

该药应用水吞服，而不应嚼碎服用。该药适于每日服用 1 次，最好在临睡前服用，

也可分次服用，如早晚各 1 次。

五、禁忌证

对米氮平或本品任何辅料成分过敏者禁用；禁止将拟用于治疗精神疾病的单胺氧化酶抑制剂与本品合用或者在停用本品 14 天内使用；禁止正在接受单胺氧化酶抑制剂如利奈唑胺或静脉应用亚甲蓝治疗的患者使用本品。

六、注意事项

1. 重度抑郁发作可能为双相障碍的首发表现，开始本药治

疗前应充分筛查是否有发生双相障碍的风险。

2. 不得突然停药，应于数周内逐渐减量，若停药或减量后出现不可耐受的症状，应根据临床应答进行剂量调整。

3. 本药与可致低钠血症的药物合用时应谨慎。

4. 本药可能显著损害行为能力，患者从事需警觉性的活动时应谨慎。

5. 应谨慎评估患者是否有药物滥用史，对有药物滥用史的患者应密切观察是否有本药误用或滥用的体征。

6. 若用药期间出现静坐不能症状，增加剂量可能不利。

七、不良反应

- **较为常见的不良反应：**食欲增大及体重增加。嗜睡、镇静，通常发生在服药后 1 周内（注意：此时剂量减少并不会缓和这种不良反应，反而会影响对抑郁症的治疗效果）。

八、药物过量与处理

- **过量的表现：**本药过量的症状和体征包括定向力障碍、嗜睡、记忆力受损、心动过速。单用本药过量时未见心电图异常、昏迷、惊厥。
- **过量的处理：**对过量服药的患者应及时进行洗胃并给予相应的对症和支持治疗，应当进行心电图监测，目前没有已知的特异性解毒剂，可考虑使用活性炭或进行洗胃。

九、检查或监测

- **用药前后及用药时应当检查或检测：**肝肾功能、血脂、体重。

十、药物相互作用

作用分级	药物
禁忌	● 米氮平可能会加重酒精对中枢神经系统的抑制作用，因此治疗期间禁止饮酒
严重	● 应避免与单胺氧化酶抑制剂同时使用或两者使用时间间隔小于 14 天 ● 本品的代谢和药代动力学可能受到药物代谢酶诱导剂或抑制剂的影响

十一、药效学与药动学

- **药效学**：米氮平是作用于中枢的突触前 α_2 受体拮抗剂。
- **药动学**：

口服生物利用度	分布容积	蛋白结合率	乳汁/血液比	脑脊液/血液比	起效时间	消除半衰期	血浆浓度达峰时间	分子量
50%	暂无	85%	暂无	暂无	1～2 周	20～40 h	2 h	265.36

十二、贮藏

片剂：30℃以下避光、干燥保存。

奥氮平

一、制剂与规格

片剂[保]：2.5 mg；5 mg [基]；10 mg [基]。

二、临床应用与适应证

口服：用于治疗精神分裂症；中、重度躁狂发作；预防双相障碍复发。

三、用法与用量

- **成人**：可根据个体临床状况，在一日 5～20 mg 的范围内调整日剂量。建议仅在适当的临床再评估后方可使用超过推荐起始剂量，且增量间隔时间不少于 24 h。
  - 精神分裂症：推荐起始剂量为一日 10 mg，一日 1 次。
  - 中、重度躁狂发作：单独用药时起始剂量为每日 15 mg，合并治疗时每日 10 mg。
  - 预防双相情感障碍复发：推荐起始剂量为一日 10 mg。对于使用本药治疗躁狂发作的患者，预防复发的维持治疗剂量不变；对于新发躁狂发作、混合发作或抑郁发作，应继续本药的治疗，但可能需适当调整剂量，同时根据临床状况联用辅助药物以治疗情感症状。
- **肾和（或）肝功能损害的患者**：对这类患者应考虑使用较低的剂量（5 mg）。中度肝功能不全（肝硬化、Child-

Pugh 分级为 A 或 B 级）的患者初始剂量应为 5 mg，并应慎重加量。

◆ **老年人：**65 岁以上的老年人有临床指征时应考虑使用较低的起始剂量（一日 5 mg）。

四、最佳服药方式

奥氮平给药不用考虑进食因素，食物不影响吸收。

五、禁忌证

◆ **禁用：**已知对该产品任何成分过敏的患者。已知有闭角型青光眼危险的患者。

六、注意事项

1. 停用本药时应逐渐减少剂量。

2. 接受具有潜在肝毒性、可导致中性粒细胞减少或中枢神经系统抑制的药物治疗的患者，应慎用本药。

3. 接受可导致 QT 间期延长的药物治疗患者，应慎用本药，尤其是老年人、先天性长 QT 综合征患者、充血性心力衰竭患者、心肌肥厚患者、低钾血症或低镁血症患者。

4. 本药可能损害判断、思考或运动能力，用药期间操作危险机械（包括驾驶）应谨慎。

5. 抗精神病药可破坏机体降低核心体温的能力，使用本药的患者处于可升高核心体温的情况时应谨慎，如剧烈运动、暴露于极热环境、合用具有抗胆碱能活性的药物、脱水。

6. 谨慎评估患者是否有药物滥用史，对有药物滥用史的患者密切监测误用或滥用本药的体征。

七、不良反应

◆ **较为常见的不良反应：**嗜酸性粒细胞增多症、白细胞减少症、中性粒细胞减少症；体重增加、胆固醇水平升高、血糖升高、甘油三酯水平升高、糖尿和食欲增加；嗜睡、眩晕、静坐不能、帕金森症状、运动障碍；便秘和口干；肝转氨酶的无症状升高，尤其是在治疗早期；皮疹；关节痛；男性勃起功能障碍、男性和女性的性欲降低；无力、疲劳、水肿、发热；血浆催乳素水平升高，碱性磷酸酶升高、肌酸激酶升高等。

八、药物过量与处理

- **过量的表现：**本药过量时的常见症状包括心动过速、激越或攻击行为、构音障碍、多种锥体外系症状以及觉醒水平降低（由镇静直至昏迷），还包括谵妄、痉挛、昏迷、疑似神经阻滞剂恶性综合征（NMS）、呼吸抑制、呼吸短促、高血压或低血压、心律失常和心肺功能抑制等。
- **过量的处理：**尚无本药的特效解毒药。本药过量时不应催吐，可采取常规的药物过量处理措施，如洗胃、给予活性炭（给予活性炭后，本药的生物利用度可降低50% ～ 60%）。同时，根据临床表现对重要器官功能进行监测和治疗，包括治疗低血压、循环衰竭以及维持呼吸功能，监测心血管功能以观察是否出现心律失常。

九、检查或监测

- **用药前后及用药时应当检查或监测：**

1. 开始用药时及用药期间定期监测空腹血糖、血脂。

2. 用药期间定期监测体重。

3. 有白细胞计数偏低史或有药源性白细胞减少、中性粒细胞减少史者，开始用药的最初数月应频繁监测全血细胞计数（CBC）。

4. 用药前监测血压，开始用药后 3 个月再次监测，之后每年监测一次。

5. 40 岁以上者每年进行眼科检查，40 岁以下者每 2 年检查一次。

十、药物相互作用

避免与任何其他具有抗胆碱能特性的药物联合使用。

十一、药效学与药动学

- **药效学：**本药的作用机制尚不明确。本药可能通过对多巴胺受体和 5- 羟色胺 2（5-HT2）受体的拮抗作用而发挥其治疗精神分裂症作用。
- **药动学：**

口服生物利用度	分布容积	蛋白结合率	乳汁/血液比	脑脊液/血液比	起效时间	消除半衰期	血浆浓度达峰时间	分子量
暂无	暂无	93%	暂无	暂无	暂无	30～38 h	5～8 h	312.4

十二、贮藏

片剂：遮光、15～30℃密封保存。

阿普唑仑

一、制剂与规格

片剂[保基]：0.4 mg。

二、临床应用与适应证

主要用于焦虑、紧张、激动，也可用于催眠或焦虑的辅助用药，或作为抗惊恐药；能缓解急性酒精戒断症状；对药源性顽固型呃逆有较好的治疗作用；精神抑郁的患者应慎用。

三、用法与用量

◆ **成人**：

- 抗焦虑：开始一次 0.4 mg，一日 3 次，用量按需递增，最大限量可达 4 mg/d。
- 镇静催眠：0.4～0.8 mg，睡前服用。
- 抗惊恐：0.4 mg，一日 3 次，用量按需递增，每日最大量可达 10 mg。

◆ **老年人**：初始剂量为一次 0.2 mg，一日 3 次。可逐渐递增至最大耐受量。

四、最佳服药方式

镇静时餐后服、催眠时睡前服。

五、禁忌证

◆ **禁用**：孕妇应尽量避免使用。

◆ **慎用**：中枢神经系统处于抑制状态的急性酒精中毒；肝肾功能损害；重症肌无力；闭角型青光眼；严重慢性阻塞性肺疾病；驾驶员、高空作业者、危险精细作业者。

六、注意事项

1. 驾驶员、高空作业者、危险作业者、精细作业者慎用本药。

2. 避免长期大量使用本药而成瘾，如长期使用需停药时不宜骤停，应逐渐减量。

3. 出现呼吸抑制或低血压常提示用药过量。

七、不良反应

- **较为常见的不良反应**：嗜睡、头晕、乏力等。

八、药物过量与处理

- **过量的表现**：出现持续的精神错乱、严重嗜睡、抖动、语言不清、蹒跚、心搏异常减慢、呼吸短促或困难、严重乏力。
- **过量的处理**：超量或中毒宜及早对症处理，包括催吐或洗胃以及呼吸循环方面的支持疗法，中毒出现兴奋异常时，不能用巴比妥类药。氟马西尼可用于该类药物过量中毒的解救和诊断。

九、药物相互作用

作用分级	药物
严重	• 与地高辛合用，可增加地高辛血药浓度而致中毒 • 与中枢神经系统药物合用可增加呼吸抑制作用

十、药效学与药动学

- **药效学**：该药作用于中枢神经系统的苯二氮䓬受体（BZR），加强中枢抑制性神经递质 γ-氨基丁酸（GABA）与 $GABA_A$ 受体的结合，促进氯通道开放，增强 GABA 能神经元所介导的突触抑制，使神经元的兴奋性降低。
- **药动学**：

口服生物利用度	分布容积	蛋白结合率	乳汁/血液比	脑脊液/血液比	起效时间	消除半衰期	血浆浓度达峰时间	分子量
暂无	暂无	70%～80%	暂无	暂无	暂无	11～19 h	1～2 h	308.77

十一、贮藏

片剂：遮光、密封保存。

氟西汀

一、制剂与规格

片剂[保][基]：10 mg。分散片、胶囊[保][基]：20 mg。

二、临床应用与适应证

1. 用于治疗多种抑郁性精神障碍，包括轻型或重型抑郁症、双相情感障碍的抑郁症、心因性抑郁症及抑郁性神经症。

2. 用于强迫症（OCD）。

3. 用于神经性贪食症，作为心理治疗的辅助用药，以减少贪食和导泻行为。

三、用法与用量

◆ **成人**：

- **抑郁症**：一日 20 ～ 60 mg。推荐的起始剂量为一日 20 mg。若 3 周后未达满意疗效，应考虑增量。待症状缓解 4 周以上后，可使用本药肠溶片（由其他剂型转为肠溶片的间隔时间为 7 日），一次 90 mg，一周 1 次，于每周固定某一日早餐后服用。持续治疗至少 6 个月。
- **强迫症**：一日 20 ～ 60 mg。推荐的起始剂量为一日 20 mg。若 2 周后未达满意疗效，应考虑增量。若 10 周后仍未达满意疗效，应考虑换药。若疗效较好，可根据个体差异调整剂量，以最低有效剂量维持治疗，推荐维持治疗时间在 10 周以上，并定期评估是否应继续治疗。同时可合用行为治疗。用药超过 24 周的有效性尚未证实。
- **神经性贪食症**：推荐剂量为每日 60 mg。神经性贪食症的长期疗效（超过 3 月）尚未证实。

◆ **老年人**：应注意增加剂量，日剂量一般不宜超过 40 mg，最高推荐日剂量为 60 mg/d。

◆ **儿童**：因为安全性和疗效尚未明确，儿童和青少年（不足 18 岁）不推荐使用氟西汀。

◆ **妊娠期妇女**：只有当潜在受益大于对胎儿的潜在危险时，才应在妊娠期使用氟西汀。

◆ **哺乳期妇女**：因氟西汀能够分泌到人乳汁中，所以不建议在服用氟西汀时哺乳。

四、最佳服药方式

晨服，用水吞服。氟西汀可单次或分次给药；可与食物同服，亦可餐间服用。

五、禁忌证

◆ **禁用：**

1. 对氟西汀或其任何一种成分过敏的患者禁用。

2. 单胺氧化酶抑制剂（MAOI）：正在使用氟西汀或停用氟西汀者5周内禁止使用单胺氧化酶抑制剂，在停用单胺氧化酶抑制剂后的14天内也禁止使用氟西汀。不推荐合用可逆性MAOI（例如吗氯贝胺），氟西汀的治疗可以在可逆性MAOI停药后第二天开始。

六、注意事项

1. 因任何适应证而接受抗抑郁药治疗的所有患者都应进行适当监测，密切观察是否出现症状恶化、自杀和行为异常，尤其是在药物治疗的前几个月，或调整药物剂量时，无论是增加还是减少。

2. 因本药半衰期较长，故肝、肾功能较差或老年患者，应适当减少剂量。

3. 有癫痫史、双相情感障碍病史、急性心脏病、有出血倾向者慎用。

4. 服药期间不宜驾驶车辆或操作机器。

七、不良反应

◆ **较为常见的不良反应：**过敏；心悸；胃肠道功能紊乱、口干；头痛、睡眠异常、头晕；厌食、疲乏；欣快、短暂的动作异常、痉挛发作；精神科障碍：幻觉、躁狂反应、意识错乱、激越、焦虑及有关症状（如紧张）、注意力及思考能力减弱（如人格解体）、惊恐发作；泌尿生殖系统：排尿困难、尿痛、妇科出血。

八、药物过量与处理

◆ **过量的表现：**用药过量表现为易激惹、嗜睡、兴奋、心动过速、震颤、恶心、呕吐、躁狂发作、癫痫发作。有报道本药与其他药物或酒精同时超量服用可致死。

◆ **过量的处理**：药物过量时应进行对症和支持治疗，包括：①如不久前进过食，需洗胃和进行呼吸道保护处理。不能催吐。②服用活性炭和山梨醇以减少吸收。③维持呼吸和心脏功能，并保持体温。④监测心血管功能。⑤必要时可服用抗癫痫药物（如地西泮）以控制癫痫发作。

九、检查或监测

◆ **用药前后及用药时应当检查或监测**：

1. 用药期间应监测体重。

2. 有 QT 间期延长和室性心律失常风险的患者，用药期间应定期监测心电图。

3. 用药前应检查肝功能。

4. 糖尿病患者应监测血糖。

十、药物相互作用

作用分级	药物
禁忌	● 不应与单胺氧化酶抑制剂（MAOI）联合用药，或在停用 MAOI 治疗 14 内使用 ● 不应与硫利达嗪、匹莫齐特联合应用 ● 不建议同时使用本品与去甲肾上腺素再摄取抑制剂（SNRI）、5- 羟色胺再摄取抑制剂（SSRI）或色氨酸
严重	● 5- 羟色胺药物：本品与其他可能影响 5- 羟色胺神经系统的药物（如曲坦类、利奈唑胺、锂、曲马多或圣约翰草）同时给药时，应当谨慎 ● 影响止血的药物：如 NSAID、阿司匹林、华法林。氟西汀与口服抗凝剂合用时，抗凝作用发生变化，类型不一，但都包括出血增加症状。正在服用华法林的患者停止氟西汀治疗时应接受仔细的凝血状况监测

十一、药效学与药动学

◆ **药效学**：氟西汀是一种选择性 5- 羟色胺（5-HT）再摄取抑制剂，可选择性地抑制 5-HT 转运体，阻断突触前膜对 5-HT 的再摄取，延长和增加 5-HT 的作用，从而产生抗抑郁作用。对肾上腺素、组胺能、胆碱能受体的亲和力低，作用较弱。本药治疗强迫症或贪食症的作用也与其抑制中枢神经系统神经元对 5- 羟色胺的再摄取有关。

◆ **药动学**：

口服生物利用度	分布容积	蛋白结合率	乳汁/血液比	脑脊液/血液比	起效时间	消除半衰期	血浆浓度达峰时间	分子量
70%	20 ～ 40 L/kg	94.5%	暂无	暂无	1 ～ 2 周	4 ～ 6 天	4 ～ 8 h	345.79

十二、贮藏

片剂、胶囊、分散片：低于 25℃，室温保存。

舍曲林

一、制剂与规格

片剂、胶囊[保]：50 mg。

二、临床应用与适应证

1. 用于治疗和预防抑郁症。
2. 用于治疗和预防强迫症（OCD）。

三、用法与用量

◆ **成人**：起始剂量为一次 50 mg，一日 1 次，早晚服用均可。若疗效欠佳而对药物的耐受性较好，可逐渐增量。剂量调整的时间间隔至少为 1 周。最大日剂量为 200 mg。长期用药应根据疗效调整剂量，维持最低有效剂量。

◆ **儿童（OCD）**：6 ～ 12 岁儿童，起始剂量为一次 25 mg，一日 1 次；13 ～ 17 岁青少年，起始剂量为一次 50 mg，一日 1 次。若疗效欠佳，可逐渐增量。剂量调整的时间间隔至少为 1 周。有效剂量范围为一日 25 ～ 200 mg，最大日剂量为 200 mg。儿童的体重通常低于成人，应使用较低剂量，以免过量。

◆ **老年人**：老年患者用药剂量范围与年轻患者相同。

◆ **妊娠期及哺乳期妇女**：只有在利大于弊的情况下才能使用，如需服用，医生应注意撤药反应的症状。

四、最佳服药方式

成人每日服药一次，早或晚均可，与食物同服或不同服均可。

五、禁忌证

- **禁用：**禁用于对舍曲林过敏者。

六、注意事项

1. 用药前应筛查双相障碍、躁狂、轻躁狂病史或家族史。
2. 停用本药时应逐渐减量，不得突然停药。
3. 育龄妇女用药期间应采取适当的避孕措施。
4. 用药期间不宜饮酒。
5. 用药期间应谨慎驾驶或操作机械。
6. 由于抑郁症患者存在自杀企图的可能性，并可能持续存在直到临床症状明显缓解时，所以在治疗早期应对有自杀危险的患者进行密切监视。由于已证明强迫症和抑郁症常常共发，故治疗强迫症患者时也应监测其自杀倾向。

七、不良反应

- **较为常见的不良反应：**自主神经系统（口干和多汗）；中枢及周围神经系统（眩晕和震颤）；胃肠道（腹泻/稀便、消化不良和恶心）；精神（厌食、失眠和嗜睡）；生殖系统[性功能障碍（主要为男性射精延迟）]。

八、药物过量与处理

- **过量的表现：**本药过量可见QT间期延长、嗜睡、胃肠不适（如恶心、呕吐）、心动过速（包括尖端扭转型室性心动过速）、震颤、激越和头晕，罕有昏迷的报道。
- **过量的处理：**尚无本药的特效解毒药。过量时应保持气道通畅，确保充分供氧及换气。给予导泻药和活性炭，进行催吐或洗胃。对症及支持治疗的同时，建议监测心脏及生命体征。因本药的分布容积较大，强迫利尿、透析、血液灌注及换血疗法对药物的清除均无明显疗效。

九、检查或监测

- **用药期间：**密切监测糖尿病患者的血糖；对高风险患者，

应监测血清钠水平；儿童长期用药时，应监测生长发育。

十、药物相互作用

作用分级	药物
禁忌	1. 合用可增加 5–HT 综合征的发生风险： ● 单胺氧化酶抑制剂（MAOI）：如司来吉兰、反苯环丙胺、异卡波肼、苯乙肼、利奈唑胺、亚甲蓝 ● 其他 5–HT 能药物：如其他 SSRI、其他 SNRI、曲坦类药、三环类抗抑郁药、芬太尼、锂剂、曲马多、色氨酸、丁螺环酮、苯丙胺、圣约翰草 2. 增加 QT 间期延长和室性心律失常的发生风险： ● 匹莫齐特及其他可延长 QT 间期的药物［部分抗精神病药（如齐拉西酮、伊潘立酮、氯丙嗪、美索达嗪、氟哌利多）、部分抗菌药（如红霉素、加替沙星、莫西沙星、司帕沙星）、Ⅰa 类抗心律失常药（如奎尼丁、普鲁卡因胺）、Ⅲ类抗心律失常药（如胺碘酮、索他洛尔）、喷他脒、左醋美沙朵、美沙酮、卤泛群、甲氟喹、甲磺酸多拉司琼、普罗布考、他克莫司］

十一、药效学与药动学

◆ **药效学**：舍曲林是一种选择性的 5– 羟色胺再摄取抑制剂。

◆ **药动学**：

口服生物利用度	分布容积	蛋白结合率	乳汁/血液比	脑脊液/血液比	起效时间	消除半衰期	血浆浓度达峰时间	分子量
暂无	20 L	98%	暂无	暂无	暂无	22 ～ 36 h	4.5 ～ 8.4 h	342.7

十二、贮藏

片剂、胶囊：密封保存。

卡马西平

重要警示

美国安全用药规范研究院（ISMP）将本药定为高警示药品，使用不当会给患者带来严重危害。

一、制剂与规格

片剂[保] 100 mg；200 mg [基]。胶囊[保][基]：200 mg。缓释

胶囊[保]：100 mg。

二、临床应用与适应证

口服：癫痫。部分性发作：复杂部分性发作、简单部分性发作和继发性全身发作。全身性发作：强直、阵挛、强直阵挛发作。三叉神经痛和舌咽神经痛发作：亦用作三叉神经痛缓解后的长期预防性用药；也可用于脊髓痨和多发性硬化、糖尿病性周围性神经痛、患肢痛和外伤后神经痛以及疱疹后神经痛。预防或治疗躁狂-抑郁症；对锂或抗精神病药或抗抑郁药无效的或不能耐受的躁狂-抑郁症，可单用或与锂盐和其他抗抑郁药合用。中枢性部分性尿崩症，可单用或与氯磺丙脲或氯贝丁酯等合用。酒精依赖症的戒断综合征。

三、用法与用量

◆ **成人**：口服。

- **癫痫**：片剂：起始剂量为一次 100 ～ 200 mg，一日 1 ～ 2 次，以后可逐渐增量直至出现最佳疗效。

◆ **儿童**：

- **癫痫**：片剂、缓释胶囊。12 个月以下儿童，一日 100 ～ 200 mg；1 ～ 5 岁儿童，一日 200 ～ 400 mg；6 ～ 10 岁儿童，一日 400 ～ 600 mg；11 ～ 15 岁儿童，一日 600 ～ 1000 mg，分次服用。或以下用法：4 岁或 4 岁以下儿童，起始剂量为一日 20 ～ 60 mg，以后隔日增量 20 ～ 60 mg；4 岁以上儿童，起始剂量为一日 100 mg，以后每周增量 100 mg。

◆ **老年人**：老年患者对本药敏感者多，常可引起认知功能障碍、激越、不安、焦虑、精神错乱、房室传导阻滞或心动过缓，也可引起再生障碍性贫血。

四、最佳服药方式以及漏服处理

◆ **最佳服药方式**：口服给药，不受食物影响，饭前饭后服用均可。服用普通制剂转化为缓释胶囊给药时应维持转化日剂量。

◆ **漏服处理**：漏服时应尽快补服，不可一次服双倍量，可一日内分次补足。

五、禁忌证

◆ **禁用：**已知对卡马西平相关结构药物（如：三环类抗抑郁药）过敏者，有房室传导阻滞、血清铁严重异常、骨髓抑制、严重肝功能不全等病史者。

六、注意事项

1. 糖尿病患者可能引起尿糖增加，应注意。

2. 癫痫患者不能突然撤药。

3. 用于特异性疼痛综合征止痛时，如果疼痛完全缓解，应每月减量至停药。

七、不良反应

头晕、共济失调、嗜睡和疲劳，因刺激抗利尿激素分泌引起水的潴留和低钠血症（或水中毒）等。

八、药物过量与处理

◆ **过量的表现：**本药过量可致中枢神经系统抑制、定向力障碍、嗜睡、激越、幻觉、昏迷、视物模糊、语言含糊、构音障碍、眼球震颤、共济失调、运动障碍、初期反射亢进、后期反射减弱、惊厥、精神运动性障碍、肌阵挛、体温过低、瞳孔散大、呼吸抑制、肺水肿、心动过速、低血压、高血压、伴 QRS 波增宽的传导阻滞、心脏停搏引起的晕厥、呕吐、胃排空迟缓、肠蠕动减少、尿潴留、少尿或无尿、体液潴留、水中毒、低钠血症、代谢性酸中毒、高血糖、肌肉肌酸激酶升高。

◆ **过量的处理：**尚无本药的特效解毒药，根据临床症状进行相应急救处理。若儿童出现严重中毒，可换血，并持续监测呼吸、循环、泌尿功能数日。

九、检查或监测

◆ **用药前：**

1. 筛查 HLA–A*3101、HLA–B*1502 等位基因。

2. 监测全血细胞计数、血清铁。用药第 1 个月每周监测一次血常规，此后的5个月每月监测一次，以后每年监测2～4次。

3. 监测肝功能（尤其是有肝病史者和老年患者）、尿常规、血尿素氮。

◆ **用药期间：**

1. 监测甲状腺功能。

2. 定期监测肝功能（尤其是有肝病史者和老年患者），定期监测尿常规、血尿素氮。

3. 监测血药浓度，进行眼科检查（包括裂隙灯、眼底镜、眼压检查），监测血脂。

4. 低钠性肾病患者或合用降低血钠水平药物的患者，用药前监测血清钠，用药期间每月监测一次。

十、药物相互作用

作用分级	药物
禁忌	艾维雷韦、丙酸红霉素、苯乙肼、泊沙康唑、地拉韦啶、反苯环丙胺、伏立康唑、氟康唑、红霉素、加洛帕米、兰索拉唑、雷诺嗪、氯氮平、利匹韦林、咪康唑、酮康唑、托洛沙酮、维拉帕米、依法韦伦、盐酸甲氧戊脉安、伊曲康唑

十一、药效学与药动学

◆ **药效学：**本药产生不同作用的机制可能分别为①使用依赖性地阻滞各种可兴奋细胞膜的Na^+通道，故能明显抑制异常高频放电的发生和扩散。②抑制T-型钙通道。③增强中枢的去甲肾上腺素能神经的活性。④促进抗利尿激素（ADH）的分泌或提高效应器对ADH的敏感性。

◆ **药动学：**在人体内吸收缓慢、不规则。普通片在单剂量服药后，12 h内达平均血浆浓度，单剂量口服400 mg卡马西平后，平均峰值血浆浓度约为4.5 μg/ml，大剂量时达峰时间可达24 h，在1～2周内达稳态血浆浓度。生物利用度为58%～85%，迅速分布至全身组织，血浆蛋白结合率约76%。主要在肝代谢，可诱导肝药酶活性，加速自身代谢，代谢产物10、11-环氧化卡马西平的药理活性与原形药相似，其在血浆和脑内的浓度可达原形药的50%。单次给药$T_{1/2}$为25～65 h。儿童半衰期明显缩短。长期服用诱发自身代谢，$T_{1/2}$ 降为 10 ～ 20 h。主要以无活性代谢物形式分别经尿和粪便排出 72% 和 28%，能通过胎盘、分泌入乳汁。

十二、贮藏

片剂、胶囊、缓释胶囊：遮光，密封保存。

苯巴比妥

一、制剂与规格

片剂[保][基]：15 mg；30 mg；100 mg。

二、临床应用与适应证

口服：焦虑、失眠（用于睡眠时间短早醒患者）、癫痫、运动障碍、抗高胆红素血症、麻醉前用药。

三、用法与用量

- **成人**：口服
  - 催眠：30 ～ 100 mg，晚上一次顿服。
  - 镇静：一次 15 ～ 30 mg，每日 2 ～ 3 次。
  - 抗惊厥：每日 90 ～ 180 mg，可在晚上一次顿服，或每次 30 ～ 60 mg，每日 3 次；极量一次 250 mg，一日 500 mg。
  - 抗高胆红素血症：一次 30 ～ 60 mg，每日 3 次。
- **老年人**：老年人应避免使用或慎用。如必须使用，用量宜小，常用量可引起老年人兴奋、神经错乱或抑郁。
- **儿童**：镇静或麻醉前应用：一次按体重 2 mg/kg；抗惊厥或催眠应用：每次按体重 3 ～ 5 mg/kg 或按体表面积 125 mg/m^2 应用。
- **妊娠期及哺乳期妇女**：妊娠期妇女慎用。妊娠分级：D 级。哺乳期妇女慎用。

四、最佳服药方式以及漏服处理

- **最佳服药方式**：本药与或不与食物同服应始终保持一致，如有胃部不适请与食物同服。

- **漏服处理**：想起时服用一剂漏服的药。如果接近下一剂的服药时间，就无需补漏服剂量，按原计划时间服药。不要同时服用两倍或额外的剂量。

五、禁忌证

- **禁用**：严重肺功能不全；肝硬化；血卟啉病史；贫血；哮喘史；未控制的糖尿病；过敏。
- **慎用**：轻微脑功能障碍（MBD）；低血压；高血压；贫血；甲状腺功能减退；肾上腺功能减退；心肝肾功能损害；高空作业、驾驶员、精细和危险工种作业者。

六、注意事项

长期用药治疗癫痫，停药应逐渐减量，以免导致癫痫发作，甚至出现癫痫持续状态。

七、不良反应

嗜睡、镇静，引起微妙的情感变化，出现认知和记忆缺损，眼球震颤、共济失调，呼吸抑制，皮疹等。

八、药物过量与处理

- **过量的表现**：使用剂量是催眠量的 5 ～ 10 倍时，可引起中度中毒，10 ～ 15 倍时可引起重度中毒。急性中毒症状为昏睡，进而出现呼吸表浅、通气量大减。15 ～ 20 倍的过量药物可能引起昏迷、严重的呼吸和心血管抑制、低血压和休克继而引发肾衰竭、死亡。深度呼吸抑制是急性中毒的直接死亡原因。
- **过量的处理**：
  - 对于急性中毒者给予人工呼吸、给氧等支持治疗。
  - 服药 5 ～ 6 h 内的中毒者立即洗胃。一般可用 1：5000 高锰酸钾溶液，将胃内药物尽量洗出；洗胃后可留置硫酸钠溶液于胃内（成人 20 ～ 30 g），以促进药物排泄。
  - 应用利尿剂，加速毒物排泄，一般用 20% 甘露醇注射液或 25% 山梨醇注射液 200 ml 静脉注射或快速滴注，3 ～ 4 h 后可重复使用。但须注意水、电解质平衡。
  - 用 5% 碳酸氢钠注射液静脉滴注以碱化尿液，加速排泄。

九、药物相互作用

作用分级	药物
禁忌	艾维雷韦、波普瑞韦、利多卡因、利匹韦林、替拉瑞韦、伏立康唑、雷诺嗪
严重	阿苯达唑、伊立替康、对乙酰氨基酚、口服抗凝药（肝素、华法林）、麻醉药（氟烷、恩氟烷、甲氧氟烷、氯胺酮）

十、药效学与药动学

- **药效学：**本品对中枢神经系统有广泛抑制作用，随用量增加而产生镇静、催眠和抗惊厥效应，大剂量时产生麻醉作用，作用机制现认为主要与阻断脑干网状结构上行激活系统有关。还具有抗癫痫效应，其机制在于抑制中枢神经系统单突触和多突触传递。
- **药动学：**

剂型	口服生物利用度	分布容积	蛋白结合率	乳汁/血液比	脑脊液/血液比	起效时间	消除半衰期	血浆浓度达峰时间	分子量
口服	暂无	0.5～0.9 L/kg	40%	暂无	暂无	0.5～1 h	50～144 h	2～18 h	254.22
注射剂	不适用	暂无	暂无	暂无	暂无	0.5～1 h	成人 $T_{1/2}$ 约为 48～144 h，小儿约为 40～70 h，肝肾功能不全时 $T_{1/2}$ 延长	2～18 h	254.22

十一、贮藏

片剂：密封保存。

苯妥英钠

一、制剂与规格

片剂[保][基]：0.05 g；0.1 g。

二、临床应用与适应证

用于全身强直-阵挛性发作、复杂部分性发作（精神运动性发作、颞叶癫痫）、单纯部分性发作（局限性发作）和癫痫持续状态；三叉神经痛等。

三、用法与用量

◆ **成人**：口服

• 抗癫痫：常用量为每日 250 ～ 300 mg，开始时 100 mg，每日 2 次，1 ～ 3 周内增加至 250 ～ 300 mg，分 3 次口服，极量一次 300 mg，一日 500 mg。应用达到控制发作和血药浓度达稳态后，可改用长效（控释）制剂，一次顿服。如发作频繁，可按体重 12 ～ 15 mg/kg，分 2～3 次服用，每 6 h 一次，第二天开始给予 100 mg（或按体重 1.5 ～ 2 mg/kg），每日 3 次直到调整至恰当剂量为止。

◆ **儿童**：抗癫痫的常用量为开始每日 5 mg/kg，分 2 ～ 3 次服用，按需调整，以每日不超过 250 mg 为度。维持量为 4～8 mg/kg 或按体表面积 250 mg/m^2，分 2～3 次服用。

◆ **妊娠期妇女**：本药可通过胎盘，可能致畸，用本品能控制发作的患者，孕期应继续服用，并保持有效血药浓度，分娩后再重新调整。

四、最佳服药方式

饭后服用可减轻胃肠道反应。

五、禁忌证

◆ **禁用**：对乙内酰脲类药有过敏史，或有阿斯综合征、二至三度房室传导阻滞、窦房结阻滞、窦性心动过缓等心功能损害者。

六、注意事项

1. 有酶诱导作用，可对某些诊断产生干扰，如地塞米松试验、甲状腺功能试验，使血清碱性磷酸酶、谷丙转氨酶、血糖浓度升高。

2 本品可分泌入乳汁，一般主张服用苯妥英钠的母亲避免母乳喂养。

七、不良反应

齿龈增生、恶心、呕吐、眩晕、头痛、眼球震颤、共济失调、语言不清和意识模糊等。

八、药物过量与处理

- **过量的表现**：可出现视物模糊或复视，笨拙或步态不稳和步态蹒跚，精神紊乱，严重的眩晕或嗜睡，幻觉、恶心、语言不清。
- **过量的处理**：无解毒药，仅对症治疗和支持疗法，催吐，洗胃，给氧，升压，辅助呼吸，血液透析。

九、检查或监测

- **用药期间**：用药期间应监测血常规、肝功能、血钙、脑电图和血药浓度。

十、药物相互作用

作用分级	药物
禁忌	● 血液制品：人免疫球蛋白、水痘带状疱疹病毒抗体、乙肝免疫球蛋白、破伤风免疫球蛋白 ● 抗变态反应药物：氯苯那敏 ● 病毒抑制药：替拉瑞韦、利匹韦林、艾维雷韦 ● 免疫抑制剂：环孢素 ● 其他：雷诺嗪、二氮嗪、吡喹酮、多巴胺、左旋多巴

十一、药效学与药动学

- **药效学**：属于抗癫痫药、抗心律失常药。增加细胞钠离子外流，减少钠离子内流，而使神经细胞膜稳定，提高兴奋阈，减少病灶高频放电的扩散；缩短动作电位间期及有效不应期，还可抑制钙离子内流，降低心肌自律性，抑制交感中枢，对心房、心室的异位节律点有抑制作用，提高心房颤动与心室颤动阈值；抑制皮肤成纤维细胞合成（或）分泌胶原酶。
- **药动学**：

口服生物利用度	分布容积	蛋白结合率	乳汁/血液比	脑脊液/血液比	起效时间	消除半衰期	血浆浓度达峰时间	分子量
79%	0.6 L/kg	88%～92%	暂无	暂无	暂无	7～42 h	4～12 h	274.25

十二、贮藏

片剂：遮光、密封保存。

丙戊酸

一、制剂与规格

片剂[保][基] 0.1 g、0.2 g；缓释剂[保][基]：0.5 g；口服液体剂[保][基]：300 ml : 12 g。

二、临床应用与适应证

用于治疗癫痫。

三、用法与用量

- 癫痫：口服给药。①片剂、口服液体剂：起始剂量为一日 5 ～ 10 mg/kg，1 周后递增，直至癫痫发作得以控制。常规剂量为一日 15 mg/kg 或 600 ～ 1200 mg，分 2 ～ 3 次服用。最大日剂量为 30 mg/kg 或 1800 ～ 2400 mg。日剂量超过 250 mg 时应分次服用。②缓释片：起始剂量通常为一日 10 ～ 15 mg/kg，分 2 次服用。随后调整剂量至最佳剂量，最佳剂量根据临床疗效确定，通常为 20 ～ 30 mg/kg，如该剂量仍不能控制癫痫发作，可进一步增量，剂量超过 50 mg/kg 时应对患者进行密切监测。未使用其他抗癫痫药（AED）的患者，应每 2 ～ 3 日增加一次剂量，1 周内增至最佳剂量。

四、禁忌证

1. 对本药、双丙戊酸钠或丙戊酰胺过敏者。
2. 肝病或明显肝功能损害（包括急慢性肝炎、肝卟啉病）者。
3. 有严重肝炎（尤其药源性）史或家族史者。
4. 有药源性黄疸个人史或家族史者。

五、注意事项

1. 本药有引起自杀想法和行为的风险，应监测患者是否存在自杀想法和行为的征兆。

2. 本药与圣约翰草提取物禁止合用。

3. 本药可引起嗜睡（尤其与其他抗癫痫药、苯二氮䓬类药合用时），可能影响驾驶和机械操作。

4. 本药停药时应逐渐减量，以防止癫痫复发。

5. 育龄妇女用药期间应采取有效的避孕措施。

六、不良反应

外周水肿；皮疹；体重增加；腹痛，便秘，腹泻，恶心，呕吐；背痛；健忘症，共济失调，头晕，头痛，失眠，嗜睡，震颤；视物模糊，复视，眼球震颤；耳鸣；抑郁症，思维紊乱；呼吸困难，呼吸道感染等。

七、药物过量与处理

- **过量的表现**：伴有肌张力低下的昏迷、反射低下、瞳孔缩小、呼吸功能障碍、代谢性酸中毒。
- **过量的处理**：洗胃治疗在药物摄入后 10 ～ 12 h 内有效，保持尿量、心肺监测。在非常严重的情况下，如必要可采用血液透析进行处理。

八、药物相互作用

作用分级	药物
禁忌	美尔奎宁
严重	阿司匹林、苯妥英、雌二醇、地西泮、地屈孕酮、多立培南、厄他培南、法罗培南、氟西汀、炔诺酮、炔雌醇、红霉素、黄体酮、氨甲蝶呤、甲地孕酮、己烯雌酚、甲羟孕酮、喹硫平、劳拉西泮、氯丙嗪、拉莫三嗪、氯氮平、美罗培南、麦考酚酸、咪达唑仑、帕尼培南、扑米酮、去氧孕烯、顺铂、烯丙雌醇、孕二烯酮、银杏提取物、银杏叶提取物、异烟肼、亚胺培南、唑吡坦、左炔诺孕酮

九、药效学与药动学

- **药效学**：试验表明本药可增加抑制性神经递质 γ – 氨基丁酸（GABA）的合成和减少其降解，从而升高 GABA 浓度，降低神经元的兴奋性而抑制发作。
- **药动学**：

生物利用度	分布容积	蛋白结合率	乳汁/血液比	脑脊液/血液比	起效时间	消除半衰期	血浆浓度达峰时间	分子量
100%	0.1 ～ 0.4 L/kg	暂无	0.42	暂无	暂无	14 h	1 ～ 4 h	144.0

十、贮藏

密封，置于25℃以下干燥处保存，请远离儿童放置。

奥卡西平

一、制剂与规格

片剂[保]：0.15 g[基]；0.3 g[基]；0.6 g。混悬液[保][基]：60 mg/ml。

二、临床应用与适应证

用于治疗原发性癫痫全面性强直-阵挛发作和部分性发作，伴有或不伴有继发性全面发作。

三、用法与用量

◆ **成人**：

- 癫痫：口服给药。①单药治疗：起始剂量为一日600 mg（8～10 mg/kg），分2次服用。随后可每隔1周增加日剂量，一次增量不超过600 mg。维持剂量为一日600～2400 mg，多数患者一日900 mg即有效。若由其他抗癫痫药改用本药，在开始本药治疗后，应逐渐减少其他抗癫痫药的剂量。②辅助治疗：起始剂量为一日600 mg（8～10 mg/kg），分2次服用。随后可每隔1周增加日剂量，一次增量不超过600 mg。维持剂量为一日600～2400 mg。开始使用本药后，应减少其他抗癫痫药的剂量和（或）更缓慢地增加本药剂量，在其他抗癫痫药不减量时，多数患者不能耐受一日2400 mg的剂量。

◆ **肾功能不全时剂量**：肾功能损害（肌酐清除率＜30 ml/min）者，起始剂量应为常规剂量的一半（一日300 mg），增加剂量时应严密监测。

◆ **肝功能不全时剂量**：轻至中度肝功能损害者无需调整剂量。尚无重度肝功能损害者用药的研究数据。

◆ **老年人剂量**：老年人无需调整剂量。

◆ **儿童**：

- 癫痫：口服给药单药或辅助治疗：用于2岁以上儿童。

起始剂量为一日 8 ～ 10 mg/kg，分 2 次服用。可根据临床需要每隔 1 周或 1 周以上增加日剂量，一次增量不超过 10 mg/kg，最大剂量为一日 60 mg/kg。

四、最佳服药方式以及漏服处理

- **最佳服药方式：**本品可以空腹或与食物一起服用。

五、禁忌证

- **禁忌：**已知对本品任何成分过敏的患者；房室传导阻滞者。

六、注意事项

1. 本药可增加出现自杀想法和行为的风险，用药期间应观察患者是否出现抑郁（或抑郁恶化）、自杀想法或行为、情绪或行为异常。

2. 不推荐本药与单胺氧化酶抑制剂同时使用。

3. 本药可引起眩晕及嗜睡，导致反应能力受损，用药期间驾驶和操作机械时应谨慎。

4. 停用本药治疗时应逐渐减量，以避免诱发癫痫发作（发作加重或癫痫持续状态）。

七、不良反应

疲劳、轻微头晕、头痛、嗜睡、眩晕、注意力受损、定向力障碍、情绪易变、不安、淡漠、共济失调、复视、视物模糊、眼球震颤、脱发、皮疹、恶心、呕吐、便秘、腹泻、腹痛等。

八、药物过量与处理

- **过量的表现：**有过量摄入本药的报道，最大摄入剂量为 48 g。给予对症治疗后，全部患者恢复。药物过量可出现低钠血症、复视、瞳孔缩小、视物模糊、恶心、呕吐、水肿、乏力、呼吸抑制、QT 间期延长、困倦、嗜睡、头晕、共济失调、眼球震颤、肢体震颤、协同紊乱（协同异常）、抽搐、头痛、昏迷、意识模糊、意识丧失、运动障碍、攻击行为、躁动、低血压、呼吸困难。
- **过量的处理：**尚无本药的特殊解毒药，过量时应给予对症及支持治疗。可洗胃、服用活性炭以清除药物。

九、药物相互作用

作用分级	药物
禁忌	• 利匹韦林
严重	• 苯丙酸雌二醇、苯妥英钠、丙戊酸钠、环孢素、甲基苯巴比妥、克拉霉素、卡马西平 • 各类雌孕激素

十、药效学与药动学

◆ **药效学**：本药及其活性代谢物（MHD）可阻断电压敏感性钠离子通道，稳定处于过度兴奋状态的神经细胞膜，抑制神经元反复放电，减少神经冲动的突触传递。此外，本药的抗惊厥作用还与增加钾离子电导和调节高电压激活的钙离子通道相关。本药及 MHD 与脑内神经递质或调节受体位点无明显作用。

◆ **药动学**：

口服生物利用度	分布容积	蛋白结合率	主要代谢器官	消除器官	达稳态血药浓度时间	消除半衰期	血浆浓度达峰时间
90%	49 L	40%	肝	肾	2.3 天	奥卡西平 1.3～2.3 h；活性代谢物（MHD）（9.3±1.8）h	4.5 h

十一、贮藏

片剂：30℃以下密封保存。

拉莫三嗪

一、制剂与规格

片剂[保][基]：25 mg；50 mg；100 mg。分散片[保][基]：25 mg；50 mg。缓释片：25 mg；50 mg；100 mg；200 mg；250 mg；300 mg。舌下含服片：25 mg；50 mg；100 mg；200 mg。

二、临床应用与适应证

口服：单药用于治疗简单部分性发作、复杂部分性发作、继发性全身强直-阵挛性发作、原发性全身强直-阵挛性发作的癫痫。目前暂不推荐对 12 岁以下儿童采用单药治疗。2 岁以上儿童及成人联合用药用于治疗简单部分性发作、复杂部分性发作、继发性全身强直-阵挛性发作、原发性全身强直-阵挛性发作的癫痫。

三、用法与用量

◆ **成人**

• 癫痫：口服给药。①单药治疗：前 2 周一次 25 mg，一日 1 次。随后 2 周，一次 50 mg，一日 1 次。此后，每隔 1 ～ 2 周增量 50 ～ 100 mg，通常维持剂量为一日 100 ～ 200 mg，单次或分 2 次服用。部分患者用量可达一日 500 mg。

◆ **老年人**：老年人无需调整用药剂量。

◆ **儿童**：

• 癫痫：口服给药。① 2 ～ 12 岁儿童：与丙戊酸钠合用（不论是否合用其他抗癫痫药物）：前 2 周为一日 0.15 mg/kg，一日 1 次。随后 2 周，一次 0.3 mg/kg，一日 1 次。此后，每隔 1 ～ 2 周增量 0.3 mg/kg，通常维持剂量为一日 1 ～ 5 mg/kg，单次或分 2 次服用，最大日剂量为 200 mg。

四、漏服处理

想起时尽快补服，若已接近下次服药时间不用补服，按原来时间服用下一次剂量，不可一次服用两倍的剂量。

五、禁忌证

◆ **禁用**：已知对拉莫三嗪和药品中任何成分过敏的患者。

◆ **慎用**：严重肝功能受损患者、肾衰竭患者应慎用。

六、注意事项

1. 本药用于双相情感障碍急性发作的安全性和有效性尚不明确。

2. 本药可增加出现自杀想法或自杀行为的风险，用药期间应密切监测患者的精神或行为是否改变。

3. 突然停药可致癫痫发作，本药应于 2 周内逐渐减量至停药，每周减量约 50%（出于安全性考虑需更为快速停药的情况除外）。

4. 因某种原因停用本药后需重新使用本药治疗时，应评估是否需从起始剂量逐渐递增至维持剂量，因起始高剂量和超过推荐剂量递增给药可增加发生严重皮疹的风险。若停用本药时间超过5个半衰期，通常应按推荐的递增方案从起始剂量逐渐增至维持剂量。

5. 用药期间应谨慎驾驶或操作机械。

七、不良反应

皮疹、攻击行为、激惹、头痛、嗜睡、失眠、头晕、震颤、共济失调、眼球震颤、复视、视物模糊、恶心、呕吐、腹泻、疲劳等。

八、药物过量与处理

- **过量的表现**：有急性摄入超过最大治疗剂量10～20倍的报告。药物过量会引起眼球震颤、共济失调、意识受损和昏迷等症状。
- **过量的处理**：一旦发生药物过量，患者应住院治疗，并给予其适当的支持治疗；如需要，应进行洗胃。

九、药物相互作用

作用分级	药物
严重	同“奥卡西平”

十、药效学与药动学

- **药效学**：拉莫三嗪是一种电压门控式钠离子通道的应用依从性阻滞剂。在培养的神经细胞中，它持续反复放电，产生一种应用和电压依从性阻滞，同时抑制病理性谷氨酸释放（这种氨基酸对癫痫发作的形成起关键性的作用），也抑制谷氨酸诱发的动作电位的爆发。
- **药动学**：

达峰时间	血浆蛋白结合率	分布容积	平均稳态清除率	半衰期	乳汁分泌
2.5 h	55%	0.92～1.22 L/kg	（39±14）ml/min	24～35 h	50%

十一、贮藏

片剂：30℃以下，干燥处保存。

分散片：遮光，密闭保存。

缓释片：25℃保存，短途旅行时，15 ～ 30℃保存。

舌下含服片：室内 20 ～ 25℃保存，短途旅行时，15 ～ 30℃保存。

托吡酯

一、制剂与规格

片剂、胶囊[保]：100 mg；25 mg。

二、临床应用与适应证

用于初诊为癫痫的患者的单药治疗或曾经合并用药现转为单药治疗的癫痫患者。

用于成人及 2 ～ 16 岁儿童部分性癫痫发作的加药治疗。

三、用法与用量

- **成人**：
- 癫痫：口服给药。①单药治疗：起始剂量为每晚 25 mg，连用 1 周。随后每周或每 2 周将日剂量增加 25 ～ 50 mg，分 2 次服用；如不耐受，应减少增量或延长剂量，调整时间间隔。剂量及调整剂量的速度应根据临床疗效进行。推荐初始目标剂量为一日 100 mg，最大日剂量为 500 mg。部分难治性癫痫患者可耐受一日 1000 mg 的剂量。②辅助治疗：起始剂量为每晚 25 ～ 50 mg（有使用更低起始剂量的报道，但尚未进行系统研究），连用 1 周。随后每周或每 2 周将日剂量增加 25 ～ 50 mg（单次增量最高达 100 mg），分 2 次服用。剂量应根据临床疗效进行调整，某些患者可在一日给药 1 次时达到疗效。常用剂量为一日 200 ～ 400 mg，分 2 次服用。有日剂量高达 1600 mg 的报道。
- **肾功能不全时剂量**：中、重度肾功能损害［肌酐清除率（Ccr）＜ 70 ml/min］者的推荐起始剂量和维持剂量为常规剂量的 1/2。
- **老年人**：老年人无需调整剂量。

◆ **透析时剂量**：接受血液透析者应给予约为日剂量 1/2 的补充剂量（具体补充剂量还应根据透析仪器进行调整），补充剂量应分 2 次分别于透析开始时和结束时给予。

◆ **儿童**：

• 癫痫：口服给药。①单药治疗：2 ～ 16 岁儿童：起始剂量为每晚 0.5 ～ 1 mg/kg，连用 1 周。随后每周或每 2 周将日剂量增加 0.5 ～ 1 mg/kg，分 2 次服用。如不耐受，应减少增量或延长剂量，调整时间间隔。剂量及调整剂量的速度应根据临床疗效进行。推荐初始目标剂量为一日 100 ～ 400 mg。有近期诊断为部分性癫痫发作的儿童患者用药至一日 500 mg 的报道。②辅助治疗：2 ～ 16 岁儿童：起始剂量为每晚 1 ～ 3 mg/kg（最高 25 mg），连用 1 周。随后每周或每 2 周将日剂量增加 1 ～ 3 mg/kg，分 2 次服用，直至获得最佳临床疗效。推荐日剂量为 5 ～ 9 mg/kg，分 2 次服用。

四、最佳服药方式以及漏服处理

◆ **最佳服药方式**：口服给药。①本药片剂不可碾碎后服用。②本药胶囊可整粒吞服，亦可将胶囊内容物撒在食物上立即吞服，不宜咀嚼。③本药可伴或不伴食物服用。

五、禁忌证

◆ **禁用**：已知对本品过敏者。

六、注意事项

1. 本药用于偏头痛急性治疗的有效性尚不明确。

2. 本药有引起自杀想法和行为的风险，用药期间应密切监测患者的精神或行为是否有明显改变。

3. 本药应逐渐停药，以降低癫痫发作的风险或发作频率。如因医学原因需快速停药，建议给予适当的监测。

4. 由与其他抗癫痫药合用转为本药单药治疗时，应缓慢停用合用药（因安全性考虑需快速停用除外），建议每 2 周减量约 1/3。

5. 本药与其他易导致发热相关病症的药物（包括但不限于

抗胆碱药）合用时应谨慎。

6. 建议使用本药者通过补充水分降低发生结石的风险。此外，本药与生酮饮食疗法合用可增加发生肾结石的风险，应避免合用。

7. 用药期间（尤其是用药早期）不宜驾驶或操作机械。

8. 有生育能力的妇女用药期间应采取有效的避孕措施。

七、不良反应

皮疹、脱发；腹泻、腹痛、便秘、胃部不适、体重减轻、恶心；嗜睡、头晕、协调失常、记忆力障碍、注意力障碍、震颤、意识模糊、失眠、焦虑；复视、视觉障碍；肌痛、关节痛；发热；耳鸣；呼吸困难。

八、药物过量与处理

- **过量的表现**：本药过量可导致惊厥、困倦、言语障碍、视物模糊、复视、精神损害、昏睡、共济失调、木僵、低血压、腹痛、激越、眩晕、抑郁、昏迷、严重代谢性酸中毒。
- **过量的处理**：本药急性中毒时，如刚摄入，可进行催吐、洗胃，给予活性炭，并采取支持治疗。血液透析可有效清除本药。

九、检查或监测

- **用药前**：肾功能、肝功能。
- **用药期间**：定期监测血清碳酸氢盐，定期进行眼科检查，监测血压、血氨、血钾、肌酐、BUN、碱性磷酸酶、总蛋白、总嗜酸细胞计数。

十、药物相互作用

作用分级	药物
禁忌	乙醇
严重	苯妥英、口服避孕药、锂、丙戊酸

十一、药效学与药动学

- **药效学**：本药为一种由氨基磺酸酯取代单糖的抗癫痫药，

其抗癫痫作用有三重机制：①选择性阻断电压依赖的钠通道，以限制持续的反复放电。②增强 γ－氨基丁酸的神经抑制作用。③抑制谷氨酸介导的神经兴奋作用。动物实验表明，本药对癫痫的多种发作类型有效。

◆ **药动学：**

口服生物利用度	分布容积	蛋白结合率	乳汁/血液比	脑脊液/血液比	起效时间	消除半衰期	血浆浓度达峰时间	分子量
81%	0.55～0.80 L/kg	13%～17%	暂无	暂无	暂无	21 h	2～3 h	339.4

十二、贮藏

片剂：遮光、干燥、室温密闭保存。

胶囊：本品应在 25℃（77℉）或以下、干燥处、密闭容器中存放。

扑痫酮（扑米酮）

一、制剂与规格

片剂[保]：0.1 g；0.25 g。

二、临床应用与适应证

1. 用于癫痫全身性强直阵挛发作（大发作）、部分性发作、复杂部分性发作的单药治疗或联合治疗。

2. 用于治疗特发性震颤及老年性震颤。

三、用法用量

◆ **成人：**

- 癫痫、震颤：口服给药。初始剂量为一次 50 mg，睡前服用；3 日后改为一次 50 mg，一日 2 次；1 周后改为一次 50 mg，一日 3 次；第 10 日开始一次 250 mg，一日 3 次，总量不超过一日 1500 mg。维持量为一次 250 mg，一日 3 次。

◆ **儿童：**

- 癫痫、震颤：口服给药。8 岁以下儿童，初始剂量为一次 50 mg，睡前服用；3 日后增为一次 50 mg，一日 2 次；1 周后改为一次 100 mg，一日 2 次；10 日后根据情况可以增加至一次 125 ～ 250 mg，一日 3 次；或一日 10～25 mg/kg，分次服用。8 岁以上儿童用量同成人。

四、最佳服药方式以及漏服处理

- **最佳服药方式**：睡前服用，成人每日总量不超过 1.5 g。停药时用量应递减，防止重新发作。
- **漏服处理**：治疗期间需按时服药，发现漏服应尽快补服，但距下次给药前 1 h 内则不必补服，勿一次服用双倍量。

五、禁忌证

未进行该项实验且无可靠参考文献。

六、注意事项

本药有引起自杀想法和行为的风险，用药中应密切观察患者行为是否有明显改变。

七、不良反应

视力改变，复视，眼球震颤，共济失调，认知迟钝，情感障碍，精神错乱，呼吸短促或障碍，粒细胞减少，再生障碍性贫血，红细胞发育不良，巨细胞性贫血，步态不稳，关节挛缩，眩晕，嗜睡等。

八、检查或监测

- **用药期间**：用药期间应注意检查血细胞计数，定期测定扑米酮及其代谢产物苯巴比妥的血药浓度。

九、药物相互作用

作用分级	药物
禁忌	利多卡因、异烟肼、乙琥胺

十、药效学与药动学

- **药效学**：本药为去氧巴比妥类药物，在体内可代谢为苯巴比妥和苯乙基丙二酰胺（PEMA）。
- **药动学**：

口服生物利用度	分布容积	蛋白结合率	乳汁/血液比	脑脊液/血液比	消除半衰期	血浆浓度达峰时间	分子量
＞90%	0.4～1 L/kg	33.5%	106.9%	暂无	10～15 h	3～4 h	325.4

十一、贮藏

片剂：遮光、密封保存。

加巴喷丁

一、制剂与规格

片剂[保]：0.3 g。胶囊[保]：0.1 g；0.3 g。

二、临床应用与适应证

1. 用于伴或不伴继发于全身性发作的癫痫部分性发作的辅助治疗。

2. 用于治疗带状疱疹后遗神经痛。

三、用法与用量

◆ 成人：口服

- **疱疹感染后神经痛**：第一天一次性服用加巴喷丁 0.3 g；第二天服用 0.6 g，分两次服完；第三天服用 0.9 g，分三次服完。随后根据缓解疼痛的需要，可逐渐增加剂量至每天 1.8 g，分三次服用。
- **癫痫**：加巴喷丁可与其他抗癫痫药物合用进行联合治疗。口服，分次给药。给药方法：逐渐递增至有效剂量。12 岁以上患者：在给药第一天可采用每日一次，每次 0.3 g；第二天为每日二次，每次 0.3 g，第三天为每日三次，每次 0.3 g，之后维持此剂量服用。

◆ **儿童**：3～12 岁的儿科患者：开始剂量应该为 10～15 mg/（kg·d），每日 3 次，大约 3 日达到有效剂量。在 5 岁以上的患者加巴喷丁的有效剂量为 25～35 mg/（kg·d），每日 3 次。3～4 岁的儿科患者的有效剂量是 40 mg/（kg·d），每日 3 次。如有必要，剂量可增为 50 mg/（kg·d）。长期临床研究表明剂量增加到

50 mg/（kg · d）耐受性良好。

- **老年人**：因为老年患者很可能肾功能下降，在剂量选择上应该慎重，对这些患者应根据肌酐清除率调整给药剂量。
- **妊娠期妇女**：尚无妊娠期妇女用药充分、严格的对照研究数据，妊娠期妇女用药前应权衡利弊。FDA 妊娠分级 C 级。

四、最佳服药方式以及漏服处理

- **最佳服药方式**：两次服药之间的间隔时间最长不超过 12 h。为减少头晕、嗜睡等不良反应的发生，第一天用药可在睡前服用。

五、禁忌证

已知对该药中任一成分过敏的人群、急性胰腺炎的患者禁用加巴喷丁。加巴喷丁对于原发性全身发作，如失神发作的患者无效。

六、注意事项

1. 本药可增加自杀意念或行为的发生风险，用药期间应监测抑郁、自杀意念或行为、情绪或行为异常的发生或恶化。

2. 用药期间不应驾驶或操作复杂机械。

3. 如减量、停药或使用其他药物替代本药治疗，本药应于至少 1 周内逐渐减量。

七、不良反应

外周水肿；腹泻、便秘、口干、恶心、呕吐、胃肠胀气；病毒感染性疾病、咽炎；眩晕、嗜睡、共济失调、眼球震颤；厌食、思维障碍、愤怒、多动症行为、健忘、情绪波动、自杀倾向；弱视、复视、结膜炎、中耳炎；皮疹；体重增加、血糖波动、肝功能相关结果升高；疲惫；发热等。

八、药物过量与处理

- **过量的表现**：据报道，在服用加巴喷丁过量达 49 g 的患者中，可出现复视、口齿不清、嗜睡、淡漠和腹泻。
- **过量的处理**：加巴喷丁可通过血液透析清除。

九、检查或监测

- **用药期间**：监测血糖、肝功能、胰腺炎临床症状（持续性腹痛、恶心、反复呕吐）。

十、药物相互作用

作用分级	药物
严重	苯妥英、苯妥英钠、硅酸镁、磷酸铝、磷苯妥英、磷苯妥英钠、氢氧化铝-碳酸镁、氢氧化铝-氢氧化镁、氢氧化镁、氢氧化铝、三硅酸镁、碳酸镁、氧化镁
轻中度	• 吗啡 • 普萘洛尔

十一、药效学与药动学

- **药效学**：本药为人工合成的氨基酸，与 γ-氨基丁酸（GABA）结构相似，但与 GABA 受体无相互作用，不代谢为 GABA 或 GABA 激动药，亦不抑制 GABA 的摄取与降解。目前的研究认为本药经钠通道通过肠黏膜和血-脑脊液屏障，结合于谷氨酸占优势的大脑皮质、海马树状突及小脑，影响神经细胞膜的氨基酸转运而发挥抗癫痫作用。
- **药动学**

口服生物利用度	分布容积	蛋白结合率	乳汁/血液比	脑脊液/血液比	脑组织/血液比	起效时间	消除半衰期	血浆浓度达峰时间	分子量
33%～60%	0.6～0.8 L/kg	＜3%	0.7～1.3	20%	80%	暂无	5～7 h	1～3 h	171.24

十二、贮藏

片剂：密闭，常温（10～30℃）保存；胶囊：密闭，在阴凉处（不超过 20℃）保存。

倍他司汀

一、制剂与规格

片剂[保]：4 mg[基]；6 mg；口服液[保]：4 mg。

二、临床应用与适应证

1. 用于梅尼埃病（内耳眩晕症）。
2. 用于缺血性脑血管病（如脑血栓、脑栓塞、一过性脑供血不足)、脑动脉硬化、血管性头痛。

3. 用于高血压所致的直立性眩晕、耳鸣等。

三、用法与用量

◆ **成人**：
- 盐酸倍他司汀片：一次 4 ～ 8 mg，一日 8 ～ 16 mg；或一次 5 ～ 10 mg，一日 10 ～ 20 mg。一日最大剂量为 48 mg。
- 甲磺酸倍他司汀片：一次 6 ～ 12 mg，一日 3 次，餐后服用，可根据年龄、症状酌情增减剂量。
- 盐酸倍他司汀口服溶液：一次 10 ～ 20 mg，一日 3 次。

◆ **老年人**：老年人用药时需注意减少剂量。

◆ **儿童**：未进行该项试验且无可靠参考文献。

◆ **妊娠期及哺乳期妇女**：风险尚不能排除。

四、最佳服药方式以及漏服处理

与食物同时服用。

五、禁忌证

对本药过敏者；活动期胃溃疡患者；嗜铬细胞瘤患者；儿童。

六、注意事项

◆ 以下患者慎用：胃或十二指肠溃疡或者消化性溃疡病史；哮喘；嗜铬细胞瘤；抗组胺治疗者(抗组胺治疗可能阻断部分或者全部倍他司汀的目标疗效)；肝脏疾病患者。

七、不良反应

1. 对皮肤的影响：面部潮红、皮疹、瘙痒症。

2. 对胃肠道的影响：恶心、呕吐、腹泻以及腹痛。

3. 对神经系统的影响：疲劳、困倦、头晕、虚弱、嗜睡或者失眠。

4. 对肾脏的影响：排尿频率显著增加。

八、药效学与药动学

◆ **药效学**：本药为双胺氧化酶抑制药，为 H1 受体激动药。对脑血管、心血管，特别是对椎底动脉系统有较明显的扩张作用，能显著增加心、脑及周围循环血流量，改善血循环，降低全身血压；能增加耳蜗和前庭血流量，从而消除内耳性眩晕、耳鸣和耳闭感；能增加毛细血管通透性，促进细胞外液的吸收，消除淋巴内水肿；能对抗儿茶酚胺的缩血管作用，降低动脉压，并有抑制血浆凝固及二磷酸腺苷（ADP）诱导的血小板凝集作用，能延长大白鼠体外血栓形成时间；亦有轻微的利尿作用。

◆ **药动学：**

分布容积	蛋白结合率	乳汁/血液比	起效时间	消除半衰期	血浆浓度达峰时间	分子量
暂无	暂无	暂无	暂无	3.4 ～ 5.6 h	（1.13±0.66）h	136.19

九、贮藏

遮光、密闭保存。

氟桂利嗪

一、制剂与规格

胶囊[保]：3 mg；5 mg [基]。片剂[保]：5 mg [基]；6 mg。

二、临床应用与适应证

1. 用于脑供血不足、椎动脉缺血、脑血栓形成后。2. 用于耳鸣、头晕（包括眩晕）。3. 用于预防偏头痛。4. 用于癫痫的辅助治疗。

三、用法与用量

◆ **成人：**

- 脑动脉硬化、脑梗死恢复期：一日 5 ～ 10 mg。
- 特发性耳鸣：一次 10 mg，一日 1 次，晚间服用。10 日为一疗程。
- 眩晕：一日 10 ～ 20 mg，2 ～ 8 周为一疗程。
- 预防偏头痛：一次 5 ～ 10 mg，一日 2 次。
- 间歇性跛行：一日 10 ～ 20 mg。

◆ **老年人：**酌情减量。

◆ **儿童：**缺乏儿童用药方面的资料

◆ **妊娠期及哺乳期妇女：**不能排除胎儿风险。

四、最佳服药方式以及漏服处理

睡前服用，用水吞服。

五、禁忌证

对氟桂利嗪或桂利嗪（一种结果类似的钙通道阻滞剂）及其成分过敏者。抑郁症（病史）患者。锥体外系症状（预先存在）患者。

六、注意事项

1. 若在维持治疗阶段出现疗效减弱，应停止本药治疗。
2. 本药可致嗜睡，用药期间驾驶或操作机械应谨慎。

七、不良反应

鼻炎；食欲增加；抑郁；嗜睡；便秘；肌痛。

八、药物过量与处理

- **过量的表现**：基于本药的药理学特性，用药过量时可能出现过度镇静、乏力。有超剂量（一次 600 mg）用药后出现嗜睡、激越、心动过速的个案报道。
- **过量的处理**：尚无已知特定的解救药。适当的情况下，可以采用活性炭治疗。

九、药物相互作用

不推荐与麻黄碱合用。

十、药效学与药动学

- **药效学**：本药为选择性钙通道阻滞剂，可阻滞过量的钙离子跨膜进入细胞内，防止细胞内钙负荷过量，也可防止缺血缺氧时大量钙进入神经元，改善脑微循环及神经元代谢，抑制脑血管痉挛、血小板凝聚及血液黏滞度增高等，此外还有细胞膜稳定作用。本品脂溶性高，易透过血脑屏障。
- **药动学**：

口服生物利用度	分布容积	蛋白结合率	乳汁/血液比	起效时间	消除半衰期	血浆浓度达峰时间	分子量
＞80%	78 L/kg	＞99%	暂无	暂无	5～15 h	2～4 h	404

十一、贮藏

片剂、胶囊：遮光、密封保存。

胞磷胆碱钠

一、制剂与规格

片剂[保]：0.1 g；0.2 g。胶囊[保]：0.1 g。

二、临床应用与适应证

口服：用于治疗颅脑损伤或脑血管意外所引起的神经系统后遗症。

三、用法与用量

- **成人**：口服。每日 3 次，每次 0.1 ～ 0.2 g，温开水送服。
- **老年人**：老年人应慎重选择用药剂量，通常以低剂量开始用药。
- **儿童**：应根据病情或年龄适当调整剂量。
- **妊娠期及哺乳期妇女**：用药资料暂无。

四、最佳服药方式以及漏服处理

- 本药与或不与食物同服应始终保持一致，如选择餐前服药，则始终餐前服用。

五、禁忌证

- **禁用**：对药品中任何成分过敏者禁用。
- **慎用**：癫痫患者；低血压患者；伴有脑出血、脑水肿或颅内压增高的严重急性颅脑损伤患者；妊娠期妇女；哺乳期妇女。

六、注意事项

患者口服本药时不可与含甲氯芬酯的药物合用。

七、不良反应

偶见胃肠道反应，轻微，持续时间短。

八、药物相互作用

作用分级	药物
禁忌	不可与含甲氯芬酯的药物合用
严重	与左旋多巴合用于震颤麻痹患者时，可引起肌僵直恶化

九、药效学与药动学

- **药效学**：本药为核苷衍生物。
- **药动学**：

口服生物利用度	分布容积	蛋白结合率	乳汁/血液比	脑脊液/血液比	起效时间	消除半衰期	血浆浓度达峰时间	分子量
＞90%	暂无	暂无	暂无	暂无	暂无	原型药物 3.5 h	口服 2 h	510.31

十、贮藏

片剂、胶囊：遮光，密封保存。

普瑞巴林

一、制剂与规格

胶囊[保]：25 mg；50 mg；75 mg[基]；100 mg；150 mg[基]；200 mg；300 mg。

二、临床应用与适应证

带状疱疹后神经痛。

三、用法与用量

- **成人**：治疗带状疱疹后神经痛。推荐剂量为每次 75 mg 或 150 mg，一日 2 次；或者 50 mg、100 mg，一日 3 次。
- **老年人**：对伴有与年龄有关的肾功能损害患者，有必要减少普瑞巴林剂量。
- **儿童**：18 岁以下儿童及青少年患者用药的安全性和有效性尚未确立，不推荐使用本品。
- **妊娠期及哺乳期妇女**：妊娠期妇女禁用；哺乳期妇女慎用。

四、最佳服药方式以及漏服处理

可与食物同时服用，也可单独服用。

五、禁忌证

- **禁用：**对本品所含活性成分或任何辅料过敏者。

六、注意事项

1. 普瑞巴林应至少用1周时间逐渐减停，从而使癫痫患者发作频率增加的风险最小化。
2. 普瑞巴林可能引起体重增加。
3. 戒断症状：接受短期和长期普瑞巴林治疗后，部分患者可出现停药戒断症状。
4. 普瑞巴林对驾驶和操作机器的能力可能具有轻度或中度影响。

七、不良反应

- **较为常见的不良反应：**头晕（4%）和嗜睡（4%）；共济失调、意识模糊、乏力、思维异常、视物模糊、运动失调及外周水肿（各1%）。

八、药物过量与处理

- **药物过量的表现：**普瑞巴林过量引起的最常见不良反应包括嗜睡、意识模糊、激动和坐立不安。
- **药物过量的治疗或处理：**普瑞巴林过量没有特异性解毒药物。如果确认药物过量，可试用洗胃或催吐法清除未吸收药物，通常应注意保持气道通畅。但可能要根据患者的临床状况或肾功能损伤程度决定是否使用血液透析。标准的血液透析可明显清除普瑞巴林（4 h内约清除50%）。

九、检查或监测

- **用药前：**肾功能。
- **用药期间：**是否出现或加重抑郁、自杀想法或行为、情绪或行为的异常；监测肌酸激酶、血小板计数、体重。

十、药物相互作用

作用分级	药物
严重	• 增加中枢神经系统抑制作用药物：氮卓斯汀、沙利度胺

十一、药效学与药动学

- **药效学**：普瑞巴林是抑制性神经递质 γ－氨基丁酸（GABA）的结构衍生物，作用机制尚不明确。
- **药动学**：

口服生物利用度	分布容积	蛋白结合率	乳汁/血液比	脑脊液/血液比	起效时间	消除半衰期	血浆浓度达峰时间	分子量
≥90%	0.56 L/kg	不结合	0.76	暂无	暂无	6.3 天	1 h	159.23

十二、贮藏

密封保存。

溴吡斯的明

一、制剂与规格

片剂[保][基]：60 mg。

二、临床应用与适应证

口服：用于重症肌无力，手术后功能性肠胀气及尿潴留等。

三、用法与用量

- **成人**：口服。
  - 重症肌无力：一般成人为 60 ～ 120 mg，每 3 ～ 4 h 口服一次。剂量和频率必须个体化；轻度病例每日剂量可为 60 ～ 360 mg，而重度病例可能需要高达每日 1500 mg。
  - 预防有机磷中毒：30 mg，每 8 h 一次，口服。
- **儿童**：儿童用药的安全性和有效性尚不明确。
- **妊娠期及哺乳期妇女**：妊娠分级 C 级，妊娠期妇女慎用。

母乳喂养：WHO 指出应用本品时可进行母乳喂养。

三、最佳服药方式

- 预防有机磷中毒：当患者可能受到有神经毒性物质攻击的威胁时，每 8 h 应用 30 mg 溴吡斯的明用于预防。溴吡斯的明应在暴露于神经毒气前数小时开始应用，必须在暴露后停药，此时应给予阿托品和解磷定。

四、禁忌证

- **禁用**：对溴吡斯的明产物或溴化物过敏、心绞痛、支气管哮喘、机械性肠梗阻、尿路梗阻患者禁用。
- **慎用**：心律失常、房室传导阻滞、术后肺不张或肺炎及妊娠期妇女慎用。

五、注意事项

本品吸收、代谢、排泄存在明显的个体差异，其药量和用药时间应根据服药后效应而定。

六、不良反应

皮肤：发汗。胃肠道：腹泻，唾液分泌过度，蠕动增加，恶心和呕吐，胃痉挛。肌肉骨骼系统：痉挛，肌肉呈束状。神经系统：乏力。眼部：瞳孔缩小。呼吸系统：支气管分泌过多。接受大剂量治疗的重症肌无力患者常出现精神异常。

七、药物过量与处理

- **过量的表现**：药物过量可能导致胆碱能危象，临床表现为恶心、呕吐、腹痛、腹泻、多汗、流泪、皮肤湿冷、口腔分泌物增多、肌束震颤以及情绪激动、焦虑等精神症状。
- **过量的处理**：立即停用抗胆碱能药物，立即给予阿托品 0.4 ～ 1.0 mg 静脉注射，每间隔 3 ～ 5 min 重复前次剂量的一半，直至毒蕈碱样副作用控制为止。同时静脉注射解磷定 50 ～ 250 mg，以后每 5 min 50 mg，总量可达 1 ～ 2 g，但应防止过量，以免使胆碱能危象转化为肌无力危象。并应注意呼吸肌是否受累，必要时可用呼吸机辅助呼吸。

八、药物相互作用

作用分级	药物
禁忌	• 酯族局麻药：普鲁卡因、可卡因、丁卡因等
严重	• 氨基糖苷类抗生素、卷曲霉素、林可霉素、多黏菌素、利多卡因静脉注射或奎宁肌内注射。 • 抗毒蕈碱样作用的药物：如普鲁卡因胺、奎尼丁等

九、药效学与药动学

◆ **药效学**：为可逆性的抗胆碱酯酶药。

◆ **药动学**：

口服生物利用度	分布容积	蛋白结合率	乳汁/血液比	脑脊液/血液比	起效时间	消除半衰期	血浆浓度达峰时间	分子量
11.5%～18.9%	0.53～1.76 L/kg	暂无	0.36～1.13	暂无	暂无	3.3 h	1～2 h	261.0

十、贮藏

遮光、密封，25℃以下保存。

苯海索

一、制剂与规格

片剂[保][基]：2 mg。

二、临床应用与适应证

1. 帕金森病和帕金森综合征。

2. 药物引起的锥体外系反应，但迟发性运动障碍除外。

三、用法与用量

◆ **成人**：

- 帕金森病、帕金森综合征：口服给药，第1日1～2 mg，以后每3～5日增加2 mg，至疗效最佳且不出现严重不良反应为止，通常一日不超过10 mg，分3～4次服用。极量为一日20 mg。需长期服用。
- 药物引起的锥体外系反应：口服给药，第1日2～4 mg，分 2～3 次服用，以后视患者的需要及耐受力逐渐增加至一日 5～10 mg。

- **老年人**：老年患者应酌情减量。
- **儿童**：口服，大于 5 岁，一次 1～2 mg，一日 3 次。4 岁以下儿童不用或慎用。
- **妊娠期及哺乳期妇女**：慎用。

四、最佳服药方式

- 进食时或进食后服用均可减轻对胃黏膜的刺激。
- 治疗开始剂量宜低，治疗中缓慢调整剂量，用药剂量应个体化，以能理想控制患者的症状为度。
- 停药时剂量应酌量递减。

五、禁忌证

- **禁用**：迟发性运动障碍、青光眼、尿潴留、前列腺肥大患者，4 岁以下儿童。
- **慎用**：心功能不全的患者，精神病患者，由吩噻嗪或利血平引起的锥体外系反应患者，伴有明显痴呆症状的帕金森病患者，肝肾功能不全患者，完全性或不全性肠梗阻病史患者；重症肌无力患者；中重度前列腺肥大或尿潴留患者；低血压患者。

六、注意事项

1. 用药期间建议暂停哺乳。
2. 老年患者长期用药容易促发青光眼，应定期监测眼内压。
3. 如发生神经阻滞药恶性综合征，宜减量或停药。

七、不良反应

常见的不良反应有心动过速、口干、便秘、尿潴留等抗胆碱反应。大剂量可有中枢神经系统症状，如幻觉、谵妄等。

八、药物过量与处理

- **过量的表现**：瞳孔散大、心悸、心动过速、排尿困难、无力、头痛、面部潮红、昏迷、惊厥等。
- **过量的处理**：除患者处于昏迷前期、惊厥或精神病状态外，应予催吐或洗胃；心血管与中枢神经系统毒性，可肌内注射或缓慢静滴水杨酸毒扁豆碱 1 ～ 2 mg，可按需每隔 2 h 重复给药，最大量可达 2 mg；控制兴奋或激动可用小量的短效巴比妥类药，瞳孔扩大可用 0.5% 硝酸毛果芸香碱滴眼，必要时应进行辅助呼吸和对症支持治疗。

九、药物相互作用

作用分级	药物
禁忌	● 氯化钾的固体制剂：氯化钾片、氯化钾缓释片、氯化钾颗粒
严重	● 呋喃唑酮

十、药效学与药动学

- **药效学**：可部分阻断中枢（纹状体）胆碱受体，使黑质纹状体胆碱能神经与多巴胺神经能的功能平衡。
- **药动学**：

口服生物利用度	分布容积	蛋白结合率	乳汁 / 血液	脑脊液 / 血液	起效时间	肾脏排泄率	消除半衰期	血浆浓度达峰时间	分子量
暂无	暂无	暂无	可随乳汁排泄	可通过血脑屏障	1 h	56%	5.3 h	2 ～ 3 h	337.9

十一、贮藏

片剂：密封保存。

多巴丝肼

一、制剂与规格

片剂[保]：0.125 mg；0.25 g[基]。胶囊[保]：0.125 g[基]；0.25 g[基]。控释片[保]：0.125 mg。分散片[保]：0.125 mg。

二、临床应用与适应证

治疗帕金森病、症状性帕金森综合征（脑炎后、动脉硬化性或中毒性），但不包括药物引起的帕金森综合征。

三、用法与用量

◆ **成人**：口服，给药剂量应个体化，以下剂量均以左旋多巴计。

• **初始剂量**：推荐剂量为第 1 周一次 100 mg，一日 3 次。随后将每日剂量增加 100 mg，一周增加 1 ～ 2 次，直至达最适治疗量。有效剂量通常为一日 400 ～ 800 mg，分 3 ～ 4 次服。如日剂量超过 600 mg，应减慢加量速度；如日剂量超过 800 mg，加量时应以月为间隔。

• **维持剂量**：平均维持量为一次 200 mg，一日 3 次。如疗效出现显著波动（如“开关”现象），可改为一次 50 mg，并增加相应的给药次数（缩短给药间隔），保持日剂量不变。

◆ **老年人、儿童**：老年患者服药尚不明确。25 岁以下（骨骼未发育完全）患者禁用。

◆ **妊娠期及哺乳期妇女**：禁用。

四、最佳服药方式

高蛋白饮食会使药效下降，餐前 1 h 或餐后 1.5 h 服药疗效佳。但如果出现胃肠道反应，与食物、饮料同服可缓解。

五、禁忌证

◆ **禁用**：对左旋多巴或苄丝肼过敏者；内分泌疾病失代偿期患者；肾功能、肝功能、心功能损害及失代偿期患者；精神病患者；闭角型青光眼患者；25 岁以下（骨骼未发育完全）患者；妊娠期妇女或可能妊娠的妇女。

◆ **慎用**：有冠状动脉疾病、心肌梗死、心律失常、心力衰竭病史者；胃、十二指肠溃疡患者；骨软化症患者。

六、注意事项与用药警示

◆ **注意事项**：

1. 对于同时接受抗高血压或降血糖药物治疗的患者需要监测血压或血糖，必要时可对两种药物进行剂量调整。

2. 本药起效较慢，开始使用时，应逐渐减少其他抗帕金森病药物的用量。如治疗后症状有所改善，应继续服用，有时需服用 6 个月以上才能达到最佳效果。

3. 如在治疗初期出现较严重的不良反应，则不应再增加剂量，可维持剂量不变甚至减量，但较少需中断治疗。当不良反应消失或可以耐受时，日剂量可重新增加，但加量应更加缓慢。

◆ **用药警示**：

1. 本药需使用一段时间后才能起效，开始使用时，其他抗帕金森病药物的用量应逐渐减停。

2. 勿擅自停药，停药时应逐渐减停。

3. 有引起嗜睡和突然睡眠发作的报道，驾驶或操作机械者应谨慎用药。

4. 服药中从坐、躺起立应缓慢起身，以免出现头晕或晕倒。

5. 如需进行全身麻醉，本药应尽量延续使用至手术前，但若患者接受氟烷麻醉，则应在术前 12 ～ 48 h 内停药。

七、不良反应

◆ **较为常见的不良反应**：①心血管系统：直立性低血压、心律失常。②泌尿生殖系统：血尿素氮升高、尿色改变（通常为淡红色，静置后变深）。③免疫系统：瘙痒、皮疹等皮肤过敏反应。④神经系统：嗜睡、失眠、定向力障碍、“开关”现象、多巴胺失调综合征、异动症（如舞蹈病样动作或手足徐动症）。⑤精神：抑郁（亦可能为疾病的表现）、激动、焦虑、幻觉、妄想。⑥肝脏：一过性氨基转移酶、碱性磷酸酶、γ－谷氨酰转移酶升高。⑦胃肠道：恶心、呕吐、厌食症、味觉丧失、味觉障碍、腹泻。⑧血液系统：溶血性贫血、一过性白细胞和（或）血小板减少。

八、药物过量与处理

◆ **过量的表现**：与不良反应相同，程度上更严重。

◆ **过量的处理**：增加排泄措施，并进行对症和支持治疗。

九、检查或监测

◆ **用药期间**：应定期检查血细胞计数、肝功能和肾功能，对开角型青光眼患者应定期测量眼压，糖尿病患者应经常复查血糖，高血压患者密切监测血压，有冠状动脉疾病、心肌梗死、心律失常、心力衰竭病史者，应监测心功能。

◆ **对检验值的影响**：可使尿检酮体、Coombs 试验呈假阳性。

十、药物相互作用

作用分级	药物
禁忌	• 非选择性单胺氧化酶抑制剂：如利奈唑胺、苯乙肼 • 利血平
严重	• 拟交感神经药物：如肾上腺素、去甲肾上腺素、异丙肾上腺素

十一、药效学与药动学

◆ **药效学**：多巴丝肼是左旋多巴和苄丝肼（4∶1）组成的复方制剂。帕金森病患者脑基底神经节中多巴胺含量不足。左旋多巴可通过血脑屏障，而多巴胺本身则不能，因此左旋多巴被用作前药来增加多巴胺水平。苄丝肼为外周脱羧酶抑制剂，抑制左旋多巴在脑外水解成多巴胺，从而增加到达中枢基底神经节的左旋多巴含量。左旋多巴和苄丝肼合用可增加左旋多巴的疗效并降低左旋多巴的外周心血管系统的不良反应。

◆ **药动学**：

成分	口服生物利用度	分布容积	蛋白结合率	乳汁/血液比	脑脊液/血液比	起效时间	肾脏排泄率	消除半衰期	血浆浓度达峰时间	分子量
左旋多巴	暂无	57 L	不与血浆蛋白结合	可乳汁分泌	可通过血脑屏障	暂无	暂无	1.5 h	1 h	197.2
苄丝肼	暂无	暂无	暂无	暂无	不通过血脑屏障	暂无	64%	暂无	暂无	257.2

十二、贮藏

片剂、胶囊：遮光、密闭，在阴凉（不超过 20℃）干燥处保存。

普拉克索

一、制剂与规格

片剂[保][基]：0.125 mg；0.25 mg；1 mg。

缓释片[保][基]：0.375 mg；0.75 mg；1.5 mg；3 mg；4.5 mg。

二、临床应用与适应证

1. 单用或与左旋多巴联合用于治疗帕金森病。
2. 治疗中至重度特发性不宁腿综合征。

三、用法与用量

◆ **成人**：口服

● **帕金森病**：

1. **普通患者**。普通片：每次 0.125 mg，一日 3 次；第二周每次 0.25 mg，一日 3 次；第 3 周每次 0.5 mg，一日 3 次。若需进一步增量，应每周增加 0.75 mg。最大日剂量为 4.5 mg。缓释片：日剂量、每日增加剂量、最大剂量与普通片相同，一日服药 1 次。

2. **肾功能不全患者**。口服普通片①初始治疗阶段：肌酐清除率（Ccr）大于 50 ml/min 者，无需调整剂量。Ccr 为 20 ～ 50 ml/min 者，一次 0.125 mg，一日 2 次，最大日剂量为 2.25 mg。Ccr 小于 20 ml/min 者，一次 0.125 mg，一日 1 次，最大日剂量为 1.5 mg。②维持治疗阶段：日剂量减少的百分比值为 Ccr 下降的百分比值（如 Ccr 下降 30%，则本药的日剂量也减少 30%）。Ccr 为 20 ～ 50 ml/min 者，日剂量应分 2 次服用；Ccr 小于 20 ml/min 者，日剂量应 1 次服用。

● **中至重度特发性不宁腿综合征**：

1. **普通患者**。口服普通片，一日 0.125 mg，睡前 2 ～ 3 h 顿服。必要时可每 4 ～ 7 日将日剂量加倍，最大日剂量为 0.75 mg。用药 3 个月后应评估疗效，以确定是否需继续治疗。

2. **肾功能不全患者**。Ccr 大于 20 ml/min 者，无需减量。

◆ **老年人**：65 岁以上老年人与较年轻患者相比，发生幻觉的相对风险增加，其他用药的安全性和有效性无明显差异。

◆ **儿童**：用药的安全性和有效性尚不明确，不推荐 18 岁以下儿童使用。

◆ **妊娠期及哺乳期妇女**：尚无妊娠期妇女用药充分的研究资料，妊娠期妇女用药前应权衡利弊。

四、最佳服药方式以及漏服处理

◆ **最佳服药方式：**

1. 宜小剂量开始服药，逐渐增加至最低有效剂量。
2. 饭前饭后服药均可，但饭后服药可减少恶心的发生。
3. 治疗不宁腿综合征时睡前 2 ～ 3 h 顿服。
4. 缓释片应整片吞服。

五、禁忌证

◆ **禁用：**严重精神疾病患者，对本品过敏者。

◆ **慎用：**肾功能不全的患者、严重心血管疾病患者。

六、注意事项

1. 约 90% 通过肾排泄，肾功能不全者应调整剂量。
2. 服药期间建议暂停哺乳。
3. 突然停药、撤药或改变治疗方案可导致高热或精神错乱。
4. 可引发冲动控制障碍，一旦出现，宜减量或停药。
5. 帕金森病患者使用本品，引发黑色素瘤的风险增高，宜加强监测。
6. 有睡眠障碍的患者，用药后白天活动时突然入睡的风险增加。
7. 有发现粪便中有本药残片的报道，此后患者的帕金森症状恶化，医生应重新评估本药的使用。

七、不良反应

①心血管系统：低血压、直立性低血压。②代谢 / 内分泌系统：体重降低或增加、抗利尿激素分泌失调综合征、肌酸激酶升高。③呼吸系统：咳嗽、肺炎、呼吸困难、鼻炎、鼻塞。④泌尿生殖系统：尿频、尿路感染、尿失禁。⑤神经系统：头晕、头痛、嗜睡、失眠、睡眠发作、运动障碍、健忘、晕厥、意识混乱、痉挛、感觉减退、肌张力障碍、静坐不能、步态异常、平衡障碍等。

八、药物过量与处理

◆ **过量的表现：**可能导致与其药效学相关的事件，如恶心、呕吐、幻觉、激动、低血压、痉挛等。

◆ **过量的处理：**尚无有效解毒药，可予相应的洗胃、口服活性炭、透析、心电监护、镇静等。

九、检查或监测

- **用药期间**：应定期进行皮肤检查，以确定是否发生黑色素瘤；增量期间应监测血压、心率；定期监测体重。

十、药物相互作用

作用分级	药物
禁忌	利培酮、氨磺必利

十一、药效学与药动学

- **药效学**：治疗帕金森病的主要机制为选择性地激动多巴胺受体 D_2 和 D_3，对 D_1 受体几乎无作用。治疗特发性不宁腿综合征的机制尚不明确。
- **药动学**：

口服生物利用度	分布容积	蛋白结合率	乳汁/血液比	脑脊液/血液比	起效时间	肾脏排泄率	消除半衰期	血浆浓度达峰时间	分子量
90%	400 L	＜20%	可入乳汁	约 8 倍	暂无	90% 的原型	8 ～ 12 h	1 ～ 3 h	302.3

十二、贮藏

片剂：30℃以下密封保存；**缓释片**：10 ～ 30℃密闭保存。

尼可刹米

一、制剂与规格

注射液[保][基]：1.5 ml ∶ 0.375 g；2 ml ∶ 0.5 g。

二、临床应用与适应证

用于中枢性呼吸抑制及多种原因引起的呼吸抑制。对肺源性心脏病（肺心病）引起的呼吸衰竭及阿片类药物中毒的解救有效，对巴比妥类中毒者效果较差。

三、用法与用量

- **成人**：
  - 呼吸抑制：皮下、肌内或静脉给药，一次 0.25 ～ 0.5 g，必要时 1 ～ 2 h 重复用药。极量为一次 1.25 g。静脉给药可配伍的溶媒有：0.9% 氯化钠、5% 葡萄糖、10% 葡萄糖、5% 果糖等，配置成 1.25 mg/ml 的溶液，静脉滴注。

- **老年人**：尚不明确。
- **儿童**：常用量 6 个月以下，一次 75 mg；1 岁一次 0.125 g；4 ～ 7 岁，一次 0.175 g。
- **妊娠期及哺乳期妇女**：尚不明确。

四、禁忌证

- **禁用**：抽搐、惊厥、哮喘、呼吸道机械性梗阻患者。
- **慎用**：妊娠期及哺乳期妇女。

五、注意事项

1. 随着药物剂量的增加，尼可刹米作用增强且作用范围扩大。中毒剂量下，引起中枢神经系统广泛和强烈的兴奋，甚至发生惊厥，严重时随即转入抑制状态，这种抑制状态不能再用尼可刹米来对抗。因此，使用本类药物时，必须注意掌握适应证和剂量。

2. 尼可刹米与卟啉病的急性发作有关，不可用于卟啉病患者。

六、不良反应

常见瘙痒、烦躁不安、抽搐、恶心、呕吐等。大剂量时可见血压升高、心悸、出汗、面部潮红、呕吐、震颤、心律失常、惊厥，甚至昏迷。

七、药物过量与处理

- **过量的表现**：兴奋不安、精神错乱、恶心、呕吐、头痛、多汗、抽搐、呼吸急促、血压升高、心悸、心律失常，甚至呼吸麻痹而死亡。
- **过量的处理**：静脉滴注 10% 葡萄糖注射液，促进药物排泄；同时给予对症和支持治疗。

  出现惊厥时，可注射苯二氮䓬类药或小剂量硫喷妥钠、苯巴比妥钠等。

八、检查或监测

- **用药期间**：应注意监测患者的神志、心率、呼吸频率、血压。

九、药物相互作用

作用分级	药物
轻中度	● **抗帕金森病药**：如金刚烷胺、左旋多巴、多巴丝肼 ● **含金刚烷胺的制剂**：氨酚黄那敏、复方金刚烷胺氨基比林 ● **其他中枢兴奋药**：咖啡因、洛贝林、苯丙胺、多沙普仑 ● **苦参素及相关制剂**：苦参素、康艾注射液 ● 哌替啶

十、药效学与药动学

◆ **药效学**：选择性地兴奋延髓呼吸中枢，也可作用于颈动脉体和主动脉体化学感受器，反射性地兴奋呼吸中枢，并提高呼吸中枢对二氧化碳的敏感性，使呼吸加深加快，对血管运动中枢有微弱兴奋作用。

◆ **药动学**：

分布容积	蛋白结合率	乳汁/血液比	脑脊液/血液比	持续时间	肾脏排泄率	消除半衰期	血浆浓度达峰时间	分子量
暂无	暂无	暂无	暂无	5～10 min	暂无	暂无	暂无	178.2

十一、贮藏

注射液：遮光，密闭保存。

洛贝林

一、制剂与规格

注射液[基][保]：1 ml：3 mg；1 ml：10 mg。

二、临床应用与适应证

用于多种原因引起的中枢性呼吸抑制。常用于新生儿窒息、一氧化碳中毒、阿片中毒等。

三、用法与用量

◆ **成人**：

静脉给药：一次 3 mg，极量为一次 6 mg，一日 20 mg。肌内或皮下注射：一次 10 mg，极量为一次 20 mg，一日 50 mg。

静脉给药可配伍的溶媒有：0.9% 氯化钠、5% 葡萄糖、10% 葡萄糖、5% 果糖 100 ml 或 250 ml，静脉滴注。

- **老年人**：尚不明确。
- **儿童**：静脉给药：一次 0.3 ～ 3 mg，必要时 30 min 可重复 1 次。新生儿窒息可注入脐静脉，用量为 3 mg。肌内或皮下注射：一次 1 ～ 3 mg。静脉给药可配伍的溶媒同成人。
- **妊娠期及哺乳期妇女**：尚不明确。

四、禁忌证

尚不明确。

五、注意事项

1. 本品可用于婴幼儿、新生儿。

2. 青春期儿童不能超过成人用量。

3. 随着药物剂量的增加，洛贝林作用增强，且作用范围扩大。中毒剂量下，引起中枢神经系统广泛和强烈的兴奋，甚至发生惊厥，严重时随即转入抑制状态，这种抑制状态不能再用尼可刹米来对抗。因此，使用本品时，必须注意掌握适应证和剂量。

六、不良反应

1. 恶心、呕吐、呛咳、头痛、头晕、心悸、震颤等。

2. 剂量较大时可引起大量出汗、低体温、低血压、局部麻痹、心动过速、心脏传导阻滞、呼吸抑制甚至昏迷、惊厥。

七、药物过量与处理

- **过量的表现**：心动过速、心脏传导阻滞、呼吸抑制、惊厥。
- **过量的处理**：过量时应立即催吐、洗胃，采取增加排泄措施，并进行相应的对症和支持治疗。

八、检查或监测

- **用药期间**：应注意监测患者的神志、心率、呼吸频率、血压。

九、药物相互作用

作用分级	药物
轻中度	• **金刚烷胺及其相关制剂**：如金刚烷胺、氨酚黄那敏、复方金刚烷胺氨基比林 • **其他中枢兴奋药**：如尼可刹米、哌甲酯、匹莫林镁 • **苦参素及相关制剂**：如苦参素、康艾注射液 • **碱性药物**：碳酸氢钠、氢氧化铝、硫糖铝 • **尼古丁**

十、药效学与药动学

◆ **药效学**：本品为呼吸兴奋药，可刺激颈动脉窦和主动脉体的化学感受器（均为 N_1 受体），反射性地兴奋呼吸中枢而使呼吸加快，但对呼吸中枢无直接兴奋作用。本药对迷走神经中枢和血管运动中枢也有反射性兴奋作用，对自主神经节先兴奋后阻断。

◆ **药动学**：

口服生物利用度	分布容积	蛋白结合率	乳汁/血液比	脑脊液/血液比	持续时间	肾脏排泄率	消除半衰期	血浆浓度达峰时间	分子量
暂无	暂无	暂无	暂无	暂无	20 min	暂无	暂无	暂无	373.9

十一、贮藏

注射液：遮光、密闭保存。

石杉碱甲

一、制剂与规格

片剂、胶囊保基：0.05 mg。

二、临床应用与适应证

本品适用于良性记忆障碍，提高患者指向记忆、联想学习、图像回忆、无意义图形再认及人像回忆等能力。对痴呆患者和脑器质性病变引起的记忆障碍亦有改善作用。

三、用法与用量

◆ **成人**：

- 记忆障碍：口服，每次0.1～0.2 mg（2～4片），一日2次，一日量最多不超过0.45 mg（9片），疗程1～2个月。根据病情和用药后反应，可酌情调整剂量和疗程。日剂量不得超过0.45 mg，或遵医嘱。

◆ **老年人、儿童、妊娠期及哺乳期妇女**：无相关资料。

四、最佳服药方式以及漏服处理

无相关资料。

五、禁忌证

◆ **禁用**：癫痫患者；肾功能不全者；机械性肠梗阻患者；尿路梗阻患者；心绞痛患者；心动过缓患者；支气管哮喘患者。

六、注意事项

本品为可逆性胆碱酯酶（ChE）抑制剂，其用量有个体差异，一般应从小剂量开始，逐渐增量。

七、不良反应

一般不明显，剂量过大时可引起头晕、恶心、胃肠道不适、乏力等反应，一般可自行消失，反应明显时减量或停药后缓解、消失。严重者可用阿托品对抗。

八、药物过量与处理

无相关资料。

九、检查或监测

无相关资料。

十、药物相互作用

无相关资料。

十一、药效学与药动学

◆ **药效学**：本品为ChE抑制剂，对真性ChE具有选择性抑制作用，易通过血脑屏障。具有促进记忆再现和增强记忆保持的作用。

◆ **药动学**：

口服生物利用度	分布容积	蛋白结合率	乳汁/血液比	脑脊液/血液比	起效时间	消除半衰期	血浆浓度达峰时间	分子量
95% ～ 96.9%	暂无	17%	暂无	暂无	暂无	5.2 ～ 6.9 h	0.9 ～ 1.7 h	242.32

十二、贮藏

片剂、胶囊：遮光、密封，在阴凉（不超过 20℃）干燥处保存。

氯氮平

特别警示

1. 本药可引起致命性心肌炎和心肌病。

2. 本药不得用于治疗痴呆相关的精神病，因与痴呆相关的老年精神病患者使用抗精神病药可增加死亡的风险。

一、制剂与规格

片剂保基：25 mg；50 mg。

二、临床应用与适应证

本品不仅对精神病阳性症状有效，对阴性症状也有一定效果。适用于急性与慢性精神分裂症的各个亚型，对幻觉妄想型、青春型效果好。也可以减轻与精神分裂症有关的情感症状（如抑郁、负罪感、焦虑）。对一些用传统抗精神病药治疗无效或疗效不好的患者，改用本品可能有效。本品也用于治疗躁狂症或其他精神病性障碍的兴奋躁动和幻觉妄想。因可导致粒细胞减少症，一般不宜作为首选药。

三、用法与用量

- **成人：**口服，从小剂量开始，首次剂量为一次 25 mg，一日 2 ～ 3 次，逐渐缓慢增加至常用治疗量一日 0.2 ～ 0.4 g，最高量可达一日 0.6 g。维持量为一日 0.1 ～ 0.2 g。
- **老年人：**老年人慎用或使用低剂量。

- **儿童：**12 岁以下儿童不宜使用。
- **妊娠期及哺乳期妇女：**妊娠期妇女禁用。哺乳期妇女使用本品期间应停止哺乳。

四、最佳服药方式以及漏服处理

无相关资料。

五、禁忌证

- **禁用：**严重心、肝、肾疾病，昏迷，谵妄，低血压，癫痫，青光眼，骨髓抑制或白细胞减少者；对本品过敏者；妊娠期妇女。
- **慎用：**中枢神经系统抑制状态者；尿潴留患者。

六、注意事项

1. 出现过敏性皮疹及恶性综合征应立即停药并进行相应的处理。

2. 治疗头 3 个月内应坚持每 1 ～ 2 周检查白细胞计数及分类，以后定期检查。

3. 定期检查肝功能、心电图、血糖。

4. 用药期间不宜驾驶车辆、操作机械或高空作业。出现不明原因发热，应暂停用药。

七、不良反应

常见头晕、无力、嗜睡、多汗、流涎、恶心、呕吐、口干、便秘、直立（体位）性低血压、心动过速。常见食欲增加和体重增加。可引起心电图异常、脑电图改变或癫痫发作、血糖增高。

八、药物过量与处理

- **过量的表现：**最常见的症状包括谵妄、昏迷、心动过速、低血压、呼吸抑制或衰竭、唾液分泌过多等，也有发生癫痫的报道。
- **过量的处理：**建立和维持呼吸道通畅，及时催吐和洗胃，并依病情给予对症及支持治疗。

九、检查或监测

无相关资料。

十、药物相互作用

作用分级	药物
禁忌	• CYP1A2 酶抑制剂：抗抑郁药（如氟伏沙明、氟西汀、帕罗西汀、舍曲林等），大环内酯类抗生素（如红霉素、克拉霉素等），喹诺酮类抗生素（如环丙沙星、左氧氟沙星、莫西沙星等），以及西咪替丁等 • CYP1A2 酶诱导剂：利福平、苯妥英、苯巴比妥、卡马西平等
严重	• 其他抗精神病药：利培酮、阿立哌唑、氨磺必利、奥氮平、氯丙嗪 • 其他：抗高血压药、碳酸锂

十一、药效学与药动学

◆ **药效学**：对脑内 5-羟色胺（$5\text{-}HT_{2A}$）受体和多巴胺 DA_1 受体的阻滞作用较强，对多巴胺 DA_4 受体也有阻滞作用，此外还有抗胆碱（M_1），抗组胺（H_1）及抗 α-肾上腺素受体作用，能直接抑制脑干网状结构上行激活系统，具有强大的镇静催眠作用。

◆ **药动学**：

口服生物利用度	分布容积	蛋白结合率	乳汁/血液比	脑脊液/血液比	起效时间	消除半衰期	血浆浓度达峰时间	分子量
50% ～ 60%	4.04 ～ 13.78 L/kg	95%	暂无	暂无	暂无	3.6 ～ 14.3 h	1 ～ 4 h	326.84

十二、贮藏

遮光，密封保存。

利培酮

一、制剂与规格

片剂[保]：1 mg[基]；2 mg[基]；3 mg。胶囊[保]：1 mg。口崩片[保]：0.5 mg；1 mg；2 mg。分散片[保]：1 mg；2 mg。口服溶液[保]：30 ml：30 mg；60 ml：60 mg；100 ml：100 mg。

二、临床应用与适应证

本品用于治疗急性和慢性精神分裂症以及其他各种明显的

精神病性状态的阳性症状（如幻觉、妄想、思维紊乱、敌视、怀疑）和明显的阴性症状（如反应迟钝、情绪淡漠及社交淡漠、少语）。也可减轻与精神分裂症有关的情感症状（如抑郁、负罪感、焦虑）。对于急性期治疗有效的患者，在维持期治疗中，本品可继续发挥其临床疗效。

三、用法与用量

◆ **成人：**

片剂、胶囊或口服溶液：

- 精神分裂症：每日 1 次或每日 2 次。起始剂量 1 mg，在 1 周左右的时间内逐渐将剂量加大到每日 2 ～ 4 mg，第 2 周内可逐渐加量到每日 4 ～ 6 mg。此后，可维持此剂量不变，或根据个人情况进一步调整。一般情况下，最适剂量为每日 2 ～ 6 mg。每日剂量一般不超过 10 mg。
- 治疗双相情感障碍的躁狂发作：推荐起始剂量每日 1 次，每次 1 ～ 2 mg，剂量可根据个体需要进行调整。剂量增加的幅度为每日 1 ～ 2 mg，剂量增加至少隔日或间隔更多天数进行。大多数患者的理想剂量为每日 2 ～ 6 mg。在所有的对症治疗期间，应不断地对是否需要继续使用本品进行评价。

◆ **老年人：**老年人建议起始剂量为一日 0.5 mg 或更低，根据个体需要，逐渐加大到一日 2 次，一次 1 ～ 2 mg。剂量调整间隔应不少于 1 周，剂量增减的幅度为每日 2 次，每次 0.5 mg。虽然老年人对利培酮的耐受性良好，但老年人加量过程中应慎重。

◆ **儿童：**对于精神分裂症，目前尚缺乏足够的 15 岁以下儿童临床应用经验。对于品行障碍和其他行为紊乱，目前尚缺乏足够的 5 岁以下儿童临床应用经验。对于双相情感障碍的躁狂发作，目前尚缺乏足够的 18 岁以下儿童及青少年的临床应用经验。

◆ **妊娠期及哺乳期妇女：**妊娠期妇女服用本品是否安全尚不明确。服用本品的妇女不应哺乳。

四、最佳服药方式以及漏服处理

无相关资料。

五、禁忌证

- **禁用**：对本品过敏者；妊娠期妇女。

六、注意事项

1. 同其他具有多巴胺受体拮抗剂性质的药物相似，引起迟发性运动障碍，其特征为有节律的不随意运动，主要见于舌及面部。如果出现迟发性运动障碍，应停止服用所有的抗精神病药。

2. 已有报道指出，服用经典的抗精神病药会出现恶性症状群，其特征为高热、肌肉僵直、颤抖、意识改变和肌酸激酶水平升高。此时应停用包括本品在内的所有抗精神病药物。

3. 鉴于本品对中枢神经系统的作用，在与其他作用于中枢的药物同时服用时应慎重。

七、不良反应

常见不良反应是失眠、焦虑、头痛、头晕、口干。

八、药物过量与处理

- **过量的表现**：出现急性过量症状时，应考虑是否有其他药物合用引起的因素。一般来说，所报道的过量时的症状和体征均为其药理作用的延伸所致，包括嗜睡和镇静、心动过速和低血压，以及锥体外系症状。
- **过量的处理**：本品无特定的解救药。因此，应采用适当的支持疗法。

九、检查或监测

无相关资料。

十、药物相互作用

作用分级	药物
禁忌	• CYP2D6 酶抑制剂：帕罗西汀、氟西汀等 • CYP2D6 酶诱导剂：利福平、苯妥英、苯巴比妥、卡马西平、丙戊酸等 • 强效 CYP3A4 和 P-gp 抑制剂：伊曲康唑、酮康唑、利托那韦等 • 强效 CYP3A4 和 P-gp 诱导剂：利福平、卡马西平等
严重	• 左旋多巴及其他多巴胺促效剂 • 呋塞米 • 其他抗精神病药：如氯氮平、氟哌啶醇、奋乃静、氯丙嗪

十一、药效学与药动学

- **药效学**：本品为苯并异噁唑衍生物，其活性成分利培酮与 5- 羟色胺能 5-HT_2 受体和多巴胺 D_2 受体有很高的亲和力。利培酮也能与 α_1- 肾上腺素能受体结合，并且以较低的亲和力与 H_1- 组胺能受体和 α_2- 肾上腺素受体结合。
- **药动学**：

口服生物利用度	分布容积	蛋白结合率	乳汁 / 血液比	脑脊液 / 血液比	起效时间	消除半衰期	血浆浓度达峰时间	分子量
暂无	暂无	88%	暂无	暂无	暂无	3 h	1 ～ 2 h	410.49

十二、贮藏

片剂：遮光，密封保存。**口崩片**：密封，干燥处保存。

分散片：密封，在阴凉干燥处保存。**口服溶液**：常温保存，勿冷冻。

喹硫平

一、制剂与规格

片剂[保]：25 mg [基]；50 mg；100 mg [基]；200 mg；300 mg。缓释片剂：50 mg；200 mg；300 mg；400 mg。

二、临床应用与适应证

本品用于治疗精神分裂症和双相情感障碍的躁狂发作。

三、用法与用量

- **成人**：
- **片剂**：口服。一日 2 次，饭前或饭后服用。

1. 用于治疗精神分裂症：治疗初期的日总剂量为：第一日 50 mg，第二日 100 mg，第三日 200 mg，第四日 300 mg。从第四日以后，将剂量逐渐增加到有效剂量范围，一般为每日 300 ～ 450 mg。可根据患者的临床反应和耐受性将剂量调整为每日 150 ～ 750 mg。

2. 治疗双相情感障碍的躁狂发作：当用作单一治疗或情绪稳定剂的辅助治疗时，治疗初期的日总剂量为第一日 100 mg，第二日 200 mg，第三日 300 mg，第四日 400 mg。到第六日可进一步将剂量调至每日 800 mg，但每日剂量增加幅度不得超过 200 mg。可根据患者的临床反应和耐受性将剂量调整为每日 200 ～ 800 mg，常用有效剂量范围为每日 400 ～ 800 mg。

- **缓释片剂：**口服。一日 1 次，药品要整个吞服。与进食与否无关。前 4 日治疗期的日总剂量为 50 mg(第一日)，100 mg (第二日)，200 mg (第三日) 和 300 mg (第四日)。从第四日以后，将剂量逐渐增加到 400 ～ 600 mg/d。可根据患者的临床反应和耐受性在 150 ～ 750 mg/d 之间调整剂量。

◆ **老年人：**慎用于老年患者，老年患者的起始剂量应为每日 25 mg。随后每日以 25 ～ 50 mg 的幅度增至有效剂量，但有效剂量可能较一般年轻患者低。

◆ **妊娠期及哺乳期妇女：**哺乳期妇女服药期间应中断哺乳。

四、最佳服药方式以及漏服处理

进食对喹硫平的生物利用度无明显影响。

五、禁忌证

◆ **禁用：**对本品过敏者。

六、注意事项

1. 出现过敏性皮疹、恶性症状群应立即停药并进行相应处理。

2. 用药期间应定期检查肝功能、白细胞计数；定期检查晶状体、监测白内障的发生。

3. 用药期间不宜驾驶车辆、操作机械或高空作业。

七、不良反应

◆ **较为常见的不良反应：**嗜睡，头晕，头痛，口干，戒断 (中止治疗) 症状，血清甘油三酯水平升高，总胆固醇 (主要是 LDL 胆固醇) 水平升高，HDL 胆固醇水平下降，体重增加，血红蛋白减少，锥体外系症状，白细胞减少症、中性粒细胞计数减少、嗜酸性粒细胞增加，高催乳素血症、总 T_4 水平下降、游离 T_4 水平下降、总 T_3 水平下降、TSH 水平升高，食欲增加、血糖升高至高血糖水平，梦魇，自杀想法和自杀行为，构音障碍，心动过速、心悸，视物模糊，直立性低血压，呼吸困难，消化不良、呕吐，血清谷丙转氨酶（ALT）升高、γ-GT升高，轻度乏力，外周水肿，发热。

八、药物过量与处理

- **过量的表现**：有服用13.6 g、6 g后死亡的报告。也有服用本品30 g后仍然存活的报告。非常罕见有单独使用喹硫平过量导致死亡或昏迷或QT间期延长的报告。一般情况下本品过量后出现困倦和镇静，心动过速和低血压。已有严重心血管疾病患者药物过量的作用风险升高。
- **过量的处理**：本品无特异性解毒剂。

九、检查或监测

无相关资料。

十、药物相互作用

作用分级	药物
禁忌	• CYP3A4酶抑制剂：抗菌药物（红霉素、克拉霉素、罗红霉素、诺氟沙星、环丙沙星）；抗真菌药（酮康唑、咪康唑）、钙通道阻滞剂（维拉帕米、非洛地平、硝苯地平）、抗抑郁药（舍曲林、氟伏沙明、奈法唑酮）、甲硝唑、环孢素等 • CYP3A4酶诱导剂：巴比妥类（苯巴比妥）、抗HIV药（依法韦仑、奈韦拉平）；糖皮质激素（地塞米松）、抗糖尿病药（吡格列酮）、抗癫痫药（卡马西平、苯妥英钠）、抗结核药（利福平）等
严重	乙醇、其他作用于中枢神经系统药物、抗胆碱能作用药物（如阿托品、山莨菪碱）、西柚汁

十一、药效学与药动学

- **药效学**：在人血浆中的代谢物N-脱烃基喹硫平可与多种神经递质受体作用。在脑中，喹硫平及N-脱烃基喹硫平对5-羟色胺（$5-HT_2$）受体和多巴胺D_1和多巴胺D_2受体具有亲和力。在脑中，N-脱烃基喹硫平对去甲肾上腺素转运蛋白（NET）具有高度亲和力。喹硫平和N-脱烃基喹硫平对组胺和肾上腺素能α_1受体也有高度亲和力。
- **药动学**：

口服生物利用度	分布容积	蛋白结合率	乳汁/血液比	脑脊液/血液比	起效时间	消除半衰期	血浆浓度达峰时间	分子量
暂无	暂无	83%	暂无	暂无	暂无	7 h	6 h	883.08

十二、贮藏

30℃以下密封保存。

阿立哌唑

重要警示

使老年痴呆相关精神病患者死亡率增加。

一、制剂与规格

片剂[保]：5 mg[基]；10 mg[基]；15 mg。胶囊[保]：5 mg[基]。口崩片[保]：5 mg[基]；10 mg[基]；20 mg。

二、临床应用与适应证

本品用于治疗精神分裂症。

三、用法与用量

- **成人**：口服，每日一次。起始剂量为 10 mg，用药 2 周后，可根据个体的疗效和耐受性情况，逐渐增加剂量，最大可增至 30 mg，此后，可维持此剂量不变。每日最大剂量不应超过 30 mg。由使用其他抗精神病药改用本品者：某些患者可以立即停止原先使用的抗精神病药；而另一些患者开始使用时，应渐停原先使用的抗精神病药。同时服用抗精神病药的时间应最短。
- **青少年**：本品的推荐目标剂量为 10 mg/d。起始每日剂量为 2 mg，两天后递增至 5 mg，再过两天后递增至 10 mg 的目标剂量。此后，以 5 mg 的幅度增加剂量。但每日最大剂量不超过 30 mg，与 10 mg/d 的剂量相比，30 mg/d 的剂量未出现疗效增加。
- **老年人**：与成人比较，老年人的阿立哌唑清除率降低 20%，这类人群也许具有不同的耐受性，安全性和有效性尚未确立。治疗青少年患者精神分裂症的疗效，应定期重新评估。

- **妊娠期及哺乳期妇女**：对于妊娠期妇女，只有当对胎儿的潜在获益高于潜在危险时，才可以使用。建议服用阿立哌唑的妇女停止哺乳。
- **特殊人群的剂量**：一般不需要根据年龄、性别、种族或肝/肾功能损害情况调整剂量。
- **合用相关药物时的剂量调整**

- **同时服用 CYP3A4 抑制剂的剂量调整**：当同时服用酮康唑时，应将阿立哌唑的剂量减至常用量的一半。停用 CYP3A4 抑制剂时，应增加阿立哌唑的剂量。
- **同时服用 CYP2D6 抑制剂的剂量调整**：当同时服用 CYP2D6 抑制剂（例如奎尼丁、氟西汀或帕罗西汀）时，应将阿立哌唑的剂量至少减至常用量的一半。停用 CYP2D6 抑制剂时，应增加阿立哌唑的剂量。
- **同时服用 CYP3A4 诱导剂的剂量调整**：当同时服用 CYP3A4 诱导剂（例如卡马西平）时，阿立哌唑的剂量应加倍（至 20 mg 或 30 mg）。追加剂量应建立在临床评估基础之上。当停用卡马西平时，阿立哌唑的剂量应降至 10 ～ 15 mg。
- 从服用其他抗精神病药改用本品时：以前的药物逐渐停药可能更恰当。在任何情况下，都应尽可能缩短抗精神病药的重叠用药时间。

四、最佳服药方式以及漏服处理

本品不受进食影响。

五、禁忌证

- **禁用**：对本品过敏者。

六、注意事项

1. 可产生直立（体位）性低血压。

2. 癫痫发作：应慎用于有癫痫病史或癫痫阈值较低（如：阿尔茨海默病性痴呆）的患者。

3. 潜在的认知和运动损害，应警告患者小心操作危险机器。

4. 体温调节：干扰机体降低体温的能力，建议进行适当的护理。

5. 吞咽障碍：慎用于有吸入性肺炎风险的患者。

6. 自杀：阿立哌唑的处方量应最小，且对患者进行良好管理。

7. 与抗精神病药相关的恶性综合征（NMS）：曾报道出现 NMS 的复发，故应密切监测患者。

8. 高血糖和糖尿病：有糖尿病危险因素者应定期接受空腹血糖测试。

七、不良反应

流感综合征、胸痛；高血压、心动过速、低血压、心动过缓；厌食、恶心和呕吐；瘀斑；贫血；体重减轻、肌酸激酶增多；肌肉痛性痉挛、颈痛、颈强直；抑郁、神经过敏、敌意、自杀念头、躁狂反应、异常步态、混乱、齿轮样强直；呼吸困难、肺炎；皮肤干燥、瘙痒、出汗、皮肤溃疡、周围性水肿；结膜炎、耳痛；尿流中断；唾液分泌增多。

八、药物过量与处理

- **过量的表现**：呕吐、嗜睡和震颤。
- **过量的处理**：无特异性解救办法。一旦过量，应检查心电图；同时采用支持治疗。

九、检查或监测

无相关资料。

十、药物相互作用

作用分级	药物
禁忌	无
严重	• CYP2D6 酶抑制剂：奎尼丁、氟西汀、帕罗西汀等 • CYP2D6 酶诱导剂：利福平、苯妥英、苯巴比妥、卡马西平等 • CYP3A4 酶抑制剂：抗 HIV 药（茚地那韦、利托那韦、那非那韦）；抗菌药物（红霉素、克拉霉素、罗红霉素、诺氟沙星、环丙沙星）；抗真菌药（酮康唑、咪康唑）、钙通道阻滞剂（维拉帕米、非洛地平、硝苯地平）、抗抑郁药（氟西汀、舍曲林、氟伏沙明）、西咪替丁、甲硝唑、环孢素等 • CYP3A4 酶诱导剂：巴比妥类（苯巴比妥）、抗 HIV 药（依法韦仑、奈韦拉平）；糖皮质激素（地塞米松）、抗糖尿病药（吡格列酮）、抗癫痫药（卡马西平、苯妥英钠）、抗结核药（利福平）等

十一、药效学与药动学

- **药效学**：目前认为是通过多巴胺 D_2 和 5–HT_{1A} 受体的部分激动作用及 5–HT_{2A} 受体的拮抗作用而介导产生。与其他受体的作用可能产生阿立哌唑临床上的某些其他作用，如对 α_1 受体的拮抗作用可阐释其直立（体位）性低血压现象。
- **药动学**：

口服生物利用度	分布容积	蛋白结合率	乳汁 / 血液比	脑脊液 / 血液比	起效时间	消除半衰期	血浆浓度达峰时间	分子量
87%	4.9 L/kg	99%	暂无	暂无	暂无	75 h	3 ～ 5 h	448.38

十二、贮藏

遮光，密封，在干燥处保存。

帕罗西汀

重要警示

警惕服用本药患者有自杀倾向。

一、制剂与规格

片剂保基：20 mg。缓释片剂：12.5 mg；25 mg。

二、临床应用与适应证

本品用于治疗各种类型的抑郁症、强迫性神经症、伴有或不伴有广场恐怖的惊恐障碍、社交恐怖症 / 社交焦虑症。

三、用法与用量

- **成人**：

- **片剂**：口服，建议每日早餐时顿服，药片完整吞服勿咀嚼。

治疗抑郁症：一般剂量为每日 20 mg。服用 2 ～ 3 周后根据患者的反应调整，某些患者需要加量，每周以 10 mg 量递增，根据国外经验每日最大量可达 50 mg，应遵医嘱。

- **缓释片剂**：口服，须整片吞下，不能咀嚼或压碎。

- **老年人**：在老年受试者中，可出现本品血浆浓度升高。起始剂量应该与成人起始剂量相同，并可根据患者反应，每周以 10 mg 量递增至每日最大剂量 40 mg。
- **儿童或青少年**：本品不可用于年龄小于 18 岁的儿童或青少年。
- **妊娠期及哺乳期妇女**：致先天畸形的危险性升高，尤其是房室间隔缺损（VSD 或 ASD）。只有在衡量帕罗西汀潜在受益大于潜在风险时方可使用。本品仍不能用于哺乳期，除非有证据说明母亲的预期受益大于对婴儿的风险。

四、最佳服药方式以及漏服处理

普通片早餐时顿服，完整吞服。肠溶缓释片早上餐前餐后服用均可。肠溶缓释片须整片吞下。

五、禁忌证

- **禁用**：对本品过敏者。
- **慎用**：闭角型青光眼、癫痫、肝肾功能不全等患者。

六、注意事项

1. 出现转向躁狂发作倾向时应立即停药。

2. 在停止本品治疗时，应监测患者的症状。不论何时都推荐尽可能逐渐减低剂量而不是突然停药。如果在减低剂量或停止治疗时出现不能耐受的症状，可考虑恢复先前的处方剂量。随后，可采用更为缓慢的剂量递减率继续降低剂量。

3. 使用本品或其他选择性 5– 羟色胺再摄取抑制剂可能会出现静坐不能，并通常伴有主观痛苦，这种情况最可能发生于治疗的前几周内。

4. 用药期间不宜驾驶车辆、操作机械或高空作业；避免饮酒。

七、不良反应

- **较为常见的不良反应**：食欲减退、嗜睡、失眠和兴奋、眩晕、震颤；视物模糊；恶心、便秘、腹泻、口干；出汗；性功能障碍；虚弱无力；体重增加。

八、药物过量与处理

- **过量的表现**：除了不良反应，偶有昏迷或心电图变化的事件报道，但罕见危及生命，多发生在合用其他抗精神病药物时（伴有或不伴有酒精）。

- **过量的处理**：本品无特异解毒药，可按其他抗抑郁药物过量的常规方法处理。

九、检查或监测

无相关资料。

十、药物相互作用

作用分级	药物
禁忌	单胺氧化酶抑制剂（包括利奈唑胺和亚甲蓝）、去甲肾上腺素再摄取抑制剂（如瑞波西汀、托莫西汀、阿托西汀）、甲硫哒嗪、匹莫齐特、色氨酸
严重	CYP2D6 酶抑制剂：氟伐他汀、氟伏沙明、奎尼丁、氟西汀等；三环类抗抑郁药（如阿米替林、去甲替林、丙咪嗪和地昔帕明）；吩噻嗪类精神安定药物（如奋乃静）；利培酮；某些Ⅰc类抗心律失常药（如普罗帕酮和氯卡尼）；他莫昔芬；影响凝血机制的药物（如非甾体抗炎药、阿司匹林、华法林）；神经肌肉阻滞剂（如米库氯铵、司克林）；西咪替丁；5-羟色胺受体激动剂（如曲普坦）

十一、药效学与药动学

- **药效学**：强效、高选择性 5-羟色胺再摄取抑制剂，可使突触间隙中 5-羟色胺浓度升高，增强中枢 5-羟色胺能神经功能。
- **药动学**：

口服生物利用度	分布容积	蛋白结合率	乳汁/血液比	脑脊液/血液比	起效时间	消除半衰期	血浆浓度达峰时间	分子量
暂无	暂无	95%	暂无	暂无	暂无	15～24 h	4.9～10 h	374.84

十二、贮藏

片剂：遮光，密闭保存。

缓释片：25℃以下密封保存。

阿米替林

一、制剂与规格

片剂[保][基]：25 mg。

二、临床应用与适应证

本品用于治疗各种抑郁症，本品的镇静作用较强，主要用于治疗焦虑性或激动性抑郁症。

三、用法与用量

- **成人**：口服。成人常用量开始一次 25 mg，一日 2 ～ 3 次，然后根据病情和耐受情况逐渐增至一日 150 ～ 250 mg，一日 3 次，最高量一日不超过 300 mg，维持量一日 50 ～ 150 mg。
- **老年人**：老年人从小剂量开始，视病情酌减用量。
- **儿童**：6 岁以下儿童禁用。6 岁以上儿童酌情减量。
- **妊娠期及哺乳期妇女**：妊娠期妇女慎用。哺乳期妇女使用期间应停止哺乳。

四、最佳服药方式以及漏服处理

无相关资料。

五、禁忌证

- **禁用**：严重心脏病、近期有心肌梗死发作史、癫痫、青光眼、尿潴留、甲状腺功能亢进、肝功能损害者；对三环类药物过敏者；6 岁以下儿童。

六、注意事项

1. 使用期间应监测心电图。

2. 本品不得与单胺氧化酶抑制剂合用，应在停用单胺氧化酶抑制剂后 14 天，才能使用本品。

3. 患者有转向躁狂倾向时应立即停药。

4. 用药期间不宜驾驶车辆、操作机械或高空作业。

七、不良反应

- **较为常见的不良反应**：治疗初期可能出现抗胆碱能反应，如多汗、口干、视物模糊、排尿困难、便秘等。亦可出现中枢神经系统不良反应：嗜睡，震颤、眩晕。可发生直立（体位）性低血压。

八、药物过量与处理

- **过量的表现**：烦躁不安、谵妄、昏迷，可出现严重的抗胆碱能反应或癫痫发作。心脏毒性可致心脏传导障碍、心律失常、心力衰竭。

- **过量的处理**：本品无特异性解毒剂，依病情进行相应对症和支持治疗。

九、检查或监测

无相关资料。

十、药物相互作用

作用分级	药物
禁忌	• CYP2C19 酶抑制剂：质子泵抑制剂（奥美拉唑、兰索拉唑）、抗抑郁药（米帕明、氟伏沙明）、HIV 蛋白酶抑制剂（茚地那韦、利托那韦）、抗真菌药（酮康唑、氟康唑） • CYP2C19 酶诱导剂：巴比妥类、利福平、阿司匹林、泼尼松、卡马西平、炔诺酮
严重	舒托必利、肾上腺素、去甲肾上腺素、可乐定、抗惊厥药、氟西汀、单胺氧化酶抑制剂

十一、药效学与药动学

- **药效学**：本品为三环类抗抑郁药，其作用在于抑制 5– 羟色胺和去甲肾上腺素的再摄取，对 5– 羟色胺再摄取的抑制更强，镇静和抗胆碱作用亦较强。
- **药动学**：

口服生物利用度	分布容积	蛋白结合率	乳汁 / 血液比	脑脊液 / 血液比	起效时间	消除半衰期	血浆浓度达峰时间	分子量
31% ～ 61%	5 ～ 10 L/kg	82% ～ 96%	暂无	暂无	暂无	31 ～ 46 h	4 ～ 8 h	313.87

十二、贮藏

遮光，密封保存。

多塞平

一、制剂与规格

片剂[保][基]：25 mg。

二、临床应用与适应证

本品用于治疗抑郁症及焦虑性神经症。

三、用法与用量

- **成人**：口服。常用量：开始一次 25 mg（1 片），一日 2～3 次，以后逐渐增加至一日总量 100～250 mg（4～10 片）。最高量：一日不超过 300 mg（12 片）。
- **老年人**：老年患者从小剂量开始，视病情酌减用量。
- **儿童**：慎用。
- **妊娠期及哺乳期妇女**：慎用。

四、最佳服药方式以及漏服处理

无相关资料。

五、禁忌证

- **禁用**：严重心脏病、近期有心肌梗死发作史、癫痫、青光眼、尿潴留、甲状腺功能亢进、肝功能损害、谵妄、粒细胞减少、对三环类药物过敏者。
- **慎用**：儿童；妊娠期及哺乳期妇女；肝、肾功能严重不全，前列腺肥大，老年或心血管疾病患者。

六、注意事项

1. 本品应用期间应监测心电图。

2. 本品不得与单胺氧化酶抑制剂合用，应在停用单胺氧化酶抑制剂后 14 天，才能使用本品。

3. 患者有转向躁狂倾向时应立即停药。

4. 用药期间不宜驾驶车辆、操作机械或高空作业。应定期检查血象及心、肝、肾功能。

七、不良反应

- **较为常见的不良反应**：治疗初期可出现嗜睡与抗胆碱能反应，如多汗、口干、震颤、眩晕、视物模糊、排尿困难、便秘等。其他亦可出现皮疹、直立（体位）性低血压。

八、药物过量与处理

- **过量的表现**：可致心脏传导阻滞、其他心律失常，也可产生显著的呼吸抑制。

- **过量的处理**：本品无特异性解毒剂，可以采取洗胃、催吐，以排出毒物，并采取增加排泄的措施，同时依病情进行相应对症和支持治疗。

九、检查或监测

用药前后及用药时应当检查或监测全血细胞计数、心电图、心功能、肝功能、肾功能。

十、药物相互作用

作用分级	药物
禁忌	• CYP2D6 酶抑制剂：氟伐他汀、氟伏沙明、奎尼丁、氟西汀等 • CYP2D6 酶诱导剂：利福平、苯妥英、苯巴比妥、卡马西平、丙戊酸等
严重	舒托必利、肾上腺素、去甲肾上腺素、可乐定、抗惊厥药、单胺氧化酶抑制剂

十一、药效学与药动学

- **药效学**：抑制中枢神经系统对 5- 羟色胺及去甲肾上腺素的再摄取，从而使突触间隙中这两种神经递质浓度增高而发挥抗抑郁作用。
- **药动学**：

口服生物利用度	分布容积	蛋白结合率	乳汁/血液比	脑脊液/血液比	起效时间	消除半衰期	血浆浓度达峰时间	分子量
13%～45%	9～33 L/kg	96%～97%	暂无	暂无	暂无	8～12 h	暂无	315.84

十二、贮藏

片剂：遮光，密封保存。

氯米帕明

重要警示

严重抑郁症的患者存在自杀危险，而且在疾病明显缓解前，该危险可能会持续存在。

一、制剂与规格

片剂[保][基]：10 mg；25 mg。

二、临床应用与适应证

本品用于治疗各种抑郁状态。也常用于治疗强迫性神经症、恐怖性神经症。

三、用法与用量

◆ **成人**：

● 口服：治疗抑郁症与强迫性神经症，初始剂量一次 25 mg，一日 2 ～ 3 次，1 ～ 2 周内缓慢增加至治疗量一日 150 ～ 250 mg，最高量一日不超过 300 mg。

治疗恐怖性神经症，剂量为一日 75 ～ 150 mg，分 2 ～ 3 次口服。

◆ **老年人**：老年患者从小剂量开始，缓慢增加剂量，酌情减少剂量。

◆ **儿童**：6 岁以下儿童禁用，6 岁以上儿童酌情减量。

◆ **妊娠期及哺乳期妇女**：妊娠期妇女慎用。哺乳期妇女使用本品期间应停止哺乳。

四、最佳服药方式以及漏服处理

无相关资料。

五、禁忌证

◆ **禁用**：严重心脏病、近期有心肌梗死发作史、癫痫、青光眼、尿潴留及对三环类药物过敏者。

◆ **慎用**：肝、肾功能严重不全，前列腺肥大，老年或心血管疾病患者。

六、注意事项

1. 本药不得与单胺氧化酶抑制剂合用。停用单胺氧化酶抑制剂 14 日后方可使用本药。

2. 用药期间不宜驾驶、操作机械或高空作业。若有转向躁狂倾向，应立即停药。

七、不良反应

直立性低血压、心电图异常；抗胆碱能反应、嗜睡、震颤、眩晕、癫痫发作；中毒性肝损害；骨髓抑制。

八、药物过量与处理

- **过量的表现**：首发症状一般是严重的抗胆碱能反应，心血管系统可出现心律失常、心动过缓、心脏传导阻滞、充血性心力衰竭甚至心搏骤停。也可发生呼吸抑制、发绀、低血压、休克、呕吐、高热、瞳孔散大、少尿或无尿等。
- **过量的处理**：本品无特殊的解毒药，依病情进行相应对症和支持治疗。

九、检查或监测

无相关资料。

十、药物相互作用

作用分级	药物
禁忌	• CYP2D6 酶抑制剂：钙通道阻滞剂（维拉帕米）、抗心律失常药（胺碘酮、奎尼丁）、抗抑郁药（氟西汀、帕罗西汀）、抗精神病药（奋乃静、氯丙嗪、阿米替林）、H_1 受体拮抗剂（氯苯那敏） • CYP2D6 酶诱导剂：利福平、卡马西平、苯巴比妥、苯妥英钠、利托那韦、地塞米松 • 单胺氧化酶抑制剂：异烟肼、司来吉兰、呋喃唑酮、左旋多巴、吗氯贝胺等
严重	• 舒托必利、肾上腺素、去甲肾上腺素、氟伏沙明 • 胍乙啶、利血平、可乐定和甲基多巴等抗高血压药物 • 托拉塞米、呋塞米等排钾利尿剂

十一、药效学与药动学

- **药效学**：本品为三环类抗抑郁药，主要阻断中枢神经系统去甲肾上腺素和 5- 羟色胺的再摄取（对 5- 羟色胺再摄取的阻断作用更强），从而发挥抗抑郁及抗焦虑作用，亦有镇静和抗胆碱能作用。
- **药动学**：

口服生物利用度	分布容积	蛋白结合率	乳汁 / 血液比	脑脊液 / 血液比	起效时间	消除半衰期	血浆浓度达峰时间	分子量
30%～40%	7～20 L/kg	96%～97%	暂无	暂无	暂无	22～84 h	暂无	351.32

十二、贮藏

片剂：遮光，密封保存。

艾司西酞普兰

重要警示

增加了儿童、青少年和青年（＜ 24 岁）患者自杀观念和实施自杀行为（自杀倾向）的风险。必须权衡临床需求和风险。

一、制剂与规格

片剂、胶囊[保]：5 mg；10 mg；20 mg [基]。

二、临床应用与适应证

口服：治疗抑郁症。治疗伴有或不伴有广场恐怖症的惊恐障碍。

三、用法与用量

- **成人**：口服，可以与食物同服。
- **抑郁症**：每日 1 次。常用剂量为每日 10 mg，根据患者的个体反应，每日最大剂量可增至 20 mg。通常 2 ～ 4 周即可获得抗抑郁疗效。症状缓解后，应持续治疗至少 6 个月以巩固疗效。
- **老年患者（＞ 65 岁）**：推荐以上述常规起始剂量的半量（5 mg）开始治疗，每日最大剂量不应超过 10 mg。
- **儿童和青少年（＜ 18 岁）**：本品不适用于儿童和 18 岁以下的青少年。
- **妊娠期及哺乳期妇女**：本品不应用于妊娠期妇女，只有明确需要且慎重考虑其风险 / 获益后方可使用。哺乳期妇女不应接受本品治疗或在用药期间哺乳。
- **肝肾功能不全**
- **轻中度肾功能降低者**：不需要调整剂量，严重肾功能降低（肌酐清除率＜ 30 ml/min）的患者慎用。
- **肝功能降低者**：建议起始剂量每日 5 mg，持续治疗 2 周。根据患者的个体反应，剂量可以增加至每日 10 mg。

对于肝功能严重降低的患者需额外注意并进行特别谨慎的剂量增加。

- **细胞色素 P450 2C19（CYP2C19）慢代谢者**：对于已知是 CYP 2C19 慢代谢患者，建议起始剂量每日 5 mg，持续治疗 2 周。根据患者的个体反应，可将剂量增加至每日 10 mg。
- **停药**：应避免突然停药。如需停药，应该在 1 ～ 2 周内逐渐减少剂量。

四、最佳服药方式以及漏服处理

无。

五、禁忌证

- **禁用**：对本品活性成分或任一辅料过敏者禁止使用；已知患有 QT 间期延长或先天性 QT 综合征的患者；未成年人；妊娠、哺乳期妇女。
- **慎用**：有躁狂或轻躁狂发作史者、糖尿病患者、有低钠血症危险因素的患者（肝硬化患者或合并已知可以引起低钠血症的药物）、严重肾功能降低的患者、严重心动过缓患者、近期出现急性心肌梗死或失代偿性心力衰竭的患者、有出血性疾病史的患者、已控制的癫痫患者、有癫痫风险因素（脑损伤、酒精中毒）者、肝损害患者、老年人。

六、注意事项

1. 如果在减药和停药过程中出现难以耐受的症状，可以考虑恢复至先前治疗剂量，随后再以更慢的速度减药。

2. 在具有出血性疾病史的患者中需谨慎使用。

3. 在具有静坐不能 / 精神运动不安症状的患者中，增加剂量可能是有害的。

4. 不应同时服用本品和圣约翰草制剂。

5. 治疗具有抑郁发作的精神疾病患者可能会增加精神疾病症状。

6. 对驾车或使用机器的能力具有轻度或中度的影响。

七、不良反应

极常见恶心。常见食欲降低、食欲增加、腹泻、便秘、呕吐、口干；出汗增加；淤血；血管神经性水肿；失眠、嗜睡、头晕、焦虑、烦乱不安、感觉异常、梦境异常、震颤。可见运动障碍、运动失调、痉挛、静坐困难或静坐不能。常见性欲减退、女性性快感缺失、射精障碍、勃起功能障碍、关节痛、肌痛。偶见磨牙、激越、神经过敏、惊恐发作、精神错乱。可见骨折、鼻窦炎、打呵欠、鼻出血、体重增加。

八、药物过量与处理

- **过量的表现**：中枢神经系统（从眩晕、震颤和激越到罕有报道的5-羟色胺综合征、痉挛和昏迷），胃肠系统（恶心、呕吐），心血管系统（低血压、心动过速、QT间期延长和心律失常）和电解质/体液平衡情况（低血钾、低钠血症）。
- **过量的处理**：没有特异性的解救药。

九、检查或监测

- 严重心动过缓、近期出现急性心肌梗死或失代偿性心力衰竭患者，如必须用药，应监测心电图。
- 处于稳定期心脏疾病患者，在开始本药治疗前应参考前期心电图结果。

十、药物相互作用

作用分级	药物
禁忌	• 非选择性、不可逆性单胺氧化酶抑制剂（MAOI） • 匹莫齐特 • 利奈唑胺
严重	• 降低癫痫发作阈值的药物：如抗抑郁剂（三环类，SSRI），精神安定剂（吩噻嗪类、硫杂蒽类、丁酰苯类），甲氟喹，丁胺苯丙胺和曲马多 • 5-羟色胺能药物：如曲马多、舒马曲坦和其他曲坦类药物

十一、药效学与药动学

- **药效学**：艾司西酞普兰抗抑郁作用的机制可能与抑制中枢神经系统神经元对5-HT的再摄取，从而增强中枢5-羟色胺能神经的功能有关。
- **药动学**：

口服生物利用度	分布容积	蛋白结合率	乳汁 / 血液比	脑脊液 / 血液比	起效时间	消除半衰期	血浆浓度达峰时间	分子量
80%	12 ～ 26 L/kg	80%	暂无	暂无	暂无	30 h	4 h	414.43

十二、贮藏

片剂：密封保存。

文拉法辛

高警示药品

重要警示

抗抑郁药物增加了儿童、青少年和青年（< 24 岁）患者自杀的想法和实施自杀行为（自杀倾向）的风险。

一、制剂与规格

片剂[保]：25 mg、50 mg、75 mg [基]。缓释片[保]：75 mg [基]。

胶囊[保]：25 mg、50 mg、75 mg、150 mg [基]。缓释胶囊[保]：75 mg、150 mg [基]。

二、临床应用与适应证

口服：本品适用于治疗各种类型抑郁症（包括伴有焦虑的抑郁症）及广泛性焦虑症。

三、用法与用量

◆ **成人：**

- **抑郁症口服给药：**

1. **片剂、胶囊：**起始剂量为一日 75 mg，分 2 ～ 3 次服用。之后可根据病情和耐受性逐渐增量至一日 150 mg，通常最大剂量为一日 225 mg，分 3 次服用。每日增幅为 75 mg 时，增量间隔时间至少为 4 日。对门诊治疗的中度抑郁症患者，无研究数据表明一日 225 mg 以上剂量更有效；对入院治疗的重度抑郁症患者，平均有效剂量为一日 350 mg，某些重症患者可增量至一日 375 mg，分 3 次服用。

2. **缓释片、缓释胶囊**：多数患者的起始剂量为一日 75 mg，一日 1 次。对门诊治疗的中度抑郁症患者，起始剂量为一日 75 mg。对某些新发患者，可能更适于先按一日 37.5 mg 的起始剂量治疗 4 ～ 7 日，再增量至一日 75 mg。某些患者使用一日 75 mg 的剂量无效时，增量至最高达一日 225 mg 时可能有效，若有必要每日增幅可达 75 mg，增量间隔时间为 4 日以上。在评估疗效的研究中，剂量调整间隔时间为 2 周以上，平均剂量为一日 140 ～ 180 mg。尚无剂量高于一日 225 mg 的研究数据。

- **广泛性焦虑症（GAD）口服给药**：

缓释片、缓释胶囊：多数患者的起始剂量为一日 75 mg，一日 1 次。对门诊治疗的 GAD 患者，起始剂量为一日 75 mg，最大剂量为一日 225 mg。对某些新发患者，可能更适于先按一日 37.5 mg 的起始剂量治疗 4 ～ 7 日，再增量至一日 75 mg。某些患者使用一日 75 mg 的剂量无效时，增量至约一日 225 mg 时可能有效，若有必要每日增幅可达 75 mg，增量间隔时间为 4 日以上。

◆ **老年人**：老年患者无需因年龄调整剂量。然而如同用于抑郁症和 GAD 的其他药物，老年患者用药应谨慎，剂量应个体化。

四、最佳服药方式以及漏服处理

◆ **最佳服药方式**：口服给药。

1. 本药应与食物同服。缓释制剂于晨间或晚间相对固定的时间服用，且应整片（粒）吞服或溶解后服用。使用缓释胶囊时亦可将内容物撒布于一汤匙果酱上，迅速以水送服，不得咀嚼。

2. 用于治疗抑郁症时由本药普通制剂改用缓释制剂，应尽量维持日剂量一致。

3. GAD、社交焦虑障碍（SAD）或惊恐障碍（PD）、抑郁症急性发作期治疗有效后，需进行维持治疗，应定期评估维持治疗的必要性和适宜的剂量。

五、禁忌证

◆ **禁用**：同时服用 MAOI 的患者；正在接受利奈唑胺或静脉用亚甲蓝治疗的患者。

六、注意事项

1. 停药时应系统评估其停药症状。

2. 建议不合并使用文拉法辛和减肥药。

3. 在长期治疗的患者中应监测血清胆固醇水平。

4. 10% 应用文拉法辛的患者报告口干。这可能会增加龋齿风险，应建议患者注重口腔卫生。

5. 糖尿病患者应用 SSRI 或文拉法辛，可能会影响目前的血糖水平。所以，可能需要调整胰岛素和（或）其他抗糖尿病口服药物的剂量。

6. 建议服用时戒酒。

七、不良反应

- **较为常见的不良反应**：恶心、口干、潮热；头痛和出汗；食欲减退；失眠、意识模糊、神经质、性欲减退、梦境异常；心悸、心动过速、高血压；头晕、静坐不能、颤抖、触觉障碍、味觉失调；其他：腹泻、呕吐、皮疹、尿频尿急、月经过多、子宫不规则出血、体重下降、血脂固醇升高。

八、药物过量与处理

- **过量的表现**：心动过速、意识水平改变（从嗜睡到昏迷）、瞳孔扩大、癫痫发作和呕吐。其他报告的事件包括心电图变化、室性心动过速、心动过缓、低血压、横纹肌溶解、眩晕、肝坏死、5-羟色胺综合征和死亡。
- **过量的处理**：同“艾司西酞普兰”。

九、药物相互作用

作用分级	药物
禁忌	• 5-羟色胺能药物：曲坦、SSRI、其他 SNRI、锂盐、西布曲明、曲马多或圣约翰草 • MAOI
严重	• 抗凝药或抗血小板药：华法林、阿司匹林 • 非甾体抗炎药 • CYP2D6 抑制剂：美托洛尔 • CYP3A4 抑制剂：酮康唑 • 可延长 QT 间期的药物：奎尼丁、胺碘酮、索他洛尔、多非利特、甲硫哒嗪、红霉素、莫西沙星

十、药效学与药动学

- **药效学**：本药为苯乙胺衍生物，可有效拮抗 5–HT 和 NA 的再摄取。
- **药动学**：

口服生物利用度	分布容积	蛋白结合率	乳汁/血液比	脑脊液/血液比	起效时间	消除半衰期	血浆浓度达峰时间	分子量
45%	7.5 L/kg	27%～30%	暂无	暂无	暂无	5～11 h	5～9 h	313.87

十一、贮藏

片剂：密封保存。

胶囊：密封，干燥处保存。

缓释片：密封，干燥处保存。

缓释胶囊：25℃以下室温、干燥处保存。

劳拉西泮

高警示药品

重要警示

同时使用类阿片药物时有风险：

同时使用苯二氮䓬类和类阿片类药物可能导致深度镇静、呼吸抑制、昏迷和死亡。

一、制剂与规格

片剂[保]：0.5 mg；1.0 mg；2.0 mg[基]。

二、临床应用与适应证

口服：适用于焦虑障碍的治疗或用于缓解焦虑症状及与抑郁症状相关焦虑的短期治疗。与日常生活压力相关的焦虑或紧张，通常不需要抗焦虑药治疗。

三、用法与用量

- **成人**：口服
  - 常规剂量范围为每天 2～6 mg，分次服用，最大剂量为睡前给予，每日剂量可在 1～10 mg 间变动调整。

- 对于焦虑症状，大部分患者的初始剂量为每天 2 ～ 3 mg，一日 2 次或 3 次。
- 由于焦虑或暂时性情景压力引起的失眠患者，每日剂量为 2 ～ 4 mg 单次口服，通常安排在入睡前给药。

◆ **老年人**：老年患者的剂量选择应谨慎，推荐的初始剂量为 1 ～ 2 mg/d，分次服用。

◆ **儿童**：12 岁以下儿童应用的安全性和有效性还未确立。

◆ **哺乳期妇女**：除非对于妇女的可预期获益超过对于婴儿的潜在危险，否则哺乳期妇女不应服用劳拉西泮。

四、最佳服药方式以及漏服处理

◆ **最佳服药方式**：勿突然调整以免不良反应发生。当需要增加剂量时，应首先增加晚上的用药剂量。

◆ **漏服处理**：继续按照日常剂量服药，切勿补服漏服剂量。

五、禁忌证

◆ **禁用**：对本品及苯二氮䓬类药物过敏者、急性闭角型青光眼患者。

◆ **慎用**：有严重肝功能不全和（或）肝性脑病的患者、有药物或酒精依赖倾向的患者、呼吸功能不全（如慢性阻塞性肺疾病、睡眠呼吸暂停综合征）患者。

六、注意事项

1. 本品不作为原发性抑郁障碍或精神疾病的治疗。

2. 服用本品者不能驾车或操纵重要机器。

3. 服用本品者对酒精和其他中枢神经抑制剂的耐受性会降低。

4. 不推荐本品的长期持续性应用。

5. 有药物或酒精依赖倾向的患者服用本品时应严密监测，以防止依赖性产生。

6. 有些服用本品的患者出现白细胞减少，有些患者的乳酸脱氢酶水平升高。推荐长期用药的患者定期进行血细胞计数检查和肝功能检查。

7. 应用劳拉西泮长期治疗以及用于老年人要谨慎，同时应时常监测上消化道疾病症状。

七、不良反应

- **较为常见的不良反应**：镇静（15.9%），其次是眩晕（6.9%）、乏力（4.2%）和步态不稳（3.4%）。镇静和步态不稳的发生率随着年龄的增长而增加。其他还包括疲劳、瞌睡、遗忘、记忆力损伤、精神错乱、定向力障碍、抑郁、脱抑制、欣快感、自杀意念/企图、共济失调、虚弱、锥体外系反应、惊厥/癫痫发作、震颤、眩晕；及胃肠道症状，包括恶心、食欲改变、便秘、黄疸、胆红素升高、肝转氨酶升高、碱性磷酸酶升高。

八、药物过量与处理

- **过量的表现**：从嗜睡到昏迷。轻度症状包括嗜睡，思维混乱和自相矛盾的反应，构音障碍和昏睡。更严重的症状特别是与其他的药品或酒精同时服用时，症状可能包含运动失调，张力减退，低血压，心血管系统抑制，呼吸抑制，催眠状态，1～3度昏迷和死亡。
- **过量的处理**：同“艾司西酞普兰”。

九、药物相互作用

作用分级	药物
禁忌	● 无
严重	● 使中枢神经系统抑制剂的作用增强的药物：酒精、巴比妥类、抗精神病药、镇静/催眠药、抗焦虑药、抗抑郁药、麻醉性镇痛药、镇静性抗组胺药、抗惊厥药和麻醉剂

十、药效学与药动学

- **药效学**：抗焦虑作用可能与其选择性地作用于大脑边缘系统，与中枢BDZ受体结合而促进γ-氨基丁酸（GABA）的释放或促进突触传递功能有关。
- **药动学**：

口服生物利用度	分布容积	蛋白结合率	乳汁/血液比	脑脊液/血液比	起效时间	消除半衰期	血浆浓度达峰时间	分子量
90%	1.3 L/kg	85%	暂无	暂无	暂无	12 h	2 h	321.16

十一、贮藏

25℃以下避光保存。

坦度螺酮

一、制剂与规格

胶囊[保][基]：5 mg。片剂[保]：5 mg；10 mg[基]。

二、临床应用与适应证

口服：用于各种神经症所致的焦虑状态，如广泛性焦虑症；原发性高血压、消化性溃疡等躯体疾病伴发的焦虑状态。

三、用法与用量

- **成人**：口服
  - 通常成人应用枸橼酸坦度螺酮片的剂量为每次 10 mg，口服，每日 3 次。根据患者的年龄、症状等适当增减剂量，但不得超过 1 日 60 mg 或遵医嘱。
- **老年人**：对老年患者按照 90 mg/d（临床常用剂量的 3 倍）给药的药代动力学试验中，老年人的血中浓度高于青年人，故用于老年人时，从小剂量（例如每次 5 mg）开始。
- **儿童**：尚无本药对早产儿、新生儿、婴儿、幼儿及小儿的安全性资料。
- **妊娠期及哺乳期妇女**：只能在判断治疗的有益性超过危险性后，才可用于妊娠或有妊娠可能的妇女。最好不用于哺乳期妇女，必须服药时应避免授乳。

四、禁忌证

- **禁用**：对本品中任何成分过敏者禁用。
- **慎用**：器质性脑功能障碍者，中度或严重呼吸功能衰竭者，心功能、肝功能、肾功能障碍者，老年人。

五、注意事项

1. 用于神经症患者时，若患者病程长（3 年以上）、病情严重或应用其他药物（苯二氮䓬类药物）无效的难治型焦虑患者，本药可能也难以产生疗效。当 1 天用药剂量达 60 mg 仍未见明显疗效时，不得随意长期应用。

2. 本药用于伴有严重焦虑症状的患者，难以产生疗效时，应慎重观察症状。

3. 本药可引起嗜睡、眩晕等，故应嘱患者在服用本药过程中不得从事伴有危险的机械性作业。

4. 本药与苯二氮䓬类药物无交叉依赖性，若立即将苯二氮䓬类药物换为本药时，有可能出现苯二氮䓬类药物的戒断现象，加重症状，故在需要停用苯二氮䓬类药物时，须缓慢减量，充分观察。

5. 本药交给患者时，对于用药品包装用（PTP）铝箔包装的药品，指导患者从 PTP 铝箔密封袋中取出药片服用。

六、不良反应

- **较为常见的不良反应**：肝功能异常；胃肠道不适；精神不佳；血尿素氮（BUN）升高。

七、药物过量与处理

目前尚无本药过量的临床资料。

八、检查或监测

- **用药期间**：应定期进行肝功能检查，密切观察，如发生异常现象，应停药并进行适当处理。

九、药物相互作用

作用分级	药物
轻中度	• 增加锥体外系症状的药物：丁酰苯类药物——氟哌啶醇、螺哌隆 • 增加降压作用的药：钙通道阻滞剂——尼卡地平、氨氯地平，硝苯地平

十、药效学与药动学

- **药效学**：选择性地作用于脑内 5- 羟色胺（5-HT）1A 受体。
- **药动学**：

口服生物利用度	分布容积	蛋白结合率	乳汁/血液比	脑脊液/血液比	起效时间	消除半衰期	血浆浓度达峰时间	分子量
暂无	暂无	暂无	暂无	暂无	暂无	1.2 ~ 1.4 h	0.8 ~ 1.4 h	575.6

十一、贮藏

片剂、胶囊：室温保存。

丁螺环酮

一、制剂与规格

片剂[保][基]：5 mg。

二、临床应用与适应证

口服：各种焦虑症。

三、用法与用量

- **成人**：
- **口服**：开始一次 5 mg（1 片），一日 2 ～ 30 次。第二周可加至一次 10 mg（2 片），一日 2 ～ 3 次。常用治疗剂量一日 20 ～ 40 mg（4 ～ 8 片）。
- **老年人**：剂量减少。
- **儿童**：禁用。
- **妊娠期及哺乳期妇女**：禁用。

四、禁忌证

- **禁用**：青光眼、重症肌无力、白细胞减少及对本品过敏者；妊娠期及哺乳期妇女；儿童。
- **慎用**：心、肝、肾功能不全者，肺功能不全者。

五、注意事项

用药期间应定期检查肝功能与白细胞计数。不宜驾驶车辆、操作机械或进行高空作业。勿饮酒。

六、不良反应

- **较为常见的不良反应**：头晕、头痛、口干、恶心、呕吐及胃肠功能紊乱。

七、药物过量与处理

在临床药理学试验中，对健康男性志愿者给予高达 375 mg/d 的剂量。当剂量接近时，观察到以下症状：恶心、呕吐、头晕、困倦、瞳孔缩小和胃部不适。报告了一些过量用药的病例，通常结果是完全康复。单用本药过量后没有死亡报告。

八、药物相互作用

作用分级	药物
禁忌	• 引起血压增高或 5- 羟色胺综合征的药物：MAOI（苯乙肼、异卡波肼、司来吉兰、环苯丙胺）
严重	• 增加丁螺环酮血药浓度的 P450（CYP3A4 抑制剂）：地尔硫䓬、维拉帕米、红霉素、葡萄柚汁、伊曲康唑、利福平

九、药效学与药动学

◆ **药效学**：本品是一种 5-HT1A 受体激动剂，降低焦虑症患者过高的 5-HT 活动，产生抗焦虑作用。

◆ **药动学**：

口服生物利用度	分布容积	蛋白结合率	乳汁 / 血液比	脑脊液/血液比	起效时间	消除半衰期	血浆浓度达峰时间	分子量
暂无	暂无	95%	4.6 ～ 13	暂无	暂无	1 ～ 14 h	0.5 ～ 1 h	421.97

十、贮藏

遮光，25℃以下保存。

碳酸锂

一、制剂与规格

片剂[保][基]：0.25 g。缓释片[保]：0.3 g。

二、临床应用与适应证

主要治疗躁狂症，对躁狂和抑郁交替发作的双相情感性精神障碍有很好的治疗和预防复发作用，对反复发作的抑郁症也有预防发作作用。治疗分裂-情感性精神病。

三、用法与用量

◆ **成人**：口服

• **碳酸锂片**：①治疗量：按体重 20 ～ 25 mg/kg 计算，躁狂症治疗剂量为一日 600 ～ 2000 mg（2.5 ～ 8 片），分 2 ～ 3 次服用，宜在饭后服，以减少对胃的刺激，剂量应逐渐增加并参照血锂浓度调整。②维持量：一日 500 ～ 1000 mg（2 ～ 4 片）。

- **碳酸锂缓释片**：口服剂量应逐渐增加并参照血锂浓度调整，治疗期一日 900 ～ 1500 mg（3 ～ 5 片），分 1 ～ 2 次服用，维持治疗一日 600 ～ 900 mg（2 ～ 3 片）。
- **老年人**：按情况酌减用量，从小剂量开始，缓慢增加剂量，密切关注不良反应的出现。
- **儿童用药**：12 岁以下禁用。12 岁以上儿童从小剂量开始，根据血锂浓度缓慢增加剂量。
- **孕妇期及哺乳期妇女**：妊娠头 3 个月禁用。哺乳期妇女使用本品期间应停止哺乳。

四、最佳服药方式以及漏服处理

- **最佳服药方式**：应在每天的同一时间服药。宜在饭后服，以减少对胃的刺激，剂量应逐渐增加并参照血锂浓度调整。服用本品期间不可低盐饮食。
- **漏服处理**：下次服药时间在 4 h 以上的立即补充服药即可；下次服药在 4 h 以内的无需补充服药，下次服药也无需剂量加倍。

五、禁忌证

- **禁用**：肾功能不全者、严重心脏疾病患者、妊娠头 3 个月、12 岁以下儿童。
- **慎用**：脑器质性疾病、严重躯体疾病和低钠血症患者。

六、注意事项

1. 由于锂盐治疗量和中毒量较接近，应对血锂浓度进行监测。治疗期应每 1 ～ 2 周测量血锂一次，维持治疗期可每月测定一次。取血时间应在次日晨即末次服药后 12 h。急性治疗期间的血锂浓度为 0.6 ～ 1.2 mmol/L，维持治疗期间的血锂浓度为 0.4 ～ 0.8 mmol/L。持续呕吐、腹泻、大量出汗等情况易引起锂中毒。

2. 服用本品期间不可用低盐饮食。应定期检查肾功能和甲状腺功能。

3. 使用缓释剂导致慢性超治疗剂量，有增加神经毒性的风险。

4. 增加中毒风险的因素还有：肾功能受损、年龄较大（大于 50 岁）、肾源性尿崩症、甲状腺功能障碍、并发疾病、应用减少锂清除率的药品（例如非甾体抗炎药、血管紧张素转化酶抑制剂、血管紧张素 II 受体拮抗剂和利尿剂）。

七、不良反应

- **较为常见的不良反应**：口干、烦渴、多饮、多尿、便秘、腹泻、恶心、呕吐、上腹痛；双手细震颤、委靡、无力、嗜睡、视物模糊、腱反射亢进；可引起白细胞升高。上述不良反应加重可能是中毒的先兆，应密切观察。

八、药物过量与处理

- **过量的表现**：可出现意识模糊、震颤、反射亢进、癫痫发作乃至昏迷、休克、肾功能损害。当血锂浓度＞1.5 mmol/L，会出现不同程度的中毒症状；血锂浓度 1.5 ～ 2.0 mmol/L 以上时将危及生命。老年或易感患者，易出现中毒症状，应谨慎。
- **过量的处理**：目前尚无明确的锂中毒的特效解毒药。

九、检查或监测

- **用药前**：肾功能、生命体征、血清电解质和甲状腺功能。同时应考虑是否怀孕或备孕。
- **用药期间**：血锂浓度。
- **用药后**：血锂浓度、肾功能、甲状腺功能。

十、药物相互作用

作用分级	药物
禁忌	• 吡罗昔康
严重	• 利尿剂（如氢氯噻嗪、呋塞米）、ACEI、ARB 类药物（如赖诺普利、依那普利、卡托普利、缬沙坦）、非甾体抗炎药（如吲哚美辛、布洛芬、萘普生） • 5- 羟色胺类药物［如选择性 5- 羟色胺再摄取抑制剂（SSRI）、5- 羟色胺和去甲肾上腺素再摄取抑制剂（SNRI）、单胺氧化酶抑制剂（MAOI）］

十一、药效学与药动学

- **药效学**：抗躁狂发作的机制是抑制神经末梢 Ca^{2+}依赖性的去甲肾上腺素和多巴胺释放，促进神经细胞对突触间隙中去甲肾上腺素的再摄取，增加其转化和灭活，从而使去甲肾上腺素浓度降低，还可促进 5- 羟色胺合成和释放，从而有助于情绪稳定。
- **药动学**：

口服生物利用度	分布容积	蛋白结合率	乳汁 / 血液比	脑脊液 / 血液比	起效时间	消除半衰期	血浆浓度达峰时间	分子量
100%	0.8 L/kg	0	40% ～ 45%	约一半	暂无	成人：12 ～ 24 h 少年：18 h 老年人：36 ～ 48 h	0.5 h	73.89

十二、贮藏

密封保存。

佐匹克隆

一、制剂与规格

片剂[保]：3.75 mg；7.5 mg [基]。胶囊[保]：3.75 mg；7.5 mg。

二、临床应用与适应证

本品用于各种失眠症。

三、用法与用量

- **成人**：
  - **口服**：7.5 mg，临睡时服；肝功能不全者，服 3.75 mg 为宜。
- **老年人**：老年人最初临睡时服 3.75 mg，必要时 7.5 mg。
- **儿童**：15 岁以下儿童不宜使用本品。
- **妊娠期及哺乳期妇女**：妊娠期妇女慎用。因本品在乳汁中浓度高，哺乳期妇女不宜使用。

四、最佳服药方式以及漏服处理

- **最佳服药方式**：通常不应连续服用超过 7 ～ 10 天。
- **漏服处理**：无需补充服药，下次服药也无需剂量加倍。

五、禁忌证

- **禁用**：禁用于对本品过敏者、失代偿的呼吸功能不全患者、重症肌无力、重症睡眠呼吸暂停综合征患者、严重肝病患者、妊娠期妇女、饮酒者。
- **慎用**：乳汁中的佐匹克隆可能会对婴儿造成不良影响，哺乳期妇女服用佐匹克隆需停止哺乳。

六、注意事项

1. 肌无力患者用药时需注意医疗监护，呼吸功能不全者和肝、肾功能不全者应适当调整剂量。

2. 连续用药时间不宜过长，服药 12 h 以内不宜操作机械及驾车。

3. 老年患者、肝肾功能受损患者或目前正在服用其他特定药物的患者，每日服用的剂量不应超过 5 mg。

4. 哺乳期妇女服用佐匹克隆需停止哺乳。

5. 服用本药期间绝对禁止摄入酒精饮料。

七、不良反应

- **较为常见的不良反应**：口苦、口干、烧心、胃部不适、食欲改变、消化不良、便秘；遗忘、醉态、头痛、头晕、乏力；视力下降；多汗；体重减轻。长期服药后突然停药会出现戒断症状，可能有较轻的激动、焦虑、肌痛、震颤、反跳性失眠及噩梦、恶心及呕吐。

八、药物过量与处理

- **过量的表现**：笨拙、动作不稳定、精神或情绪变化、嗜睡（严重）、异常疲劳、困倦或虚弱、行动迟缓、体力活动减少、意识丧失。
- **过量的处理**：立即告诉他人并到医院治疗。对症治疗；血液透析无效。

九、检查或监测

◆ **用药前**：监测肝肾功能，注意是否怀孕、备孕或处于哺乳期。

十、药物相互作用

作用分级	药物
禁忌	无
严重	• 阿片类药物：合用时可导致呼吸减慢或呼吸困难，甚至死亡。

十一、药效学与药动学

◆ **药效学**：具有镇静催眠和肌肉松弛作用。其作用于苯二氮䓬受体，但结合方式不同于苯二氮䓬类药物。佐匹克隆是安全性较高的速效催眠药，能延长睡眠时间，提高睡眠质量，减少夜间觉醒和早醒次数。

◆ **药动学**：

口服生物利用度	分布容积	蛋白结合率	乳汁/血液比	脑脊液/血液比	起效时间	消除半衰期	血浆浓度达峰时间	分子量
80%	100 L	45%	50%	暂无	暂无	5 h 老年人半衰期约 7 h	1.5 ～ 2.0 h	388.81

十二、贮藏

遮光，密封保存。

咪达唑仑

一、制剂与规格

片剂[保]：15 mg。

二、临床应用与适应证

睡眠障碍，失眠，特别适用于入睡困难者、手术或诊断性操作前用药。

三、用法与用量

- **成人**：一般推荐每日 1 次，每次 7.5 mg（半片）。剂量范围 7.5 ～ 15 mg（半片至 1 片）。每晚就寝前 7.5 ～ 15 mg（半片至 1 片）。应从低剂量开始，治疗期限以数天至 2 周为宜。应根据个体情况逐渐减小剂量，不可突然停药。因起效快，患者必须在就寝前即刻用水吞服本品。如果患者服药后可保证至少 7 ～ 8 h 不受干扰的睡眠，则可在一天内的任何时间服用本品。术前用药须在手术前 30 ～ 60 min 口服本品 15 mg。
- **老年人**：推荐剂量为 7.5 mg（半片），每日一次。用药时应注意监测血压、心肺功能，以低剂量为宜。
- **妊娠期及哺乳期妇女**：应避免在妊娠期使用苯二氮䓬类药物。本品也不适用于哺乳期妇女。
- **儿童**：禁用。

四、最佳服药方式以及漏服处理

- **最佳服药方式**
- 应在临睡时坐位服药后躺下，以免摔倒发生意外。
- 西柚汁可导致副作用增强，服药时不能食用西柚。
- **漏服处理**：无需补充服药，下次服药也无需剂量加倍。

五、禁忌证

- **禁用**：严重呼吸功能不全患者；严重肝功能不全患者；睡眠呼吸暂停综合征患者；儿童；对苯二氮䓬类药物或药物中其他成分过敏者；重症肌无力患者合并使用酮康唑、伊曲康唑、伏立康唑或 HIV 蛋白酶抑制剂的患者。
- **慎用**：肝功能不全患者、肾功能不全患者使用本品应非常谨慎，推荐剂量为 7.5 mg，如有必要应考虑减量。

六、注意事项

1. 本品属于第二类精神药品管理。

2. 为预防反跳性失眠发生，建议在失眠障碍改善后逐渐减少用量，限定治疗时限。

3. 对酒、药物依赖者慎用。服药期间，应避免驾驶或其他机械性操作。

4. 患有精神病和严重抑郁症的失眠者，使用本品前应治疗病因。

5. 注意观察用药后的T波变化是否具有临床意义。

6. 耐受性：在重复使用数周后，短效苯二氮䓬类药物的催眠效果可能有所减弱。

7. 本品禁用于患有罕见的遗传性半乳糖不耐受、Lapp乳糖酶缺乏或葡萄糖-半乳糖吸收不良患者。

七、不良反应

易感个体可能发生超敏反应和血管性水肿；可能出现意识模糊状态，情绪异常；原有的抑郁症状可能会在苯二氮䓬类药物使用期间表现出来。如出现这类情况，应停药。老年人更易发生这类反应。使用本品可能产生生理依赖性：停止治疗可能产生戒断症状或反弹现象，包括反弹性失眠、情绪变化、焦虑和躁动。也可能产生心理依赖性。在治疗剂量下可能发生顺行性遗忘，高剂量下风险增加。遗忘效应可能引起不当行为。偶有胃肠功能紊乱的报道。

八、药物过量与处理

- **过量的表现**：如同其他安定类药物一样，除与其他中枢抑制剂如乙醇等合用外，药物过量一般无生命危险。过量事件中会出现下列症状：疲劳、共济失调、遗忘和呼吸抑制。
- **过量的处理**：监测患者的生命体征，根据患者的临床状况采取支持治疗。

九、检查或监测

- **用药前**：心电图、胸部X线、肺功能（包括扩散容量）、甲状腺功能。
- **用药期间**：肝功能、心电图、甲状腺功能、血压、血清电解质（尤其是钾和镁），定期进行眼科检查（包括眼底镜检查、裂隙灯检查）。
- **用药后**：胸部X线、肺功能（每3～6个月）。

十、药物相互作用

作用分级	药物
禁忌	• CYP3A 抑制剂：酮康唑、伊曲康唑、伏立康唑 • HIV 蛋白酶抑制剂
严重	• 任何中枢抑制剂（包括乙醇）

十一、药效学与药动学

◆ **药效学**：主要通过激动性地结合中枢神经系统内的 γ-氨基丁酸受体（GABAA）发挥介导作用。不直接激活 γ-氨基丁酸受体，但需要内源性配体（如 GABA）发挥作用。

◆ **药动学**：

口服生物利用度	分布容积	蛋白结合率	乳汁/血液比	脑脊液/血液比	起效时间	消除半衰期	血浆浓度达峰时间	分子量
30%～70%	0.7～1.2 L/kg	96%～98%	0.15	暂无	暂无	1.5～2.5 h	1 h	441.86

十二、贮藏

遮光，25℃以下密封保存。请置于儿童接触不到之处。

唑吡坦

一、制剂与规格

片剂[保]：5 mg；10 mg[基]。口崩剂[保]：5 mg；10 mg。分散片[保]：10 mg。

二、临床应用与适应证

本品仅适用于下列情况严重睡眠障碍的治疗：偶发性失眠症、暂时性失眠症。

三、用法与用量

◆ **成人**：

• **口服**。**剂量**：通常不得超过 10 mg。成人每日 1 次，每次 10 mg。65 岁以下成人，只有在临床疗效不充分且药物耐受良好时，才可将剂量增加至 10 mg。**治疗持续时间**：治疗时间应尽可能短，不超过 4 周，包括逐渐减量期，不建议长期使用。应建议患者按下列方法接受治疗：对偶发性失眠，治疗 2 ～ 5 天；对暂时性失眠，治疗 2 ～ 3 周；很短期治疗的患者无需逐渐停药。

- **老年人**：老年患者或体弱的患者：剂量应减半即为 5 mg。每日剂量不得超过 10 mg。
- **儿童**：本品不应用于 18 岁以下的患者。
- **妊娠期及哺乳期妇女**：禁用。

四、最佳服药方式以及漏服处理

- **最佳服药方式**：本品应在临睡前服药或上床后服用。一晚只服用一次，不得多次服用。
- **漏服处理**：无需补充服药，下次服药也无需剂量加倍。

五、禁忌证

- **禁用**：对本品过敏者、阻塞性睡眠呼吸暂停综合征、重症肌无力、严重肝功能不全、急性呼吸功能不全伴呼吸抑制者、抑郁型精神病患者、18 岁以下儿童、妊娠期及哺乳期妇女禁用。
- **慎用**：慎用于睡眠呼吸暂停综合征和呼吸功能不全的患者。当给老年人服用苯二氮䓬类及相关药物时应特别慎重，因为其具有镇静和（或）肌肉松弛作用，可能导致老年人发生具有严重后果的跌倒。

六、注意事项

1. 在服用唑吡坦且未完全清醒的患者中有发生梦游症以及相关行为的报道。

2. 不建议与酒精及其他中枢神经系统（CNS）抑制药联合使用。

3. 服药不足 8 h，不建议驾驶机动车、操纵机械或从事其他需要精神警觉度的工作。

4. 连续服用几周后，其可能会产生耐药性。

5. 产生依赖性的风险随剂量的增加及治疗期的延长而增加。具有滥用药物和酗酒史者风险更大。避免突然停药，应逐渐减量。

七、不良反应

- **较为常见的不良反应**：幻觉、激动、梦魇；共济失调、精神错乱、兴奋、嗜睡、疲劳、头痛、头晕、失眠及失眠症加剧、认知障碍比如顺行性遗忘；复视、视力异常；消化不良、打嗝、腹泻、恶心、腹痛；关节痛、肌痛、背痛；上呼吸道感染、下呼吸道感染、尿路感染。

八、药物过量与处理

- **过量的表现**：曾有报道用药过量时，发生意识损伤直到昏迷和更为严重的症状，包括致死的结果。
- **过量的处理**：应该使用一般的对症和支持治疗。

九、检查或监测

- **用药前**：肝功能。
- **用药期间**：肝功能、心电图、甲状腺功能、血压、血清电解质（尤其是钾和镁）、定期进行眼科检查（包括眼底镜检查、裂隙灯检查）。
- **用药后**：胸部 X 线、肺功能（每 3 ～ 6 个月）。

十、药物相互作用

作用分级	药物
禁忌	无
严重	• 酒精 • CNS 抑制剂：在合并使用抗精神病药物（安定药）、安眠药、抗焦虑 / 镇静剂、抗抑郁药、麻醉性镇痛药、抗癫痫药、麻醉剂和抗组胺药时可能发生中枢抑制作用的加重。在使用麻醉性镇静剂时也可能发生欣快感增强，导致精神依赖增强

十一、药效学与药动学

- **药效学**：唑吡坦是一种与苯二氮䓬类有关的咪唑吡啶类催眠药物，选择性地与中枢神经系统的 ω1- 受体亚型结合，产生药理作用。
- **药动学**：

口服生物利用度	分布容积	蛋白结合率	乳汁/血液比	脑脊液/血液比	起效时间	消除半衰期	血浆浓度达峰时间	分子量
70%	成人：0.54 L/kg 老年人：0.34 L/kg	92%	暂无	暂无	暂无	约为 2.4 h	0.5 ～ 3 h	765

十二、贮藏

室温保存。避免高温高湿保存。

金刚烷胺

一、制剂与规格

片剂[保][基]：0.1 g。胶囊[保]：0.1 g。颗粒：6 g∶60 mg；12 g∶140 mg。糖浆：10 ml∶5 mg；60 ml∶30 mg；100 ml∶50 mg；120 ml∶60 mg；500 ml∶250 mg。

二、临床应用与适应证

（1）帕金森病和帕金森综合征（包括脑炎后、药物性、一氧化碳中毒后及血管性帕金森综合征）。

（2）预防或治疗甲型流感病毒所致的呼吸道感染。

三、用法与用量

◆ **成人**：口服。

- 帕金森病、帕金森综合征：一次 100 mg，一日 1 ～ 2 次，一日最大剂量为 400 mg。
- 抗病毒：一次 200 mg，一日 1 次；或一次 100 mg，每 12 h 1 次。

◆ **儿童**：

- 甲型流感病毒感染：

1 岁以下儿童禁用。1 ～ 9 岁：口服，按体重一次 1.5 ～ 3 mg/kg，每 8 h 一次；或一次 2.2 ～ 4.4 mg/kg，每 12 h 一次。9 ～ 12 岁儿童：每 12 h 口服 100 mg。12 岁及 12 岁以上，用量同成人。

◆ **老年人**：65 岁以上老年患者如有肾功能减退，宜减量。

◆ **妊娠期及哺乳期妇女**：妊娠期妇女慎用；哺乳期妇女禁用。

四、最佳服药方式

- 为避免失眠，每日最后一次服药时间应在下午 4 点前。
- 治疗帕金森病时，不能擅自停药，否则易导致胆碱能危象，停药应逐渐减停。

五、禁忌证

- **禁用**：癫痫患者；哺乳期妇女；1 岁以下儿童；麻疹流行期患者；对本品过敏者。
- **慎用**：反复发作的湿疹样皮疹患者；周围血管神经水肿或直立性低血压患者；充血性心力衰竭患者；精神病或严重神经官能症患者；肝功能、肾功能不全患者。

六、注意事项

1. 肾功能减退患者，宜减量使用。

2. 长期使用本品可能抑制唾液分泌，易发生龋齿、牙周病、口腔念珠菌病等。

3. 服药期间避免饮酒，服用后不宜进行驾车或高度集中运动神经的工作。

4. 帕金森病患者，黑色素瘤的风险增加，宜加强监测。

5. 减量或撤药可引起神经阻滞药综合征，尤其对于同时使用精神抑制药的患者。

6. 曾有本品过量并引起中毒的报道，其最低致死量为 2 g。

七、不良反应

大多数不良反应类似于抗胆碱药物的不良反应。多与疗程和剂量相关，停药后不良反应消失。**较为常见的不良反应**：中枢神经系统：眩晕、失眠、噩梦、头痛、惊厥、共济失调、言语不清、运动障碍、眼球旋转等。消化系统：恶心、呕吐、食欲减退、便秘、口鼻喉干。精神：注意力不集中、神经质、幻觉、精神错乱。血液系统：白细胞减少、中性粒细胞减少。皮肤：皮疹、长期用药可引起网状青斑。眼：视物模糊。

八、药物过量与处理

- **过量的表现**：惊厥，严重的情绪或其他精神改变，严重的睡眠障碍或噩梦，心动过速、心律失常、低血压，肺毒性、肾毒性。

◆ **过量的处理**：尚无特殊解毒剂，只能给予对症支持治疗。

九、药物相互作用

作用分级	药物
禁忌	• 氯化钾的固体制剂：氯化钾片、氯化钾缓释片、氯化钾颗粒
严重	• 氨磺必利

十、药效学与药动学

◆ **药效学**：治疗帕金森病的主要机制为促进纹状体内多巴胺的合成和释放，减少神经细胞对多巴胺的再摄取，同时具有抗乙酰胆碱作用。抗病毒的主要机制为阻断脱壳及其核酸释放，并影响复制。

◆ **药动学**：

口服生物利用度	分布容积	蛋白结合率	乳汁/血液比	脑脊液/血液比	起效时间	肾脏排泄率	消除半衰期	血浆浓度达峰时间	分子量
86%～94%	4.4 L/kg	67%	暂无	暂无	暂无	90%的原型	11～15 h	2～4 h	151.25

十一、贮藏

片剂、胶囊、颗粒、糖浆：遮光、密封保存。

第六章

消化系统药物

腺苷蛋氨酸

一、制剂与规格

片剂[保]：0.5 g。

二、临床应用与适应证

适用于肝硬化前和肝硬化所致肝内胆汁淤积；妊娠期肝内胆汁淤积。

三、用法与用量

- **成人**：每天 1 ～ 2 g，口服。
- **老年人、妊娠期妇女**：老年人应慎重选择用药剂量，通常以最低剂量开始用药。妊娠前 3 个月内禁用。

四、最佳服药方式

本药必须整片吞服，不得嚼碎。为使本品更好地吸收和发挥疗效，建议在两餐之间服用，须在临服前从包装中取出。

五、禁忌证

- **禁用**：对本药活性成分或任一辅料过敏者；有影响蛋氨酸循环和（或）引起高胱氨酸尿和（或）高同型半胱氨酸血症的遗传缺陷患者（如胱硫醚 β－合酶缺陷，维生素 B12 代谢缺陷）。
- **慎用**：肾功能损害者。

六、注意事项

1. 一些患者在服用本品的过程中可能出现头晕，在治疗过程中，应建议患者不要驾驶或使用机械。

2. 一些患者服用腺苷蛋氨酸后，有报告短暂焦虑或焦虑加重的情况，大部分不必中断治疗，少数情况需减少剂量或中断治疗以缓解焦虑。

3. 本品干扰高半胱氨酸的免疫测定，因此，服用腺苷蛋氨酸的患者应采用非免疫分析方法检测血液高半胱氨酸水平。

七、不良反应

- **较为常见的不良反应**：恶心、腹痛和腹泻。

八、药物过量与处理

- **过量的处理**：一般应对患者进行监测，并给予支持性治疗。

九、检查或监测

- **用药期间**：维生素 B12 和叶酸缺乏可能降低腺苷蛋氨酸浓度，因此应定期监测高危患者的血浆中维生素 B12 和叶酸的浓度。
- **用药后**：有血氨增高的肝硬化前及肝硬化患者，在口服腺苷蛋氨酸后，应监测血氨水平。

十、药物相互作用

服用腺苷蛋氨酸和氯米帕明的患者可能出现血清素综合征。尽管仅推测存在相互作用，但在同时给予腺苷蛋氨酸和选择性 5- 羟色胺再摄取抑制剂、三环类抗抑郁药（包括氯米帕明）以及含有色氨酸基团的药品和植物源性营养补充剂时，应谨慎。

十一、药效学与药动学

- **药效学**：腺苷蛋氨酸为人体组织和体液中普遍存在的一种生理活性物质，肝内腺苷蛋氨酸生物利用度在正常范围时，有助于防止肝内胆汁淤积。
- **药动学**：

口服生物利用度	分布容积	蛋白结合率	乳汁/血液比	脑脊液/血液比	起效时间	消除半衰期	血浆浓度达峰时间	分子量
暂无	暂无	极少量	暂无	暂无	暂无	90 min	暂无	暂无

十二、贮藏

片剂：密封，25℃以下保存。

复方甘草酸苷

一、制剂与规格

片剂、胶囊[保]：75 mg。

二、临床应用与适应证

口服：治疗慢性肝病，改善肝功能异常；可用于治疗湿疹、皮肤炎、斑秃。

三、用法与用量

- **成人**：通常 1 次 2～3 片 / 粒，小儿 1 次 1 片，一日 3 次，饭后口服。
- **儿童**：一次 25 mg（以甘草酸苷计），一日 3 次，餐后服用。可根据年龄、症状适当增减剂量。

四、禁忌证

- **禁用**：醛固酮增多症患者、肌病患者、低钾血症患者（可加重低钾血症和高血压）；有血氨升高倾向的末期肝硬化患者（该制剂中含有的蛋氨酸的代谢物可以抑制尿素合成，而使患者对氨的处理能力低下）。
- **慎用**：高龄患者应慎用（高龄患者低钾血症发生率高）。

五、注意事项

由于该制剂中含甘草酸苷，所以与其他甘草制剂并用时，可增加体内甘草酸苷含量，容易出现假性醛固酮增多症，应予注意。

六、不良反应

低血钾；血压升高；腹痛；假性醛固酮症状；乏力感、肌力低下、肌肉痛、四肢痉挛、麻痹等横纹肌溶解症状。

七、药物过量

- **过量的表现**：药物过量易引起假性醛固酮增多症。

八、检查或监测

- **用药期间**：监测血清钾。

九、药物相互作用

- 盐酸莫西沙星：可能引起室性心动过速（含尖端扭转型室性心动过速），QT 间期延长。
- 袢利尿剂、依他尼酸（利尿酸）、噻嗪类及其类似降压利尿剂、三氯甲噻嗪、氯胺酮等：可能出现低钾血症（乏力感、肌力低下），需充分注意观察血清钾水平。

十、药效学与药动学

- **药效学**：①抗炎症作用：抗过敏作用及对花生四烯酸代谢酶的阻碍作用；②免疫调节作用：对 T 细胞活化的调节作用；对 γ 干扰素的诱导作用；活化 NK 细胞作用；促进胸腺外 T 淋巴细胞分化作用；③对实验性肝细胞损伤的抑制作用；④对肝细胞增殖促进作用；⑤抑制病毒增殖和对病毒的灭活作用。
- **药动学**：暂无数据。

十一、贮藏

片剂、胶囊：室温保存（1 ～ 30℃）。

熊去氧胆酸

一、制剂与规格

软胶囊、胶囊[保]：50 mg；100 mg；250 mg。片剂[保][基]：50 mg。

二、临床应用与适应证

1. 用于胆囊收缩功能正常且 X 线能穿透的胆囊胆固醇性结石。
2. 用于胆汁淤积性肝病（如原发性胆汁性肝硬化）。
3. 用于胆汁反流性胃炎。
4. 用于胆汁缺乏性脂肪泻。
5. 用于回肠切除术后脂肪泻。
6. 用于预防药物性结石。

三、用法与用量

- **成人**：

- **胆囊胆固醇结石和胆汁淤积性肝病**：按时用少量水送服。每日剂量为 10 mg/kg，即：

体重	每日剂量（以 250 mg 规格计）	服药时间			
		胆结石	胆汁淤积性肝病		
		晚	早	中	晚
60 kg	2 片	2	1	—	1
80 kg	3 片	3	1	1	1
100 kg	4 片	4	1	1	2

  溶石治疗一般需 6 ～ 21 个月，服用 12 个月后结石未见变小者，停止服用。治疗结果根据每 6 个月进行超声或 X 线检查结果判断。
- **胆汁反流性胃炎**：晚上睡前用水吞服，必须定期服用，一次一粒（250 mg），一日 1 次，一般服用 10 ～ 14 天，遵医嘱决定是否继续服药。
- **脂肪泻、预防药物性结石**：一日 8 ～ 10 mg/kg，早、晚进餐时服用。

四、禁忌证

- ◆ **禁用**：急性胆囊炎和胆管炎；胆道（胆总管和胆囊管）阻塞；经常性的胆绞痛发作；射线穿不透的胆结石钙化；胆囊功能受损；胆囊不能在 X 线下被看到时；对胆汁酸或本品任一成分过敏。
- ◆ **慎用**：消化性溃疡患者；严重胰腺疾病患者；胆道结石患者；老年患者；妊娠中、晚期妇女；哺乳期妇女。

五、注意事项

1. 本药不能溶解胆色素结石、混合结石及不透 X 线的结石。
2. 用药时应注意保持患者胆汁的流动性。
3. 育龄妇女仅在采取安全避孕措施后方可使用本药，因口服激素类避孕药可能增加胆结石，故推荐胆结石患者使用非激素避孕措施。用药前应排除妊娠。

六、不良反应

- ◆ **较为常见的不良反应**：胃肠道紊乱：稀便或腹泻。

七、药物过量与处理

- **过量的表现**：腹泻。
- **过量的处理**：如果发生腹泻则减少剂量，如果腹泻持续，则停止治疗；腹泻可以对症治疗，如补充液体和电解质等，不需其他特殊处理。

八、检查或监测

- **用药前**：治疗前 3 个月每 4 周检查一次患者的肝功能指标，并且以后每 3 个月检查肝功能指标。
- **用药期间**：用于溶解胆固醇结石时，根据结石大小，于用药开始后 6 ～ 10 个月进行胆囊 X 线检查（口服胆囊造影）。

九、药物相互作用

作用分级	药物
禁忌	• 不应与考来烯胺（消胆胺）、考来替泊以及含有氢氧化铝和（或）蒙脱石（氧化铝）等抗酸药同时服用，如果必须服用，应在服用上述药物前 2 h 或在服药后 2 h 服用熊去氧胆酸

十、药效学与药动学

- **药效学**：熊去氧胆酸在人胆汁中占很少一部分。经过口服熊去氧胆酸后，通过抑制胆固醇在肠道内的重吸收和降低胆固醇向胆汁中的分泌，降低胆汁中胆固醇的饱和度。
- **药动学**：

口服生物利用度	消除半衰期	分子量
60% ～ 80%	3.5 ～ 5.8 天	392.58

十一、贮藏

片剂、胶囊、软胶囊：密封，30℃以下保存。

多烯磷脂酰胆碱

一、制剂与规格

胶囊[保]：228 mg。

二、临床应用与适应证

辅助改善中毒性肝损伤（如药物、毒物、化学物质和酒精引起的肝损伤等）以及脂肪肝和肝炎患者的食欲不振、右上腹压迫感。

三、用法与用量

- **12 岁以上的儿童、青少年和成年人：**起始每日 3 次，每次 456 mg。每日服用量最大不超过 1368 mg。一段时间后，剂量可减至每日 3 次，每次 228 mg 维持剂量。
- **12 岁以下儿童、妊娠期及哺乳期妇女：**12 岁以下儿童不得使用本品；不推荐在妊娠期或哺乳期间应用。

四、最佳服药方式

需随餐服用，用足量的液体整粒吞服，不要嚼服。

五、禁忌证

- **禁用：**已知对大豆制剂、磷脂酰胆碱过敏和（或）本品任何成分过敏的患者。
- **慎用：**过敏体质者。

六、注意事项

1. 使用本品时，应避免对肝有害物质（如酒精等）的摄入，以防止有害物质对肝损害。

2. 对于慢性肝炎患者，使用本品治疗后如不能明显改善主观临床症状，应停药并就医。

七、不良反应

- **较为常见的不良反应：**在大剂量服用时偶尔会出现胃肠道紊乱，例如胃部不适的主诉、软便和腹泻。

八、药物相互作用

与抗凝剂之间的相互作用尚无法排除，因此需要对抗凝剂的剂量进行调整。建议患者在同时服用这两类药物时咨询医生。

九、药效学与药动学

- **药效学：**本品是从植物中提取的。已有研究提示，本品可以加速肝细胞膜的再生和稳定，抑制脂质过氧化，抑制胶原合成。目前尚无针对人体药效学的特殊研究。

- **药动学**：未进行该项试验，无可参考文献。

十、贮藏

胶囊：密闭，25℃以下干燥处保存。

多潘立酮

高警示药品

重要警示

增加严重室性心律失常或心脏性猝死的风险。用药期间需对有 QT 间期延长及心律失常风险的患者进行心脏检查，包括心电图检查。由于严重的心血管事件风险，所有适应证的最大推荐剂量为 30 mg/d。

一、制剂与规格

片剂[保][基]：10 mg。分散片：10 mg。胶囊：10 mg。混悬液[保]：1 ml：1 mg。

二、临床应用与适应证

口服：用于消化不良、腹胀、嗳气、恶心、呕吐、腹部胀痛、胃轻瘫、胆汁反流性胃炎及胃溃疡的辅助治疗。

三、用法与用量

- **成人：口服。**
  - 片剂、分散片、混悬液：一次 10 mg，一日 3 次。
  - 胶囊：一次 10 mg，一日 3～4 次。
- **儿童：**
  - 胶囊：2 岁及以上儿童，按体重一次 0.2～0.3 mg/kg，一日 3～4 次，最大剂量每日不超过 30 mg。
  - 混悬液：

年龄（岁）	体重（kg）	一次用量（ml）	一日次数（次）
1～3	10～15	3～4	3
4～6	16～21	5～6	3
7～9	22～27	7～8	3
10～12	28～32	9～10	3

◆ **儿童、妊娠期及哺乳期妇女**：1 岁以下小儿不完全排除发生中枢神经系统不良反应的可能性，慎用。妊娠期妇女慎用。哺乳期妇女使用本品期间应停止哺乳。

四、最佳服药方式以及漏服处理

◆ **最佳服药方式**：餐前 15 ～ 30 min 服用。

五、禁忌证

◆ **禁用**：嗜铬细胞瘤、乳腺癌、机械性肠梗阻、胃肠出血等疾病患者；增加胃动力有可能产生危险（如：胃肠道出血、机械性梗阻、穿孔）的患者；分泌催乳素的垂体肿瘤（催乳素瘤）患者；心脏传导时间延长，特别是 QT 间期延长的患者；电解质严重紊乱的患者；心脏疾病（例如充血性心力衰竭）患者；中重度肝功能不全患者。

六、注意事项

1. 片剂不适用于体重小于 35 kg 的儿童，建议使用多潘立酮混悬液。

2. 接受化疗的肿瘤患者应用时需慎重，有可能加重心律紊乱。

3. 60 岁以上老年人，每日使用剂量超过 30 mg，存在 QT 间期延长危险，尤其是合并使用可延长 QT 间期的药物或 CYP3A4 抑制剂。

4. 本品含有乳糖，可能不适用于乳糖不耐受、半乳糖血症或葡萄糖 / 半乳糖吸收障碍的患者。

5. 抗酸剂或抑制胃酸分泌药物与本品合用时，前两类药不能在饭前服用，应于饭后服用，即不宜与本品同时服用。

6. 重度肾功能损伤患者多潘立酮的消除半衰期延长，需重复给药时，应根据肾功能损害的严重程度将服药频率减为每日 1 ～ 2 次，同时剂量酌减。

7. 在没有咨询医师的情况下，连续使用本品不得超过 14 日。

七、不良反应

1. 偶见轻度腹部痉挛、口干、皮疹、头痛、腹泻、神经过敏、倦怠、嗜睡、头晕等。

2. 有时导致血清泌乳素水平升高、溢乳、男子乳房女性化等，但停药后即可恢复正常。

八、药物过量与处理

- **过量的表现**：药物过量主要在婴儿和儿童中报告。症状包括兴奋、意识改变、惊厥、定向力障碍、嗜睡和锥体外系反应。
- **过量的处理**：本品无特定的解救药，可进行洗胃及给予活性炭，抗胆碱药物或抗帕金森病的药物可能对控制锥体外系反应有帮助。

九、检查或监测

- **用药期间**：对于 QT 间期延长及有心律失常风险的患者进行心脏检查，包括心电图检查。
  重度肾功能损伤患者长期用药时需定期检查肾功能。

十、药物相互作用

作用分级	药物
禁忌	唑类抗真菌药物：如酮康唑、伊曲康唑；大环内酯类抗生素：如红霉素；HIV 蛋白酶抑制剂：抗艾滋病药物及奈法唑酮等；抗胆碱能药物：如溴丙胺太林、山莨菪碱、颠茄片等；CYP3A4 酶强效抑制剂：如：氟康唑、伏立康唑、克拉霉素、胺碘酮、泰利霉素；对乙酰氨基酚、氨苄西林、左旋多巴、四环素等；单胺氧化酶抑制剂
慎用	• 吩噻嗪类、丁酰苯类、萝芙藤生物碱类；洋地黄、氨茶碱

十一、药效学与药动学

- **药效学**：直接作用于胃肠壁，增加胃肠道的蠕动和张力，促进胃排空，增加胃窦和十二指肠运动，协调幽门的收缩，同时也能增强食管的蠕动和食管下端括约肌的张力，抑制恶心、呕吐。
- **药动学**：

口服生物利用度	分布容积	蛋白结合率	乳汁 / 血液比	脑脊液 / 血液比	起效时间	消除半衰期	血浆浓度达峰时间	分子量
14%	暂无	92% ～ 93%	1/4	0	暂无	7 ～ 8 h	15 ～ 30 min	425.91

十二、贮藏

片剂、分散片、胶囊、混悬液：遮光、密闭保存。

莫沙必利

一、制剂与规格

片剂[保]：5 mg；胶囊[保]：5 mg；分散片：5 mg。

二、临床应用与适应证

口服：用于功能性消化不良伴有胃灼热、嗳气、恶心、呕吐、早饱、上腹胀、上腹痛等消化道症状；也可用于胃食管反流性疾病、糖尿病性胃轻瘫及部分胃切除患者的胃功能障碍。

三、用法与用量

- **成人：口服。**片剂、胶囊、分散片　一次 5 mg，一日 3 次。
- **老年人：**高龄者肝、肾等生理功能有所下降，应视老年患者的情况慎重使用。
- **儿童：**本品对儿童的安全性尚未确认。
- **妊娠期及哺乳期妇女：**参见“六、注意事项”。

四、最佳服药方式以及漏服处理

- 最佳服药方式：饭前服用。

五、禁忌证

- **禁用：**胃肠道出血、肠梗阻或穿孔者禁用。

六、注意事项

1. 持续使用本品一段时间（2 周），消化系统症状没有改善时，应停止服用。
2. 妊娠期妇女只有在治疗上受益大于风险时才可使用本品。
3. 哺乳期妇女应避免服用本品，如确需服用本品时，应停止哺乳。

七、不良反应

1. 腹泻、腹痛、口干、恶心、呕吐、皮疹、倦怠、眩晕、头晕、头痛等。

2. 偶见嗜酸性粒细胞增多、甘油三酯升高、ALT、AST、碱性磷酸酶（AKP）、γ-谷氨酰转移酶（γ-GGT）升高。

3. 心电图异常改变，或出现心悸反应。

八、药物过量与处理

无。

九、检查或监测

无。

十、药物相互作用

作用分级	药物
禁忌	• 抗胆碱药物：如硫酸阿托品、溴化丁基东莨菪碱等 • 大环内酯类抗生素：如红霉素

十一、药效学与药动学

- **药效学：**为选择性5-羟色胺$_4$（5-HT$_4$）受体激动剂，通过兴奋胃肠道胆碱能中间神经元及肌间神经丛的5-HT$_4$受体，促进乙酰胆碱的释放，从而增强上消化道（胃和小肠）运动，促进胃及十二指肠运动，加快胃排空的作用。
- **药动学：**

口服生物利用度	分布容积	蛋白结合率	乳汁/血液比	脑脊液/血液比	起效时间	消除半衰期	血浆浓度达峰时间	分子量
暂无	暂无	99%	暂无	暂无	暂无	2.0 h±0.2 h	0.8 h±0.1 h	650.05

十二、贮藏

片剂、胶囊、分散片：密闭、室温保存。

甲氧氯普胺

一、制剂与规格

片剂[保][基]：5 mg。注射剂[保][基]：1 ml：10 mg。

二、临床应用与适应证

- **口服**：各种病因所致恶心、呕吐、嗳气、消化不良、胃部胀满、胃酸过多等症状的对症治疗；反流性食管炎、胆汁反流性胃炎、功能性胃滞留、胃下垂等；残胃排空延迟症、迷走神经切除后胃排空延缓；糖尿病性胃轻瘫、尿毒症、硬皮病等结缔组织疾病所致胃排空障碍。
- **注射剂**：镇吐药。①用于化疗、放疗、手术、颅脑损伤、脑外伤后遗症、海空作业以及药物引起的呕吐；②用于急性胃肠炎、尿毒症等各种疾患之恶心、呕吐症状的对症治疗；③用于诊断性十二指肠插管前用，有助于顺利插管；用于胃肠钡剂 X 线检查，可减轻恶心、呕吐反应，促进钡剂通过。

三、用法与用量

◆ **成人**：

- **口服**：一次 5 ～ 10 mg，一日 3 次。用于糖尿病性胃排空功能障碍患者，于症状出现前 30 min 口服 10 mg；或于餐前及睡前服 5 ～ 10 mg，一日 4 次。成人总剂量不得超过一日 0.5 mg/kg。
- **肌内或静脉注射**：一次 10 ～ 20 mg，一日剂量不超过 0.5 mg/kg。肾功能不全者，剂量减半。

◆ **儿童、妊娠期及哺乳期妇女**：本品有潜在致畸作用，妊娠期妇女禁用；哺乳期妇女慎用，仅用于少乳者短期催乳。

- **口服**：5 ～ 14 岁，一次 2.5 ～ 5 mg，一日 3 次。小儿总剂量不得超过一日 0.1 mg/kg。
- **肌内或静脉注射**：小儿及 6 岁以下，一次 0.1 mg/kg；6 ～ 14 岁，一次 2.5 ～ 5 mg。肾功能不全者，剂量减半。

四、最佳服药方式以及漏服处理

◆ **最佳服药方式**：餐前服用。

五、禁忌证

◆ **禁用**：过敏者；癫痫患者，癫痫发作的频率与严重性均可因用药而增加；胃肠道出血、机械性肠梗阻或穿孔患者，可因用药使胃肠道的动力增加，病情加重；嗜铬细胞瘤患者，可因用药出现高血压危象；不可用于因行化疗和放疗而呕吐的乳腺癌患者；抗精神病药致迟发性运动功能障碍者。

◆ **慎用**：肝衰竭；肾衰竭患者。儿童、年轻人及老年人，发生锥体外系反应的危险性高。

六、注意事项

1. 醛固酮与血清催乳素浓度可因甲氧氯普胺的使用而升高。

2. 严重肾功能不全患者剂量至少须减少 60%，肌酐清除率低于 40 ml/min 的患者减少剂量。

3. 对晕动病所致呕吐者无效。

4. 静脉注射甲氧氯普胺须慢，1 ～ 2 min 注完，快速给药可出现躁动不安，随即进入昏睡状态。

5. 本品不宜用于一般十二指肠溃疡患者。

6. 老年人不能长期大量应用，否则容易出现锥体外系症状。

7. 小儿不宜长期应用。

8. 本品遇光变成黄色或黄棕色后，毒性增高。

七、不良反应

1. 较常见昏睡、烦躁不安、疲怠无力。

2. 用药期间出现乳汁增多，由于催乳素的刺激所致。

3. 注射给药可引起直立性低血压。

4. 大剂量长期应用使胆碱能受体相对亢进而导致锥体外系反应（儿童及年轻人），可出现肌震颤、发音困难、共济失调等，可用苯海索等抗胆碱药物治疗。

八、药物过量与处理

◆ **过量的表现**：深昏睡状态，神志不清；肌肉痉挛，如颈部及背部肌肉痉挛、拖曳步态、头部及面部抽搐样动作，以及双手颤抖摆动等锥体外系症状。

◆ **过量的处理**：抗胆碱药物、治疗帕金森病药物或抗组胺药，有助于锥体外系反应的制止。

九、检查或监测

◆ **用药期间**：监测肾功能。

十、药物相互作用

作用分级	药物
禁忌	• 耳毒性药物：如氨基糖苷类 • 乙醇或中枢抑制药、抗胆碱能药物和麻醉止痛药物 • 抗毒蕈碱麻醉性镇静药、阿扑吗啡、西咪替丁、地高辛、吩噻嗪类
慎用	• 对乙酰氨基酚、左旋多巴、锂化物、四环素、氨苄西林 • 应用单胺氧化酶抑制剂的高血压患者

十一、药效学与药动学

◆ **药效学**：为多巴胺第 2（D2）受体拮抗剂，同时还具有 5- 羟色胺第 4（5-HT4）受体激动效应，对 5-HT3 受体有轻度抑制作用。可作用于延髓催吐化学感受区（CTZ）中多巴胺受体而提高 CTZ 的阈值，具有强大的中枢性镇吐作用。本品亦能阻断下丘脑多巴胺受体，促进泌乳素的分泌，有一定的催乳作用。对中枢有较弱的安定作用，较少引起催眠作用。对于胃肠道：促进胃及上部肠段的运动；阻滞胃–食管反流，加强胃和食管蠕动，促进胃的排空；促进幽门、十二指肠及上部空肠的松弛，形成胃窦、胃体与上部小肠间的功能协调。

◆ **药动学**：

口服生物利用度	分布容积	蛋白结合率	乳汁/血液比	脑脊液/血液比	起效时间	消除半衰期	血浆浓度达峰时间	分子量
80%	暂无	13%～22%	暂无	暂无	口服：30～60 min 肌注：10～15 min 静脉注射：1～3 min	4～6 h	1～2 h	299.80

十二、贮藏

片剂、注射剂：密封保存。

奥美拉唑

一、制剂与规格

片剂、胶囊[保]：10 mg；20 mg [基]。

二、临床应用与适应证

口服：胃溃疡、十二指肠溃疡、应激性溃疡、反流性食管炎和卓-艾综合征（胃泌素瘤）。

三、用法与用量

- ◆ **成人**：口服
- • **消化性溃疡**：一次 20 mg，一日 1 ～ 2 次。胃溃疡疗程 4 ～ 8 周，十二指肠溃疡疗程 2 ～ 4 周。
- • **反流性食管炎**：一次 20 ～ 60 mg，一日 1 ～ 2 次。疗程 4 ～ 8 周。
- • **卓-艾综合征**：首次剂量为 60 mg，一日 1 次，以后每日总剂量可根据病情调整为 20 ～ 120 mg，若一日总剂量需超过 80 mg，应分为两次服用。
- ◆ **老年人、儿童、妊娠期及哺乳期妇女**：老年患者无需调整剂量；不推荐儿童使用本药；妊娠期及哺乳期妇女尽量不用本品。

四、最佳服药方式以及漏服处理

- ◆ **最佳服药方式**：肠溶片服用时不应嚼碎。晨起吞服或早晚各一次。

五、禁忌证

- ◆ **禁用**：严重肾功能不全者（口服制剂）及婴幼儿。
- ◆ **慎用**：严重肝功能不全者。

六、注意事项

1. 本品抑制胃酸分泌的作用强，时间长，故应用本品时不宜同时再服用其他抗酸剂或抑酸剂。为防止抑酸过度，一般消化性溃疡等疾病，不建议大剂量长期应用（Zollinger–Ellison 综合征患者除外）。

2. 因本品能显著升高胃内 pH 值，可能影响许多药物的吸收。

3. 奥美拉唑可抑制胃酸分泌，使胃内 pH 值升高，反馈性地使胃黏膜中的 G 细胞分泌促胃泌素，从而使血中促胃泌素水平升高。

4. 治疗胃溃疡时应排除胃癌后才能使用本品，以免延误诊断和治疗。

5. 奥美拉唑可使 13C– 尿素呼气试验（UBT）结果出现假阴性，其机制可能是奥美拉唑对幽门螺杆菌（Hp）有直接或间接的抑制作用。临床上应在奥美拉唑治疗后至少 4 周才能进行 13C– 尿素呼气试验。

七、不良反应

◆ **常见不良反应：**

1. 中枢和外周神经系统：头痛。

2. 消化系统：腹泻、便秘、腹痛、恶心 / 呕吐和腹胀。

八、药物过量与处理

◆ **过量的表现：**头晕，情感淡漠，头痛，意识错乱，血管扩张，心动过速，恶心，呕吐，腹胀，腹泻。

◆ **过量的处理：**必要时洗胃或使用活性炭，对症治疗。

九、检查或监测

1. 定期检查肝功能。

2. 用药超过 3 年者应监测血清维生素 B12 水平。

3. 长期使用质子泵抑制剂（PPI）或与可能导致低镁血症的药物（地高辛、利尿剂）合用时，考虑于使用 PPI 前及用药期间定期监测血清镁。

4. 长期用药定期检查胃黏膜有无肿瘤样增生。

十、药物相互作用

作用分级	药物
禁忌	酮康唑或伊曲康唑、阿扎那韦、氯吡格雷 亚硝酸盐、维生素 C、维生素 E
慎用	地西泮、华法林、苯妥英、克拉霉素或红霉素、他克莫司、伏立康唑、三唑仑、劳拉西泮、氟西泮

十一、药效学与药动学

- **药效学**：是胃壁细胞中酸泵的特殊抑制剂，是一种弱碱性物质，抑制 H^+，K^+-ATP 酶（质子泵），抑制作用呈剂量相关性，高度抑制基础胃酸分泌和刺激性胃酸分泌。奥美拉唑与抗生素合用可根除幽门螺杆菌，这与迅速缓解症状、胃黏膜修复率高及消化性溃疡病的长期缓解相关，并因此减少了胃肠道出血等并发症，同时也减少了长期用抗泌酸药治疗的需要。
- **药动学**：

口服生物利用度	分布容积	蛋白结合率	乳汁/血液比	脑脊液/血液比	起效时间	消除半衰期	血浆浓度达峰时间	分子量
35%～60%	0.3 L/kg	95%	暂无	暂无	暂无	0.5～1 h	0.5～3.5 h	385.41

十二、贮藏

片剂、胶囊：遮光、密闭，在凉暗干燥处保存。

兰索拉唑

一、制剂与规格

片剂[保]：15 mg。胶囊[保]：15 mg；30 mg。口崩片：15 mg；30 mg。

二、临床应用与适应证

- **口服**：胃溃疡、十二指肠溃疡、反流性食管炎、卓-艾综合征（Zollinger-Ellison 症候群）、吻合口溃疡。

三、用法与用量

- **成人**：口服：片剂、胶囊、口崩片
- 胃溃疡、十二指肠溃疡，吻合口溃疡、卓-艾综合征：一次 30 mg，一日 1 次。胃溃疡和吻合口溃疡，连续服用 8 周，十二指肠溃疡连续服用 6 周。
- 反流性食管炎：一次 30 mg，一日 1 次，连续服用 8 周。对反复发作和复发性反流性食管炎的维持治疗，一次 15 mg，

一日 1 次，如症状缓解不明显可加量至 30 mg。高龄者、肝功能障碍者、肾功能低下者，一次 15 mg，一日 1 次。

- **老年人、儿童、妊娠期及哺乳期妇女**：老年患者慎用；不推荐儿童使用本药；妊娠期妇女禁用；哺乳期妇女慎用，如必须服用本药，应停止哺乳。

四、最佳服药方式以及漏服处理

- **最佳服药方式**
- **片剂**：整片用水吞服。
- **口崩片**：药片置于舌上，用唾液湿润并以舌轻压，崩解后随唾液吞服。也可用水送服。

五、禁忌证

- **禁用**：对本品过敏者。
- **慎用**：严重肝功能损害的患者；老年患者。

六、注意事项

1. 在治疗过程中，应充分观察，按其症状使用治疗中所需最小剂量。

2. 对于胃溃疡、十二指肠溃疡和吻合口溃疡，由于缺乏足够的长期使用经验，建议不要使用本品进行维持治疗。

3. 维持治疗仅限于反复发作和复发性反流性食管炎，如果经 30 mg/d 或 15 mg/d 治疗的患者症状长期缓解，减量或停药不会复发，应减量至 15 mg/d 或停药。

4. 因本药会掩盖胃癌的症状，所以须先排除胃癌，方可给药。

5. 对长期使用本品的安全性尚未确立（缺乏长期用药的经验）。

七、不良反应

- **常见不良反应**：胃肠道：腹泻、味觉异常、恶心、口炎或舌炎。其他：头痛、头晕或念珠菌性阴道炎。

八、药物过量与处理

- **过量的处理**：给予对症及支持治疗。本药不能经透析清除。

九、检查或监测

- **用药期间**：卓-艾综合征、消化性溃疡，进行内镜检查；

定期进行全血细胞计数，肝、肾功能检查，血清胃液素水平检测。

十、药物相互作用

作用分级	药物
禁忌	• 硫酸阿扎那韦、伊曲康唑、酮康唑、克拉霉素
慎用	• 茶碱类、红霉素、对乙酰氨基酚 • 他克莫司水合物、地高辛、甲基地高辛、硫糖铝、苯妥英钠和安定

十一、药效学与药动学

◆ **药效学**：属于质子泵抑制剂。通过抑制 H^+，K^+–ATP 酶的活性而抑制胃酸分泌。

◆ **药动学**：

口服生物利用度	分布容积	蛋白结合率	乳汁/血液比	脑脊液/血液比	起效时间	消除半衰期	血浆浓度达峰时间	分子量
97%	(15.7±1.9) L/kg	95%	暂无	暂无	暂无	1.3～1.7 h	1.5～2.2 h	369.36

十二、贮藏

片剂、胶囊：遮光，密闭，25℃以下保存。**口崩片**：室温（10～30℃）保存。

泮托拉唑

一、制剂与规格

片剂保：40 mg。胶囊保：20 mg；40 mg。

二、临床应用与适应证

口服：十二指肠溃疡，胃溃疡，中、重度反流性食管炎和卓–艾综合征。与下述药物配伍使用能够根除幽门螺杆菌感染：克拉霉素和阿莫西林，或克拉霉素和甲硝唑，或阿莫西林和甲硝唑以减少该微生物感染所致的十二指肠溃疡与胃溃疡的复发。

三、用法与用量

◆ **成人：口服片剂、胶囊**

• **伴有幽门螺杆菌感染的十二指肠溃疡或胃溃疡：**

（1）40 mg 泮托拉唑＋ 1000 mg 阿莫西林＋ 500 mg 克拉霉素，一日 2 次；

（2）40 mg 泮托拉唑＋ 500 mg 甲硝唑＋ 500 mg 克拉霉素，一日 2 次；

（3）40 mg 泮托拉唑＋ 1000 mg 阿莫西林＋ 500 mg 甲硝唑，一日 2 次。

联合疗法疗程 7 天。在联合疗法中，有甲硝唑的方案仅在其他方案不能根除幽门螺杆菌感染的情况下方予使用。

• **幽门螺杆菌阴性，泮托拉唑可按下述剂量单独使用：** 十二指肠溃疡、胃溃疡和反流性食管炎患者，一次 40 mg，一日 1 次。肾功能受损和老年患者每日泮托拉唑的剂量不应超过 40 mg，除为根除幽门螺杆菌感染而使用联合疗法时，老年患者在 1 周治疗中使用常规剂量一次 40 mg，一日 1 次。严重肝功能受损的患者，一次 40 mg，隔日 1 次。十二指肠溃疡疗程 2 周，如果 2 周的疗程不够，可继续延长治疗 2 周。胃溃疡和反流性食管炎疗程 4 周，如果疗程不够，可继续延长治疗 4 周。由于长期用药的经验有限，疗程不宜超过 8 周。

◆ **老人、儿童、妊娠期及哺乳期妇女：** 老年患者每日剂量不应超过 40 mg；不推荐儿童使用本药；妊娠期妇女禁用；哺乳期妇女禁用。

四、最佳服药方式以及漏服处理

◆ **最佳服药方式：** 本品不能咀嚼或咬碎，应在早餐前 1 h 配水完整服用。为根除幽门螺杆菌感染而使用联合疗法时，每日第 2 次服药应在晚餐前进行。

五、禁忌证

◆ **禁用：** 对本品过敏者；根除幽门螺杆菌联合疗法中，禁用于有中、重度肝肾功能障碍的患者。

六、注意事项

1. 肾功能受损或老年患者每日泮托拉唑剂量不应超过40 mg。

2. 根除幽门螺杆菌感染而使用联合疗法时，老年患者应使用正常剂量（40 mg，一日 2 次）。

3. 严重肝功能受损的患者剂量应减至隔日 1 片。

4. 对尿检四氢大麻酚（THC）产生假阳性结果。

5. 合并胃癌，经泮托拉唑治疗后症状可缓解，但不能消除胃癌。

6. 长期使用泮托拉唑钠治疗，胃体活检偶见萎缩性胃炎，尤其是幽门螺杆菌阳性的患者。

7. 质子泵抑制剂（PPI）可导致骨质疏松相关性髋部、腕关节或脊椎骨折的风险增大。

七、不良反应

- **常见不良反应：**消化系统：上腹痛、腹泻、便秘、腹胀。神经系统：头痛。

八、药物过量与处理

未见相关报道。泮托拉唑不可被血液透析清除。如发生药物过量，应进行对症和支持治疗。

九、检查或监测

- **用药期间：**严重肝功能障碍（肝衰竭）的患者，应定期监测肝酶谱的变化。长期 PPI 治疗，或 PPI 与地高辛或利尿剂联用时，应定期监测血镁水平。

十、药物相互作用

作用分级	药物
禁忌	阿扎那韦、华法林
慎用	酮康唑，氨苄西林酯，铁盐，地高辛

十一、药效学与药动学

- **药效学：**泮托拉唑在胃壁细胞的酸性分泌小管中被激活，

再特异性地与胃酸分泌的最终环节——质子泵（即 H^+，K^+-ATP 酶）结合，抑制胃酸分泌。

◆ **药动学：**

口服生物利用度	分布容积	蛋白结合率	乳汁/血液比	脑脊液/血液比	起效时间	消除半衰期	血浆浓度达峰时间	分子量
77%	0.15 L/kg	98%	暂无	暂无	暂无	1 h	2～3 h	432.38

十二、贮藏

片剂、胶囊：遮光、密闭，在凉暗处保存。

雷贝拉唑

一、制剂与规格

片剂[保]：10 mg；20 mg。胶囊[保]：10 mg；20 mg。

二、临床应用与适应证

口服：胃溃疡、十二指肠溃疡、吻合口溃疡、反流性食管炎、卓–艾（Zollinger–Ellison）综合征。辅助用于胃溃疡或十二指肠溃疡患者根除幽门螺杆菌。

三、用法与用量

◆ **成人：**口服

- **胃溃疡、十二指肠溃疡、吻合口溃疡、卓–艾（Zollinger-Ellison）综合征：**一次 10 mg，一日 1 次。根据病情也可一次 20 mg，一日 1 次。胃溃疡和吻合口溃疡的疗程不超过 8 周，十二指肠溃疡的疗程不超过 6 周。
- **反流性食管炎：**一次 10 mg，一日 1 次。根据病情也可一次 20 mg，一日 1 次。反流性食管炎的疗程不超过 8 周。对于持续发作和复发性反流性食管炎的维持治疗，一次 10 mg，一日 1 次。
- **辅助用于胃溃疡或十二指肠溃疡患者根除幽门螺杆菌：**雷贝拉唑 10 mg＋阿莫西林 750 mg＋克拉霉素 200 mg，一日 2 次，连续服用 7 日。克拉霉素剂量可按需要适当增加，最高剂量为一次 400 mg，一日 2 次。

- **儿童、妊娠期及哺乳期妇女**：不推荐儿童使用本药；妊娠期妇女禁用；哺乳期妇女慎用，如必须服用，应停止哺乳。

四、最佳服药方式以及漏服处理

- **最佳服药方式**：肠溶制剂不能咀嚼或压碎服用，应整片吞服。在早晨、餐前服用。

五、禁忌证

- **禁用**：对本品过敏者。
- **慎用**：肝功能损伤的患者；老年患者。

六、注意事项

1. 本品有可能掩盖由胃癌引起的症状，故应在确诊为非恶性肿瘤的前提下开始服用。

2. 长期服用质子泵抑制剂的患者，要注意可能出现的骨折风险（尤其是老年患者）；同时应定期监测血镁水平，防止低镁血症的出现。

3. 使用本品治疗时应密切观察患者病情，并将用药量控制在治疗所需的最低剂量。由于本品尚无充分的长期使用经验，故不宜用于胃溃疡、十二指肠溃疡、吻合口溃疡的维持治疗。

4. 对于反流性食管炎的维持治疗，只适用于复发性和顽固性病例，对无需进行维持治疗的患者应避免使用。当患者饮食和饮酒的生活方式得到改善并在相当长的一段时间没有复发时，应停止用药。在维持治疗期间，建议进行密切监测（例如定期的内窥镜检查）。

5. 当本品辅助用于胃溃疡或十二指肠溃疡患者根除幽门螺杆菌，对于阿莫西林和克拉霉素的药品说明书中所标示的禁忌、慎重用药、严重的不良反应以及其他注意事项，应再次进行检查。

6. 服用质子泵抑制剂以及抗生素期间或停用后，应在停止服用上述药物 4 周以后，再进行 13C 尿素呼吸试验检测幽门螺杆菌的根除效果。

7. 长期使用本品可导致良性胃息肉。

七、不良反应

◆ **严重不良反应：**

1. 循环系统：休克及类过敏反应。

2. 血液系统：全血细胞减少、粒细胞缺乏症、血小板减少及溶血性贫血。

3. 肝脏：暴发型肝炎、肝功能障碍及黄疸。

4. 呼吸系统：间质性肺炎。

5. 皮肤及皮下组织：中毒性表皮溶解坏死（Lyell 综合征），皮肤黏膜眼综合征（Stevens–Johnson 综合征）及多形性红斑。

6. 泌尿系统：急性肾衰竭，间质性肾炎。

7. 骨骼肌肉系统：横纹肌溶解症。

八、药物过量与处理

无已知的特效解毒剂。

九、检查或监测

◆ **用药期间：**定期进行血液检查及血液生化（如肝酶）检查，发现异常，即停止用药，并及时处理。

十、药物相互作用

作用分级	药物
禁忌	阿扎那韦
慎用	依曲康唑、吉非替尼、含氢氧化铝凝胶 / 氢氧化镁的制酸剂、地高辛、甲基地高辛

十一、药效学与药动学

◆ **药效学：**本品在胃壁细胞中酸性条件下转化成为活性形式（亚磺酰基形式），通过修饰质子泵（H^+，K^+–ATP 酶）的巯基，抑制 H^+，K^+–ATP 酶的活性并抑制胃酸分泌。

◆ **药动学：**

口服生物利用度	分布容积	蛋白结合率	乳汁/血液比	脑脊液/血液比	起效时间	消除半衰期	血浆浓度达峰时间	分子量
52%	暂无	97%	暂无	暂无	暂无	(1.49±0.68)h	(3.6±0.9)h	381.43

十二、贮藏

片剂、胶囊：遮光，密闭，干燥阴凉处保存。

艾司奥美拉唑（埃索美拉唑）

一、制剂与规格

片剂[保]：20 mg；40 mg。胶囊[保]：20 mg。

二、临床应用与适应证

口服：①胃食管反流病（GERD）：反流性食管炎的治疗；已经治愈的食管炎患者预防复发的长期治疗；GERD 的症状控制。

②与适当的抗菌疗法联合用药根除幽门螺杆菌：促使与幽门螺杆菌感染相关的十二指肠溃疡愈合；防止与幽门螺杆菌相关的消化性溃疡复发。

③需要持续非甾体抗炎药（NSAID）治疗的患者，与使用 NSAID 相关的胃溃疡的治疗。

三、用法与用量

◆ **成人**：口服

• **胃食管反流病（GERD）**：

反流性食管炎的治疗：一次 40 mg，一日 1 次，疗程 4 周。对于食管炎未治愈或持续有症状的患者建议再服药治疗 4 周。

已经治愈的食管炎患者防止复发的长期维持治疗：一次 20 mg，一日 1 次。

GERD 的症状控制：没有食管炎的患者，一次 20 mg，一日 1 次。用药 4 周症状未获控制，应对患者作进一步的检查。一旦症状消除，随后的症状控制可采用按需疗法，即需要时口服一次 20 mg，一日 1 次。对于使用 NSAID 治疗伴有发生胃及十二指肠溃疡危险的患者，随后的症状控制不推荐采用按需治疗。

- **与适当的抗菌疗法联合用药根除幽门螺杆菌，使与幽门螺杆菌相关的十二指肠溃疡愈合；预防与幽门螺杆菌相关的消化性溃疡复发**：艾司奥美拉唑 20 mg ＋阿莫西林 1 g ＋克拉霉素 500 mg，一日 2 次，疗程 7 日。
- **需要持续 NSAID 治疗的患者，与使用 NSAID 治疗相关的胃溃疡的治疗**：一次 20 mg，一日 1 次，疗程 4～8 周。

◆ **老人、儿童、妊娠期及哺乳期妇女**：老年患者无需调整剂量；儿童禁用；妊娠期妇女慎用；哺乳期妇女禁用。

四、最佳服药方式以及漏服处理

◆ **最佳服药方式**：不应咀嚼或压碎。饭前 1 h 服用。肠溶胶囊不可倾出内容物。吞咽困难者，可将肠溶片溶于半杯不含碳酸盐的水中，搅拌，直至片剂完全崩解，立即或在 30 min 内服用，再加入半杯水涮洗后饮用。不能吞咽者，可将肠溶片溶于不含碳酸盐的水中，并通过胃管给药。

五、禁忌证

◆ **禁用**：对本品过敏者。

◆ **慎用**：严重肝、肾功能不全患者。

六、注意事项

1. 应首先排除恶性肿瘤，因为使用本品治疗可减轻症状，延误诊断。

2. 对长期接受奥美拉唑治疗的患者进行胃体病理活检，偶有发现萎缩性胃炎的情况。

3. 本品可能会增加难辨梭状芽胞杆菌相关性腹泻（CDAD）的风险，尤其是在住院患者中。

4. 质子泵抑制剂（PPI）的治疗可能使因骨质疏松而导致的髋、腕关节或脊柱等部位骨折的风险增加。应当根据病情接受最低剂量和最短疗程的 PPI 治疗。对那些处于骨质疏松症相关骨折风险中的患者，应当根据现有的指南对其进行治疗。

5. 使用质子泵抑制剂治疗可导致消化道感染的危险轻微增加，如沙门菌和弯曲杆菌感染。

6. 轻中度肝肾功能损害的患者无需调整剂量。严重肝功能损害的患者，剂量不应超过 20 mg。

七、不良反应

- **常见不良反应：**

1. 神经系统：头痛。
2. 胃肠道：腹泻、恶心、胃肠胀气、腹痛、便秘和口干。

八、药物过量与处理

单剂量使用 80 mg 埃索美拉唑无异常反应。与 280 mg 剂量相关的症状表现为胃肠道症状和无力。埃索美拉唑广泛地与血浆蛋白质结合，因此难以透析。对任何过量中毒的治疗，应采用对症处理和全身支持疗法。

九、检查或监测

- **用药前和用药期间：**定期监测血镁浓度。

十、药物相互作用

作用分级	药物
禁忌	阿扎那韦、奈非那韦、氯吡格雷、克拉霉素与西沙必利、匹莫齐特、阿司咪唑、特非那定、麦角胺或二氢麦角胺、贯叶连翘、利福平、氨甲蝶呤
慎用	酮康唑、伊曲康唑、铁盐和地高辛、华法林、地西泮、西酞普兰、丙米嗪、氯米帕明、苯妥英、克拉霉素、伏立康唑、他克莫司

十一、药效学与药动学

- **药效学：**埃索美拉唑是奥美拉唑的 S- 异构体，为胃黏膜壁细胞中质子泵的特异性抑制剂，可减少胃酸分泌。
- **药动学：**

口服生物利用度	分布容积	蛋白结合率	乳汁/血液比	脑脊液/血液比	起效时间	消除半衰期	血浆浓度达峰时间	分子量
64%	0.22 L/kg	97%	暂无	暂无	＜1 h	1.3 h	1～2 h	767.15

十二、贮藏

片剂：遮光、密闭，在 30℃以下保存。**胶囊：**遮光、密闭、冷处（2～10℃）保存。

法莫替丁

一、制剂与规格

片剂、胶囊[保]：10 mg；20 mg[基]；40 mg。混悬颗粒，散剂：1 g∶20 mg。

二、临床应用与适应证

口服：用于缓解胃酸过多所致的胃痛、胃灼热、反酸。用于消化性溃疡、应激性溃疡。用于因消化性溃疡、急性应激性溃疡、出血性胃炎及非甾体抗炎药引起的上消化道出血及预防侵袭性应激反应引起的上消化道出血。用于急性胃黏膜病变、胃泌素瘤、反流性食管炎。用于麻醉前给药预防吸入性肺炎。

三、用法与用量

- **成人**：口服。
  - 常规剂量用于胃酸过多、消化性溃疡（胃、十二指肠溃疡）、应激性溃疡、急性胃黏膜病变、胃泌素瘤、反流性食管炎：一次 20 mg，一日 2 次，24 h 内不超过 40 mg，于早、晚餐后或睡前服用。疗程为 4 ～ 6 周，溃疡病愈合后维持剂量减半。
- **老年人**：老年患者应减少给药剂量或延长给药间隔时间。
- **妊娠期及哺乳期妇女**：禁用。

四、最佳服药方式

食物不影响法莫替丁的吸收。

五、禁忌证

- **禁用**：对本药或其他 H_2 受体拮抗剂过敏者；严重肾功能不全者；妊娠期妇女；哺乳期妇女。
- **慎用**：有药物过敏史者；肝、肾功能不全者；心脏疾病患者；婴幼儿；老年患者慎用。

六、注意事项

1. 本品连续使用不得超过 7 天，症状未缓解，应咨询医师或药师。

2. 如服用过量或出现严重不良反应，应立即就医。

七、不良反应

- **较为常见的不良反应：**便秘、腹泻、头痛、眩晕等。

八、药物过量与处理

- **过量的表现：**过量使用（一日 80 mg），可引起血清催乳素升高，出现乳房疼痛、敏感及肿胀，停药后上述症状消失。
- **过量的处理：**若用药过量，应洗胃，并进行支持疗法。若出现头痛、眩晕和幻觉等中枢神经系统症状，可用氟哌啶醇控制。

九、检查或监测

长期使用本药应定期进行肝、肾功能及血象检查。

十、药物相互作用

无作用禁忌或严重相互作用。

十一、药效学与药动学

- **药效学：**本药为高效、长效的胍基噻唑类 H_2 受体拮抗剂，具有对 H_2 受体亲和力高的特点，其作用机制与西咪替丁相似。本药无抗雄激素与干扰药物代谢酶的作用。
- **药动学：**

口服生物利用度	分布容积	蛋白结合率	乳汁/血液比	脑脊液/血液比	起效时间	消除半衰期	血浆浓度达峰时间	分子量
50%	暂无	15%～20%	暂无	暂无	1 h	3 h	2～3 h	337.45

十二、贮藏

遮光、密封保存。

雷尼替丁

一、制剂与规格

片剂、胶囊保基：150 mg。泡腾颗粒、泡腾片：150 mg。咀嚼片：25 mg。

二、临床应用与适应证

- **口服**：用于治疗十二指肠溃疡、良性胃溃疡、术后溃疡、反流性食管炎、卓–艾（Zollinger–Ellison）综合征及其他高胃酸分泌疾病。

三、用法与用量

◆ **成人**：

- 口服，一次 150 mg，一日 2 次，或一次 300 mg，睡前 1 次。
- 维持治疗：口服，一次 150 mg，每晚 1 次。

◆ **严重肾病患者**：雷尼替丁的半衰期延长，剂量应减少，一次 75 mg，一日 2 次。

◆ **老年人**：通常老年患者肾功能有所减退，应谨慎选择剂量，并对肾功能进行监测。

◆ **妊娠期及哺乳期妇女**：禁用。

◆ **儿童**：8 岁以下儿童禁用，8 岁以上儿童：一次 75 ～ 150 mg（4 ～ 8 mg/kg），一日 2 次，最大日剂量 300 mg。

四、最佳服药方式

口服：一日 2 次于早晚餐时服，一日 1 次时，睡前顿服（该品吸收快，不受食物和抗酸剂的影响）。

五、禁忌证

◆ **禁用**：8 岁以下儿童禁用。严重肝肾功能不全者禁用。妊娠期及哺乳期妇女禁用。对本品及所含成分过敏者禁用。

六、不良反应

恶心、便秘，可见呕吐、腹泻、腹部不适或疼痛；头痛、头晕，偶见眩晕、失眠、嗜睡、健忘。

七、药物相互作用

作用分级	药物
禁忌	• 吉非替尼、达沙替尼、帕唑帕尼
严重	• 磺酰脲降糖药、茶碱类、苯二氮䓬类、抗心律失常药、抗病毒药、头孢类 • 其他：华法林、酮康唑、厄洛替尼、二甲双胍、溴隐亭、氟西汀、帕罗西汀、伊曲康唑、利福喷汀、美金刚、硝苯地平、依诺沙星等

八、药效学与药动学

药效学：本药为选择性 H_2 受体拮抗剂。

药动学：

口服生物利用度	表观分布容积	蛋白结合率	乳汁/血液比	脑脊液/血液比	起效时间	消除半衰期	血浆浓度达峰时间	分子量
50% 左右	1.1 ～ 1.9 L/kg	15%±3%	暂无	1/30 ～ 1/20	暂无	2 ～ 3 h	1 ～ 2 h	350.87

九、贮藏

片剂、胶囊：遮光，密封，在干燥处保存。

乳酶生

一、制剂与规格

片剂：0.1 g；0.15 g 基保；0.3 g 基保。散剂：0.1 g。

二、临床应用与适应证

- **口服**：用于消化不良、肠内过度发酵、肠炎、腹胀及小儿饮食失调所引起的腹泻、绿便等。

三、用法与用量

- **成人**：
- **口服**：12 岁以上儿童及成人一次 300 ～ 900 mg，一日 3 次，饭前服用。
- **儿童**：小于 1 岁，一次 100 mg；一日 3 次。
  1 ～ 3 岁，体重 10 ～ 15 kg，一次用量 150 ～ 300 mg；一日 3 次。
  4 ～ 6 岁，体重 16 ～ 21 kg，一次用量 300 ～ 450 mg；一日 3 次。
  7 ～ 9 岁，体重 22 ～ 27 kg，一次用量 300 ～ 600 mg；一日 3 次。
  10 ～ 12 岁，体重 28 ～ 32 kg，一次用量 450 ～ 600 mg，一日 3 次。

◆ **老年人、妊娠期妇女**：用法同上。

四、最佳服药方式以及漏服处理

◆ **最佳服药方式**：饭前服用。

五、禁忌证

◆ **禁用**：尚不明确。

六、注意事项

1. 本品为活菌制剂，不应置于高温处。

2. 对乳酶生片过敏者禁用，过敏体质者慎用。

3. 不宜与抗菌药物或吸着剂合用，应间隔 2 ～ 3 h 分开服用。

七、不良反应

尚不明确。

八、药物相互作用

作用分级	药物
轻中度	● 抗生素：红霉素、氯霉素、土霉素等 ● 制酸药、磺胺类、铋剂、鞣酸、活性炭、酊剂

九、药效学与药动学

◆ **药效学**：本品为活肠球菌的干燥制剂，在肠内分解糖类生成乳酸，使肠内酸度增高，从而抑制腐败菌的生长繁殖，并防止肠内发酵，减少产气，因而有促进消化和止泻作用。

十、贮藏

◆ **片剂、散剂**：密封、遮光，在凉暗处保存。

颠茄

一、制剂与规格

片剂：0.01 g [基保]。复方制剂：含颠茄浸膏 0.01 g 及苯巴比妥 0.015 g。酊剂：含生物碱 0.03%。

二、临床应用与适应证

口服：抗胆碱药，解除平滑肌痉挛，抑制腺体分泌。用于胃及十二指肠溃疡，胃肠道、肾、胆绞痛，输尿管结石等引起的腹痛，胃炎及胃痉挛引起的呕吐和腹泻，迷走神经导致的多汗、流涎、心率慢、头晕等。

三、用法与用量

- **成人**：口服
  - **常用量**：一次 10 ～ 30 mg，每日 3 次，一日 30 ～ 90 mg；**极量**：一次 50 mg，一日 150 mg。
  - **酊剂**：一次 0.3 ～ 1.0 ml，**极量**：一次 1.5 ml，一日 3 次。
  - **浸膏**：一次 8 ～ 16 mg，**极量**：一次 50 mg。
  - **复方制剂**：一次 1 片。
- **老年人**：每次 4 ～ 8 mg，每日 3 次。
- **儿童、妊娠期及哺乳期妇女**：儿童、妊娠期妇女慎用；哺乳期妇女禁用。

四、最佳服药方式以及漏服处理

- **最佳服药方式**：口服。成人一次 1 片，疼痛时服。必要时 4 h 后可重复 1 次。

五、禁忌证

- **禁用**：对本品过敏者，哺乳期妇女，前列腺肥大患者，青光眼患者。
- **慎用**：妊娠期妇女及高血压、心脏病、反流性食管炎、胃肠道阻塞性疾病、甲状腺功能亢进、溃疡性结肠炎患者。

六、注意事项

酊剂浓度不宜过大，以免发生阿托品化现象。

七、不良反应

- **较为常见的不良反应**：口干、便秘、出汗减少、口鼻咽喉及皮肤干燥、视物模糊、排尿困难（老人）。

八、药物过量与处理

- **过量的表现**：参照“阿托品”。

- **过量的处理**：可洗胃、导泻。呼吸抑制时用尼可刹米。另外可皮下注射新斯的明 0.5 ～ 1 mg，每 15 min 一次，直至瞳孔缩小或症状缓解为止。

九、药物相互作用

作用分级	药物
严重	• 尿碱化药：碳酸酐酶抑制药、碳酸氢钠、乙酰唑胺 • 金刚烷胺、美克洛嗪、吩噻嗪类药（氯丙嗪、奋乃静）、其他抗胆碱药、扑米酮、普鲁卡因胺、三环类抗抑郁药 • 单胺氧化酶抑制剂：呋喃唑酮、丙卡巴肼 • 其他：可待因、美沙酮

十、药效学与药动学

- **药效学**：抗胆碱药，解除平滑肌痉挛，抑制腺体分泌。
- **药动学**：有关活性成分的药代动力学信息，请参考阿托品或山莨菪碱。

十一、贮藏

片剂：遮光、密封保存。

山莨菪碱

一、制剂与规格

片剂（含消旋）基保：5 mg、10 mg。

二、临床应用与适应证

- **口服**：抗胆碱药，临床主要用于解除平滑肌痉挛、胃肠绞痛、胆道痉挛以及有机磷中毒等。

三、用法与用量

- **成人**：
- **口服**：每次 5 ～ 10 mg，一日 3 次。
- **老年人、儿童、妊娠期及哺乳期妇女**：慎用。

四、最佳服药方式

餐后服。

五、禁忌证

- **禁用**：颅内压增高、脑出血急性期、青光眼、幽门梗阻、肠梗阻、前列腺肥大、新鲜眼底出血和恶性肿瘤患者。
- **慎用**：老年人、儿童、妊娠期及哺乳期妇女；反流性食管炎、重症溃疡性结肠炎患者。

六、注意事项

夏季用药时，因其闭汗作用，可使体温升高。

七、不良反应

- **较为常见的不良反应**：口干、面红、视物模糊等，上述症状多在 1 ～ 3 h 内消失。用量过大时可出现阿托品样中毒症状，但排泄快，无积蓄作用，对肝肾无损害。

八、药物过量与处理

- **过量的表现**：剂量过大出现阿托品样中毒症状，呼吸增快、高热、皮肤潮红、瞳孔扩大、心动过速、血压升高、眩晕、狂躁以至抽搐等。
- **过量的处理**：①口服大剂量中毒者，立即催吐、洗胃、导泻。②中枢兴奋者用巴比妥类或水合氯醛对抗。③可使用拮抗剂如毛果芸香碱、新斯的明等。可用 1% 毛果芸香碱解救，每次 0.25 ～ 0.5 ml，皮下注射，每 15 min 一次，直至症状缓解。④吸氧、输液。

九、检查或监测

- **用药期间**：心电图、血压、呼吸、脉搏、指尖血糖等。

十、药物相互作用

作用分级	药物
严重	• 吩噻嗪类药：如氯丙嗪、氟奋乃静 • 抗胆碱类药：如多奈哌齐、加兰他敏、吡斯的明、新斯的明 • 其他：金刚烷胺、三环类抗抑郁药、扑米酮

十一、药效学与药动学

- **药效学**：本品为 M– 胆碱受体阻滞剂，具有外周抗 M 胆碱受体作用，能解除乙酰胆碱所致平滑肌痉挛。

◆ **药动学：**

口服生物利用度	分布容积	蛋白结合率	乳汁/血液比	脑脊液/血液比	起效时间	消除半衰期	血浆浓度达峰时间	分子量
暂无	11.9 L/kg	暂无	暂无	暂无	1 ～ 2 min	40 ～ 50 min	1.2 h	305.4

十二、贮藏

片剂：密封保存。

阿托品

高警示药品

重要警示

1. 青光眼及前列腺肥大者、高热者禁用。

2. 用量过大可引起外周反应加剧、中枢神经系统抑制、呼吸衰竭及死亡。

一、制剂与规格

片剂保基：0.3 mg。滴眼液：10 ml：0.1 g。眼膏：0.5%、1%、2%、3%。

二、临床应用与适应证

口服：

1. 各种内脏绞痛，对胆绞痛、肾绞痛的疗效较差。

2. 迷走神经过度兴奋所致的窦房传导阻滞、房室传导阻滞等缓慢性心律失常，也可用于继发于窦房结功能低下的室性异位节律。

3. 解救有机磷酸酯类中毒。

4. 可减轻帕金森病患者强直及震颤症状，并能控制其流涎及出汗过多。

三、用法与用量

◆ **成人：**

• **口服：**0.3 ～ 0.6 mg，一日 3 次，极量一次 1 mg，一

日 3 mg。

- **老年人**：老年患者尤其年龄在 60 岁以上者，腺体分泌易受影响，慎用本品。
- **儿童**：脑部对本品敏感，尤其发热时，易引起中枢障碍，慎用。
- **妊娠期妇女**：慎用。

四、禁忌证

1. 心脏病，特别是心律失常、充血性心力衰竭、冠心病、左房室瓣狭窄、心动过速等患者。

2. 青光眼及前列腺肥大者、高热者。

3. 休克伴有心动过速或高热者。

4. 急性五氯酚钠中毒者。

五、注意事项

1. 本品可分泌入乳汁，并有抑制泌乳作用。

2. 婴幼儿对本品的毒性反应极敏感，环境温度较高时，因闭汗有体温急骤升高的危险，应用时要严密观察。

3. 对于由有机磷神经毒剂和杀虫剂引起的危及生命的中毒，没有使用阿托品的绝对禁忌证。

4. 应用苯二氮䓬类药物来控制阿托品引起的明显兴奋和惊厥时应避免大剂量镇静，因为中枢神经系统抑制作用可能与严重阿托品中毒后期发生的抑制作用一致。

5. 抗胆碱酯酶效应加强了巴比妥类药物作用，因此，在治疗抽搐时应谨慎使用巴比妥类药物。

六、不良反应

- **较为常见的不良反应**：瞳孔扩大（43%）、心动过速（39%）、皮肤发红（20%）、体温升高（4%）和神经异常（5%）。

七、药物过量与处理

- **过量的表现**：体温过高、高血压、呼吸加速、恶心甚至呕吐、皮疹。过量可能刺激中枢神经系统，出现心神不定、激动、运动失调、动作不协调、偏执、精神不正常及出现幻觉、精神错乱甚至癫痫。

- **过量的处理**：当患者口服过量阿托品时，在 1 h 之内应该洗胃或使用活性炭来减少吸收，然后进行相关治疗。可以使用地西泮来控制明显的激动或者惊厥，由于吩噻嗪类药可能会增强抗毒蕈碱药的效果，一般不使用。应按照指示进行支持性治疗。

八、检查或监测

- **用药期间**：心电图、血压、呼吸、脉搏、指尖血糖等。

九、药物相互作用

作用分级	药物
禁忌	● 羟苯甲酸盐、硫酸镁
严重	● 尿碱化药：含镁或钙的制酸药、碳酸酐酶抑制药、碳酸氢钠、枸橼酸盐 ● 其他抗胆碱药：金刚烷胺、吩噻嗪类药、扑米酮、普鲁卡因胺、三环类抗抑郁药、H1 受体拮抗剂、异烟肼 ● 其他：哌替啶、地高辛、氯丙嗪、胺碘酮、普萘洛尔、地西泮、苯巴比妥钠、吗啡

十、药效学与药动学

- **药效学**：本品为典型的 M 胆碱受体阻滞剂。
- **药动学**：

口服生物利用度	分布容积	蛋白结合率	乳汁/血液比	脑脊液/血液比	起效时间	消除半衰期	血浆浓度达峰时间	分子量
63.5%	1.7 L/kg	14% ～ 22%	暂无	暂无	暂无	3.7 ～ 4.3 h	1 ～ 2 h	289.4

十一、贮藏

遮光、密封保存。

匹维溴铵

一、制剂与规格

片剂基保：50 mg。

二、临床应用与适应证

口服：

1. 对症治疗与肠易激综合征等肠道功能紊乱有关的疼痛、排便异常和胃肠不适。

2. 对症治疗与胆道功能紊乱有关的疼痛。

3. 为钡灌肠做准备。

三、用法与用量

◆ **成人：** 口服

• 每次 50 mg，每日 3 次，根据病情可增至每次 100 mg，进餐时服用。必要时一次剂量可达 100 mg，一日可达 300 mg。

• 钡灌肠准备时，检查前 3 天每次 100 mg，一日 2 次，在检查前清晨再口服 100 mg。

◆ **老年人：** 据现有资料，本品可用于老年患者。

◆ **儿童：** 因临床数据不足，本品不推荐儿童使用。

◆ **妊娠期及哺乳期妇女：** 妊娠期间禁止服用，哺乳期间应避免服用。

四、最佳服药方式以及漏服处理

◆ **最佳服药方式**

• 应用足量水（一玻璃杯水）将整片药吞下，切勿掰碎、咀嚼或含化药片。

• 宜在进餐时用水吞服，不要在卧位或睡前吞服药片。

五、禁忌证

◆ **禁用：** 对本品或有溴化物过敏者；妊娠期妇女。

◆ **慎用：** 食管、胃及十二指肠溃疡者；哺乳期妇女慎用。本品含有乳糖，半乳糖不耐症、乳糖酶缺乏症或葡萄糖半乳糖吸收不良（罕见遗传病）的患者慎用。高血压、心脏病、肝病、糖尿病、肾病等慢性病严重者慎用。

六、注意事项

1. 忌食生冷、油腻食物。

2. 切勿掰碎、咀嚼或含化药片。宜在进餐时用水吞服，不要在卧位或睡前吞服药片。

3. 本药没有明显的抗胆碱能不良反应，因此合并前列腺增生、尿潴留和青光眼的肠易激综合征患者可合并应用。

七、不良反应

◆ **较为常见的不良反应**：

1. 本药耐受性良好，少数患者有腹痛、腹泻、便秘，偶见瘙痒、皮疹、恶心、口干等。

2. 有资料报道患者在两餐之间口服匹维溴铵后出现了胃灼热和吞咽困难，内窥镜检查显示有急性食管溃疡形成，停药即可恢复。

八、药物过量与处理

◆ **过量的表现**：剂量超过 600 mg 可出现腹泻、恶心、呕吐、腹痛等消化道症状。

◆ **过量的处理**：无特殊解毒药，请对症治疗。

九、药物相互作用

作用分级	药物
轻中度	氯化钡、乙酰胆碱、去甲肾上腺素、卡巴胆碱

十、药效学与药动学

◆ **药效学**：亲肌性解痉剂（A 类：胃肠道和代谢）。

◆ **药动学**：

口服生物利用度	分布容积	蛋白结合率	乳汁/血液比	脑脊液/血液比	起效时间	消除半衰期	血浆浓度达峰时间	分子量
低于 10%	暂无	97%	暂无	暂无	暂无	1.5 h	0.5～3 h	591.5

十一、贮藏

片剂：避光，密封，干燥处保存。

乳果糖

一、制剂与规格

口服溶液剂基保：15 ml：10 g；100 ml：66.7 g；200 ml：

133.4 g。粉剂：5 g；100 g。

二、临床应用与适应证

口服：

1. 慢性或习惯性便秘：调节结肠的生理节律。

2. 肝性脑病（PSE）：用于治疗和预防各种肝病引起的高血氨症及高血氨所致的肝性脑病、肝昏迷或昏迷前状态。

3. 作为治疗内毒素血症的辅助用药。

三、用法与用量

◆ **成人：**

• **口服：**每日剂量可根据个人需要进行调节。

1. 成人起始剂量 30 ～ 45 ml/d，维持剂量 15 ～ 25 ml/d。

2. 肝昏迷及昏迷前期：宜小剂量开始，起始剂量 30 ～ 50 ml，一日 3 次；或粉剂 10 ～ 20 g 溶于水或饮料中，一日 3 次。维持剂量：应调至每日最多 2 ～ 3 次软便，大便 pH 值 5.0 ～ 5.5。

3. 对不能口服的患者，还可用 300 ml 加水 700 ml 共 1000 ml 或乳果糖与水配成 1∶1 溶液，每 6 h 灌肠 500 ～ 1000 ml，当患者神志改善后，改为口服。

4. 根据乳果糖的作用机制，1 ～ 2 天可取得临床效果。如 2 天后仍未有明显效果，可考虑加量。

◆ **儿童：**

1. 婴儿：起始剂量 5 ml/d，维持剂量 5 ml/d。

2. 3～6 岁儿童：起始剂量 5～10 ml/d，维持剂量 5～10 ml/d。

3. 7 ～ 14 岁儿童：起始剂量 15 ml/d，维持剂量 10 ml/d。

◆ **妊娠期及哺乳期妇女：**推荐剂量的本品可用于妊娠期和哺乳期，妊娠前 3 个月慎用。

◆ **老年人：**用药安全性尚无相关针对性资料。

四、最佳服药方式以及漏服处理

◆ **最佳服药方式：**

• 本品宜在早餐时一次服用。

• 部分患者认为其口味不佳，可加入水、果汁、牛奶稀释，或与食物混服。

五、禁忌证

◆ **禁用**：半乳糖血症；肠梗阻，阑尾炎，急腹痛及与其他导泻剂同时使用；对乳果糖及其组分过敏者；不明原因的腹痛者；低半乳糖饮食者；本品含有可吸收的糖，糖尿合并半乳糖血症患者禁用。

六、注意事项

1. 本品如用于乳糖酶缺乏症患者，需注意本品中乳糖的含量。

2. 本品在便秘治疗剂量下，不会给糖尿病患者带来任何问题。

3. 本品用于治疗肝昏迷或昏迷前期的剂量较高，糖尿病患者应慎用。

七、不良反应

◆ **较为常见的不良反应**：

1. 可能引起胃肠胀气或绞痛等不适症状，高剂量使用后偶见恶心、呕吐。

2. 治疗初始几天可能会有腹胀，通常继续治疗即可消失。

3. 当剂量高于推荐治疗剂量时，可能会出现腹痛和腹泻，此时应减少使用剂量。

4. 如果长期大剂量服用（通常仅见于 PSE 的治疗），患者可能会因腹泻出现水、电解质丢失，尤其是钾的丢失。

5. 偶见高钠血症。

八、药物过量与处理

◆ **过量的表现**：可能出现腹痛或腹泻。

◆ **过量的处理**：停药即可。

九、药物相互作用

本品可导致结肠 pH 值下降，故可能引起结肠 pH 值依赖性药物（如 5–ASA）失活。

十、药效学与药动学

◆ **药效学**：乳果糖在结肠中被消化道菌丛转化成低分子量有机酸，导致肠道内 pH 值下降，发挥渗透效应，并改善细菌氨代谢，从而发挥导泻作用。

◆ **药动学**：

口服生物利用度	分布容积	蛋白结合率	乳汁/血液比	脑脊液/血液比	起效时间	消除半衰期	血浆浓度达峰时间	分子量
暂无	暂无	暂无	暂无	暂无	24～48 h	暂无	暂无	暂无

十一、贮藏

溶液剂：避光，10～25℃保存。

洛哌丁胺

一、制剂与规格

胶囊剂[基][保]：2 mg。颗粒剂[保]：1 g×12 袋。

二、临床应用与适应证

口服：

1. 用于回肠造瘘术患者以减少排便量及次数，增加大便稠硬度。
2. 用于肛门直肠手术后的患者，以抑制排便失禁。

三、用法与用量

◆ **成人**：口服

- 急性腹泻：起始剂量，成人 4 mg，5 岁以上儿童 2 mg，以后每次排不成形便后服用 2 mg。
- 慢性腹泻：起始剂量，成人 4 mg，5 岁以上儿童 2 mg，以后可调节每日剂量以维持每日 1～2 次正常大便。一般维持剂量每日 2～12 mg。
- 每日最大剂量：成人不超过 16 mg，儿童不超过 6 mg/20 kg 体重。

◆ **儿童**：用于治疗小儿急性腹泻时，2～5 岁儿童一次 1 mg，一日 3 次；5～8 岁儿童一次 2 mg，一日 2 次；8～12 岁儿童一次 2 mg，一日 3 次。

四、最佳服药方式以及漏服处理

空腹或餐前半小时服用，首剂 4 mg，然后腹泻一次再给予 2 mg 直至患者腹泻停止，一日剂量不超过 16 mg。不推荐连续使用 48 h 以上，因有出现麻痹性肠梗阻的风险。

若发生漏服，不可补服，恢复常规服药规律即可，且下次剂量不要加倍。

五、禁忌证

禁用：

1. 禁用于已知对本品过敏者。
2. 禁用于 2 岁以下的儿童。
3. 本品不应作为以下疾病的主要治疗方法：①主要症状为高热和脓血便的急性细菌性痢疾。②急性溃疡性结肠炎。③沙门菌属、志贺菌属或弯曲杆菌属等侵入性病原体引起的细菌性小肠结肠炎。④使用广谱抗生素引起的伪膜性肠炎。

六、注意事项

1. 使用高于推荐剂量存在严重心脏不良反应风险。
2. 本品全部由肝代谢，肝功能障碍可能导致药物相对过量，应注意中枢神经系统毒性反应症状，肝功能障碍者应减量。
3. 对于伴有肠道感染的腹泻，必须同时应用有效的抗生素治疗。
4. 本品可能被滥用于缓解阿片类药物戒断，使用超治疗剂量代替阿片类药物会诱发欣快感。

七、不良反应

- **较为常见的不良反应：**不良反应轻，可出现过敏（如皮疹等），消化道症状（如口干、腹胀、食欲不振、胃肠痉挛、恶心、呕吐），以及头晕、头痛、乏力等。

八、药物过量与处理

- **过量的表现：**使用高于推荐剂量可能会导致危及生命的心脏、中枢神经系统和呼吸系统不良反应。
- 洛哌丁胺用药过量（慢性摄入剂量范围为每日 70 ～ 1600 mg；推荐剂量的 4 ～ 100 倍）导致危及生命的心脏不良反应，甚至死亡。
- 洛哌丁胺用药过量可能引起阿片类药物毒性作用，包括中枢神经系统抑制、低血压、尿潴留和麻痹性肠梗阻。
- **过量的处理：**立即停药并开始治疗，以控制和预防心律失常及严重后果。纳洛酮可逆转与阿片类药物相关的毒性。

九、检查或监测

- **用药期间：**若出现洛哌丁胺用药过量，采用纳洛酮解救时应在最后一剂纳洛酮后至少 48 h 内监测生命体征、神经和心肺状态，如心电图、血压、血氧饱和度等。

十、药物相互作用

作用分级	药物
严重	• Ⅰa 类或Ⅲ类抗心律失常药：奎尼丁、普鲁卡因胺、胺碘酮、索他洛尔 • 抗精神病药：氯丙嗪、氟哌啶醇、硫利达嗪、齐拉西酮 • 抗生素：莫西沙星 • 其他药物：戊脒、醋酸左美沙酯、美沙酮、利托那韦、吉非贝齐、伊曲康唑、酮康唑、去氨加压素

十一、药效学与药动学

- **药效学：**①作用于肠壁的阿片受体，阻止乙酰胆碱和前列腺素的释放，从而抑制肠蠕动，延长肠内容物的滞留时间。②可增加肛门括约肌的张力，因此可抑制大便失禁和便急，也可用于肛门直肠手术的患者。③与肠壁的高亲和力和明显的“首过代谢”，使其几乎不进入全身血液循环。
- **药动学：**

口服生物利用度	分布容积	蛋白结合率	乳汁/血液比	脑脊液/血液比	起效时间	消除半衰期	血浆浓度达峰时间	分子量
0.3%	暂无	95%	暂无	暂无	暂无	9.1 ～ 14.4 h	口服 5 h	477

十二、贮藏

胶囊、颗粒剂：密封，在干燥处保存。

蒙脱石

一、制剂与规格

散剂基保：3 g。分散片：1 g。颗粒剂保：3 g。混悬液保：30 ml∶3 g；60 ml∶6 g；90 ml∶9 g；120 ml∶12 g；

180 ml：18 g。

二、临床应用与适应证

口服：

1. 适用于成人或儿童急、慢性腹泻。

2. 肠易激综合征。

3. 肠道菌群失调。

4. 食管、胃、十二指肠疾病引起的相关疼痛症状的辅助治疗，但本品不作为解痉剂使用。

5. 溃疡性结肠炎，疗效可达 60% ～ 75%。

6. 胃炎、胃及十二指肠溃疡病。

7. 食管炎。

三、用法与用量

◆ **成人：**口服

- **散剂：**成人每次 3 g，一日 3 次。儿童 1 岁以下每日 1 袋，分 3 次服；1 ～ 2 岁每日 1 ～ 2 袋，分 3 次服；2 岁以上每日 2 ～ 3 袋，分 3 次服。服用时将本品倒入半杯温开水（约 50 ml）中混匀迅速服完。治疗急性腹泻时首次剂量应加倍。
- **混悬液：**摇匀后口服，一日 3 次。一次用量：1 岁以下，10 ml；1 ～ 2 岁，10 ～ 20 ml；2 岁以上，20 ～ 30 ml；成人 30 ml。

◆ **老年人、儿童、妊娠期及哺乳期妇女：**可安全服用本品，但需注意儿童过量服用易引起便秘。

四、注意事项

1. 治疗急性腹泻时，应注意纠正脱水。

2. 如出现便秘，可减少剂量继续服用。

3. 急性腹泻为水样便时加用补液盐；黏液脓血便加用抗生素。

4. 如需服用其他药物，建议和本品间隔一段时间，应在服用本药前 1 h 服用其他药物。

五、不良反应

少数人有轻微便秘。

六、药物相互作用

1. 吐根、诺氟沙星：可提高对致病性细菌感染的疗效。
2. 红霉素：可减轻红霉素的胃肠反应，提高红霉素的疗效。

七、药效学与药动学

- **药效学**：本品为天然蒙脱石微粒粉剂。
- **药动学**：本品不进入血液循环系统，2 h 后可均匀地覆盖在整个肠腔表面，6 h 后连同所吸附的攻击因子随消化道自身蠕动排出体外。本品不影响 X 线检查，不改变大便颜色，不改变正常的肠蠕动。

八、贮藏

散剂、混悬液：密封，在干燥处保存。

聚乙二醇

一、制剂与规格

散剂[保][基]：10 g。

二、临床应用与适应证

治疗成人及 8 岁以上儿童（含 8 岁）的便秘症状。儿童应短期治疗，最长疗程不应超过 3 个月。

三、用法与用量

- **成人**：每日 1 ～ 2 次，每次 1 袋；或每天 1 次，每次 2 袋。每日剂量应根据患者服用后的临床效果进行调整，从隔日 1 袋到每日 2 袋不等。
- **老年人**：尚无老年人大规模使用本药的经验。
- **儿童**：用药尚不明确。
- **妊娠期及哺乳期妇女**：尚缺乏妊娠期妇女用药的安全性研究资料。哺乳期妇女可使用本品。

四、最佳服药方式及漏服处理

- **最佳服药方式**：每袋内容物溶于一杯 200 ～ 250 ml 水中后服用。服用后 24 ～ 48 h 显效。

五、禁忌证

1. 严重的炎性肠病（溃疡性结肠炎、克罗恩病）或中毒性巨结肠。

2. 消化道穿孔或有消化道穿孔危险。

3. 肠梗阻或疑似肠梗阻，或症状性狭窄。

4. 不明原因的腹痛症状。

5. 已知对聚乙二醇或赋形剂的某一成分过敏。

六、注意事项

1. 本品不含显著的糖或多元醇，可用于糖尿病或需要无乳糖饮食的患者。

2. 本品含有山梨糖醇，果糖不耐受者（罕见的遗传疾病）不建议使用。

七、不良反应

1. 免疫系统过敏反应，如皮疹、荨麻疹、水肿、过敏性休克。

2. 胃肠道系统反应，如恶心、腹胀、胃胀气。大剂量服用可见腹泻。肠功能紊乱者可见腹痛。

八、药物相互作用

一般来讲，本品增加排泄，有可能影响其他药物的吸收，因此最好与其他药物间隔较长一段时间（至少 2 h）服用。

九、药效学与药动学

- **药效学**：本药借由其在肠道的渗透作用而产生缓泻效果。作用时间因粪便嵌塞或慢性便秘的严重度而异。
- **药动学**：既不被消化道吸收也不参与生物转化。

十、贮藏

30℃以下密闭保存。

联苯双酯

一、制剂与规格

片剂[基][保]、胶囊：25 mg。滴丸[保][基]：1.5 mg。

二、临床应用与适应证

临床上用于慢性迁延性肝炎伴 ALT 升高者，也可用于化学毒物、药物引起的 ALT 升高。

三、用法与用量

- **成人**：①片剂、胶囊剂：一次 25 ～ 50 mg，一日 3 次；②滴丸：一次 7.5 mg，一日 3 次，必要时一次 9 ～ 15 mg，一日 3 次，连用 3 个月。待 ALT 正常后改为一次 7.5 mg，一日 2 次，连用 3 个月。
- **儿童**：①片剂、胶囊：较成人用药剂量酌减。②滴丸：一次 0.5 mg/kg，一日 3 次，连用 3 ～ 6 个月。
- **老年人**：老年人慎用。
- **妊娠期及哺乳期妇女**：禁用。

四、禁忌证

1. 对本药过敏者禁用。
2. 失代偿性肝硬化患者禁用。

五、注意事项

1. 少数患者用药过程中 ALT 可回升，加大剂量可使之降低。停药后部分患者 ALT 反跳，但继续服药仍有效。
2. 个别患者于服药过程中可出现黄疸及病情恶化，应停药。

六、不良反应

可出现口干、轻度恶心，偶有皮疹发生，一般加用抗变态反应药物后即可消失。

七、检查或监测

用药期间监测肝酶。

八、药物相互作用

与肌苷合用可减少本药的降酶反跳现象。

九、药效学与药动学

- **药效学**：本品的降酶作用可能是肝组织损害减轻的反映。对部分肝炎患者有改善蛋白代谢作用，使白蛋白升高，球蛋白降低。对 HbsAg 及 HbeAg 无转阴作用，也不能使肿大的肝脾缩小。

- **药动学**：本品口服吸收约 30%，肝首过效应使其迅速被代谢转化。24 h 内约 70% 自粪便排出。滴丸的生物利用度为片剂的 1.25 ～ 2.37 倍。

十、贮藏

片剂、胶囊：遮光，密封保存。

滴丸：密封，干燥处保存。

精氨酸

一、制剂与规格

片剂：250 mg。注射剂[保][基]：20 ml : 5 g。粉针剂[保]：5 g；10 g。

二、临床应用与适应证

用于肝性脑病，忌钠的患者，也适用于其他原因引起血氨增高所致的精神症状治疗。

三、用法与用量

- **成人**：
  - 片剂：一日 3 次，每次 0.75 ～ 1.5 g。
  - 注射剂、粉针剂：静脉滴注一次 15 ～ 20 g，临用前，用 5% 葡萄糖注射液 1000 ml 溶解稀释后应用。

四、禁忌证

1. 对本品中任何成分过敏者禁用。
2. 高氯性酸中毒、肾功能不全及无尿患者禁用。
3. 爆发性肝衰竭患者，因体内缺乏精氨酸酶不宜使用本品。

五、注意事项

1. 本品不含钠离子，适用于不宜用谷氨酸钠的患者。
2. 用药期间应监测血气分析、酸碱平衡和电解质，有酸中毒和高钾血症者不宜使用。
3. 药品性状发生改变时禁止使用。

六、不良反应

可引起高氯性酸中毒，以及血中尿酸、肌酸、肌酐浓度升高。

七、药物过量与处理

尚无本品药物过量的系统研究资料。静脉大剂量给予精氨酸可引起低血压。一旦发生药物过量，应立即停药，给予对症和支持治疗。

八、检查或监测

用药期间应监测血气分析、酸碱平衡和电解质。

九、药效学与药动学

- **药效学**：本药参与鸟氨酸循环，促进尿素的形成，使体内产生的氨经鸟氨酸循环转变成无毒的尿素，并随尿排出，从而降低血氨浓度。

十、贮藏

片剂：密封，干燥处保存。

粉针剂、注射剂：密封保存。

甘草酸二铵

一、制剂与规格

肠溶胶囊、胶囊[保][基]：50 mg。片剂[保]：50 mg。

二、临床应用与适应证

适用于伴有 ALT 升高的急、慢性肝炎的治疗。

三、用法与用量

- **成人**：
- **口服**：一日 3 次，每次 150 mg。
- **儿童**：新生儿、婴幼儿的用药剂量和不良反应尚未确定，不推荐使用本药。
- **妊娠期及哺乳期妇女**：妊娠期妇女不宜使用本药，哺乳期应用尚不明确。

四、最佳服药方式及漏服处理

- **最佳服药方式：** 食物不影响甘草酸二铵的吸收，肠溶制剂请完整吞服，不要掰开、咀嚼或研碎服用。

五、禁忌证

1. 对本药过敏者。
2. 本药肠溶胶囊含有卵磷脂，对卵磷脂过敏者禁用。
3. 严重低钾血症、高钠血症、高血压、心力衰竭、肾衰竭患者禁用。

六、注意事项

治疗过程中应定期测血压、血清钾 / 钠浓度，如出现高血压、血钠潴留、低钾血症等情况应停药或适当减量。

七、不良反应

少数患者可有血压升高、头晕、头痛、恶心、上腹不适、腹胀、皮疹和发热，但不影响治疗。严重者可出现休克、假性高醛固酮血症等。

八、检查或监测

- **用药期间：** 定期测血压和血清钾、钠浓度。

九、药物相互作用

与利尿剂合用可导致血清钾降低。

十、药效学与药动学

- **药效学：** 本药为中药甘草有效成分的提取物，具有较强的抗炎、保护肝细胞膜及改善肝功能的作用。该药在化学结构上与醛固酮的类固醇环相似，可阻碍可的松与醛固酮的灭活，从而发挥类固醇样作用，但无皮质激素的不良反应。
- **药动学：**

血浆蛋白结合率	血浆浓度达峰时间	排泄	分子量
92%（静脉给药）	8 ～ 12 h	70% 经胆汁，20% 经呼吸道，少量经尿液	857.01

十一、贮藏

片剂：密封，阴凉处保存。

肠溶胶囊、胶囊：密封，干燥处保存。

水飞蓟宾

一、制剂与规格

胶囊[保]：35 mg；140 mg [基]。片剂[保][基]：70 mg。

二、临床应用与适应证

中毒性肝损害；慢性肝炎及肝硬化的支持治疗。

三、用法与用量

- **成人**：①严重患者：一日 3 次，每次 140 mg。②维持剂量与中等程度肝病患者：每日 3 次，每次 70 mg。
- **妊娠期及哺乳期妇女**：慎用。

四、最佳服药方式及漏服处理

- **最佳服药方式**：严重患者，饭前服用。
- **漏服处理**：无。

五、禁忌证

对本药过敏者。

六、注意事项

1. 本药不适用于治疗急性中毒。
2. 药物治疗不能替代对导致肝损伤因素的排除。

七、不良反应

偶尔发现有轻度腹泻现象。

八、药物过量与处理

如果过量使用，原有的不良反应会扩大，此时需要医师对症治疗。

九、药效学与药动学

- **药效学**：水飞蓟宾能够稳定肝细胞膜，保护肝细胞的酶系统，清除肝细胞内的活性氧自由，从而提高肝的解毒能力，避免肝细胞在长期接触毒物、服用肝毒性药物、吸烟、饮酒等情况下受到损伤。

◆ **药动学**：

吸收半衰期	清除半衰期	排泄
2.2 h	6.3 h	80% 经胆汁

十、贮藏

胶囊：密封，在常温干燥处保存。

片剂：密封，干燥处保存。

地衣芽孢杆菌活菌

一、制剂与规格

胶囊[保]：250 mg[基]，500 mg。颗粒[保]：250 mg，500 mg[基]。

二、临床应用与适应证

用于细菌或真菌引起的急、慢性肠炎，腹泻；也可用于其他原因引起的胃肠道菌群失调的防治。

三、用法与用量

◆ **成人**：一日 3 次，每次 500 mg。

◆ **儿童**：一日 3 次，每次 250 mg。

四、最佳服药方式及漏服处理

◆ **最佳服药方式**：首次加倍。服用时将颗粒溶于水或牛奶中混匀后服用。

◆ **漏服处理**：无。

五、禁忌证

对本药过敏者。

六、注意事项

1. 本品为活菌制剂，切勿将本品置于高温处，溶解时水温不宜超过 40℃。

2. 药品性状发生改变时禁止使用。

3. 儿童服药须在成人监护下使用。请将本品放在儿童不能接触的地方。

七、不良反应

个别患者可见便秘。

八、药物相互作用

1. 抗菌药与本药合用可减低其疗效，故不应同服，必要时可间隔 3 h 服用。

2. 铋剂、鞣酸、药用炭、酊剂等能抑制、吸附活菌，不能并用。

九、药效学与药动学

- **药效学**：本药进入肠道后，可促使机体产生抗菌活性物质，杀灭致病菌；同时通过夺氧生物效应，使肠道缺氧，利于大量厌氧菌的生长。本药对葡萄球菌、酵母样菌等致病菌有拮抗作用，对双歧杆菌、乳酸杆菌、拟杆菌、消化链球菌有促生长作用，故可纠正肠道菌群失调。

十、贮藏

胶囊：避光，干燥处保存。

颗粒：避光，室温下干燥处保存。

双歧杆菌三联活菌

一、制剂与规格

胶囊、肠溶胶囊、散剂[保]：210 mg[基]，1 g。

二、临床应用与适应证

治疗肠道菌群失调引起的腹泻和腹胀，也可用于治疗轻中度急性腹泻和慢性腹泻。

三、用法与用量

- **成人**：胶囊（210 mg）：一日 2 次，每次 2～4 粒，重

症加倍。

- **儿童**：散剂（1 g）：0 ～ 1 岁：一次半包；1 ～ 5 岁：一次 1 包；6 岁以上儿童及成人：一次 2 包，一日 3 次。

四、最佳服药方式及漏服处理

- **最佳服药方式**：饭后半小时服用。溶解时水温不宜超过 40℃。
- **漏服处理**：无。

五、禁忌证

对本药过敏者。

六、注意事项

1. 本品为活菌制剂，切勿将本品置于高温处。
2. 药品性状发生改变时禁止使用。
3. 儿童服药须在成人监护下使用。

七、药物相互作用

1. 抗酸药、抗菌药与本药合用可减弱其疗效，应分开服用。

2. 铋剂、鞣酸、药用炭、酊剂等能抑制、吸附或杀灭活菌，不应合用。

八、药效学与药动学

- **药效学**：本药可直接补充人体正常生理细菌，调整肠道菌群平衡，抑制并清除肠道中致病菌，减少肠源性毒素的产生，促进机体对营养物的消化，合成机体所需的维生素，激发机体免疫力。
- **药动学**：本药口服后可迅速到达肠道，并在其中定植，次日即可从粪便中检出口服的菌种，第 3、4 日菌量达到高峰，第 8 日恢复正常。

九、贮藏

肠溶胶囊：2 ～ 10℃保存。

胶囊：2 ～ 8℃避光保存。

散剂：2 ～ 8℃避光保存。

枯草杆菌二联活菌

一、制剂与规格

颗粒、胶囊[保]：250 mg[基]，1 g。

二、临床应用与适应证

治疗肠道菌群失调引起的腹泻、便秘、肠炎、腹胀、消化不良、食欲不振等。

三、用法与用量

- **成人及12岁以上儿童：**胶囊剂（250 mg）一次1～2粒，一日2～3次。
- **儿童：**颗粒剂（1 g）2岁以下一次1袋，一日1～2次；2岁以上一次1～2袋，一日1～2次。

四、最佳服药方式及漏服处理

- **最佳服药方式：**用低于40℃的水或牛奶冲服，也可直接服用。

五、禁忌证

对微生态制剂有过敏史者禁用。

六、注意事项

1. 治疗1个月，症状仍无改善时，请停止用药，与药师或医生商议。

2. 请将药品放在儿童不能接触的地方。

七、不良反应

偶见恶心、头痛、头晕、心慌。

极罕见有服用药物后腹泻次数增加的现象。

八、药物相互作用

1. 本品与抗菌药同服可减低其疗效，应分开服用。

2. 铋剂、鞣酸、药用炭、酊剂等能抑制、吸附活菌，不能并用。

九、药动学与药效学

- **药效学：**本药含有屎肠球菌和枯草杆菌，这两种菌属于健康人肠道中的正常菌群。本药可直接补充正常生理活菌，抑制肠道内有害细菌过度繁殖，调整肠道菌群。

十、贮藏

胶囊：避光，常温（10 ～ 30℃）干燥处保存。

颗粒：密闭，25℃以下避光干燥处保存。

复方氢氧化铝

一、制剂与规格

片剂[基][保]：含主要成分氢氧化铝 0.245 g、三硅酸镁 0.105 g、颠茄流浸膏 0.0026 ml。

二、临床应用与适应证

口服，用于缓解胃酸过多引起的胃痛、胃灼热感（烧心）、反酸，也可用于慢性胃炎。

三、用法与用量

- **成人：**口服。一次 2 ～ 4 片，一日 3 次，饭前半小时或胃痛发作时嚼碎后服。
- **儿童：**建议幼儿不应使用含有铝盐的抗酸药。
- **妊娠期妇女：**妊娠期头 3 个月慎用。

四、最佳服药方式

饭前半小时或胃痛发作时嚼碎后服用。

五、禁忌证

- **禁用：**阑尾炎、急腹症患者；对本品成分过敏者。

六、不良反应

1. 长期大量服用，可致严重便秘，粪结块引起肠梗阻。
2. 老年人长期服用，可致骨质疏松。
3. 肾功能不全者服用后，可能引起血铝升高。

七、药物相互作用

作用分级	药物
禁忌	• 枸橼酸盐类：枸橼酸、枸橼酸盐、枸橼酸氢二钠、枸橼酸钾、枸橼酸氢钾、枸橼酸钠、酒石酸枸橼酸钠
严重	• 骨化醇类，沙星类，四环素类，大环内酯类

九、药效学与药动学

- **药效学**：本品为抗酸药氢氧化铝、三硅酸镁与解痉药颠茄流浸膏组成的复方。
- **药动学**：空腹服药作用可持续 20 ～ 30 min，餐后 1 ～ 2 h 服药作用时效可延长至 3 h。

十、贮藏

密封、干燥处保存。

枸橼酸铋钾

一、制剂与规格

片剂、胶囊保（甲）：0.3 g（含铋 0.11 g）基。颗粒保（乙）：1.0 g：110 mg（以铋计）；1.2 g：110 mg（以铋计）基。咀嚼片：0.3 g（含铋 0.11 g）。口服溶液剂：5 ml：110 mg（以铋计）；15 ml：110 mg（以铋计）。

二、临床应用与适应证

1. 用于胃、十二指肠溃疡及慢性胃炎、糜烂性胃炎，也用于复合溃疡、多发溃疡、吻合口溃疡，以及缓解胃酸过多引起的胃痛、胃灼热和反酸。

2. 与抗生素联用，根除胃幽门螺杆菌，及胃幽门螺杆菌相关的胃、十二指肠溃疡及慢性胃炎、胃 MALT 淋巴瘤、早期胃癌术后、胃–食管反流病及功能性消化不良等。

3. 也可与抑制胃酸分泌药（质子泵抑制剂和 H_2 受体拮抗药）组成四联方案，作为根除幽门螺杆菌失败时的补充治疗。

三、用法与用量

- **颗粒剂**：用 30 ～ 50 ml 温水冲服。一次 1 袋，一日 4

次，前 3 次于三餐前半小时，第 4 次于晚餐后 2 h 服用；或一日 2 次，早晚各服 2 袋。

- **片剂或胶囊剂**：一次 1 片（粒），一日 4 次，前 3 次于三餐前半小时，第 4 次于晚餐后 2 h 服用；或一日 2 次，一次 2 片（粒）。
- **口服溶液**：一次 5 ml 用温开水稀释 3 倍后服用，一日 3 次。4～8 周为一个疗程，如有必要可再继续服用 4～8 周。

◆ **老年人**：本药主要经肾排泄，因老年患者常患有肾功能减退，故慎用。

◆ **儿童**：8 岁以上，6～8 mg/（kg · d），分 3 次口服。

◆ **妊娠期及哺乳期妇女**：妊娠期妇女禁用，哺乳期妇女慎用。

四、最佳服药方式

三餐前半小时，第 4 次于晚餐后 2 h 服用，服药前后半小时必须禁食。

五、禁忌证

◆ **禁用**：对本品过敏者、严重肾功能不全者、妊娠期妇女禁用。

◆ **慎用**：一般肝肾功能不良者、儿童、哺乳期妇女慎用。

六、不良反应

神经系统：少数患者可有轻微头痛、头晕、失眠等，但可耐受。消化系统：服用期间，口中可能带有氨味，且舌、粪便可被染成黑色；个别患者服用时可出现恶心、呕吐、食欲减退、腹泻、便秘等消化道症状。以上表现停药后均可消失。泌尿系统：长期服用可能引起肾毒性。

七、药物相互作用

作用分级	药物
禁忌	牛奶、抗酸药同服

八、药效学与药动学

◆ **药效学**：本药为胃肠道黏膜保护剂。

◆ **药动学**：枸橼酸铋钾在胃中形成不溶性胶体沉淀，很难被消化道吸收。恒量的铋吸收后主要分布在肝、肾及其他组织中，以肾分布居多，且主要经肾排泄，枸橼酸铋钾未吸收部分通过粪便排出体外。

九、贮藏

片剂：遮光、密封，在阴凉处（不超过 20℃）保存。

咀嚼片：遮光、密封，在干燥处保存。

胶囊、颗粒：遮光、密封，在干燥处（10～30℃）保存。

口服溶液剂：遮光，在阴凉处（不超过 20℃）保存。

胶体果胶铋

一、制剂与规格（以铋计算）

胶囊[保]：50 mg；100 mg。干混悬剂、颗粒[保]：150 mg。

二、临床应用与适应证

1. 用于慢性浅表性胃炎、慢性萎缩性胃炎和消化道出血的治疗。

2. 用于缓解胃酸过多引起的胃痛、胃灼热感、反酸。

3. 用于幽门螺杆菌相关的胃、十二指肠溃疡及慢性胃炎、胃 MALT 淋巴瘤、早期胃癌术后、胃食管反流病及功能性消化不良等。

4. 与抗生素合用，可根除幽门螺杆菌。也可与抑制胃酸分泌药（质子泵抑制剂和 H_2 受体拮抗药）组成四联方案，作为根除幽门螺杆菌失败时的补救治疗。

三、用法与用量

◆ **成人**：

胶囊（50 mg）：一次 150 mg，一日 4 次，口服。

胶囊（100 mg）：一次 100～200 mg，一日 4 次，口服。

颗粒：一次 150 mg，一日 4 次，口服。

干混悬剂：一次 150 mg，加入 100 ml 温水中，混悬均匀后服用。

并发消化道出血：将日服剂量 1 次性用水冲开搅匀后服用。

- **老年人**：尚无老年人用药安全性和有效性的资料。
- **儿童**：尚无儿童用药安全性和有效性的资料。
- **妊娠期及哺乳期妇女**：妊娠期妇女禁用，哺乳期妇女应用本品时应暂停哺乳。

四、最佳服药方式

三餐前 1 h 及临睡前服用，以达最佳药效，疗程一般为 4 周。

五、禁忌证

1. 对本品过敏者禁用。
2. 肾功能不全者禁用。
3. 妊娠期妇女禁用。

六、不良反应

胶体果胶铋毒副作用低，按常规剂量使用胶体果胶铋，一般无肝、肾及神经系统等方面的不良反应，服药后血、尿及大便的常规检查也无改变。但服药期间胶体果胶铋可使大便呈无光泽的黑褐色，如无其他不适，属正常现象，停药后 1 ～ 2 天内粪便色泽可转为正常。偶可出现恶心、便秘等消化道症状。

七、药物相互作用

作用分级	药物
禁忌	牛奶、抗酸药、H_2 受体拮抗剂

八、药效学与药动学

- **药效学**：胶体果胶铋可在胃黏膜上形成保护性薄膜。可直接杀灭幽门螺杆菌，提高消化性溃疡的愈合率和降低复发率。
- **药动学**：胶体果胶铋口服后在肠道内吸收甚微，血药浓度和尿中药物浓度极低，绝大部分药物随粪便排出体外。极少量铋吸收后主要分布于肝、肾等组织中，以肾居多，主要通过肾排泄。

九、贮藏

胶囊、颗粒：遮光，密封保存。

干混悬剂：遮光，密封，在干燥处保存。

铝碳酸镁

一、制剂与规格

片剂保：0.5 g。咀嚼片：0.25 g；0.5 g。混悬液保：10 g（100 ml）。颗粒保：2 g∶0.5 g。

二、临床应用与适应证

口服：

1. 用于胃溃疡及十二指肠溃疡。
2. 用于急、慢性胃炎及十二指肠壶腹炎。
3. 用于反流性食管炎。
4. 用于与胃酸过多有关的胃部不适，如胃灼痛、反酸及腹胀、恶心、呕吐等症状的对症治疗。
5. 胆酸相关性疾病。
6. 预防非甾体类药物的胃黏膜损伤。

三、用法与用量

◆ **成人**：

- 片剂：一次 1 ～ 2 片，一日 3 次。治疗胃和十二指肠溃疡时，一次 2 片，一日 4 次，嚼服。
- 咀嚼片：一次 1 ～ 4 片，每日 3 ～ 4 次。
- 混悬液：一次 10 ml，一日 4 次。

◆ **儿童、老年人**：尚无儿童和老年人用药安全性和有效性的资料。

◆ **妊娠期及哺乳期妇女**：为使胎儿的铝暴露量降至最低，不建议使用，尤其是妊娠期头 3 个月，且妊娠期妇女如使用本品后发生腹泻，易增加流产、早产的风险；若必须使用，建议短期内使用。哺乳期妇女慎用。

四、禁忌证

对本品过敏者；严重肾功能损伤者（肌酐清除率＜ 30 ml/min 者）；低磷血症者禁用。

五、不良反应

有胃肠道不适、消化不良、呕吐、大便次数增多或糊状大便，个别有腹泻。长期服用可导致血清电解质变化。过敏反应。

六、药物相互作用

作用分级	药物
禁忌	● 枸橼酸类药物，枸橼酸盐在肠道内与铝离子结合，形成溶解性更高、吸收更容易的枸橼酸铝。导致肠道内铝离子的吸收增加，铝血清水平升高。可能导致铝蓄积、脑病和中毒，尤其是肾衰竭患者
严重	● 四环素类抗生素、环丙沙星、氧氟沙星、含铁药物、抗凝药、熊去氧胆酸、地高辛及 H_2 受体拮抗剂、异烟肼类等，铝碳酸镁可影响或干扰药物的吸收 ● 镁与酸性药物（如氯化铵等）合用时，其抗酸活性降低，两者不应合用 ● 左旋多巴胺，合用时可能吸收增加

七、药效学与药动学

本药为不溶于水的晶体性结晶粉末，呈层状网络结构，口服后不被胃肠道吸收。

八、贮藏

密封保存。

第七章

抗感染药物

氨苄西林

一、制剂与规格

胶囊：0.125 g；0.25 g；0.5 g。干混悬剂：0.1 g。

二、适应证

适用于敏感菌所致的呼吸道感染、胃肠道感染、尿路感染、软组织感染、心内膜炎、脑膜炎、败血症、牙周炎等。

三、用法与用量

◆ **成人：**

- 一般感染：口服给药　一次 0.25 ～ 0.75 g，一日 4 次。

◆ **老年人：**老年人肾功能减退，应适当减量。

◆ **儿童：**

- 一般感染：口服给药　一日 25 mg/kg，分 2 ～ 4 次给药。

四、禁忌证

有青霉素类药物过敏史或青霉素皮肤试验阳性患者禁用。

五、注意事项

1. 应用本品前需详细询问药物过敏史并进行青霉素皮肤试验。

2. 传染性单核细胞增多症、巨细胞病毒感染、淋巴细胞白血病、淋巴瘤患者应用本品时易发生皮疹，宜避免使用。

六、不良反应

过敏反应：皮疹等；胃肠道反应：恶心、呕吐、腹泻等。

七、药物相互作用

1. 与丙磺舒合用会延长本品的半衰期。

2. 本品与卡那霉素对大肠埃希菌、变形杆菌具有协同抗菌作用。

3. 本品宜单独滴注，不可与下列药物同瓶滴注：氨基糖苷类药物、磷酸克林霉素、盐酸林可霉素、多黏菌素 B、琥珀氯霉素、红霉素、肾上腺素、间羟胺、多巴胺、阿托品、葡萄糖酸钙、维生素 B 族、维生素 C、含有氨基酸的营养注射剂和琥珀酸氢化可的松等。

4. 别嘌呤醇可使氨苄西林皮疹反应发生率增加，尤其多见于高尿酸血症。

5. 本品能刺激雌激素代谢或减少其肝肠循环，因而可降低口服避孕药的效果。

八、药效学与药动学

- **药效学**：通过抑制细菌细胞壁合成发挥杀菌作用。
- **药动学**：

口服生物利用度	分布容积	蛋白结合率	乳汁/血液比	脑脊液/血液比	起效时间	消除半衰期	血浆浓度达峰时间	分子量
暂无	0.23 ～ 0.39 L/kg	18% ～ 22%	暂无	13% ～ 14%	暂无	1 ～ 1.5 h	0.5 ～ 1 h	371.39

九、贮藏

密闭，在干燥处保存。

阿莫西林

一、制剂与规格

片剂[保][基]：0.125 g；0.25 g。分散片[保]：0.125 g；0.25 g；0.5 g。胶囊剂[保]：0.125 g[基]；0.25 g[基]；0.5 g。干混悬剂[保]：0.125 g[基]；0.25 g[基]；1.25 g；1.5 g；2.5 g。颗粒剂[保]：0.125 g[基]；0.25 g[基]；0.5 g。

二、临床应用与适应证

1. 用于治疗敏感菌所致的下列感染：①上呼吸道感染（如中耳炎、鼻窦炎、咽炎、扁桃体炎）。②下呼吸道感染（如急性支气管炎、肺炎）。③泌尿生殖系统感染。④皮肤、软组织感染。

2. 用于治疗急性单纯性淋病。

3. 用于治疗伤寒、伤寒带菌者及钩端螺旋体病。

4. 可与克拉霉素、兰索拉唑三联用药以根除胃、十二指肠幽门螺杆菌，降低消化性溃疡复发率。

三、用法用量

口服：可空腹或餐后口服给药。

- 成人：口服。一次 0.5 g，每 6 ~ 8 h 1 次，一日剂量不超过 4 g。
- 儿童：口服。剂量按体重 20 ~ 40 mg/（kg · d），每 8 h 一次；3 个月以下婴儿剂量按体重 30 mg/（kg · d），每 12 h 一次。
- ＜7 天新生儿，一次 30 mg/kg（最大剂量 62.5 mg），每 12 h 一次。
- 7 ~ 28 天新生儿，一次 30 mg/kg（最大剂量 62.5 mg），每 8 h 一次。
- 1 个月至 1 岁儿童，一次 62.5 mg，每 8 h 一次。
- 1 ~ 5 岁儿童，一次 125 mg，每 8 h 一次。
- 5 ~ 12 岁儿童，一次 250 mg，每 8 h 一次。
- 12 ~ 18 岁儿童，一日 500 mg，每 8 h 一次。
- 重症感染剂量加倍。
- **肾功能不全者**：口服给药。
- 轻、中度肾功能损害者使用常规剂量不需减量。
- 严重肾功能损害者应调整剂量或延长给药间期：

1）当内生肌酐清除率＞30 ml/min 时，给药剂量 0.25 ~ 0.5 g 或每 8 h 一次；

2）当内生肌酐清除率为 10 ~ 30 ml/min 时，给药剂量 0.25 ~ 0.5 g 或每 12 h 一次；

3）当内生肌酐清除率＜ 10 ml/min 时，给药剂量为 0.25 ~ 0.5 g 或每日一次。

- 血透患者血透后按“3）方案”给药。

四、禁忌证

- **禁用：**青霉素过敏及青霉素皮肤试验阳性患者。
- **慎用：**有哮喘、湿疹、花粉症（枯草热）、荨麻疹等过敏性疾病史者。老年人和肾功能严重损害时可能须调整剂量。

五、注意事项

青霉素类药可致过敏性休克，用药前须详细询问患者药物过敏史。

六、不良反应

恶心、呕吐、腹泻、皮疹、药物热、哮喘、贫血、血小板减少、嗜酸性粒细胞增多、血清氨基转移酶轻度增高、二重感染等。

七、药物过量与处理

一项51名儿童患者参与的前瞻性研究提示，阿莫西林给药剂量不超过250 mg/kg时不引起显著临床症状。有报道少数患者因阿莫西林过量引起肾功能不全、少尿，但肾功能损害在停药后可逆。

八、药物相互作用

1. 丙磺舒竞争性减少本品的肾小管分泌，两者同时应用可引起阿莫西林血浓度升高、半衰期延长。

2. 氯霉素、大环内酯类、磺胺类和四环素类药物在体外干扰阿莫西林的抗菌作用，但其临床意义不明。

九、药效学与药动学

- **药效学：**本品通过抑制细菌细胞壁合成而发挥杀菌作用，可使细菌迅速成为球状体而溶解、破裂。
- **药动学：**

口服生物利用度	分布容积	蛋白结合率	乳汁/血液比	脑脊液/血液比	起效时间	消除半衰期	血浆浓度达峰时间	分子量
80	0.18～0.3 L/kg	17%～20%	暂无	13%～14%	暂无	1.08 h	1 h	387.4

十、贮藏

遮光，密闭保存。

阿莫西林克拉维酸钾

一、制剂与规格

片剂[保]：0.375 g（2∶1）[基]；0.643 g（14∶1）；1.0 g（7∶1）[保]。分散片[保]：0.156 25 g（4∶1）；0.1875 g（2∶1）；0.5 g（7∶1）；0.643 g（14∶1）；0.228.5 g（7∶1）。咀嚼片：0.156 25 g（4∶1）；0.1875 g（2∶1）；0.281 25 g（8∶1）。混悬液[保]：5 ml∶0.228 g（8∶1）。干混悬剂[保]：5 ml（7∶1）；1.0 g（4∶1）；1.5 g（7∶1）[基]；2 g（4∶1）[基]；3 g（4∶1，7∶1，14∶1）。颗粒剂[保]：0.156 25 g（4∶1）[基]；0.2285 g（7∶1）[基]；0.375 g（2∶1）。

二、临床用药与适应证

主要用于治疗产 β – 内酰胺酶的敏感细菌所致以下感染：

1. 上呼吸道感染：鼻窦炎、扁桃体炎、咽炎等。

2. 下呼吸道感染：急性支气管炎、慢性支气管炎急性发作、肺炎、肺脓肿和支气管合并感染等。

3. 泌尿系统感染：膀胱炎、尿道炎、肾盂肾炎、前列腺炎、盆腔炎、淋病奈瑟菌尿路感染及软性下疳等。

4. 皮肤和软组织感染：疖、脓肿、蜂窝织炎、伤口感染、腹内脓毒症等。

5. 其他感染：中耳炎、骨髓炎、败血症、腹膜炎和手术后感染等。

三、用法用量

口服。

1. 片剂：成人及 12 岁以上儿童，一次 0.5 g，每 8 h 一次；严重感染时剂量可加倍。未经重新检查，连续治疗期不超过 14 日，一日剂量不超过 4 g。

2. 干混悬剂（可直接口服，或置于适量温开水中，搅拌至完全溶解后服用，也可置于牛奶或果汁中，搅拌至完全溶解后服用）、咀嚼片（取本品置于口腔中咀嚼后吞下）、颗粒剂、分散片：

（1）成人：肺炎及其他中、重度感染，一次 0.625 g，每

8 h 一次，疗程 7 ～ 10 日；其他感染，一次 0.375 g，每 8 h 一次，疗程 7 ～ 10 日。

（2）新生儿及 3 个月以内婴儿：以阿莫西林计（下同），按体重一次 15 mg/kg，每 12 h 一次。

（3）体重≤ 40 kg 的小儿，一般感染，按体重一次 25 mg/kg 或按体重一次 20 mg/kg，每 8 h 一次；较重感染，按体重一次 45 mg/kg，每 12 h 一次或按体重一次 40 mg/kg，每 8 h 一次，疗程 7 ～ 10 日。其他感染，剂量减半。

（4）40 kg 体重以上儿童可按成人剂量给药。

（5）肾功能减退者：1）轻、中度肾功能损害者使用常规剂量不需减量。2）严重肾功能损害者应延长给药间期或调整剂量：①当内生肌酐清除率＞ 30 ml/min 时，不需减量；②当内生肌酐清除率为 10 ～ 30 ml/min 时，给药剂量 0.375 ～ 0.625 g 或每 12 h 一次；③当内生肌酐清除率＜ 10 ml/min 时，给药剂量为 0.375 ～ 0.625 g 或每日一次。

四、禁忌证

◆ **禁用：**

1. 青霉素过敏及青霉素皮肤试验阳性患者及传染性单核细胞增多症患者。

2. 曾经出现过阿莫西林克拉维酸钾相关胆汁淤积或肝功能损伤的患者。

◆ **慎用：**

1. 对头孢菌素类药物过敏者及有哮喘、变应性鼻炎、荨麻疹等过敏性疾病史者。

2. 肝功能不全者。

五、注意事项

1. 用药前须详细询问患者过敏史。

2. 本药与氨苄西林有完全交叉耐药性，与其他青霉素类或头孢菌素类药有部分交叉耐药性。

3. 不同配比的阿莫西林和克拉维酸钾组成的复方制剂，不能互相替代。

4. 大剂量使用阿莫西林时，建议摄入足量的液体并保证足够的排尿量，以防发生阿莫西林结晶尿。

六、不良反应

皮疹、瘙痒、荨麻疹；恶心、呕吐、消化不良、腹胀、腹泻；血管性水肿；二重感染；严重过敏样反应、头晕、头痛、眩晕、失眠；白细胞减少症、血小板减少性紫癜、嗜酸性粒细胞增多、血小板增多症；血尿、间质性肾炎；转氨酶升高；心悸、胸闷、寒战等。

七、药物过量

用药过量的患者通常是无症状的。一旦出现，主要表现为胃肠道症状、水及电解质紊乱，可采用水和电解质的对症支持疗法并保持水与电解质平衡，血中的本品可通过透析法清除。

八、检查与监测

长期或大剂量使用本品者，应定期检查肝、肾、造血系统功能和检测血清钾或钠。

九、药物相互作用

1. 阿司匹林、吲哚美辛、保泰松、磺胺药可减少本品在肾小管的排泄，因而使本品的血药浓度升高，血清除半衰期（$t_{1/2}$）延长，毒性也可能增加。

2. 本品与别嘌呤醇合用时，皮疹发生率显著增高，故应避免合用。

3. 本品不宜与双硫仑等乙醛脱氢酶抑制药合用。

4. 本品与氯霉素合用于细菌性脑膜炎时，远期后遗症的发生率较两者单用时高。

5. 本品可刺激雌激素代谢或减少其肠肝循环，因此可降低口服避孕药的效果。

6. 氯霉素、红霉素、四环素类等抗生素和磺胺药等抑菌药可干扰本品的杀菌活性，因此不宜与本品合用，尤其在治疗脑膜炎或急需杀菌药的严重感染时。

7. 本品可加强华法林的作用。

8. 氨基糖苷类抗生素在亚抑菌浓度时一般可增强本品对粪肠球菌的体外杀菌作用。

9. 由于本品在胃肠道的吸收不受食物影响，故可在空腹或餐后服用，并可与牛奶等食物同服；与食物同服可减少胃肠道反应。

十、药效学与药动学

- **药效学**：本品为青霉素类复方制剂，含 β－内酰胺酶抑制剂。阿莫西林为广谱青霉素类抗生素，克拉维酸钾本身只有微弱的抗菌活性，但具有强大的广谱 β－内酰胺酶抑制作用，两者合用，可保护阿莫西林免遭 β－内酰胺酶水解。
- **药动学**：

口服生物利用度	分布容积	蛋白结合率	乳汁/血液比（%）	脑脊液/血液比（%）	起效时间	消除半衰期（h）	血浆浓度达峰时间	分子量
75%～95%	0.18～0.3 L/kg	20%～30%	暂无	暂无	暂无	0.76～1.4 h	1～2 h	387.4

十一、贮藏

密闭，在暗凉（避光并不超过 20℃）干燥处保存。

头孢拉定

一、制剂与规格

片剂、胶囊[保][基]：0.25 g；0.5 g。颗粒[保]：0.125 g；0.25 g。干混悬剂[保]：0.125 g；1.5 g；3 g。

二、临床应用与适应证

适用于敏感菌所致的急性咽炎、扁桃体炎、中耳炎、支气管炎和肺炎等呼吸道感染、泌尿生殖道感染及皮肤软组织感染。本品为口服制剂，不宜用于严重感染。

三、用法与用量

- **成人：口服**。一次 0.25～0.5 g，每 6 h 1 次，感染较严重者一次可增至 1 g，但一日总量不超过 4 g。
- **儿童**：按体重一次 6.25～12.5 mg/kg，每 6 h 1 次。

四、最佳服药方式

食物会延迟本品的吸收，宜空腹服用。

五、禁忌证

对头孢菌素过敏者及有青霉素过敏性休克或即刻反应史者。

六、注意事项

1. 本品主要经肾排出，肾功能减退者须减少剂量或延长给药间期。

2. 使用本品可能导致血尿，儿童是发病的易感人群，故儿童患者应在监测下用药。

3. 本品可经乳汁排出少量，哺乳期妇女应用本品时宜停止哺乳。

4. 本品属妊娠期B类用药。

七、不良反应

- **较为常见的不良反应：**胃肠道反应，如恶心、呕吐、腹泻和腹部不适等；过敏反应，如皮疹、药物热；血尿。

八、药物过量与处理

- **过量的表现：**有口服过量出现血尿的报道。
- **过量的处理：**过量时应及时停药，并予对症、支持治疗。本药可被血液透析或腹膜透析清除。

九、药物相互作用

与保泰松及强利尿药合用，可增加肾毒性；与丙磺舒合用减少本药经肾代谢。

十、药效学与药动学

- **药效学：**本品为第一代头孢菌素。对部分革兰氏阳性球菌具有良好的抗菌作用，对淋病奈瑟菌（包括产酶菌株）具有一定作用，对流感嗜血杆菌作用较差。多数厌氧革兰氏阳性菌对本药敏感。脆弱拟杆菌、耐甲氧西林葡萄球菌属、肠球菌属对本药耐药。
- **药动学：**

口服生物利用度	分布容积	蛋白结合率	乳汁/血液比	脑脊液/血液比	起效时间	消除半衰期	血浆浓度达峰时间	分子量
90%	暂无	6%～10%	暂无	5%～10%	暂无	1 h	1 h	349.4

十一、贮藏

密封，在凉暗处保存（避光并不超过 20℃）。

头孢氨苄

一、制剂与规格

片剂[保][基]：0.125 g；0.25 g。胶囊[保]：0.125 g[基]；0.25 g[基]；0.5 g。颗粒[保][基]：0.05 g；0.125 g。缓释片、胶囊：0.25 g。

三、临床应用与适应证

适用于敏感菌所致的急性扁桃体炎、咽喉炎、中耳炎、鼻窦炎、支气管炎、肺炎等呼吸道感染、尿路感染及皮肤软组织感染等。本品为口服制剂，不宜用于重症感染。

三、用法与用量

- **口服**：①普通剂型：一般一次 250 ～ 500 mg（1 ～ 2 粒），一日 4 次，较重感染可增至每次 1 g，但每日总量不应超过 4 g。肾功能减退的患者，应根据肾功能减退的程度，减量用药。单纯性膀胱炎、皮肤软组织感染及链球菌咽峡炎患者每 12 h 500 mg（2 粒）。②缓释制剂：成年人及体重 20 kg 以上儿童，常用量每日 1 ～ 2 g，分 2 次于早、晚餐后口服。
- **儿童**：①普通剂型：每日按体重 25 ～ 50 mg/kg，一日 4 次。皮肤软组织感染及链球菌咽峡炎患者每 12 h 口服 12.5 ～ 50 mg/kg。②缓释制剂：体重 20 kg 以下儿童，一日每千克体重 40 ～ 60 mg，分 2 次于早、晚餐后口服；或遵医嘱。

四、最佳服药方式

食物会延迟本品的吸收，宜空腹服用。

五、禁忌证

- **禁用**：对头孢菌素过敏者及有青霉素过敏性休克或即刻反应史者。

六、注意事项

1. 本品主要经肾排出，肾功能减退患者应用本品须减量。

2. 本品可经乳汁排出少量，哺乳期妇女应用本品时宜停止哺乳。

3. 本品属妊娠期用药 B 类。

七、不良反应

- **较为常见的不良反应：**恶心、呕吐、腹泻和腹部不适等胃肠道反应；皮疹、药物热等过敏反应。

八、药物过量与处理

- **过量的表现：**口服过量可能出现恶心、呕吐、上腹部不适、腹泻、血尿。个别感染性心内膜炎患者使用大剂量本药（一日 20 ～ 24 g，且加用丙磺舒）时，出现血尿、嗜酸性粒细胞增多和血肌酐升高，停药后均迅速消失。
- **过量的处理：**用药过量时给予一般支持治疗。强制利尿、腹膜透析、血液透析、活性炭血液灌流对本药过量是否有效尚不明确。

九、检查或监测

- **用药期间：**定期监测肝功能、肾功能、全血细胞计数、凝血酶原时间（尤其是肝肾功能损害、营养状态不良、长期接受抗菌治疗或接受抗凝治疗者）。

十、药物相互作用

1. 与考来烯胺（消胆胺）合用时，可使头孢氨苄的平均血药浓度降低。

2. 丙磺舒可延迟本品的肾排泄，也有报告认为丙磺舒可增加本品在胆汁中的排泄。

3. 与二甲双胍合用，可升高二甲双胍的血浆浓度。

十一、药效学与药动学

- **药效学：**本药为半合成的第一代口服头孢菌素，其抗菌谱与头孢噻吩相仿，但其抗菌活性较后者差。
- **药动学：**

口服生物利用度	分布容积	蛋白结合率	乳汁/血液比	脑脊液/血液比	起效时间	消除半衰期	血浆浓度达峰时间	分子量
90%	0.26 L/kg	10%～15%	暂无	暂无	暂无	0.6～1.0 h（缓释制剂 1.5 h）	1 h	365.41

十二、贮藏

遮光，密封，在凉暗处保存（避光并不超过 20℃）。

头孢呋辛

一、制剂与规格

胶囊、分散片保基：0.125 g；0.25 g。片剂保：0.125 g基；0.25 g基；0.5 g。

颗粒剂、干混悬剂保：0.125 g。

二、临床应用与适应证

◆ **口服**：上呼吸道感染、下呼吸道感染、泌尿道感染、皮肤和软组织感染、早期 Lyme 病（游走性红斑）等。

三、用法与用量

◆ **成人**：

• **口服**：常用剂量为每次 0.25 g，每日 2 次，一般疗程为 5～10 天。重症感染或怀疑肺炎时，每次 0.5 g，每日 2 次；一般泌尿道感染，每次 0.125 g，每日 2 次；对无并发症的淋病患者推荐剂量为 1 g，单次服用。

四、最佳服药方式以及漏服处理

应于餐后服用以增加吸收，提高血药浓度，亦可减少胃肠道反应。药片宜吞服，不可嚼碎，因此 5 岁以下儿童不宜服用本品片剂。干混悬剂可直接口服，也可加入 10～15 ml 温开水中搅拌均匀后服用。颗粒剂可加入适量温开水中搅拌均匀后服用。

五、禁忌证

◆ **禁用**：对头孢菌素类抗生素过敏的患者禁用。有青霉素过敏性休克或即刻反应史者不宜使用本药。

六、注意事项

1. 长期使用头孢呋辛酯可能会导致非敏感微生物如念珠菌属、肠球菌、梭状 difficile 杆菌过度生长。在该药使用期间或其后发生严重腹泻的患者，应疑为伪膜性结肠炎。

2. 应注意监测肾功能，特别对接受高剂量药物的重症患者。严重肾功能损害者，应延长用药间隔。

七、不良反应

- **较为常见的不良反应**：胃肠道反应；过敏反应；血液：可见血红蛋白和血细胞比容减少、短暂性嗜酸性粒细胞增多、短暂性嗜中性粒细胞减少及白细胞减少等；可见 ALT、AST、碱性磷酸酶、乳酸脱氢酶及血清胆红素一过性升高。

八、药物过量与处理

- **过量的表现**：过量使用会刺激大脑发生惊厥。
- **过量的处理**：血液透析法或腹膜透析法可降低本品的血清浓度。

九、检查或监测

1. 开始治疗前应进行细菌培养和药敏试验。
2. 用药期间应监测肾功能，尤其对使用高剂量的重症患者。
3. 长期用药应定期监测肝功能、血液学指标。
4. 有凝血酶原时间延长风险（营养缺乏、长期用药、伴有肝肾疾病）的患者，应监测凝血酶原时间。

十、药物相互作用

与氨基糖苷类、强利尿剂（如呋塞米、依他尼酸、布美他尼）、抗肿瘤药物（卡莫司汀、链佐星）合用增加肾毒性。

十一、药效学与药动学

- **药效学**：本药为第二代头孢菌素，其对革兰氏阳性菌的抗菌活性与第一代头孢菌素相似或略差，但对许多 β－内酰胺酶稳定，尤其是对肠杆菌科中常见的质粒介导酶稳定。
- **药动学**：

口服生物利用度	分布容积	蛋白结合率	乳汁/血液比	脑脊液/血液比	起效时间	消除半衰期	血浆浓度达峰时间	分子量
52%	暂无	33%～50%	暂无	暂无	口服：3～4 min	口服：1～1.5 h	口服：2～3 h	510.48

十二、贮藏

遮光，密封，在阴凉处（不超过 20℃）保存。

多西环素

一、制剂与规格

片剂[保][基] 50 mg；100 mg。干混悬剂：50 mg；100 mg。胶囊、肠溶胶囊、胶丸、分散片：100 mg [保]。

二、临床应用与适应证

1. 用于治疗以下感染：①立克次体病，如流行性斑疹伤寒、地方性斑疹伤寒、洛矶山热、恙虫病和 Q 热。②支原体属感染。③衣原体属感染，包括鹦鹉热、性病、淋巴肉芽肿、非特异性尿道炎、输卵管炎、宫颈炎及沙眼。④回归热。⑤布鲁菌病。⑥霍乱。⑦兔热病。⑧鼠疫。⑨软下疳。治疗布鲁菌病和鼠疫时需与氨基糖苷类联合应用。

2. 对青霉素类过敏患者的破伤风、气性坏疽、雅司螺旋体、梅毒、淋病和钩端螺旋体病以及放线菌属、李斯特菌感染。

3. 中、重度痤疮患者作为辅助治疗。

三、用法与用量

- **成人**：口服。①抗菌及抗寄生虫感染：成人，第一日 100 mg，每 12 h 1 次，继以 100～200 mg，一日 1 次，或 50～100 mg，每 12 h 1 次。②淋病奈瑟菌性尿道炎和宫颈炎：每次 100 mg，每 12 h 1 次。共 7 日。③非淋病奈瑟菌性尿道炎，由沙眼衣原体或解脲脲原体引起者，以及沙眼衣原体所致的单纯性尿道炎、宫颈炎或直肠感染：均为每次 100 mg，一日 2 次，疗程至少 7 日。④梅毒：每次 150 mg，每 12 h 1 次，疗程至少 10 日。

- 儿童：8 岁以下儿童禁用。8 岁以上小儿第一日按体重 2.2 mg/kg，每 12 h 1 次，继以按体重 2.2 ～ 4.4 mg/kg，一日 1 次，或按体重 2.2 mg/kg，每 12 h 1 次。体重超过 45 kg 的小儿用量同成人。
- 妊娠期妇女：本品可透过胎盘屏障进入胎儿体内，沉积在牙齿和骨的钙质区内，引起胎儿牙齿变色、牙釉质再生不良及抑制胎儿骨骼生长，该类药物在动物实验中有致畸胎作用，因此妊娠期妇女不宜应用。
- 哺乳期妇女：多西环素可自乳汁分泌，乳汁中浓度较高，哺乳期妇女应用时应暂停哺乳。

四、最佳服药方式

应直立服药，大量饮水，若胃肠道刺激严重，可与食品、牛奶或含碳酸盐饮料同服。单次给药时，可睡前用药。

五、禁忌证

- **禁用**：有四环素类药物过敏史者禁用，8 岁以下儿童禁用。
- **慎用**：严重肝肾功能损害者。

六、注意事项

1. 目前常见致病菌对四环素类耐药现象严重，仅在病原菌对本品敏感时，方有应用指征。

2. 肾功能减退患者可应用本品，不必调整剂量，应用本品时通常亦不引起血尿素氮的升高。

3. 使用多西环素的患者日晒可有光敏现象，建议患者服用本品期间不要直接暴露于阳光或紫外线下，一旦皮肤有红斑应立即停药。

4. 有颅内压增高史或超重的育龄妇女，应用多西环素可增加颅内压升高风险。

七、不良反应

- **较为常见的不良反应**：恶心、呕吐、腹痛、腹泻等胃肠道反应。肝酶升高，脂肪肝变性患者和妊娠期妇女更容易发生。皮疹，多为斑丘疹和红斑。使用多西环素的患者日晒可有光敏现象。口干、咽炎、口角炎和舌炎等。其他：心动过缓、胃肠道反应、凝血功能异常。

八、药物过量与处理

◆ **过量的处理**：本品无特异性拮抗药，药物过量时应给予催吐、洗胃及大量饮水及补液等对症治疗及支持治疗。

九、检查或监测

◆ **用药前**：治疗前应进行细菌培养和药敏试验。治疗性病，若疑似伴有梅毒螺旋体感染，用药前应进行暗视野检查，用药后每月进行 1 次血清学检查，至少 4 次。

◆ **用药期间**：长期治疗定期检测造血功能（血常规）、肝肾功能。

◆ **用药后**：若出现突发的视觉改变，应进行眼底检查。

十、药物相互作用

作用分级	药物
禁忌	• 异维 A 酸：合用增加颅内压升高发生风险 • 甲氧氟烷：合用导致致命性肾毒性 • 含金属离子的抗酸药（铝、钙、镁）、次水杨酸铋、铁剂：合用可影响四环素类药的吸收 • 青霉素：多西环素可干扰青霉素的杀菌作用，应避免合用
严重	• 抗凝药：四环素类药物可抑制血浆凝血酶活性，合用增加抗凝血药物的作用 • CYP 酶诱导剂：苯巴比妥类、苯妥英、卡马西平可增加多西环素代谢，缩短药物半衰期，降低血药浓度，合用时应调整多西环素用药剂量

十一、药效学与药动学

◆ **药效学**：四环素类抗生素。广谱抑菌剂，高浓度时具有杀菌作用。药物能特异性与细菌核糖体 30S 亚基的 A 位置结合，抑制肽链的增长和影响细菌蛋白质的合成。

◆ **药动学**：

口服生物利用度	分布容积	蛋白结合率	乳汁/血液比	脑脊液/血液比	起效时间	消除半衰期	血浆浓度达峰时间	分子量
＞90%	0.7 L/kg	80%～93%	0.3～0.4	暂无	暂无	12～22 h	2 h	512.93

十二、贮藏

片剂、胶丸、干混悬剂：遮光，密封保存。

分散片：遮光、密封，在干燥处保存。

胶囊、肠溶胶囊：密封，在阴凉（不超过20℃）干燥处保存。

米诺环素

一、制剂与规格

片剂[保]：50 mg[基]；100 mg。胶囊[保][基]：50 mg；100 mg。

二、临床应用与适应证

用于衣原体感染、立克次体病、支原体肺炎、回归热等及耐其他四环素类细菌所致泌尿系统、呼吸系统、皮肤软组织感染以及胆囊炎、淋病等。亦用于类风湿关节炎。

三、用法与用量

- **成人**：口服。首次剂量为0.2 g，以后每12 h或24 h再服用0.1 g，或遵医嘱。寻常性痤疮每次50 mg，一日2次，6周为一疗程。
- **儿童**：口服。8岁以上儿童：一次50 mg，每12 h 1次。除非治疗利益大于风险，否则小于8岁儿童（牙齿发育期间）不建议使用。
- **老年人**：剂量选择要谨慎，通常从最小剂量开始。
- **妊娠期妇女**：由于米诺环素可致胎儿毒性、暂时性骨骼发育迟缓和牙齿变色/釉质发育不全，除非治疗获益大于风险，否则已妊娠及可能处于妊娠状态的女性不建议使用。
- **哺乳期妇女**：米诺环素可在人乳中分泌，使用前应权衡利弊，哺乳期应暂停用药。

四、最佳服药方式

米诺环素应在睡前、直立体位时用至少半杯水送服。米诺环素滞留于食管并崩解时，会引起食管溃疡，故应多饮水，尤其临睡前服用时应特别注意。食物、牛奶和其他乳制品可影响普通米诺环素口服制剂的吸收。但食物和牛奶不会显著削弱微丸胶囊（一种剂型）的吸收。

五、禁忌证

- **禁用：**对任何四环素类药物或本品中的任一成分过敏或有过敏史者禁用。

六、注意事项

1. 服药期间可能出现头昏、头晕、眩晕、疲劳等，汽车驾驶员、从事危险性较大的机器操作及高空作业者应避免使用本药。

2. 米诺环素与其他四环素类药物存在交叉过敏，对米诺环素过敏者可能对其他四环素类过敏。

3. 肾功能损害患者日总剂量不应超过 200 mg；严重肾功能不全患者的剂量应减量，如需长期治疗，应监测血药浓度。

4. 患者在服用四环素类药物期间应避免日晒。

5. 服用米诺环素可出现黄棕色、深褐色、绿色或蓝色尿。

七、不良反应

- **较为常见的不良反应：**腹痛、恶心、厌食、胃肠道不适、头晕等。

八、药物过量与处理

- **过量的表现：**过量最常见的不良反应包括头晕、恶心和呕吐。
- **过量的处理：**尚无米诺环素特定的解毒剂。万一发生药物过量，应立即停药，对症治疗并采取支持性治疗措施。血液透析和腹膜透析不能有效清除血液中的米诺环素。

九、检查或监测

- **用药前：**用药前应对造血系统、肝、肾功能进行评估。怀疑患有梅毒时，应在开始治疗前进行暗视野检查，并每月进行血清学检查 1 次，至少持续 4 个月。
- **用药期间：**用药期间应定期检查血常规、肝肾功能。
- **用药后：**严重肾功能不全患者长期用药时应监测血药浓度。

十、药物相互作用

作用分级	药物
禁忌	• 合用影响吸收：制酸药（如碳酸氢钠、铝、钙、镁） • 全麻药甲氧氟烷与米诺环素合用可导致致命性的肾毒性 • 青霉素：由于米诺环素为抑菌药物，会干扰青霉素的抗菌活性 • 异维甲酸或其他系统性类视黄醇或维生素 A：由于这类药物可增加脑假性肿瘤发生风险，避免在服用米诺环素期间应用
严重	• 抗凝血药：四环素能降低凝血酶原的活性，合用时，应监测凝血指标 • 肝药酶诱导剂：巴比妥类、苯妥英或卡马西平可诱导微粒体酶的活性致使米诺环素血药浓度降低，合用时须调整米诺环素的剂量 • 与强利尿药（如呋塞米等）合用，可加重肾损害 • 与其他肝毒性药物（如抗肿瘤化疗药物）合用，可加重肝损害 • 麦角生物碱或其衍生物：与四环素类同时用药时，会增加麦角中毒的风险

十一、药效学与药动学

◆ **药效学：**米诺环素为抑菌药，但在高浓度时，也具有杀菌作用，在四环素类抗生素中，米诺环素的抗菌作用最强，抗菌谱与四环素相近。

◆ **药动学：**

口服生物利用度	分布容积	蛋白结合率	乳汁 / 血液比	脑脊液 / 血液比	起效时间	消除半衰期	血浆浓度达峰时间	分子量
90% ～ 100%	0.14 ～ 0.7 L/kg	76% ～ 83%	暂无	暂无	暂无	11.1 ～ 22.1 h	1 ～ 4 h	493.9

十二、贮藏

片剂、胶囊剂：遮光，密封保存。

红霉素

一、制剂与规格

肠溶（片剂、胶囊）保基：0.125 g（12.5 万单位）；0.25 g（25 万单位）。

（琥珀酸乙酯）片剂、胶囊保基：0.125 g（12.5 万单位）；

0.25 g（25 万单位）。

二、临床应用与适应证

◆ **口服：**①儿童及成人对青霉素等 β－内酰胺类过敏或耐药患者治疗下列感染时使用：溶血性链球菌、肺炎链球菌等所致的急性扁桃体炎、急性咽炎、鼻窦炎；溶血性链球菌所致猩红热、蜂窝织炎；白喉及白喉带菌者；气性坏疽、炭疽、破伤风、放线菌病；梅毒；李斯特菌病等。②肺炎支原体肺炎。③肺炎衣原体肺炎。④衣原体属、支原体属所致泌尿生殖系感染。⑤沙眼衣原体结膜炎。⑥厌氧菌所致的口腔感染。⑦空肠弯曲菌肠炎。⑧百日咳。⑨军团菌病。

三、用法与用量

◆ **成人：口服**

①琥乙红霉素：口服，成人一日 1.6 g，分 2～4 次服用。军团菌病患者，一次 0.4～1.0 g，一日 4 次，成人每日量一般不宜超过 4 g。预防链球菌感染，每次 400 mg，一日 2 次。衣原体或溶脲脲原体感染，每次 800 mg，每 8 h 1 次，共 7 日；或每次 400 mg，每 6 h 1 次，共 14 日。②红霉素肠溶胶囊：每次 250 mg，每 6 h 一次；或每次 500 mg，每 12 h 一次。根据病情，最大剂量 4 g/d，当日剂量＞1 g 时，不建议每日 2 次的服用方法。

◆ **老年人：**慎用，以最低剂量开始用药。

◆ **儿童：**琥乙红霉素：①按体重每次 7.5～12.5 mg/kg，每日 4 次；或每次 15～25 mg/kg，一日 2 次；严重感染每日量可加倍，分 4 次服用。②百日咳患儿，按体重一次 10～12.5 mg/kg，每日 4 次，疗程 14 日。红霉素肠溶胶囊：常用剂量 30～50 mg/(kg · d)，分 2 次服用，严重患者可加倍。

◆ **妊娠期妇女：**红霉素可通过胎盘屏障，胎儿血药浓度为母体血药浓度的 5%～20%，慎用。

◆ **哺乳期妇女：**红霉素可随乳汁排泄，乳汁中药物浓度可达血药浓度的 50%，慎用。

四、最佳服药方式

空腹用药可达到最佳血药浓度，肠溶制剂与食物同服，血药浓度仍高于最低抑菌浓度。琥乙红霉素：空腹服用；红霉素肠溶胶囊：食物对药物吸收无影响，但建议在饭前 1 h 用药。

五、禁忌证

- **禁用**：严重肝功能损害者及对本品过敏者禁用。
- **慎用**：肝肾功能不全者、妊娠期、哺乳期妇女。

六、注意事项

1. 溶血性链球菌感染，疗程至少需持续 10 日，以防止急性风湿热的发生。

2. 肾功能不全患者一般无需减量，但严重肾功能损害者应减量使用。

3. 对一种红霉素制剂过敏或不能耐受时，对其他红霉素制剂也可能过敏或不能耐受。

七、不良反应

- **较为常见的不良反应**：肝毒性反应，服药数日或 1 ～ 2 周后出现，表现为乏力、恶心、呕吐、腹痛、皮疹、发热等。肝功能试验显示淤胆，停药后常可恢复。胃肠道反应，表现为腹泻、恶心、呕吐、中上腹痛、口舌疼痛、胃纳减退等，发生率与剂量大小相关。

八、药物过量与处理

- **过量的处理**：停药，迅速清除未吸收药物，并采取其他适当措施。血液透析或腹膜透析后极少被清除。

九、检查或监测

- **用药前**：尽可能进行细菌培养和药敏试验；治疗初期梅毒前，须进行脑脊液检查。
- **用药期间**：肝功能。
- **用药后**：若出现腹泻，应检查有无艰难梭菌感染。如确诊，需停用对艰难梭菌无直接抑制作用的抗菌药物，并酌情补液、维持电解质平衡。

十、药物相互作用

作用分级	药物
禁忌	• 西沙必利、麦角胺、双氢麦角胺、特非那定、阿司咪唑 • 红霉素制剂与氯霉素和林可酰胺类有拮抗作用，不推荐同时使用
严重	• 抗癫痫药物：红霉素可抑制卡马西平和丙戊酸代谢，导致其血药浓度增高而发生毒性反应，应慎用 • 止痛药物：抑制芬太尼代谢，延长其作用时间 • 抗组胺药：与阿司咪唑或特非那定等合用可增加心脏毒性 • 环孢素：可增加环孢素血药浓度，增加肾毒性发生风险 • 抗凝血药：红霉素和华法林同用可导致凝血酶原时间延长，增加出血危险，应密切监测凝血酶原时间，调整华法林的剂量 • 黄嘌呤类药物（除二羟丙茶碱外）：红霉素可使氨茶碱类黄嘌呤类药物的肝清除减少，导致血药浓度增加 • 降脂药物：与洛伐他汀合用时可能引起横纹肌溶解

十一、药效学与药动学

◆ **药效学**：大环内酯类抗生素，琥乙红霉素为红霉素的琥珀酸乙酯，为抑菌剂，高浓度对某些细菌具有杀菌作用。

◆ **药效学**：

口服生物利用度	分布容积	蛋白结合率	消除半衰期	血浆浓度达峰时间	分子量
暂无	0.9 L/kg	70%～90%	1.7 h	2.9～12 h	琥乙红霉素 862.07 环酯红霉素 759.92

十二、贮藏

红霉素肠溶胶囊：密封、干燥处保存。

琥乙红霉素片：遮光、阴凉（不超过 20℃）干燥处保存。

阿奇霉素

一、制剂与规格

片剂、胶囊、肠溶（片剂、胶囊）保：0.125 g（12.5 万 U）；0.25 g（25 万 U）基；0.5 g（50 万 U）。颗粒剂保：0.1 g（10 万 U）基；0.125 g（12.5 万 U）；0.25 g（25 万 U）；0.5 g（50 万 U）。干混悬剂：0.1 g（10 万 U）。糖浆：25 ml：0.5 g（50 万 U）。

二、临床应用与适应证

化脓性链球菌引起的急性咽炎、急性扁桃体炎；敏感细菌引起的鼻窦炎、急性中耳炎、急性支气管炎、慢性支气管炎急性发作；肺炎链球菌、流感嗜血杆菌以及肺炎支原体所致的肺炎；沙眼衣原体及非多种耐药淋病奈瑟菌所致的尿道炎和宫颈炎；敏感细菌引起的皮肤软组织感染。

三、用法与用量

- **成人：口服**。沙眼衣原体或敏感淋病奈瑟菌所致性传播疾病，仅需单次口服本品 1.0 g。对其他感染的治疗：总剂量 1500 mg，第 1 日，0.5 g 顿服，第 2 ～ 5 日，一日 0.25 g 顿服；或一日 0.5 g 顿服，连服 3 日。
- **老年人**：无需调整剂量。
- **儿童**：治疗小于 6 个月小儿中耳炎、社区获得性肺炎及小于 2 岁小儿咽炎或扁桃体炎的疗效与安全性尚未确定，不推荐使用。
  - 治疗中耳炎、肺炎，第 1 日，按体重 10 mg/kg 顿服（一日最大量不超过 0.5 g），第 2 ～ 5 日，每日按体重 5 mg/kg 顿服（一日最大量不超过 0.25 g）或按如下方法给药：

体重（kg）	首日	第 2 ～ 5 日
15 ～ 25	0.2 g 顿服	0.1 g 顿服
26 ～ 35	0.3 g 顿服	0.15 g 顿服
36 ～ 45	0.4 g 顿服	0.2 g 顿服

  - 治疗小儿咽炎、扁桃体炎，一日按体重 12 mg/kg 顿服（一日最大量不超过 0.5 g），连用 5 日。
  - 阿奇霉素片用于体重大于 45 kg 的儿童，用法用量同成人。
- **妊娠期及哺乳期妇女**：妊娠妇女应用须充分权衡利弊；哺乳期妇女：尚不知本品是否在人乳汁中分泌，哺乳期的妇女使用应权衡利弊。

四、最佳服药方式

在饭前 1 h 或饭后 2 h 口服。

五、禁忌证

- **禁用**：对阿奇霉素、红霉素或其他任何一种大环内酯类药物过敏者禁用。以前使用阿奇霉素后有胆汁淤积性黄疸/肝功能不全病史的患者禁用。

◆ **慎用**：严重肾功能不全患者、肝功能不全者、QT间期延长者。

六、注意事项

1. 可能存在包括真菌在内的非敏感菌所致的二重感染症状，应及时处理。

2. 用药期间出现腹泻症状，应除外伪膜性肠炎。如确定为伪膜性肠炎，应对症处理，包括维持水、电解质平衡，补充蛋白质等。

七、不良反应

◆ **较为常见的不良反应**：胃肠道反应：腹泻、恶心、腹痛、稀便、呕吐等；皮肤反应：皮疹、瘙痒等；其他反应：如厌食、阴道炎、头晕或呼吸困难等。

八、药物过量与处理

◆ **过量的表现**：药物过量的不良反应与推荐剂量下不良反应相同。

◆ **过量的处理**：可根据病情给予对症和支持治疗。

九、检查或监测

◆ **用药前**：细菌培养及药物敏感性试验；对性传播性尿道炎或宫颈炎患者，用药前应进行梅毒血清学筛查及淋病检查。

◆ **用药期间**：血常规、肝肾功能。

◆ **用药后**：经眼给药时如出现二重感染，应进行放大检查（裂隙灯活组织显微镜检查），必要时进行荧光染色。

十、药物相互作用

作用分级	药物
禁忌	• 麦角：由于理论上存在麦角中毒的可能性，故不推荐阿奇霉素与麦角类衍生物同时使用
严重	• 抗凝药物：有报道同时应用阿奇霉素和香豆素类口服抗凝剂可使抗凝作用增强。同时使用香豆素类口服抗凝剂的患者，应注意经常监测凝血酶原时间 • 环孢素：阿奇霉素与环孢素合用，可使环孢素的峰浓度和5 h药时曲线下面积显著增加，故二者合用需谨慎。如必须同时使用，应监测环孢素的血药浓度 • 血管收缩药：使用阿奇霉素的患者（尤其是伴有先天性长QT综合征或正在使用可延长QT间期药物患者）进行局部麻醉时应慎用血管收缩药（肾上腺素、甲哌卡因、可巴君）

十一、药效学与药动学

- **药效学**：本药属氮杂内酯类抗生素。本药对革兰氏阴性菌的抗菌活性较红霉素强（其中对流感嗜血杆菌、淋病奈瑟球菌的抗菌作用较红霉素强 4 ～ 8 倍；对卡他莫拉菌的抗菌作用较红霉素强 2 ～ 4 倍），但对葡萄球菌属、链球菌属等革兰氏阳性球菌的抗菌作用较红霉素略差。对肺炎支原体的作用为大环内酯类抗生素中最强，对包柔螺旋体的作用也较红霉素强。
- **药动学**：

口服生物利用度	分布容积	蛋白结合率	乳汁/血液比	脑脊液/血液比	起效时间	消除半衰期	血浆浓度达峰时间	分子量
37%	23 ～ 31 L/kg	7% ～ 51%	暂无	暂无	暂无	48 ～ 68 h	2.5 ～ 2.6 h	749

十三、贮藏

片剂、肠溶片：密封，干燥处保存。

颗粒剂：遮光、密封、干燥处保存。

胶囊：密封，阴凉（≤ 20℃）干燥处保存。

肠溶胶囊、干混悬剂：密封、干燥处保存。

克拉霉素

一、制剂与规格

片剂、胶囊剂[保]：0.5 g；0.125 g [基]；0.25 g [基]。缓释片：0.5 g。缓释胶囊：0.25 g。

颗粒剂、分散片[保]：0.05 g；0.1 g；0.125 g [基]；0.25 g [基]。

干混悬剂[保]：1 g∶125 mg；2 g∶125 mg；3 g∶250 mg。

二、临床应用与适应证

用于敏感菌所引起的下列感染：①上呼吸道感染：扁桃体炎、咽炎、鼻窦炎。②下呼吸道感染：急性支气管炎、慢性支气管炎急性发作和肺炎。③皮肤软组织感染：脓疱病、丹毒、毛囊炎、疖和伤口感染。④与其他药物联合用于鸟分枝杆菌感染、幽门螺杆菌感染的治疗。

三、用法与用量

- **成人：口服。常释制剂：**推荐剂量为每次250 mg，每日2次。严重感染时，每次500 mg，每日2次。疗程5～14天。获得性肺炎和鼻窦炎疗程6～14天。分枝杆菌感染时推荐剂量：每次500 mg，每日2次。缓释片：成人及12岁以上儿童推荐剂量：每次500 mg，每日1次。严重感染：每次1 g，每日1次。疗程7～14天。12岁以下儿童选择其他常释制剂。
- **老年人：**耐受性相当，无需调整剂量。
- **儿童：**6个月以上：7.5 mg/kg，每12 h 1次。或按以下方法给药：

体重	给药剂量	给药频率
8～11 kg	62.5 mg	每12 h 1次
12～19 kg	0.125 g	每12 h 1次
20～29 kg	0.1875 g	每12 h 1次
30～40 kg	0.250 g	每12 h 1次

- **妊娠期及哺乳期妇女：**禁用。

四、最佳服药方式

常释制剂：可空腹口服，也可与食物或牛奶同服。食物可稍延缓其起始，但不影响生物利用度。缓释片：应与食物同服，建议餐中服用，不要压碎或咀嚼缓释片。

五、禁忌证

- **禁用：**对大环内酯类抗生素过敏者；妊娠期及哺乳期妇女；某些心脏病（包括心律失常、心动过缓、QT间期延长、缺血性心脏病、充血性心力衰竭等）患者；严重肝功能损害者；水、电解质紊乱患者；服用特非那丁治疗者。缓释片对于肌酐清除率＜30 ml/min者禁用。

六、注意事项

1. 肾功能严重损伤（肌酐清除率＜30 ml/min）：推荐剂量250 mg，每日1次；严重感染：首剂0.5 g，此后250 mg，每日 2 次。且连续治疗不得超过 14 天。

2. 与其他大环内酯类药物及林可霉素和克林霉素可能发生交叉耐药。

3. β－内酰胺酶的产生不影响克拉霉素的活性。

七、不良反应

- **较为常见的不良反应**：口腔异味（3%），腹痛、腹泻、恶心、呕吐等胃肠道反应；头痛；血清氨基转移酶短暂升高；过敏反应，轻者为药疹、荨麻疹，重者为过敏及 Stevens–Johnson 症；心血管系统：心悸、QT 间期延长、尖端扭转型室性心动过速、充血性心力衰竭、心律失常。

八、药物过量与处理

- **过量表现**：当服用大剂量克拉霉素时，可能有胃肠道不适。
- **过量的处理**：应及时排除未吸收的药物（如洗胃）并采取支持性治疗。血液或腹膜透析不能降低克拉霉素的血药浓度。

九、检查或监测

- **用药前**：细菌培养及药物敏感性测定。
- **用药期间**：血常规、肝肾功能。

十、药物相互作用

作用分级	药物
禁忌	● 禁止与阿司咪唑、西沙必利、匹莫齐特、特非那丁合用 ● 麦角胺、双氢麦角胺：克拉霉素与麦角类药物合用可导致血管痉挛和四肢及其他组织局部缺血为特征的急性麦角毒性，禁止合用 ● 降脂药物：克拉霉素与洛伐他汀和辛伐他汀合用，有横纹肌溶解的报道
严重	● 卡马西平：克拉霉素轻度升高卡马西平的血药浓度，需监测卡马西平血药浓度 ● 伊曲康唑：二者均为 CYP3A 底物和抑制剂，合用应监测不良反应

十一、药效学与药动学

- **药效学**：大环内酯类抗生素，通过阻碍细胞核蛋白 50S

亚基的联结，抑制蛋白合成而产生抑菌作用。对革兰氏阳性菌如金黄色葡萄球菌、链球菌、肺炎球菌等有抑制作用，对部分革兰氏阴性菌如流感嗜血杆菌、百日咳杆菌、淋病奈瑟菌、嗜肺军团菌和部分厌氧菌如脆弱拟杆菌、消化链球菌、痤疮丙酸杆菌等也有抑制作用，此外对支原体也有抑制作用。

◆ **药动学：**

口服生物利用度	分布容积	蛋白结合率	乳汁/血液比	脑脊液/血液比	起效时间	消除半衰期	血浆浓度达峰时间	分子量
55%	3～4 L/kg	65%～75%	＞1	暂无	暂无	3～8.7 h	48～72 h	747.96

十二、贮藏

片剂：遮光、密封，在干燥处保存。

分散片、缓释片、胶囊、颗粒、干混悬剂：遮光、密封，在阴凉（不超过 20℃）干燥处保存。

缓释胶囊：遮光、密封，室温保存。

复方磺胺甲噁唑

一、制剂与规格

片剂、分散片[保]：磺胺甲噁唑（SMZ）400 mg/ 甲氧苄啶（TMP）80 mg [基]；100 mg/20 mg [基]。胶囊剂[保]：200 mg/40 mg。颗粒剂[保]：800 mg/160 mg。混悬剂：100 ml（4 g/0.8 g）。

二、临床应用与适应证

口服：用于治疗大肠埃希菌、克雷伯菌属、肠杆菌属、奇异变形杆菌、普通变形杆菌和摩根菌敏感菌株所致的尿路感染；肺炎链球菌或流感嗜血杆菌所致的成人慢性支气管炎急性发作、儿童急性中耳炎；产肠毒素大肠埃希菌（ETEC）所致的旅游者腹泻，以及福氏或宋氏志贺菌敏感菌株所致的肠道感染、志贺菌感染；用于治疗（首选）和预防卡氏肺孢子虫肺炎。

三、用法与用量

◆ **成人：口服。细菌性感染：**一次 SMZ 800 mg/TMP 160 mg（2 片），每 12 h 服用 1 次。**寄生虫感染如卡氏肺孢子虫肺炎：**一次 SMZ 18.75～25 mg/kg，TMP 3.75～5 mg/kg，每 6 h 服用 1 次。**预防用药：**初予 SMZ 800 mg/TMP 160 mg（2 片），每 12 h 服用 1 次，继以相同剂量一日服 1 次，或一周服 3 次。

◆ **儿童：2 月以下婴儿禁用。口服：①细菌感染：**2 个月以上体重＜40 kg 的婴幼儿按体重口服，一次 SMZ 20～30 mg/kg 及 TMP 4～6 mg/kg，每 12 h 1 次；体重≥40 kg 的小儿剂量同成人用量。②**寄生虫感染如卡氏肺孢子虫肺炎：**按体重一次口服 SMZ 18.75～25 mg/kg 及 TMP 3.75～ 5 mg/kg，每 6 h 1 次。**疗程：**慢性支气管炎急性发作的疗程至少 10～14 日；尿路感染的疗程 7～10 日；细菌性痢疾的疗程为 5～7 日；儿童急性中耳炎的疗程为 10 日；卡氏肺孢子虫肺炎的疗程为 14～21 日。

◆ **老年人：**老年患者应用本品时发生严重不良反应的机会增加。因此老年患者宜避免使用，确有指征时需权衡利弊后决定。

四、最佳服药方式

◆ **分散片：**可用温水分散后口服，也可整片吞服。**颗粒：**应以温水冲服。

五、禁忌证

◆ **禁用：**①对 SMZ 和 TMP 过敏者；②由于本品阻止叶酸的代谢，加重巨幼红细胞性贫血患者叶酸盐的缺乏，所以巨幼红细胞性贫血患者。③妊娠期及哺乳期妇女。④小于 2 个月的婴儿。⑤重度肝肾功能损害者。⑥有使用磺胺甲噁唑和（或）甲氧苄啶出现免疫性血小板减少史者（国外资料）。

六、注意事项

1. 因本药不易清除细菌，故不宜用于中耳炎的预防或长程治疗以及治疗 A 组溶血性链球菌扁桃体炎和咽炎。

2. 用药期间应多饮水，保持高尿流量。长疗程、大剂量使用本药的患者，宜同服碳酸氢钠并多饮水，以防出现结晶尿、血尿和管型尿。

3. 不可任意增大剂量，增加用药次数或延长疗程，以防蓄积中毒。

4. 本药可抑制大肠埃希菌的生长，妨碍 B 族维生素在肠内的合成，用药超过 1 周以上者，应同时给予维生素 B 以预防其缺乏；使用本药时对维生素 K 的需求量亦增加。

七、不良反应

- **较为常见的不良反应**：过敏反应；中性粒细胞减少或缺乏症、血小板减少症及再生障碍性贫血。患者可表现为咽痛、发热、苍白和出血倾向。溶血性贫血及血红蛋白尿。高胆红素血症，肝脏损害，可发生黄疸、肝功能减退。肾脏损害，可发生结晶尿、血尿和管型尿。恶心、呕吐、腹泻、头痛、乏力等，一般症状轻微。

八、药物过量与处理

- **过量的表现**：
- 短期过量服用：会出现食欲不振、腹痛、恶心、呕吐、头晕、头痛、嗜睡、神志不清、精神状态低沉、发热、血尿、结晶尿、血液疾病、黄疸、骨髓抑制等。
- 长期过量服用：会引起骨髓抑制，造成血小板、白细胞的减少和巨幼红细胞性贫血。
- **过量的处理**：
- 短期过量处理：一般治疗为停药后进行洗胃、催吐或大量饮水；尿量低且肾功能正常时可给予输液治疗。在治疗过程中应监测血象、电解质等。如出现较明显的血液系统不良反应或黄疸，应予以血液透析治疗。如出现骨髓抑制，先停药，给予叶酸 3 ～ 6 mg 肌内注射，一日 1 次，连用 3 日或至造血功能恢复正常为止。
- 长期过量处理：出现骨髓抑制症状时，患者应每天肌内注射甲酰四氢叶酸 5 ～ 15 mg 治疗，直到造血功能恢复正常为止。

九、检查或监测

- **用药前**：血象检查、药敏试验。
- **用药期间**：全血象检查，对疗程长、服用剂量大、老年、营养不良及服用抗癫痫药的患者尤为重要。长疗程或高剂量治疗时，应定期进行尿液检查（每2～3日查尿常规一次），以发现可能发生的结晶尿。肝肾功能检查。严重感染者应监测血药浓度，总磺胺血药浓度不应超过200 μg/ml，以避免增高不良反应发生率。
- **用药后**：血象检查、肝肾功能检查。

十、药物相互作用

作用分级	药物
禁忌	• 不能与对氨基苯甲酸同用，对氨基苯甲酸可代替本品被细菌摄取，两者相互拮抗 • 不宜与乌洛托品合用，因乌洛托品在酸性尿中可分解产生甲醛，后者可与本品形成不溶性沉淀物，使发生结晶尿的危险性增加 • 因本品有可能干扰青霉素类药物的杀菌作用，最好避免与此类药物同时应用 • 不宜与抗肿瘤药、2，4－二氨基嘧啶类药物合用，也不宜在应用其他叶酸拮抗药治疗的疗程之间应用本品，因为有产生骨髓再生不良或巨幼红细胞贫血的可能 • 不宜与氨苯砜合用，因氨苯砜与本品中的TMP合用两者血药浓度均可升高
严重	• 与肝毒性药物合用时，可能引起肝毒性发生率的增高

十一、药效学与药动学

- **药效学**：本品为磺胺类抗菌药，是磺胺甲噁唑（SMZ）与甲氧苄啶（TMP）的复方制剂，对非产酶金黄色葡萄球菌、化脓性链球菌、肺炎链球菌、大肠埃希菌、克雷伯菌属、沙门菌属、变形杆菌属、摩根菌属、志贺菌属等肠杆菌科细菌、淋球菌、脑膜炎奈瑟菌、流感嗜血杆菌均具有良好抗菌作用，尤其对大肠埃希菌、流感嗜血杆菌、金黄色葡萄球菌的抗菌作用较SMZ单药明显增强。此外在体外对沙眼衣原体、星形奴卡菌、原虫、弓形虫等亦具有良好抗微生物活性。

◆ **药动学：**

药品名称	口服生物利用度	蛋白结合率	乳汁/血液比	消除半衰期	血浆浓度达峰时间	分子量
磺胺甲噁唑	＞90%	＞60%	0.06	10 h	1～4 h	253.3
甲氧苄啶	＞90%	30%	0.5～1	8～10 h	1～4 h	290.3

十二、贮藏

片剂、胶囊剂、混悬剂、颗粒剂：遮光、密封保存。

磺胺嘧啶

一、制剂与规格

片剂[保][基]：0.2 g；0.5 g。

二、临床应用与适应证

口服：①敏感脑膜炎球菌所致的流行性脑脊髓膜炎的治疗和预防。②与甲氧苄啶合用可治疗对其敏感的流感嗜血杆菌、肺炎链球菌和其他链球菌所致的中耳炎及皮肤软组织等感染。③星形奴卡菌病。④对氯喹耐药的恶性疟疾治疗的辅助用药。⑤为治疗沙眼衣原体所致宫颈炎和尿道炎的次选药物。⑥治疗由沙眼衣原体所致的新生儿包涵体结膜炎的次选药物。

三、用法与用量

◆ **成人：常规剂量**口服，一次 1 g，一日 2 次，首次剂量加倍。预防流行性脑脊髓膜炎，口服，一次 1 g，一日 2 次，疗程 2 日。

◆ **儿童**（2 个月以上婴儿及小儿）：一般用法为口服，按体重一次 25～30 mg/kg，一日 2 次，首次剂量加倍（总量不超过 2 g）。预防流行性脑脊髓膜炎：口服，一日 500 mg，疗程 2～3 日。

四、最佳服药方式

应用本品期间应保持充足进水量，使成人每日尿量至少维持在 1200 ml 以上。如应用本品疗程长，剂量大时除多饮水外宜同服碳酸氢钠。

五、禁忌证

- **禁用**：①对磺胺类药物过敏者；②妊娠及哺乳期妇女；③小于 2 个月的婴儿；④严重肝、肾功能不全者。
- **慎用**：①缺乏葡萄糖 -6- 磷酸脱氢酶患者；②轻、中度肝肾功能损害者；③血卟啉病患者；④失水患者；⑤休克患者；⑥老年患者。

六、注意事项

1. 交叉过敏反应。对一种磺胺药呈现过敏的患者对其他磺胺药可能过敏。对呋塞米、砜类、噻嗪类利尿药、磺脲类、碳酸酐酶抑制药过敏的患者，对磺胺药亦可过敏。

2. 由于本品在尿中溶解度低，出现结晶尿机会增多。故一般不推荐用于尿路感染的治疗。

3. 应用本品期间应保持充足进水量，使成人每日尿量至少维持在 1200 ml 以上。如应用本品疗程长，剂量大时除多饮水外宜同服碳酸氢钠。

4. 由于本品能抑制大肠杆菌的生长，妨碍 B 族维生素在肠内的合成，故使用本品超过 1 周以上者，应同时给予维生素 B 以预防其缺乏。服用本品对维生素 K 的需要量也增加。

5. 不可任意加大剂量、增加用药次数或延长疗程，以防蓄积中毒。

七、不良反应

- **较为常见的不良反应**：过敏反应，可表现为药疹，严重者可发生渗出性多形性红斑、剥脱性皮炎和大疱表皮松解萎缩性皮炎等；也有表现为光敏反应、药物热、关节及肌肉疼痛、发热等血清病样反应；中性粒细胞减少或缺乏症、血小板减少症及再生障碍性贫血；高胆红素血症和新生儿核黄疸；胃肠道反应表现为恶心、呕吐、食欲减退、腹泻、头痛、乏力等；偶有患者发生艰难梭菌肠炎，此时需停药；肝脏损害可发生黄疸、肝功能减退，严重者可发生急性重型肝炎；肾脏损害可发生结晶尿、血尿和管型尿。偶有患者发生间质性肾炎或肾小管坏死等严重不良反应。

八、药物过量与处理

- **过量的表现**：总磺胺血浓度不应超过 200 μg/ml，如超过此浓度，不良反应发生率增高。
- **过量的处理**：用药过量时应对症处理，需对患者进行长期监测，腹膜透析不能排出本品，血液透析可部分清除本品。

九、检查或监测

- **用药期间**：全血象检查，对接受较长疗程的患者尤为重要。治疗中定期进行尿液检查（每 2～3 日查尿常规一次）以发现长疗程或高剂量治疗时可能发生的结晶尿。进行肝、肾功能检查。严重感染者应测定血药浓度。

十、药物相互作用

作用分级	药物
禁忌	• 不能与对氨基苯甲酸同用，对氨基苯甲酸可代替本品被细菌摄取，两者相互拮抗。也不宜与含对氨苯甲酰基的局麻药如普鲁卡因、苯佐卡因、丁卡因等合用 • 不宜与乌洛托品合用，因乌洛托品在酸性尿中可分解产生甲醛，后者可与本品形成不溶性沉淀物，使发生结晶尿的危险性增加 • 因本品有可能干扰青霉素类药物的杀菌作用，最好避免与此类药物同时应用
严重	• 与肝毒性药物合用时可能引起肝毒性发生率的增高。对此类患者尤其是用药时间较长及以往有肝病史者应进行严密监测

十一、药效学与药动学

- **药效学**：本品属于中效磺胺类，为广谱抑菌剂。对多数革兰氏阳性菌、革兰氏阴性菌具有抗菌活性。对非产酶金黄色葡萄球菌、化脓性链球菌、肺炎链球菌、大肠埃希菌、克雷伯菌属、沙门菌属、志贺菌属等肠杆菌科细菌、淋病奈瑟菌、脑膜炎奈瑟菌、流感嗜血杆菌具有抗菌作用。此外，本药对沙眼衣原体、星形奴卡菌、疟原虫和弓形虫也有抗微生物活性。

- **药动学：**

蛋白结合率	乳汁 / 血液比	脑脊液 / 血液比	消除半衰期	血浆浓度达峰时间	分子量
38% ～ 48%	50% ～ 100%	50%	8 ～ 13 h	3 ～ 6 h	片剂 250.28

十二、贮藏

片剂：遮光，密封保存。

诺氟沙星

重要警示

1. 氟喹诺酮类药（包括本药）可致残，并可能引起不可逆的严重不良反应（包括肌腱炎、肌腱断裂、周围神经病变及中枢神经系统不良反应）。如出现以上不良反应，应立即停药，并避免再次使用此类药物。

2. 氟喹诺酮类药（包括本药）可能加剧重症肌无力患者的肌无力症状，故有重症肌无力病史的患者应避免使用本药。

一、制剂与规格

片剂、胶囊保基：0.1 g。

二、临床应用与适应证

适用于敏感菌所致的尿路感染、淋病、前列腺炎、肠道感染和伤寒及其他沙门菌感染。

三、用法与用量

- **成人：**大肠埃希菌、肺炎克雷伯杆菌及奇异变形菌所致的急性单纯性下尿路感染，一次 400 mg（4 粒），一日 2 次，疗程 3 日。其他病原菌所致的单纯性尿路感染，一次 400 mg（4 粒），疗程 7 ～ 10 日。复杂性尿路感染，一次 400 mg（4 粒），疗程 10 ～ 21 日。单纯性淋球菌性尿道炎，单次 800 ～ 1200 mg（8 ～ 12 粒）。急性及慢性前列腺炎，一次 400 mg（4 粒），一日 2 次，疗程 28 日。肠道感染，一次 300 ～ 400 mg（3 ～ 4 粒），一日 2 次，疗程 5 ～ 7 日。伤寒沙门菌感染，一日 800 ～ 1200 mg（8 ～ 12 粒），分 2 ～ 3 次服用，疗程 14 ～ 21 日。

- **老年人：**老年患者常有肾功能减退，因本品部分经肾排出，需减量应用。
- **妊娠期及哺乳期妇女：**本品不宜用于妊娠期妇女。哺乳期妇女应避免应用本品或于应用时停止哺乳。

四、最佳服药方式

本品宜空腹服用，并同时饮水 250 ml。

五、禁忌证

- **禁用：**对本品及奎诺酮类药物过敏者禁用；18 岁以下患者禁用。

六、注意事项

1. 大剂量使用本药或尿 pH 值在 7 以上时可导致结晶尿。为避免出现结晶尿，宜多饮水，保持 24 h 排尿量在 1200 ml 以上。

2. 本药可引起光敏反应，使用本药期间应避免过度暴露于阳光。

3. 葡萄糖 –6– 磷酸脱氢酶缺乏患者服用本品，极个别可能发生溶血反应。

4. 肝功能减退时，如属重度（肝硬化腹水）可减少药物清除，血药浓度增高，肝、肾功能均减退者尤为明显，均需权衡利弊后应用，并调整剂量。

5. 原有中枢神经系统疾病患者，例如癫痫及癫痫病史者均应避免应用，有指征时需仔细权衡利弊后应用。

七、不良反应

- **较为常见的不良反应：**胃肠道反应，较为常见，可表现为腹部不适或疼痛、腹泻、恶心或呕吐。中枢神经系统反应：可有头晕、头痛、嗜睡或失眠。过敏反应：皮疹、皮肤瘙痒、面部潮红、胸闷等，偶可发生渗出性多形性红斑及血管神经性水肿。

八、药物相互作用

作用分级	药物
禁忌	• 尿碱化剂可减低本品在尿中的溶解度，导致结晶尿和肾毒性 • 本品与呋喃妥因具有拮抗作用，不推荐联合应用 • 可延长 QT 间期，使用Ⅰa 类（奎尼丁、普鲁卡因胺）或Ⅲ类（胺碘酮、索他洛尔）抗心律失常药的患者应避免使用本药
严重	• 丙磺舒可减少本品自肾小管分泌约 50%，合用时可因本品血浓度增高而产生毒性 • 本品干扰咖啡因的代谢，从而导致咖啡因清除减少，血清除半衰期（$t_{1/2}$）延长，并可能产生中枢神经系统毒性

九、药效学与药动学

◆ **药效学**：本品为氟喹诺酮类抗菌药，具有广谱抗菌作用，尤其对需氧革兰氏阴性杆菌的抗菌活性高。诺氟沙星在体外对多重耐药菌亦具有抗菌活性。对青霉素耐药的淋病奈瑟菌、流感嗜血杆菌和卡他莫拉菌亦有良好抗菌作用。

◆ **药动学**：

口服生物利用度	分布容积	蛋白结合率	乳汁/血液比	脑脊液/血液比	起效时间	消除半衰期	血浆浓度达峰时间	分子量
30%～40%	暂无	10%～15%	暂无	暂无	暂无	3～4 h	1～2 h	319.24

尿液 pH 可影响本品的溶解度，尿液 pH7.5 时溶解最少。

十、贮藏

片剂、胶囊：遮光、密封保存。

环丙沙星

一、制剂与规格

（盐酸盐）片剂、胶囊[保][基]：0.25 g、0.5 g。

二、临床应用与适应证

1. 用于敏感菌引起的各种感染。泌尿生殖系统感染，包括单纯性、复杂性尿路感染，细菌性前列腺炎，淋病奈瑟菌尿道炎或宫颈炎（包括产酶株所致者）；呼吸道感染，包括敏感革兰氏阴性杆菌所致支气管感染急性发作及肺部感染；胃肠道感染，由志贺菌属、沙门菌属、产肠毒素大肠杆菌、亲水气单胞菌、副溶血弧菌等所致；伤寒；骨和关节感染；皮肤软组织感染；败血症等全身感染。

2. 通常与甲硝唑联合应用治疗由大肠埃希菌、铜绿假单胞菌、奇异变形杆菌、肺炎克雷伯杆菌或脆弱拟杆菌所致复杂性腹腔内感染。

3. 与哌拉西林钠联合用于粒细胞缺乏症伴发热患者的经验治疗。

4. 吸入性炭疽（暴露后）降低暴露雾化炭疽芽孢杆菌后的发病率或减轻疾病进展。

三、用法与用量

- **成人：**口服。常用量一日 0.5 ～ 1.5 g，分 2 ～ 3 次给药。骨和关节感染：一日 1 ～ 1.5 g，分 2 ～ 3 次给药，疗程 4 ～ 6 周或更长。肺炎或皮肤软组织感染：一日 1 ～ 1.5 g，分 2 ～ 3 次，疗程 7 ～ 14 日。肠道感染：一日 1 g，分 2 次，疗程 5 ～ 7 日。伤寒：一日 1.5 g，分 2 ～ 3 次，疗程 10 ～ 14 日。尿路感染：急性单纯性下尿路感染，一日 0.5 g，分 2 次服，疗程 5 ～ 7 日。复杂性尿路感染，一日 1 g，分 2 次，疗程 7 ～ 14 日。单纯性淋病：单次口服 0.5 g。

四、最佳服药方式

口服：宜空腹服用，也可餐后服用，服用时宜同时饮水 250 ml。对于口服剂型来说，同时服用乳制品或单独服用加矿物质的饮料（如牛奶、酸奶、加钙的橙汁）时会降低环丙沙星的吸收，应避免。但日常饮食中的钙不会明显影响其吸收。

五、禁忌证

- **禁用：**禁用于对环丙沙星、任何喹诺酮类抗菌药物过敏者。妊娠期、哺乳期妇女禁用。禁用于儿童、青少年。禁止与替扎尼定联合使用。
- **慎用：**肾功能减退者慎用。老年人慎用。

六、注意事项

1. 本药不能作为疑似或确诊为肺炎链球菌继发性肺炎的首

选药物。

2. 若疑似或确诊为吸入性炭疽暴露或鼠疫，应尽快用药。

3. 本药可引起结晶尿，用药期间应避免碱化尿液，且应补充充足的水分（保持 24 h 排尿量在 1200 ml 以上）以防止形成高浓缩尿。

4. 使用本药期间应避免过度暴露于日光或紫外线。

5. 本药可引起眩晕和头痛，驾驶、操作机械或需完成精细动作时应谨慎。

七、不良反应

- **较为常见的不良反应**：主要为恶心、腹泻、肝功能检查异常、呕吐和皮疹。
- **严重和其他重要的不良反应**：包括肌腱炎和肌腱断裂，周围神经病变，对中枢神经系统的影响，QT 间期延长，艰难梭菌相关性腹泻，对血糖的干扰等。

八、药物过量与处理

如出现急性药物过量，需对患者进行密切观察，并给予支持治疗，包括监测肾功能、服用含镁和钙的抗酸剂以减少环丙沙星的吸收。需维持充分的液体摄入。血液透析或腹膜透析后，只有少量环丙沙星（小于 10%）可从体内清除。

九、检查或监测

- **用药前**：监测体温，进行病原菌培养，检查肝肾功能、血常规、C- 反应蛋白、降钙素原，进行心电图检查。
- **用药期间**：监测体温，检查肝肾功能、血常规、C- 反应蛋白、降钙素原，进行心电图检查。
- **用药后**：检查肝肾功能、血常规。

十、药物相互作用

作用分级	药物
禁忌	• 与替扎尼定联合使用后，替扎尼定的全身暴露水平显著提高，禁止一起使用 • 与奎尼丁、普鲁卡因胺、胺碘酮、索他洛尔禁止一起使用

十一、药效学与药动学

- **药效学：**属于喹诺酮类抗菌药物。对大肠杆菌（包括继发菌血症）、肺炎克雷伯杆菌肺炎亚种、阴沟肠杆菌、黏质沙雷菌、奇异变形杆菌、铜绿假单胞菌、腐生性葡萄球菌或粪肠球菌所引起的感染等有效。
- **药动学：**

口服生物利用度	分布容积	蛋白结合率	乳汁/血液比	消除半衰期	排泄	血液透析清除率	分子量
50%～85%	2.1～2.7 L/kg	20%～40%	＞1	4.1 h	24 h 可完全通过尿液清除	小于10%	385.8（盐酸盐） 421.4（乳酸盐）

十二、贮藏

避光，密闭，在阴凉（不超过 20℃）干燥处保存。

左氧氟沙星

一、制剂与规格

（盐酸盐、乳酸盐）片剂、胶囊[保]：0.2 g[基]；0.5 g[基]；0.1 g；0.25 g。（甲磺酸盐）片剂、胶囊：0.1 g。

二、临床应用与适应证

本药口服制剂用于治疗敏感菌引起的下列轻、中、重度感染：①医院获得性肺炎、社区获得性肺炎、急性细菌性鼻窦炎、慢性支气管炎急性细菌性发作。②非复杂性皮肤及皮肤结构感染（包括脓肿、蜂窝织炎、疖、脓疱病、脓皮病、伤口感染）、复杂性皮肤及皮肤结构感染。③慢性细菌性前列腺炎、复杂性尿路感染、非复杂性尿路感染、急性肾盂肾炎。④吸入性炭疽（暴露后）。

三、用法与用量

- **成人：口服**常用剂量为 250 mg 或 500 mg 或 750 mg，每 24 h 口服一次。**肾功能正常患者中的剂量（肌酐清除率≥ 50 ml/min）**根据感染情况选择用量，详见表 7–1。

表 7-1　肾功能正常患者中根据感染情况的用量

感染类型	每 24 h 剂量	疗程（天）
医院获得性肺炎	750 mg	7 ～ 14
社区获得性肺炎	750 mg、500 mg	5、7 ～ 14
急性细菌性鼻窦炎	750 mg、500 mg	5、10 ～ 14
慢性支气管炎急性细菌性发作	500 mg	7
非复杂性皮肤及皮肤软组织感染	500 mg	7 ～ 10
复杂性皮肤及皮肤软组织感染	750 mg	7 ～ 14
慢性细菌性前列腺炎	500 mg	28
复杂性尿路感染、急性肾盂肾炎	750 mg、250 mg	5、10
非复杂尿路感染	250 mg	3
吸入性炭疽（暴露后）	500 mg	60

四、最佳服药方式

口服制剂的服用可以不考虑进食的影响。建议在进食前 1 h 或进食后 2 h 服用。应补充足够的水分，以防止尿中药物浓度过高。

五、禁忌证

- **禁用**：对喹诺酮类药物过敏者；妊娠期及哺乳期妇女；18 岁以下患者［除用于预防吸入性炭疽（暴露后）］。
- **慎用**：老年患者；重度肾功能不全者；癫痫或癫痫发作阈值降低（例如严重的脑动脉硬化、癫痫）的患者；类风湿关节炎患者；具有或潜在的 QT 间期延长患者；肝功能损害者；糖尿病患者。

六、注意事项

1. 首次出现皮疹或超敏反应任何其他症状时应立即停止使用左氧氟沙星。

2. 出现神经元病的症状如疼痛、烧灼感、麻刺感、麻木和（或）无力或其他感觉错乱如轻触觉、痛觉、温度觉、位置觉和振动觉异常时，应立即停止使用以免发展为不可逆性损伤。

3. 糖尿病患者应密切监测血糖变化情况。
4. 用药期间建议患者避免暴露于阳光或紫外光下。
5. 出现肝炎的体征和症状，应当立即停止使用。

七、不良反应

- **较为常见的不良反应**：恶心、呕吐、腹泻、便秘、腹痛、消化不良；阴道炎，高剂量应用时可见结晶尿；失眠、头痛、头晕；呼吸困难；皮疹、瘙痒；其他：念珠菌病、水肿、注射部位各种反应、胸痛。

八、药物过量与处理

- **过量的表现**：喹诺酮类药物过量可出现恶心、呕吐、腹泻、口渴、口腔炎；蹒跚；头晕、头痛、全身倦怠、麻木感、发冷、发热、锥体外系症状；兴奋、幻觉、谵妄；共济失调、颅内压升高（头痛、呕吐、视神经盘水肿）、抽搐；代谢性酸中毒、血糖升高；血尿；软骨或关节障碍；白内障、视力障碍、色觉异常及复视。
- **过量的处理**：
  - 本药急性口服过量时应洗胃，观察患者并给予水、电解质支持疗法。
  - 本药过量时的急救措施和解毒药：①输液（加保肝药物）：出现代谢性酸中毒时给予碳酸氢钠注射液；给予碳酸氢钠注射液还可碱化尿液，以增加本药经肾的排泄量。②强制利尿：给予呋塞米注射液。③对症治疗：出现抽搐时反复静脉给予地西泮注射液。
  - 血液透析和腹膜透析不能有效地清除本药。

九、检查或监测

- **用药前**：心电图、微生物培养及药敏试验。
- **用药期间**：糖尿病患者监测血糖、老年患者监测肾功能、同时应用华法林监测凝血酶原时间、国际标准化比值（INR）或其他抗凝试验、使用茶碱者监测茶碱水平。
- **用药后**：感染指征转归情况。

十、药物相互作用

作用分级	药物
禁忌	• 苯丙酸、联苯丁酮酸类、非甾体抗炎药 • **合用可导致 QT 间期延长、尖端扭转型室性心动过速、心脏停搏等心脏毒性的药物**：决奈达隆、美索达嗪、硫利达嗪、利多卡因、乙酰卡尼、恩卡尼、氟卡尼、妥卡尼、普鲁卡因胺、普罗帕酮、胺碘酮、美西律、溴苄胺、丙吡胺、莫雷西嗪、奎尼丁、阿义马林、替地沙米、阿齐利特、多非利特、司美利特、伊布利特、雷诺嗪、索他洛尔、氟康唑、氯丙嗪、奋乃静、氟哌利多、齐拉西酮、伊洛哌酮、美沙酮、舒尼替尼、拉帕替尼、尼洛替尼
严重	华法林及其衍生物、环孢素、茶碱类

十一、药效学与药动学

◆ **药效学**：本药为氧氟沙星的左旋体，其抗菌活性约为氧氟沙星的 2 倍。具有抗菌谱广、抗菌作用强的特点，对大多数肠杆菌科细菌、不动杆菌属以及铜绿假单胞菌、流感嗜血杆菌、淋球菌等革兰氏阴性细菌有较强的抗菌活性。对部分甲氧西林敏感葡萄球菌、肺炎链球菌、化脓性链球菌、溶血性链球菌等革兰氏阳性菌和军团菌、支原体、衣原体也有良好的抗菌作用，但对厌氧菌和肠球菌的作用较差。

◆ **药动学**：

口服生物利用度	分布容积	血浆蛋白结合率	乳汁/血液比	$T_{1/2}$（h）	血浆浓度达峰时间	分子量
99%	1.27 L/kg	24% ～ 38%	0.95	6 ～ 8 h	1 ～ 1.8 h	370

十三、贮藏

片剂、胶囊：遮光、密封保存。

莫西沙星

一、制剂与规格

片剂[保][基]：0.4 g。

二、临床应用与适应证

用于治疗成人（年龄≥ 18 岁）敏感细菌引起的下列感染：

急性细菌性鼻窦炎、慢性支气管炎急性发作、社区获得性肺炎、非复杂性皮肤和皮肤组织感染、复杂性皮肤和皮肤组织感染、复杂性腹腔内感染、鼠疫。

三、用法与用量

- **成人：口服**。每次 0.4 g，每 24 h 一次，治疗持续时间取决于感染类型，具体见表 7–2。

表 7–2 感染类型、剂量和疗程

感染类型	每 24 h 剂量（g）	疗程（日）
急性细菌性鼻窦炎	0.4	10
慢性支气管炎急性发作	0.4	5
社区获得性肺炎	0.4	7 ～ 14
非复杂性皮肤和皮肤组织感染	0.4	7
复杂性皮肤和皮肤组织感染	0.4	7 ～ 21
复杂性腹腔内感染	0.4	5 ～ 14
鼠疫	0.4	10 ～ 14

- **老年人**：不必调整剂量。

四、最佳服药方式以及漏服处理

- **最佳服药方式**：口服制剂可与食物或不与食物同服，饮水不限，最好每日固定时间服用。在应用含镁、铝的抑酸剂，硫糖铝，含铁、锌的多种维生素和去羟肌苷咀嚼片或缓释片或小儿口服颗粒之前至少 4 h 或 8 h 后服用莫西沙星。
- **漏服处理**：发现漏服，当日内及时补服，次日按照常规剂量继续服用，不可加倍剂量服用。

五、禁忌证

- **禁用**：对本品或其他喹诺酮类药物或任何辅料过敏者；妊娠期和哺乳期妇女；转氨酶升高超过 5 倍正常值上限和肝功能损伤（Child Pugh C 级）患者；18 岁以下患者；有喹诺酮类药物治疗相关肌腱疾病病史患者；重症肌无力患者；有周围神经病变病史患者；先天性或获得

性 QT 间期延长患者；电解质紊乱尤其是低血钾未纠正患者；既往发生过有症状的心律失常者；有临床意义的心力衰竭伴左心室射血分数降低或心动过缓患者；使用抗心律失常药物如（奎尼丁、普鲁卡因胺、胺碘酮、索他洛尔）的患者。

◆ **慎用：** 年龄＞60 岁以上老年患者、肝硬化、肝功能不全、已知或怀疑有中枢神经系统疾病的患者、精神病患者或有精神性疾病病史患者、糖尿病患者。

六、注意事项

1. 本药由静脉给药转为口服给药时无需调整剂量。

2. 使用本药的患者应避免过度暴露于紫外光或日光。

3. 因本药可引起中枢神经系统不良反应和视力异常，故可损害患者驾驶或操作机械的能力。

七、不良反应

◆ **较为常见的不良反应：** 恶心、呕吐、腹泻等胃肠道反应；头痛、头晕、失眠等神经系统反应；低血钾；发热；谷丙转氨酶升高；其他：贫血、粒细胞缺乏、快速性心律失常、光毒性反应。

八、药物过量与处理

◆ **过量的表现：** 包括严重的心律失常、活动力下降、震颤、抽搐、腹泻、呕吐等。

◆ **过量的处理：** 口服药过量时，尽可能排空胃并保持充足的水分，口服活性炭减少药物进一步吸收，进行心电监护，必要时行透析清除。

九、检查或监测

◆ **用药前：** 心电图、微生物培养及药敏试验、肝功能检查、血清电解质（尤其是钾和镁）。

◆ **用药期间：** 肝肾功能、心电图、血常规、血糖、血压、血脂、血清电解质。

◆ **用药后：** 感染指征转归情况。

十、药物相互作用

作用分级	药物
禁忌	• 含有铝、镁的抑酸药，如：氢氧化铝、氢氧化镁、磷酸铝、磷酸铝凝胶、硫酸亚铁以及含锌、铁的复合维生素类制剂以及去羟肌苷咀嚼 / 缓释片等 • 延长 QT 间期的药物：如胺碘酮、索他洛尔、奎尼丁、普鲁卡因胺、西沙必利、美索达嗪、硫利达嗪、齐拉西酮
严重	• 口服抗凝药：香豆素类（如华法林） • 延长 QT 间期的药物：利多卡因、普罗帕酮、伊布利特、红霉素、氯丙嗪、奋乃静、阿米替林、氟哌利多、美沙酮、尼洛替尼、拉帕替尼、三氧化二砷等

十一、药效学与药动学

◆ **药效学**：莫西沙星属于氟喹诺酮类抗生素，杀菌机制为作用于细菌拓扑异构酶Ⅱ和Ⅳ，进而干扰细菌 DNA 的复制、修复、转录等环节，抑制细菌 DNA 的正常合成。表现为浓度依赖性的杀菌活性，最低杀菌浓度与最低抑菌浓度基本一致。对革兰氏阳性菌、革兰氏阴性菌、厌氧菌、抗酸菌、非典型微生物（如支原体、衣原体、军团菌）具有广谱抗菌活性。

◆ **药动学**：

口服生物利用度	分布容积	蛋白结合率	乳汁 / 血液比	脑脊液 / 血液比	起效时间	消除半衰期	血浆浓度达峰时间	分子量
90%	1.7 ～ 2.7 L/Kg	30% ～ 50%	暂无	暂无	暂无	12 h	1 ～ 3 h	437.9

十二、贮藏

片剂：遮光、密封，低于 25℃以下保存，需要在原包装内贮藏。

甲硝唑

一、制剂与规格

片剂[保]：0.1 g；0.2 g[基]。胶囊[保][基]：0.2 g。缓释片：0.75 g。

二、临床应用与适应证

1. 用于治疗厌氧菌性阴道病、滴虫性阴道炎及混合感染。

2. 用于治疗肠道及肠外阿米巴病（如阿米巴肝脓肿、胸膜阿米巴病）。

3. 用于治疗小袋虫病、皮肤利什曼病、麦地那龙线虫感染、贾第虫病等。

4. 用于治疗多种厌氧菌感染。

三、用法与用量

◆ **成人：口服。**

• 厌氧菌性阴道病、滴虫性阴道炎及混合感染：使用本药缓释片治疗细菌性阴道病，一次 0.75 g，一日 1 次，疗程为 7 日。

• 厌氧菌感染：一日 0.6 ～ 1.2 g，一日 3 次，疗程为 7 ～ 10 日。

◆ **老年人：** 老年人由于肝功能减退，使用本药时药动学可能改变，故应慎用。

◆ **儿童：** 口服。厌氧菌感染：一日 20 ～ 50 mg/kg。

◆ **妊娠期妇女：** 妊娠 3 个月内应避免使用。

◆ **哺乳期妇女：** 由于甲硝唑可经乳汁分泌，浓度与血浆中相似，因而需根据药物对母体的重要性来权衡利弊，决定终止哺乳或停止用药。

四、最佳服药方式

◆ **最佳服药方式：** 空腹服用本药缓释片可保持其最佳的缓释特性，故至少应于餐前 1 h 或餐后 2 h 整片吞服。服药期间请勿饮酒。

五、禁忌证

◆ **禁用：** 对本药或其他吡咯类药过敏者；活动性中枢神经疾病患者；血液病患者；怀孕 3 个月以内妇女；哺乳期妇女。

六、注意事项

1. 甲硝唑治疗期间会使念珠菌病症状加重，需用抗真菌药进行治疗。

2. 饮酒后可能出现腹痛、呕吐、头痛等症状。用药期间和服药后 3 天内避免酒精饮品。

3. 一旦出现异常神经系统症状需立即终止应用甲硝唑。

七、不良反应

- **较为常见的不良反应**：消化道反应最为常见，包括恶心、呕吐、食欲不振、腹部绞痛、腹泻、味觉异常、口腔内金属味、舌炎、口腔炎、口腔干燥（停药后唾液分泌恢复正常）；头痛、眩晕，偶有感觉异常、肢体麻木；尿液呈深红色。

八、药物过量与处理

- **过量的表现**：恶心，呕吐和共济失调；抽搐；有神经毒作用（包括外周神经炎和惊厥发作）的报道。
- **过量的处理**：甲硝唑过量没有特效解毒药；因此，处理措施包括对症治疗和支持治疗。

九、检查或监测

- **用药前、用药期间、用药后**：血细胞计数及其分类计数、肝功能（Cockayne 综合征患者）。

十、药物相互作用

作用分级	药物
禁忌	● 甲苯达唑：与甲硝唑合用可能与 Stevens–Johnson 综合征 / 中毒性表皮坏死松解症（SJS/TEN）的发生相关
严重	● 胺碘酮：甲硝唑增强盐酸胺碘酮的毒性 ● 口服香豆素类抗凝药（如华法林）：导致凝血酶原时间延长

十一、药效学与药动学

- **药效学**：本药为硝基咪唑类药，在缺氧环境中对大多数专性厌氧菌具有抗菌效应。
- **药动学**：

口服生物利用度	分布容积	蛋白结合率	乳汁/血液比	脑脊液/血液比	起效时间	消除半衰期	血浆浓度达峰时间	分子量
暂无	暂无	<5%	暂无	43%	暂无	（8.7±2.2）h	（6.8±2.8）h	171.16

十二、贮藏

片剂、缓释片：遮光、密闭保存；**胶囊**：遮光、密闭，10 ～

30℃保存。

替硝唑

重要警示

由于潜在的致癌风险，本药仅用于已批准的适应证。

一、制剂与规格

片剂：0.5 g [基]。胶囊 [保]：0.2 g；0.25 g；0.5 g [基]。含片：2.5 mg；5 mg。口腔贴片：5 mg。含漱液：100 ml∶0.2 g。

二、临床应用与适应证

口服：用于治疗厌氧菌感染；与抗生素和抗酸药联用于根治幽门螺杆菌相关的十二指肠溃疡等。

三、用法与用量

◆ **成人**：厌氧菌感染。

- 口服：第 1 日给药 2 g，之后一次 1 g 一日 1 次；或 0.5 g 一日 2 次，疗程通常为 5 ～ 6 日。
- 含服：一次 2.5 mg，一日 4 次，连用 3 日。口腔滞留时间一次 20 ～ 30 min。

◆ **儿童**：本药用于原虫病，仅限 3 岁以上儿童治疗贾地鞭毛虫病和阿米巴虫病。12 岁以下儿童不推荐使用。

◆ **妊娠期及哺乳期妇女**：哺乳期妇女在替硝唑治疗期间及停止服药 3 天内，暂停母乳喂养。

四、最佳服药方式

1. 本药片剂和胶囊应与食物同服，以尽量减少上腹部不适等胃肠道不良反应。

2. 对不能吞咽的患者，可将本药片剂压碎后，混悬于果汁中服用。

五、禁忌证

◆ **禁用**：对替硝唑或吡咯类药物过敏者。有血液系统异常或恶病质史的患者禁用。尽管目前的动物和临床研究中尚没有发现导致长期血液病的病例，妊娠早期（妊娠前3个月）的孕妇禁用。哺乳期妇女禁用。

六、注意事项

1. 有酗酒患者合用甲硝唑和双硫仑出现精神病反应的报道，故停用双硫仑2周后方可开始使用本药。
2. 若出现异常的神经学体征，应立即停用本药。
3. 服药期间大便可能呈灰黑色，停药后可自行消失。

七、不良反应

- **较为常见的不良反应**：胃肠道：口腔金属味/苦味、厌食症、恶心、消化不良/痉挛/上腹部不适、呕吐、便秘；中枢神经系统：无力、疲劳、倦怠、眩晕；其他：头痛。

八、药物过量与处理

- **过量的处理**：尚无本药的特效解毒药。若发生过量，应给予对症和支持治疗。洗胃可能有助于药物清除。亦可考虑进行血液透析，6 h的血液透析可清除体内约43%的药量。

九、检查或监测

- **用药前**：细菌培养和敏感性测试。
- **用药期间**：全血细胞计数和肝功能；肝功能减退者对本药的代谢减慢，药物及其代谢物易在体内蓄积，应注意监测血药浓度。
- **用药后**：若有重复治疗的必要性，推荐监测白细胞计数和白细胞分类计数。

十、药物相互作用

作用分级	药物
严重	• 酒精、利托那韦、双硫仑、乙醇

十一、药效学与药动学

- **药效学**：同“甲硝唑”
- **药动学**：

口服生物利用度	分布容积	蛋白结合率	乳汁/血液比	脑脊液/血液比	起效时间	消除半衰期	血浆浓度达峰时间	分子量
暂无	暂无	12%	暂无	80%	暂无	12～14 h	2 h	247.3

十三、贮藏

片剂：遮光、密封，10～30℃保存。

胶囊：遮光、密封保存。

含片：遮光、密封，在阴凉（不超过20℃）干燥处保存。

口腔贴片：遮光、密封保存。

呋喃妥因

一、制剂与规格

片剂[保]：50 mg。肠溶片：50 mg [基]。肠溶胶囊：50 mg。

二、临床应用与适应证

口服：对其敏感的大肠埃希菌、肠球菌属、葡萄球菌属以及克雷伯菌属、肠杆菌属等细菌所致的急性单纯性下尿路感染，也可用于尿路感染的预防。

三、用法与用量

- **成人**：**口服**。成人一次50～100 mg，一日3～4次。单纯性下尿路感染用低剂量；疗程至少1周，或用至尿培养转阴后至少3日。对尿路感染反复发作予本品预防者，成人一日50～100 mg，睡前服。
- **老年人**：老年患者应慎用，并宜根据肾功能调整给药剂量。
- **儿童**：1个月以内的新生儿禁用。1个月以上小儿每日按体重5～7 mg/kg，分4次服。疗程至少1周，或用至尿培养转阴后至少3日。
- **妊娠期及哺乳期妇女**：妊娠后期孕妇不宜应用，足月孕妇禁用。服药期间禁止哺乳。

四、最佳服药方式

宜与食物同服，与食物同服本药生物利用度增加，胃肠道刺激减少，在尿液中的治疗浓度持续时间延长。

五、禁忌证

◆ **禁用**：与既往呋喃妥因治疗相关的胆汁淤积性黄疸或肝功能不全者、少尿或无尿患者、小于1个月的新生儿、足月以及即将临产孕妇、肾功能减退（Ccr＜60 ml/min或临床血肌酐水平显著升高）及对呋喃类药物过敏患者禁用。

六、注意事项

1. 疗程应至少7日，或继续用药至尿中细菌清除3日以上。

2. 长期应用本品6月以上者，有发生弥漫性间质性肺炎或肺纤维化的可能，应严密观察。

七、不良反应

◆ **较为常见的不良反应**：恶心、呕吐、纳差和腹泻等胃肠道反应；皮疹、药物热、粒细胞减少；肝炎；有葡萄糖-6-磷酸脱氢酶缺乏者尚可发生溶血性贫血；头痛、头晕、嗜睡、肌痛。

八、药物过量与处理

◆ **过量的表现**：呕吐。

◆ **过量的处理**：本品过量无特效解毒药。需进一步诱导呕吐，并给予大量补液，以保证药物随尿液排泄。本品也可经透析清除。

九、检查或监测

◆ **用药前**：细菌培养和药敏试验。

◆ **用药期间**：监测肾功能、肝功能、全血细胞计数。

十、药物相互作用

作用分级	药物
严重	● 苯丙酸雌二醇、苯妥英、苯妥英钠、雌二醇、氟康唑、炔雌醇、琥珀酸雌三醇、己二烯雌醇、己烷雌醇、己烯雌醇、磷雌酚、磷苯妥英、磷苯妥英钠、美雌醇、哌嗪雌酮硫酸酯、羟甲基雌二醇

十一、药效学与药动学

- **药效学**：本药为人工合成的硝基呋喃类抗菌药，其作用特点是抗菌活性不受脓液及组织分解产物的影响，在酸性尿中的活性较强。
- **药动学**：

口服生物利用度	分布容积	蛋白结合率	乳汁/血液比	脑脊液/血液比	起效时间	消除半衰期	血浆浓度达峰时间	分子量
87%（空腹） 94%（进食）	暂无	60%	暂无	暂无	暂无	0.3～1 h	暂无	238.16

十三、贮藏

片剂：密封保存。**肠溶胶囊、肠溶片**：遮光，密封保存。

氟康唑

一、制剂与规格

片剂、胶囊[保]：50 mg；100 mg；150 mg[基]。分散片[保]：50 mg；100 mg；150 mg[基]。颗粒[保]：1 g∶50 mg；2 g∶100 mg[基]。

二、临床应用与适应证

念珠菌病；隐球菌病；预防接受细胞毒化疗或放疗的恶性肿瘤患者的真菌感染；治疗免疫功能正常者的地方性深部真菌病、球孢子菌病、类球孢子菌病、孢子丝菌病、组织胞浆菌病、芽生菌病；皮肤真菌病。

三、用法与用量

- **成人**：
  - 念珠菌病：首日 400 mg，此后 200 mg 一日 1 次。
  - 地方性深部真菌病 200～400 mg 一日 1 次，疗程可长至 2 年。疗程应根据不同的感染而有所差异。
  - 肿瘤患者放化疗预防真菌感染：50 mg 一日 1 次。

四、最佳服药方式

◆ **最佳服药方式：** 本药可与或不与食物同服。

五、禁忌证

◆ **禁用：** 对本药或其他唑类药过敏或有过敏史者。

◆ **慎用：** 肝、肾功能不全者；有心律失常发生风险的患者。

六、注意事项

1. 避免本药与伏立康唑合用。

2. 有生育能力的妇女，用药期间及用药结束后约 1 周内应采取有效避孕措施。

3. 本药可能引起头晕和癫痫发作，驾驶或操作机械时应注意。

4. 与年轻患者相比，老年人用药后皮疹、呕吐、腹泻、贫血、急性肾衰竭的发生率增加。

七、不良反应

◆ **较为常见的不良反应：** 头痛；腹痛、腹泻、恶心、呕吐；皮疹；肝酶升高。

八、药物过量与处理

◆ **过量的表现：** 有本药过量后出现幻觉和偏执行为的报道。

◆ **过量的处理：** 若本药过量应给予对症治疗，有临床指征时给予支持措施并进行洗胃。本药主要随尿液排泄，强迫利尿可能增加其清除率。3 h 的血液透析可使血药浓度降低约 50%。

九、检查或监测

◆ **用药前：** 真菌培养和敏感性试验、肝功能。

◆ **用药期间：** 肾功能、肝功能（若与肝毒性药物合用、需使用本药 2 周以上或使用多倍于常用剂量的本药，应于用药期间每 2 周监测一次肝功能）、血清钾、心电图。

十、药物相互作用

作用分级	药物
禁忌	● 西沙必利：合用可导致心脏事件，包括尖端扭转型室性心动过速 ● 红霉素、胺碘酮、特非那定、阿司咪唑、匹莫齐特、奎尼丁：合用可能增强致 QT 间期延长的作用
严重	● 磺酰脲类口服降糖药：合用可导致临床显著的低血糖 ● 华法林：合用可延长凝血酶原时间 ● 苯妥英、茶碱：合用可升高上述药物的血药浓度 ● 他克莫司：合用可能升高口服给药的他克莫司的血药浓度，导致肾毒性 ● 经 CYP 3A4 或 CYP 2C9 代谢的 HMG-CoA 还原酶抑制药（如阿托伐他汀、辛伐他汀、氟伐他汀）：合用可增加肌病和横纹肌溶解的发生风险

十一、药效学与药动学

◆ **药效学**：本药为一种三唑类抗真菌药，对真菌固醇的合成具有强效、特异性的抑制作用。

◆ **药动学**：

口服生物利用度	分布容积	蛋白结合率	乳汁/血液比	脑脊液/血液比	起效时间	消除半衰期	血浆浓度达峰时间	分子量
大于 90%	全身体液量	11%～12%	暂无	80%	暂无	30 h	1～2 h	306.28

十二、贮藏

片剂：遮光，密封保存；**分散片**：遮光，10～30℃密封保存；**胶囊**、**颗粒**：密封，在干燥处保存。

伊曲康唑

一、制剂与规格

分散片、颗粒、胶囊[保][基]：0.1 g。普通片剂：0.2 g。口服溶液剂 150 ml：1.5 g [基]。

二、临床应用与适应证

口服用于治疗全身性真菌病；用于皮肤及皮下组织的真菌

感染；用于皮肤、毛发、甲板及黏膜的真菌感染。

用于治疗 HIV 感染或免疫系统功能低下者的口腔和（或）食管念珠菌病。

血液系统肿瘤、骨髓移植或预期发生中性粒细胞减少（$<0.5\times10^9/L$）患者，若标准治疗不适用，且预期对本药敏感时，可用于预防侵袭性真菌感染。

三、用法与用量

- **成人：**口服推荐剂量一日 200～400 mg。具体用法用量根据适应证调整。
- **老年人：**应慎重选择用药剂量（除非潜在获益大于可能出现的危害），通常以最低剂量开始用药。老年人用药可致心率明显减慢，故应在心电监护下使用本药。
- **儿童：**不推荐儿童使用本药（除非潜在获益优于可能出现的危害）。
- **妊娠期及哺乳期妇女：**禁用。

四、最佳服药方式以及漏服处理

- **最佳服药方式：**本药片剂应伴正餐，且于每日同一时间服用。胶囊剂应餐后立即给予，用含油较大的菜汤将其整粒吞服，方可达到最佳效果，并避免餐后大量饮水。口服液：应空腹服用，用药后至少 1 h 内不得进食。用于口腔和（或）食管念珠菌病时，应先于口中含漱（每次 10 ml）20 s 后再吞服。
- **漏服处理：**如果漏服了一次药物，直接跳过该次服药，在下一个常规应该服药的时间点服药。

五、禁忌证

- **禁用：**已知对本品任一成分过敏者禁用。禁忌与多种 CYP3A4 底物合用。

六、注意事项

1. 基于本药的药动学特点，不推荐用于有立即危及生命风险的全身性真菌感染的初始治疗。

2. 育龄妇女用药期间应采取适当避孕措施，直至停药后的下一个月经周期。

3. 本药可引起头晕、视觉障碍和听力丧失，驾驶或操作机械时应注意。

4. 若出现提示肝功能障碍或肝脏疾病的体征或症状（如厌食、恶心、呕吐、疲劳、腹痛或尿色加深），应立即停药，并监测肝功能。

七、不良反应

- **较为常见的不良反应**：头痛、恶心、腹痛。

八、药物过量与处理

- **过量的表现**：暂无相关资料。
- **过量的处理**：本药无特效解毒药，亦不能经血液透析清除。如用药过量，应采取支持疗法。口服过量时可给予活性炭。

九、检查或监测

- **用药前**：应评估有无药物过敏史；采集真菌标本，并进行其他相关的实验室检查（湿涂片、组织病理学、血清学），以分离和鉴别病原微生物。
- **用药期间**：检测肝功能、肾功能、血药浓度，尤其是口服治疗时（因口服胶囊的生物利用度不稳定）。
- **用药后**：用药结束后，至少 2 个月内采取可靠避孕手段以避免妊娠。

十、药物相互作用

作用分级	药物
禁忌	● 禁止与美沙酮、奎尼丁、麦角生物碱类药、伊立替康、鲁拉西酮、咪达唑仑、匹莫齐特、三唑仑、非洛地平、尼索地平、西沙必利、洛伐他汀、辛伐他汀、替格瑞洛、咪唑斯汀、特非那定、多潘立酮合用 ● 肝、肾功能损害者：禁止与秋水仙碱合用
严重	● 白消安、表柔比星、多柔比星、达比加群酯、多非利特、非索罗定、枸橼酸柔红霉素、环孢素、酒石酸西沙比利、甲基麦角新碱、雷诺嗪、氯吡格雷、马来酸氢甲基麦角新碱、美西麦角、米托蒽醌

十一、药效学与药动学

- **药效学**：本药为三唑类衍生物，为一种全身性抗真菌药。
- **药动学**：

口服生物利用度	分布容积	蛋白结合率	乳汁/血液比	脑脊液/血液比	起效时间	消除半衰期	血浆浓度达峰时间	分子量
55%	＞700 L	99.8%	0.51～1.77	暂无	暂无	64 h	2～5 h	705.63

十三、贮藏

片剂：遮光，15～25℃（15～30℃）干燥处保存。

分散片：密封，干燥处保存。

胶囊：密封，阴凉干燥处保存。

口服溶液：室温保存。

颗粒：密封，阴凉（≤20℃）干燥处保存。

阿昔洛韦

高警示药品

重要警示

阿昔洛韦可引起急性肾衰竭。肾损害患者接受阿昔洛韦治疗时，可造成死亡。

一、制剂与规格

片剂[保]：0.1 g；0.2 g[基]；0.4 g；0.8 g。胶囊[保][基]：0.2 g。颗粒剂[保][基]：0.2 g。缓释片：0.2 g。

二、临床应用与适应证

单纯疱疹病毒（HSV）感染；带状疱疹病毒（HZV）感染；用于免疫缺陷者水痘的治疗。

三、用法与用量

- **成人**：
- **常规剂量**：①生殖器疱疹初治和免疫缺陷者皮肤黏膜单纯疱疹：成人常用量一次0.2 g，一日5次，共10日；或一次0.4 g一日3次，共5日。②带状疱疹：成人常用量一次 0.8 g（4 粒），一日 5 次，共 7 ～ 10 日。

- **儿童**：7 个月至 7 岁的儿童口服 300 mg/m^2 和 600 mg/m^2 阿昔洛韦。用于治疗水痘时：2 岁以上儿童：一次 20 mg/kg，一日 4 次，连用 5 日，症状出现时立即开始治疗。40 kg 以上儿童用法用量同成人。
- **老年人**：老年人因生理性肾功能减退，用药时需调整剂量和给药间隔，选择低剂量的有效服药范围，尽量降低因增加服药次数而造成的肾功能减退或其他副作用的发生。
- **哺乳期妇女**：当哺乳期妇女服药剂量达到每天 0.3 mg/kg 时可能影响婴儿的发育。只有在必需情况下，哺乳期妇女才可慎用阿昔洛韦。

四、最佳服药方式

- **最佳服药方式**：口服本药时进食对血药浓度的影响不明显。服药期间建议一天至少饮水 1500 ～ 1700 ml，高温或者强体力活动时适当增加。

五、禁忌证

- **禁用**：对阿昔洛韦或伐昔洛韦过敏者禁用。

六、注意事项

1. 随访检查：由于生殖器疱疹患者大多易患子宫颈癌，因此患者至少应一年检查一次，以早期发现。

2. 本品对单纯疱疹病毒的潜伏感染和复发无明显效果，不能根除病毒。

七、不良反应

- **常见的不良反应**：可引起恶心、呕吐、腹泻、胃部不适、食欲减退、口渴等。

八、药物过量与处理

- **过量的表现**：服用剂量大于 20 g，可致兴奋、激动、昏迷、震颤、无力，阿昔洛韦会因其在肾小管中浓度过大而积存结晶（2.5 mg/ml）导致由于肌酐及血尿素氮升高而继发的肾衰竭。
- **过量的处理**：本品无特殊解毒药。主要采用对症治疗和支持疗法：给予充足的水以防止药物沉积于肾小管；血液透析有助于排出血中的药物，对急性肾衰竭和血尿者尤为重要。

九、检查或监测

- **用药期间**：监测肾功能、尿常规。生殖器疱疹患者易患子宫癌，应每年检查一次。

十、药物相互作用

作用分级	药物
严重	● 茶碱类：氨茶碱、多索茶碱、二羟丙茶碱等 ● 肾毒性：阿米卡星、卡那霉素、两性霉素 B、链霉素、庆大霉素、妥布霉素、异帕米星、齐多夫定等

十一、药效学与药动学

- **药效学**：干扰病毒 DNA 多聚酶，抑制病毒的复制，在 DNA 多聚酶作用下，与增长的 DNA 链结合，引起 DNA 链的延伸中断。体外对单纯性疱疹病毒、水痘带状疱疹病毒、巨细胞病毒等具有抑制作用。
- **药动学**：

口服生物利用度	分布容积	蛋白结合率	乳汁/血液比	脑脊液/血液比	起效时间	消除半衰期	血浆浓度达峰时间	分子量
15%～30%	0.8 L/kg	9%～33%	0.6～4.1	50%	暂无	2.4 h	1.5～2 h	225.21

十二、贮藏

片剂、胶囊、颗粒剂：阴凉干燥处、密封保存。

奥司他韦

一、制剂与规格

胶囊[保]：30 mg[基]；45 mg[基]；75 mg。颗粒剂[保][基]：15 mg；25 mg。

二、临床应用与适应证

用于治疗和预防甲型和乙型流感。

三、用法与用量

◆ **成人：**

- 治疗甲型和乙型流感：推荐剂量为一次 75 mg，一日 2 次，连用 5 日。
- 预防甲型和乙型流感：推荐剂量为一次 75 mg，一日 1 次，连用至少 7 日。与流感患者密切接触后（2 日内开始用药）或于流感季节时预防用药，本药连用 6 周安全有效。

◆ **肾功能不全时：**

- 肌酐清除率（Ccr）为 10 ～ 30 ml/min 者用量如下：①治疗：一次 75 mg，一日 1 次，连用 5 日。②预防：一次 75 mg，隔日 1 次，或一次 30 mg，一日 1 次。
- Ccr 大于 30 ml/min 者无需调整剂量。

◆ **肝功能不全时：**轻度至中度肝功能不全（Child-Pugh 评分≤ 9）者无需调整剂量。

◆ **老年人：**老年人无需调整剂量。

◆ **儿童：**对 1 ～ 13 岁儿童推荐按照下列体重-剂量表（表 7-3）服用。

表 7-3 奥司他韦体重剂量表

体重	推荐剂量（服用 5 天）
≤ 15 kg	30 mg，一日 2 次
15 ～ 23 kg	45 mg，一日 2 次
24 ～ 40 kg	60 mg，一日 2 次
＞ 40 kg	75 mg，一日 2 次

◆ **妊娠期妇女：**安全性分级为 C 级，口服每次 75 mg，每日 2 次，共 5 日。

四、最佳服药方式以及漏服处理

◆ **最佳服药方式：**本药可伴或不伴食物服用。但对部分患者，进食时服药可提高耐受性。

◆ **漏服处理：**如忘记服药，应尽快服用药品。若距离下次服药少于 2 h，则直接在下一次服药时间吃药，不要一次服用两倍剂量。

五、禁忌证

对本药过敏者。

六、注意事项

1. 本药仅在用药期间发挥流感预防作用，故不可取代流感疫苗。

2. 本药活性代谢产物经肾小球滤过和肾小管分泌而排泄，与同样经肾排泄且安全范围窄的药物（如氯磺丙脲、氨甲蝶呤、保泰松）合用应谨慎。

3. 本药与阿莫西林、对乙酰氨基酚、阿司匹林、西咪替丁、抗酸药（氢氧化镁、氢氧化铝、碳酸钙）、金刚乙胺、金刚烷胺或华法林合用时，无需调整剂量。

4. 需警惕继发性细菌感染的发生风险，并给予适当治疗。

七、不良反应

胃肠道：恶心，呕吐；神经系统：头痛。

八、药物过量与处理

- **过量的表现**：急性药物过量最可能表现为恶心（伴或不伴呕吐）。

九、检查或监测

对于危重患者，重复进行即时逆转录-聚合酶链反应（rRT-PCR）检测或病毒培养可帮助确定病毒复制进程。

十、药物相互作用

作用分级	药物
严重	丙磺舒

十一、药效学与药动学

- **药效学**：本药为前体药，其活性代谢产物奥司他韦羧酸盐为一种选择性流感病毒神经氨酸酶抑制药，通过抑制病毒从被感染细胞中释放，从而减少甲型或乙型流感病毒的播散。
- **药动学**：口服本品后大部分经肝酯酶转变为活性代谢产

物羧基奥司他韦。

- 奥司他韦

绝对生物利用度	消除半衰期	血浆蛋白结合率
80%	1～3 h	42%

- 其活性代谢产物

血药浓度达峰时间	消除半衰期	分布容积	血浆蛋白结合率
2～3 h	6～10 h	23～26 L	＜3%

本品与高脂肪食物同服不影响其生物利用度。

本品及其活性代谢产物均不影响肝细胞色素 P450 同工酶或葡萄糖醛酰转移酶。正常人一次口服本品 75 mg 后血药峰浓度为 456 μg/L，达峰时间 5 h，总清除率 438 ml/min，肾清除率 333 ml/min。尿中排出原形药约 5%，其中 60%～70% 为活性代谢产物。老年人的体内药代动力学过程与年轻人无显著性差异，故无需调整剂量。

十二、贮藏

25℃以下，密封保存。

恩替卡韦

一、制剂与规格

片剂[保][基]：0.5 mg；1.0 mg。分散片[保][基]：0.5 mg；1.0 mg。胶囊[保][基]：0.5 mg。

二、临床应用与适应证

用于治疗病毒复制活跃、血清谷丙转氨酶（ALT）持续升高或肝组织学显示有活动性病变的慢性乙型肝炎。

三、用法与用量

◆ **成人**：

- 慢性乙型肝炎：一次 0.5 mg，一日 1 次。曾在拉米夫定治疗时发生病毒血症或出现耐药者，一次 1 mg，一日 1 次。

◆ **肾功能不全：**见表 7–4。

表 7–4 恩替卡韦肾功能不全时剂量

肌酐清除率（ml/min）	通常剂量	拉米夫定治疗失败者
≥ 50	一次 0.5 mg，一日 1 次	一次 1 mg，一日 1 次
30 ～ 49	一次 0.5 mg，每 48 h 1 次	一次 0.5 mg，一日 1 次；或一次 1 mg，每 48 h 1 次
10 ～ 29	一次 0.5 mg，每 72 h 1 次	一次 0.5 mg，每 48 h 1 次；或一次 1 mg，每 72 h 1 次
＜ 10	一次 0.5 mg，每 5 ～ 7 日 1 次	一次 0.5 mg，每 72 h 1 次；或一次 1 mg，每 5 ～ 7 日 1 次

◆ **肝功能不全时：**肝功能不全者无需调整剂量。

◆ **老年人：**老年人可能存在肾功能减退，选择剂量时应谨慎。

◆ **透析时：**血液透析或持续性非卧床腹膜透析（CAPD）者一次 0.5 mg，每 5 ～ 7 日 1 次；拉米夫定治疗失败者，一次 0.5 mg，每 72 h 1 次，或一次 1 mg，每 5 ～ 7 日 1 次。血液透析者应于血液透析后给药。

◆ **儿童：**用于慢性乙型肝炎代偿性肝病的核苷初治 [乙型肝炎病毒 e 抗原（HBeAg）阳性患者治疗前血清 ALT 升高至少持续 6 个月，HBeAg 阴性患者治疗前血清 ALT 升高至少持续 12 个月]。

2 ～ 18 岁儿童，体重 32.6 kg 或以上者：一日 0.5 mg。

◆ **妊娠期及哺乳期妇女：**妊娠期妇女慎用；哺乳期妇女禁用。

四、最佳服药方式以及漏服处理

本品应空腹服用（餐前或餐后至少 2 h）。

五、禁忌证

对本药过敏者。

六、注意事项

1. 本药不能降低经性接触或污染血源传播 HBV 的风险，故用药时仍需采取适当防护措施干预疾病传播。尚不明确本药是否影响 HBV 的母婴传播，故应采取适当的干预措施以防止新生儿感染 HBV。

2. 尚不明确给予本药的最佳时间与长期治疗结果（如肝硬化、肝癌）的关系。

3. 拉米夫定耐药的患者随后发生本药耐药的风险高于无拉米夫定耐药的患者。

4. 有报道，核苷类似物可导致乳酸性酸中毒、严重肝大伴脂肪变性，甚至死亡。

5. 有报道，停止抗乙肝治疗（包括停用本药）后可出现乙肝严重急性恶化。

七、不良反应

恶心、眩晕、头痛、疲劳等。

八、药物过量与处理

- **过量的表现**：暂无。
- **过量的处理**：如发生药物过量，须监测患者的中毒指标，必要时给予支持治疗。单次给药 1 mg 后，4 h 的血液透析可清除约 13% 本药。

九、检查或监测

1. 用药期间及停止治疗后的数月内，应严密监测肝功能。必要时需恢复抗 HBV 治疗。2 ～ 18 岁儿童停药后还应定期检测 HBV-DNA。

2. 对曾用过或正在使用可影响肾功能的免疫抑制药（如环孢素或他克莫司）的肝移植患者，治疗前和治疗期间均应严密监测肾功能。

3. 用药前需进行 HIV 抗体检测。

十、药物相互作用

与其他由肾小管主动分泌排泄的药物联合应用时需慎重。

十一、药效学与药动学

- **药效学**：本品为鸟嘌呤核苷类似物，对 HBV 多聚酶具有抑制作用。
- **药动学**：

口服生物利用度	分布容积	蛋白结合率	乳汁 / 血液比	起效时间	消除半衰期	血浆浓度达峰时间	分子量
100%	暂无	13%	暂无	暂无	128 ～ 149 h	暂无	295.3

十二、贮藏

密封，15 ～ 30℃干燥处保存。

利巴韦林

一、制剂与规格

片剂、胶囊[保]：20 mg；100 mg [基]；150 mg。颗粒剂[保]：50 mg；100 mg；150 mg。口服液[保]：5 ml∶0.15 g。滴眼液：8 ml∶40 mg。

二、临床应用与适应证

1. 用于病毒性呼吸道感染，如肺炎、支气管炎、鼻炎、咽峡炎、咽结膜热、口咽部病毒感染。
2. 用于皮肤疱疹病毒感染。
3. 用于流行性感冒。
4. 本药滴眼液用于单纯疱疹病毒性角膜炎。

三、用法与用量

◆ **成人：口服。**

• 病毒性呼吸道感染：

（1）口服给药：一次 150 mg，一日 3 次，疗程 7 日。

（2）口腔含服：一日 400 ～ 1000 mg，疗程 7 ～ 14 日。

• 皮肤疱疹病毒感染：

（1）口服给药：一次 300 mg，一日 3 ～ 4 次，疗程 7 日。

（2）口腔含服：同“病毒性呼吸道感染”。

• 疱疹性口腔炎：

口腔含服：一次 50 mg，一日 4 次，或每 1 ～ 2 h 1 次。

• 治疗流行性感冒：

口腔含服：同“疱疹性口腔炎”。

◆ **老年人：**不推荐老年患者服用利巴韦林。

◆ **儿童**：慢性丙型肝炎，代偿性肝病。

- 2 周岁及以上每日 15 mg/kg 口服，持续 48 周，与聚乙二醇化干扰素 α−2b 配伍使用（指南推荐用法）。
- 或 5 周岁及以上用法用量见表 7−5。

表 7−5　5 周岁及以上儿童用法用量

体重	用法用量
23 ～ 33 kg	200 mg　每日 2 次
34 ～ 46 kg	早 200 mg　晚 400 mg
47 ～ 59 kg	400 mg　每日 2 次
60 ～ 74 kg	早 400 mg　晚 600 mg
≥ 75 kg	600 mg　每日 2 次

另加聚乙二醇化干扰素 α−2a；基因型 2 和 3 患者，治疗 24 周，其他基因型患者治疗 48 周。

- 或 3 周岁及以上用法用量见表 7−6。

表 7−6　3 周岁及以上儿童用法用量

体重	用法用量
＜ 47 kg	每日 15 mg/kg 口服，分 2 次给药
47 ～ 59 kg	400 mg　每日 2 次
60 ～ 73 kg	早 400 mg　晚 600 mg
≥ 73 kg	600 mg　每日 2 次

另加聚乙二醇化干扰素 α−2b 或干扰素 α−2b；基因型 1 患者治疗 48 周，基因型 2 和 3 患者治疗 24 周。

◆ 妊娠期及哺乳期妇女：妊娠期及哺乳期妇女禁用。

四、最佳服药方式以及漏服处理

◆ **最佳服药方式**：与食物并服，每日固定时间服用，服药期间请喝足量的水。

◆ **漏服处理**：想起时尽快补服，若已接近下次服药时间则不用补服，按原来时间服用下一次剂量。

五、禁忌证

1. 对本药过敏者。

2. 自身免疫性肝炎患者。

3. 妊娠或可能妊娠的妇女。

六、注意事项

1. 本药不宜用于未经实验室确诊的呼吸道合胞病毒感染患者。

2. 本药滴眼液不宜用于除单纯疱疹病毒性角膜炎外的其他病毒性眼病。

3. 应尽早用药，呼吸道合胞病毒性肺炎最初 3 日内给药通常有效。

4. 使用本药的男性患者和女性患者用药前、用药期间和用药结束后至少 6 个月内至少采取两种以上有效的避孕措施。

七、不良反应

注射部位反应，瘙痒症；体重减轻；腹泻、胃肠道症状（食欲不振、恶心、呕吐）；中性粒细胞减少症；惊厥、头晕、失眠；疲劳，流感样疾病。

八、药物过量与处理

- **过量的表现：**大剂量应用可致心脏损害，对有呼吸道疾病患者（慢性阻塞性肺疾病或哮喘者）可致呼吸困难、胸痛等。
- **过量处理：**暂无。

九、检查或监测

1. 用药前和用药期间定期监测血常规（即用药前、治疗第 2 周、第 4 周）。

2. 监测血生化。

3. 监测促甲状腺素（TSH）。

4. 对可能妊娠的妇女每月进行妊娠试验。

十、药物相互作用

作用分级	药物
禁忌	• 拉米夫定
严重	• 阿巴卡韦、华法林、硫酸阿巴卡韦、硫唑嘌呤、硫唑嘌呤钠、齐多夫定、司他夫定、扎西他滨

十一、药效学与药动学

- **药效学**：合成的核苷类广谱抗病毒药，其磷酸化产物作为病毒合成酶的竞争性抑制药。
- **药动学**：

口服生物利用度	分布容积	蛋白结合率	乳汁/血液比	起效时间	消除半衰期	血浆浓度达峰时间	分子量
45%～65%	40 L/kg	0	暂无	暂无	298 h	1.5 h	244

十二、贮藏

储存在室温（25℃）以下，不可冷冻。

阿苯达唑

一、制剂与规格

片剂、胶囊[保]：0.1 g[基]；0.2 g[基]；0.4 g。颗粒剂[保]：1 g∶0.1 g；1 g∶0.2 g。

二、临床应用与适应证

用于蛔虫病、蛲虫病。

三、用法与用量

- **成人**：一次 400 mg，顿服。
- **儿童**：2 岁以上儿童单次 400 mg；单纯蛲虫、单纯轻度蛔虫感染患者单次 200 mg。
- **老年人**：尚不明确。
- **妊娠期及哺乳期妇女**：妊娠期及哺乳期妇女禁用。

四、最佳服药方式以及漏服处理

本药片剂可压碎或咀嚼服用。

五、禁忌证

对本药过敏者；严重肝、肾、心功能不全者；活动性溃疡病患者；2 岁以下儿童；妊娠期妇女或计划妊娠的妇女；哺乳期妇女。

六、注意事项

1. 蛲虫病易自身重复感染，故在治疗 2 周后，可重复治疗一次。

2. 本药不宜与西咪替丁、吡喹酮、地塞米松、利托那韦、苯妥英、卡马西平、苯巴比妥合用。

七、不良反应

腹痛、恶心、呕吐、头痛。

八、药物过量与处理

- **过量的处理：**本药无特效解毒药，用药过量时，应立即催吐或洗胃及对症支持治疗。

九、药物相互作用

作用分级	药物
严重	• 苯巴比妥、苯妥英（钠）、地塞米松、卡马西平、磷苯妥英

十、药效学与药动学

- **药效学：**本药为广谱驱虫药，可阻断虫体对多种营养和葡萄糖的摄取，导致虫体糖原耗竭，使寄生虫无法生存和繁殖。
- **药动学：**

口服生物利用度	分布容积	蛋白结合率	乳汁/血液比	起效时间	消除半衰期	血浆浓度达峰时间	分子量
＜5%	暂无	70%	0.6	暂无	8.5～10.5 h	2.5～3 h	265

十一、贮藏

密封保存。

第八章

抗痛风药物

别嘌呤醇

警告

该药可导致剥脱性皮炎、中毒性表皮坏死松解症、重症多形性红斑型药疹、药物超敏综合征，严重时可导致死亡，建议一旦出现皮疹，立即停用，及时到皮肤科诊治。

一、制剂与规格

片剂[保][基]：0.1 g。缓释片、胶囊[保]：0.25 g。

二、临床应用与适应证

①原发性和继发性高尿酸血症，尤其是尿酸生成过多而引起的高尿酸血症。②反复发作或慢性痛风者。③痛风石。④尿酸性肾结石和（或）尿酸性肾病。⑤有肾功能不全的高尿酸血症。

三、用法与用量

◆ **成人**：

口服给药。常用量：初始剂量一次 50 mg，一日 1 ～ 2 次，每周可递增 50～100 mg，至一日 200～300 mg，分 2～3 服。每 2 周测血和尿尿酸水平，如已达正常水平，则不再增量，如仍高可再递增。但一日最大量不得大于 600 mg。

◆ **老年人**：老年人应谨慎用药，并应减少一日用量。

◆ **儿童**：6 岁以内每次 50 mg，一日 1 ～ 3 次；6 ～ 10 岁，一次 100 mg，一日 1 ～ 3 次。剂量可酌情调整。

- **妊娠期及哺乳期妇女**：禁用。

四、禁忌证

对本品过敏者；严重肝肾功能不全和明显血细胞低下者禁用。

五、注意事项

1. 本品不能于痛风急性期使用，可加重症状。在急性炎症症状消失后方可用。

2. 服药期间应多饮水，并使尿液呈中性或碱性以利于尿酸排泄。

3. 本品必须由小剂量开始，逐渐递增至有效量维持正常血尿酸和尿尿酸水平，以后逐渐减量，用最小有效量维持较长时间。

4. 如果出现任何皮肤反应或其他超敏反应体征应立即停药，及时到皮肤科诊治。

六、不良反应

- **较为常见的不良反应**：皮疹：可呈瘙痒性丘疹或荨麻疹。如皮疹广泛而持久，经对症处理无效，并有加重趋势时必须停药。胃肠道反应：包括腹泻、恶心、呕吐和腹痛等。

七、药物过量与处理

- **过量的表现**：如服药量达到 20 g，据报道可出现下列症状：恶心、呕吐、腹泻、头晕，还有一例病例报道出现尿少及背痛。
- **过量的处理**：上述症状可以对症处理，同时应保持较大的尿量以增加别嘌呤醇及其代谢物的清除。别嘌呤醇可以被透析。

八、检查或监测

用药前及用药期间应定期检查血尿酸及 24 h 尿尿酸水平，以此作为调整药物剂量的依据；用药期间应定期检查血常规及肝肾功能。

九、药物相互作用

作用分级	药物
禁忌	• 影响本品的有效血药浓度：如卡培他滨、双脱氧腺苷 • 增加副作用发生率及毒性作用：如聚乙二醇酶 • 消除其他药物作用：替吉奥
严重	• ACEI 拮抗剂：依那普利、卡托普利等 • 硫唑嘌呤 • 维生素 K 拮抗剂

十、药效学与药动学

◆ **药效学**：本药可使尿酸生成减少，同时也有助于痛风结节及尿酸结晶的重新溶解。此外，通过对次黄嘌呤–鸟嘌呤磷酸核酸转换酶的作用，本药可抑制体内新的嘌呤的合成。

◆ **药动学**：

口服生物利用度	分布容积	蛋白结合率	乳汁 / 血液比	脑脊液 / 血液比	起效时间	消除半衰期	血浆浓度达峰时间	分子量
35%～65%	18～148 L/kg	暂无	4.6～13	暂无	暂无	26～107 天	3～7 h	645.0

十一、贮藏

遮光，密封保存。

秋水仙碱

一、制剂与规格

片剂[保]：0.5 mg[基]；0.6 mg；1 mg。

二、临床应用与适应证

用于治疗痛风性关节炎的急性发作，预防复发性痛风性关节炎的急性发作。

三、用法与用量

◆ **成人**：

• **痛风性关节炎的急性发作**：初始剂量 1 mg，之后一次

0.5 mg，一日 3 次，最多每 4 h 一次，直至疼痛缓解，或出现呕吐或腹泻，24 h 内最大剂量 6 mg，疗程 2 ～ 3 周。
- **预防复发性痛风性关节炎的急性发作**：一日 0.5 ～ 1 mg，分次服用，疗程酌定。
- **老年人**：应减少剂量。
- **儿童**：用药情况暂无。
- **妊娠期及哺乳期妇女**：禁用。

四、最佳服药方式以及漏服处理

- **最佳服药方式**：本药可与或不与食物同服。使用本药期间不要喝西柚汁。
- **漏服处理**：如果漏服药物，想起则补服一剂，如果在下一剂之前漏服，无需服用额外的药物来补充，直接服用下一剂。

五、禁忌证

- **禁用**：骨髓增生低下者；肝功能不全者；肾功能不全者；妊娠期妇女；哺乳期妇女。

六、注意事项

1. 本药为非镇痛药，不可用于治疗其他原因引起的疼痛。
2. 女性患者在用药期间及停药后数周内应避孕。
3. 如出现胃肠道症状（如呕吐、腹泻），应减少剂量，严重者应立即停药。
4. 用药期间应定期监测血常规及肝、肾功能。

七、不良反应

- **较为常见的不良反应**：

1. 腹痛、腹泻、呕吐、食欲缺乏、痛性痉挛、恶心。
2. 痛风发作。

八、药物过量与处理

- **过量的表现**：骨髓抑制、胃肠道症状如腹痛、恶心、呕吐、腹泻和明显的体液丢失，从而导致血容量不足。
- **过量的处理**：用药过量时应洗胃，并采取措施预防休克，给予对症和支持治疗。本药过量无特殊解毒药，且透析对药物的清除无效。

九、检查或监测

用药期间应定期监测血常规及肝、肾功能。

十、药物相互作用

作用分级	药物
禁忌	• 同时使用以下药物会导致秋水仙碱血浆浓度增加和毒性风险增加：克拉霉素、地尔硫䓬
严重	• 同时使用以下药物会导致秋水仙碱血浆浓度增加和毒性风险增加：他克莫司、氟康唑、利血平、CYP3A4 抑制剂 • 增加肌病风险：普伐他汀、辛伐他汀、匹伐他汀、阿托伐他汀、非诺贝特、洛伐他汀、吉非罗齐

十一、药效学与药动学

◆ **药效学：**本药用于治疗痛风的机制尚未完全阐明。

◆ **药动学：**

口服生物利用度	分布容积	蛋白结合率	乳汁/血液比	脑脊液/血液比	起效时间	消除半衰期	血浆浓度达峰时间	分子量
45%	5～8 L/kg	39%	暂无	暂无	12 h	18.8～31.2 h	1～2 h	399.44

十二、贮藏

片剂：密封，避光保存。

苯溴马隆

一、制剂与规格

片剂、胶囊[保]：25 mg；50 mg [基]；100 mg。

二、临床应用与适应证

用于具有痛风史的高尿酸血症，慢性痛风性关节炎或痛风石伴有高尿酸血症者。

三、用法与用量

◆ **成人：**

• **口服：**50 mg，一日 1 次，早餐后服用。

用药 1 ～ 3 周检查血尿酸浓度，在后续治疗中，成人和 14 岁以上的年轻人每日 50 ～ 100 mg（1 ～ 2 片），或遵医嘱。

- **老年人**：老年人一般生理功能下降，所以要减量用药或遵医嘱。
- **儿童**：不推荐儿童使用本药。
- **妊娠期及哺乳期妇女**：禁用。

四、最佳服药方式以及漏服处理

- **最佳服药方式**：本药应在早餐后服用。

五、禁忌证

- **禁用**：对本品中任何成分过敏者。中至重度肾功能损害者（肾小球滤过率低于 20 ml/min）及患有肾结石的患者。孕妇、育龄妇女以及哺乳期妇女禁用。

六、注意事项

1. 不能在痛风急性发作期服用。

2. 治疗期间需大量饮水以增加尿量（治疗初期饮水量不得少于 1.5 ～ 2 L）。为促进尿液碱化，可酌情给予碳酸氢钠或枸橼酸合剂。

3. 在开始治疗时有大量尿酸随尿排出，因此在此时的用药量要小（起始剂量）。

4. 在用药前后应定期监测肝、肾功能；在用药过程中应密切注意食欲不振、恶心、呕吐、全身倦怠感、腹痛、腹泻、发热、尿浓染、眼球结膜黄染等现象，一旦发生应立即停药并告知医生。

七、不良反应

较为常见的不良反应：

1. 胃肠反应：恶心、腹泻及腹部不适等。

2. 皮肤过敏（如风团、斑疹、潮红、瘙痒）、过敏性结膜炎。

3. 泌尿生殖系统：暂时性阳痿。肾结石形成和肾绞痛。有肾功能损害的报道。有尿酸结晶尿的个案报道。

八、药物过量与处理

- **过量的表现**：现已知不会出现中毒现象。
- **过量的处理**：当大量服用本品后，应采取治疗措施，防止被体内进一步吸收，使其加速排出体外。如果超大量服用本品，应该立即报告医生。医生会根据中毒的程度，采取必要的措施。

九、检查或监测

- **用药期间：**检查血尿酸浓度（用药 1 ～ 3 周）。
- **用药后：**定期监测肝、肾功能。

十、药物相互作用

作用分级	药物
轻中度	• 口服抗凝药：华法林 • 阿司匹林及其他水杨酸制剂 • 利尿药：呋塞米、布美他尼、氢氯噻嗪、阿米洛利、氨苯蝶啶、吲达帕胺

十一、药效学与药动学

- **药效学：**本品属于苯骈呋喃衍生物，为促尿酸排泄药。可抑制肾小管对尿酸的重吸收，从而降低血尿酸浓度。
- **药动学：**

口服生物利用度	分布容积	蛋白结合率	乳汁/血液比	脑脊液/血液比	起效时间	消除半衰期	血浆浓度达峰时间	分子量
约 50%	暂无	99%	暂无	暂无	暂无	12 ～ 13 h	2 ～ 3 h	424.1

十二、贮藏

片剂、胶囊：遮光、密封保存。

第九章

抗休克药物

肾上腺素

> 高警示药品
>
> **重要警示**
>
> 本药为高警示药品，可导致心律失常和血压急剧升高（有时导致脑出血和肺水肿）。

一、制剂与规格

注射剂[保]：1 ml：1 mg [基]；0.5 ml：0.5 mg。

二、临床应用与适应证

注射剂：因支气管痉挛所致严重呼吸困难，迅速缓解药物等引起的过敏性休克，亦可用于延长浸润麻醉用药的作用时间；亦为各种原因引起心搏骤停进行心肺复苏时的主要抢救用药。

三、用法与用量

◆ **成人**：

常用量：皮下注射，1 次 0.25 ～ 1 mg；极量：皮下注射，1 次 1 mg。

- 抢救过敏性休克：皮下注射或肌内注射 0.5 ～ 1 mg，也可用 0.1 ～ 0.5 mg 缓慢静注（以 0.9% 氯化钠注射液稀释到 10 ml），如疗效不好，可改用 4 ～ 8 mg 静脉滴注（溶于 5% 葡萄糖注射液 500 ～ 1000 ml 中）。
- 抢救心搏骤停：可用于麻醉和手术中的意外、药物中毒或心脏传导阻滞等原因引起的心搏骤停，以 0.25 ～ 0.5 mg 以 10 ml 0.9% 氯化钠注射液稀释后静脉（或心内）注射，同时进行心脏按压、人工呼吸、纠正酸中毒。对电击引起的心搏骤停，亦可用本品配合电除颤器或利多卡因等进行抢救。

- 治疗支气管哮喘：效果迅速但不持久。皮下注射 0.25 ～ 0.5 mg，3 ～ 5 min 见效，但仅能维持 1 h。必要时可每 4 h 重复注射一次。
- 与局麻药合用：加少量（约 1∶500 000 ～ 1∶200 000）于局麻药（如普鲁卡因）中，在混合药液中，本品浓度为 2 ～ 5 μg/ml，总量不超过 0.3 mg，可减少局麻药的吸收而延长其药效，并减少其毒副作用，亦可减少手术部位出血。
- ◆ **老年人**：老年人对拟交感胺类药物敏感，必须应用本品时宜慎重。
- ◆ **妊娠期及哺乳期妇女**：必须应用本品时应慎重。
- ◆ **儿童**：应用本品时应慎重。
- 用于心肺复苏：静脉给药浓度 1∶10 000，每次 0.1 ml/kg（0.01 mg/kg）。
- 用于抗休克：持续静脉滴注 0.1 ～ 1 μg/（kg · min）。配制方法：所需剂量（mg）＝体重 ×0.6，加入 0.9% 氯化钠注射液至 100 ml，用微量注射泵控制输入速度，1 ml/h 相当于 0.1 μg/（kg · min），根据病情调节所需的速度。
- 抗过敏性休克：可肌内注射。剂量：＞ 12 岁，0.5 mg；6 ～ 12 岁，0.3 mg；＜ 6 岁，0.15 mg。

四、禁忌证

- ◆ **禁用**：对本药过敏者；高血压、器质性心脏病、冠状动脉疾病患者；糖尿病、甲状腺功能亢进症患者；洋地黄中毒患者；心外伤性及出血性休克患者；心源性哮喘患者；分娩等。
- ◆ **慎用**：器质性脑病、心血管疾病、青光眼、帕金森病、噻嗪类药物引起的循环虚脱及低血压、精神神经疾病患者。

五、注意事项

1. 与其他拟交感胺类药有交叉过敏反应。
2. 本品可通过胎盘屏障，致胎儿缺氧。
3. 用量过大或皮下注射误入血管后，可引起血压突然上升导致脑出血。
4. 一次局麻使用剂量不可超过 0.3 mg，否则可引起心悸、头痛、血压升高等。

5. 抗过敏性休克时，须补充血容量。
6. 对诊断的干扰：应用本品时可能升高血糖和血清乳酸水平。
7. 注射部位必须轮换。
8. 运动员慎用。

六、不良反应

◆ **较为常见的不良反应**：心悸、头痛、血压升高、震颤、无力、眩晕、呕吐、四肢发凉。

七、药物过量与处理

◆ **过量的表现**：本药过量可能出现动脉压急剧上升（进而可能造成脑出血，尤其是老年患者）、肺水肿、短暂性心动过缓（随即发展成心动过速，并可能伴有致命性心律失常），还可出现心肌缺血和梗死、心肌病、皮肤极其苍白和寒冷、肾衰竭、由血清乳酸升高引起的代谢性酸中毒。注射后 1 min 内可能出现室性期前收缩，随后可能出现多源性室性心动过速，对心室的影响减弱后可能出现房性心动过速，偶尔出现房室传导阻滞。

◆ **过量的处理**：肾上腺素作用持续时间短，出现肺水肿和心律失常的处理主要是支持疗法。

八、检查或监测

◆ **用药前后及用药期间**：静脉滴注本药时，调整剂量的同时应监测生命体征，推荐进行有创动脉血压监测和中心静脉压监测。

九、药物相互作用

作用分级	药物
禁忌	• 全麻药：三氯甲烷、环丙烷、氟烷
严重	• 抗帕金森病药：左旋多巴、溴隐亭、司来吉兰 • 麦角胺、麦角新碱、缩宫素 • 三环类抗抑郁药：阿米替林、丙米嗪

十、药效学与药动学

◆ **药效学**：直接作用于肾上腺素 α、β 受体的拟交感类药。能抗低血糖。效应包括：①扩张支气管。②激动心脏，使心率加快、心肌收缩力增强。③血压：小剂量，收缩压中等升高，舒张压降低；大剂量，收缩压与舒张压均升高。④收缩局部血管，作用于皮肤、黏膜、结合膜及内脏的 α 肾上腺素受体，使血管收缩。

◆ **药动学**：

分布容积	蛋白结合率	乳汁/血液比	脑脊液/血液比	起效时间	消除半衰期	血浆浓度达峰时间	分子量
暂无	暂无	暂无	暂无	6 ～ 15 min	2 min	暂无	183.2

十一、贮藏

遮光，密闭，在阴凉处（不超过 20℃）保存。

去甲肾上腺素

重要警示

1. 本药为高警示药品，可致高血压、急性肾衰竭。药液外渗导致局部组织缺血性腐烂和坏死。用药期间需进行相关监测。

2. 用 5% 葡萄糖注射液或葡萄糖氯化钠注射液稀释后静脉滴注。

一、制剂与规格

注射剂[保][基]：1 ml∶2 mg；1 ml∶5 mg；2 ml∶10 mg[基]。

二、临床应用与适应证

注射剂：本品用于治疗急性心肌梗死、体外循环等引起的低血压；对血容量不足所致的休克、低血压或嗜铬细胞瘤切除术后的低血压，本品作为急救时补充血容量的辅助治疗，以使血压回升，暂时维持脑与冠状动脉灌注，直到补充血容量治疗发生作用；也可用于椎管内阻滞时的低血压及心搏骤停复苏后的血压维持。

三、用法与用量

◆ **成人**：

- **静脉滴注**：开始以 8 ～ 12 μg/min 速度滴注，调整滴速以使血压升到理想水平；维持量为 2 ～ 4 μg/min。在必要时可遵医嘱超越上述剂量，但需注意保持或补足血容量。

◆ **老年人**：老年人长期或大量使用，可使心排血量减低。
◆ **儿童**：
• **静脉滴注**：开始按体重以 0.02 ～ 0.1 μg/（kg · min）速度滴注，按需要调节滴速。
◆ **妊娠期妇女**：应权衡利弊慎用。

四、禁忌证

◆ **禁用**：可卡因中毒及心动过速患者。
◆ **慎用**：缺氧、高血压、动脉硬化、甲状腺功能亢进症、糖尿病、闭塞性血管炎、血栓病患者。

五、注意事项

1. 对其他拟交感胺类药物过敏者，对本药也可能过敏。
2. 儿童应选择粗大静脉，并需更换注射部位。
3. 以下反应如持续出现应注意：焦虑不安、眩晕、头痛、皮肤苍白、心悸、失眠等。
4. 低血压伴低血容量时，应在补足血容量后使用本药。
5. 静脉给药时必须防止药液渗漏出血管外。如发生外漏，应用酚妥拉明 5 ～ 10 mg 以氯化钠注射液稀释至 10 ～ 15 ml 作局部浸润注射；为防止进一步损伤，可在每 1000 ml 含本品的输注液中加入酚妥拉明 5 ～ 10 mg。
6. 停药时应逐渐减慢滴速，骤停滴注常致血压突然下降。
7. 运动员慎用。

六、不良反应

◆ **较为常见的不良反应**：本品强烈的血管收缩可以使重要脏器血流减少，特别是肾血流量可锐减；持久或大量使用时，后果严重。在缺氧、电解质平衡失调、器质性心脏病患者中或逾量使用时，可出现心律失常；血压升高后可出现反射性心率减慢。

七、药物过量与处理

◆ **过量的表现**：严重头痛及高血压、心率缓慢、呕吐、抽搐。
◆ **过量的处理**：立即停药。适当补充液体及电解质，血压过高给予 α 受体阻滞剂，如酚妥拉明 5～10 mg 静脉注射。

八、检查或监测

- **用药期间**：动脉压、中心静脉压、尿量、心电图。

九、药物相互作用

作用分级	药物
禁忌	• 全麻药 • 肾上腺素、异丙肾上腺素、多巴胺、间羟胺、多巴酚丁胺 • 碱性药物：氨茶碱、磺胺嘧啶钠
严重	• 洋地黄类 • 麦角胺、麦角新碱、缩宫素 • 三环类抗抑郁药

十、药效学与药动学

- **药效学**：通过 α 受体激动，可引起血管极度收缩，使血压升高，冠状动脉血流量增加；通过 β_1 受体的激动，使心肌收缩加强，心排血量增加。
- **药动学**：

分布容积	蛋白结合率	乳汁/血液比	脑脊液/血液比	起效时间	消除半衰期	血浆浓度达峰时间	分子量
暂无	暂无	暂无	暂无	迅速	暂无	暂无	169.2

十一、贮藏

遮光，密闭，在阴凉处（不超过 20℃）保存。

异丙肾上腺素

重要警示

1. 本药为高警示药品，有发生心律失常的危险。
2. 本药用 5% 葡萄糖注射液配制。

一、制剂与规格

注射剂[保][基]：2 ml∶1 mg。

二、临床应用与适应证

注射剂：治疗心源性或感染性休克；治疗完全性房室传导

阻滞、心搏骤停。

三、用法与用量

- **成人：**
  - **心腔内注射：**救治心搏骤停，心腔内注射 0.5 ～ 1 mg。
  - **静脉滴注：**三度房室传导阻滞，心率低于 40 次 / 分时，可以本品 0.5 ～ 1 mg 加入 5% 葡萄糖注射液 200 ～ 300 ml 内缓慢静脉滴注。
- **老年人：**慎用。
- **妊娠期及哺乳期妇女：**应用时须权衡利弊。

四、禁忌证

- **禁用：**对本药过敏者；心绞痛、心肌梗死、甲状腺功能亢进及嗜铬细胞瘤患者。
- **慎用：**心律失常伴心动过速患者；糖尿病患者；高血压患者；洋地黄中毒所致的心动过速患者；惊厥患者。

五、注意事项

1. 遇有胸痛及心律失常时应及早用药。

2. 交叉过敏：患者对其他肾上腺能激动药过敏者，对本品也常过敏。

六、不良反应

- **较为常见的不良反应：**口咽发干、心悸不安。

七、检查或监测

- **用药期间：**血清钾。

八、药物相互作用

作用分级	药物
禁忌	• 洋地黄类药物：如去乙酰毛花苷、地高辛 • 钾盐：如氯化钾
严重	• 其他强效 β 受体激动剂：如肾上腺素 • β 受体阻滞剂：普萘洛尔

九、药效学与药动学

- **药效学：**①作用于心脏 β_1 受体，使心肌收缩力增强，心率加快，传导加速，心输出量和心肌耗氧量增加。②作用于血管平滑肌 β_2 受体，使骨骼肌血管明显舒张，肾、肠系膜血管及冠状动脉亦不同程度舒张，血管总外周阻力降低。其心血管作用导致收缩压升高，舒张压降低，脉压变大。③作用于支气管平滑肌 β_2 受体，使支气管平滑肌松弛。④促进糖原和脂肪分解，增加组织耗氧量。

◆ **药动学：**

口服生物利用度	分布容积	蛋白结合率	乳汁/血液比	脑脊液/血液比	起效时间	消除半衰期	血浆浓度达峰时间	分子量
暂无	暂无	暂无	暂无	暂无	暂无	1 至数分钟（静脉给药）	暂无	211.3

十、贮藏

遮光、密闭，阴凉处（不超过 20℃）保存。

间羟胺

重要警示

1. 本药为高警示药品，升压反应过快、过猛可致急性肺水肿、心律失常、心搏停顿；静脉注射时药液外漏可致组织坏死腐烂或红肿，形成硬结、脓肿。

2. 配制后应于 24 h 内用完，滴注液中不得加入其他难溶于酸性溶液及有配伍禁忌的药物。

一、制剂与规格

注射剂[保][基]：1 ml：10 mg；5 ml：50 mg。

二、临床应用与适应证

注射剂：防治椎管内阻滞麻醉时发生的急性低血压。用于出血、药物过敏、手术并发症及脑外伤或脑肿瘤合并休克而发生的低血压的辅助性对症治疗。也可用于心源性休克或败血症所致的低血压。

三、用法与用量

◆ **成人：**

- **肌内注射或皮下注射**：每次 2 ～ 10 mg（以间羟胺计），由于最大效应不是立即显现，在重复用药前对初始量效应至少应观察 10 min。
- **静脉注射**：初量 0.5 ～ 5 mg，继而静脉滴注，用于重症休克。
- **静脉滴注**：将间羟胺 15 ～ 100 mg 加入 5% 葡萄糖液或氯化钠注射液 500 ml 中滴注，调节滴速以维持合适的血压。成人极量一次 100 mg（每分钟 0.3 ～ 0.4 mg）。

◆ **儿童**：

- **肌内注射或皮下注射**：按 0.1 mg/kg，用于严重休克。
- **静脉滴注**：0.4 mg/kg 或按体表面积 12 mg/m^2，用氯化钠注射液稀释至每 25 ml 中含间羟胺 1 mg 的溶液，滴速以维持合适的血压水平为度。配制后应于 24 h 内用完，滴注液中不得加入其他难溶于酸性溶液的药物。

四、禁忌证

◆ **禁用**：对本品过敏者。

◆ **慎用**：甲状腺功能亢进症，高血压，冠心病，充血性心力衰竭，糖尿病，疟疾病史。

五、注意事项

1. 血容量不足者应先纠正后再用本品。

2. 本品有蓄积作用，用药后血压上升不明显，须观察 10 min 后再决定是否增加剂量，以免血压升得过高。

3. 给药时选取较粗大静脉注射，并避免药液外溢。

4. 短期内连续应用，可出现快速耐受性，作用会逐渐减弱。

5. 停药需逐渐减量，骤然停药时可能发生低血压。

6. 静脉用药时药液外溢，可引起局部组织坏死，糜烂或红肿，形成硬结、脓肿。一旦发生可用 5 ～ 10 mg 酚妥拉明稀释于 10 ～ 15 ml 氯化钠注射液，局部浸润注射。

六、不良反应

1. 心律失常，发生率随用量及患者的敏感性而异。

2. 升压反应过快过猛可致急性肺水肿、心律失常、心搏停顿。

七、药物过量与处理

- **过量的表现：**抽搐、严重高血压、严重心律失常。
- **过量的处理：**立即停药观察，血压过高者可用 5 ～ 10 mg 酚妥拉明静脉注射，必要时可重复。

八、药物相互作用

作用分级	药物
禁忌	• 麻醉药：环丙烷、氟烷或其他卤化羟类麻醉药 • 近 2 周内使用单胺氧化酶抑制剂：苯乙肼、司来吉兰 • 与碱性药物共同滴注：碳酸氢钠

九、药效学与药动学

- **药效学：**主要激动 α 肾上腺素受体，亦可间接地促使去甲肾上腺素自囊泡释放，对心脏 β_1 受体也有激动作用。较去甲肾上腺素作用为弱但较持久，对心血管的作用与去甲肾上腺素相似。能收缩血管，持续性升高收缩压和舒张压，也可增强心肌收缩力，正常人心输出量变化不大，但能使休克患者的心输出量增加。对心率的兴奋作用不很显著，很少引起心律失常，无中枢神经系统兴奋作用。
- **药动学：**

分布容积	蛋白结合率	乳汁 / 血液比	脑脊液 / 血液比	起效时间	消除半衰期	血浆浓度达峰时间	分子量
暂无	暂无	暂无	暂无	肌内注射 10 min，皮下注射 5 ～ 20 min，静脉注射 1 ～ 2 min	暂无	暂无	317.3

十、贮藏

注射液：遮光、密闭保存。

多巴胺

重要警示

本药为高警示药品，药液外渗可导致局部组织缺血性腐烂和坏死。

一、制剂与规格

注射剂[保]：2 ml∶20 mg[基]。粉针剂：5 mg；10 mg；20 mg。

二、临床应用与适应证

注射剂：适用于心肌梗死、创伤、内毒素败血症、心脏手术、肾衰竭、充血性心力衰竭等引起的休克综合征；补充血容量后休克仍不能纠正者，尤其有少尿及周围血管阻力正常或较低的休克。由于本品可增加心排血量，也用于洋地黄和利尿剂无效的心功能不全。

三、用法与用量

- **成人：静脉注射**　开始时每分钟按体重 1～5 μg/kg，10 min 内以每分钟 1～4 μg/kg 速度递增，以达到最大疗效。
  - **慢性顽固性心力衰竭**：静脉滴注开始时，每分钟按体重 0.5～2 μg/kg 逐渐递增。多数患者按 1～3 μg/(kg·min) 给予即可生效。
  - **闭塞性血管病变**：静脉滴注开始时按 1 μg/(kg·min)，逐渐增至 5～10 μg/(kg·min)，直到 20 μg/(kg·min)，以达到最满意效应。
  - **危重病例**：先按 5 μg/(kg·min) 滴注，然后以 5～10 μg/(kg·min) 递增至 20～50 μg/(kg·min)，以达到满意效应。或本品 20 mg 加入 5% 葡萄糖注射液 200～300 ml 中静脉滴注，开始时按 75～100 μg/min 滴入，以后根据血压情况，可加快速度和加大浓度，但最大剂量不超过每分钟 500 μg。
- **老年人**：在老年人应用未有充分研究，但未见报道发生问题。
- **儿童**：在儿童中的应用尚无充分的研究。持续静脉滴注，剂量 2～20 μg/(kg·min)。配制方法：所需剂量(mg)＝体重×6，加入 0.9% 氯化钠注射液至 100 ml，用微量注射泵控制输入速度，1 ml/h 相当于 1 μg/(kg·min)，根据病情调节至所需的速度，待血压平稳、休克症状好转后，再逐渐稀释浓度，减慢点滴速度，直至休克完全恢复再停药。

- **妊娠期及哺乳期妇女**：妊娠期妇女应用时必须权衡利弊。本品是否排入乳汁未定，但在哺乳期妇女中应用尚未发生问题。

四、禁忌证

- **禁用**：对本品任何成分过敏者；嗜铬细胞瘤患者。
- **慎用**：闭塞性血管病（或有既往史者），包括动脉栓塞、动脉粥样硬化、血栓闭塞性脉管炎、冻伤（如冻疮）、糖尿病性动脉内膜炎、雷诺病等患者；肢端循环不良的患者；频繁发生心律失常的患者。

五、注意事项

1. 交叉过敏反应：对其他拟交感胺类药高度敏感的患者，可能对本品也异常敏感。

2. 治疗前必须先纠正低血容量及酸中毒。

3. 选用粗大的静脉进行静脉注射或静脉滴注，以防药液外溢发生组织坏死。如发现输入部位的皮肤变色，应更改静脉注射或静脉滴注部位，并将酚妥拉明 5 ～ 10 mg 用 0.9% 氯化钠注射液稀释后在渗漏部位浸润注射。

4. 静脉滴注时应控制每分钟滴速，滴注的速度和时间需根据血压、心率、尿量、外周血管灌流情况、异位搏动出现与否等而定，可能时应做心排血量测定。

5. 休克纠正时即减慢滴速。

6. 遇有血管过度收缩引起舒张压不成比例升高和脉压减小、尿量减少、心率增快或出现心律失常，滴速必须减慢或暂停滴注。

7. 如在滴注多巴胺时血压继续下降或经调整剂量仍持续低血压，应停用多巴胺，改用更强的血管收缩药。

8. 突然停药可产生严重低血压，故停用时应逐渐递减。

六、不良反应

- **较为常见的不良反应**：胸痛、呼吸困难、心悸、心律失常（尤其用大剂量）、全身软弱无力感。

七、药物过量与处理

- **过量的表现**：血压升高。
- **过量的处理**：应停药，必要时给予 α 受体阻滞剂。

八、检查或监测

- **用药期间**：血压、心排血量、心电图及尿量。

九、药物相互作用

作用分级	药物
禁忌	● 全麻药：尤其是环丙烷或卤代碳氢化合物 ● 苯妥英钠
严重	● 三环类抗抑郁药：阿米替林、丙咪嗪 ● 单胺氧化酶抑制剂：苯乙肼、司来吉兰

十、药效学与药动学

- **药效学**：①小剂量主要作用于多巴胺受体，使肾及肠系膜血管扩张，肾血流量及肾小球滤过率增加，尿量及钠排泄量增加。②小到中等剂量能直接激动 β_1 受体及间接促使去甲肾上腺素自储存部位释放，对心肌产生正性应力作用，使心肌收缩力及心搏量增加，最终使心排血量增加、收缩压升高、脉压可能增大，舒张压无变化或有轻度升高，外周总阻力常无改变，冠状动脉血流及耗氧改善。③大剂量时导致周围血管阻力增加，肾血管收缩，肾血流量及尿量反而减少。由于心排血量及周围血管阻力增加，致使收缩压及舒张压均增高。
- **药动学**：

分布容积	蛋白结合率	乳汁/血液比	脑脊液/血液比	起效时间	消除半衰期	血浆浓度达峰时间	分子量
暂无	暂无	暂无	暂无	5 min 内	2 min	5 min	189

十一、贮藏

注射液：遮光、密闭保存。

多巴酚丁胺

重要警示

1. 本药为高警示药品，使用不当将给患者带来严重的危害。

2. 药液浓度不超过 5 mg/ml。

一、制剂与规格

注射剂[保]：2 ml：20 mg [基]；2 ml：0.25 g。

二、临床应用与适应证

注射剂：用于器质性心脏病时心肌收缩力下降引起的心力衰竭，包括心脏直视手术后所致的低排血量综合征，作为短期支持治疗。

三、用法与用量

◆ **成人**：

- **静脉滴注**：将多巴酚丁胺加于 5% 葡萄糖液或 0.9% 氯化钠注射液中稀释后，以滴速 2.5 ～ 10 μg/（kg · min）给予，在 15 μg/（kg · min）以下的剂量时，心率和外周血管阻力基本无变化；剂量偶可高于＞ 15 μg/（kg · min），但需注意，剂量过大可能加速心率，并引起心律失常。

◆ **老年人**：在老年人中研究尚未进行，但应用预期不受限制。

◆ **儿童**：儿童使用本药时，必须进行严密的监测。

- **静脉滴注**：持续静脉滴注，剂量 2 ～ 20 μg/（kg · min）。配制方法参阅“多巴胺”，根据病情调节至所需的速度，一般从小剂量开始，视病情调整剂量。

◆ **妊娠期及哺乳期妇女**：应用时须权衡利弊。

四、禁忌证

◆ **禁用**：对本药或其他拟交感胺药过敏者；梗阻性肥厚型心肌病患者。

◆ **慎用**：心房颤动患者；高血压患者；严重机械性肠梗阻患者；低血容量患者；室性心律失常患者；心肌梗死患者。

五、注意事项

1. 其他拟交感胺药过敏，可能对本品也敏感。

2. 哺乳期妇女用药须谨慎，治疗期间应停止哺乳。

3. 低血容量时应用本品可加重，故用前须先加以纠正。

4. 在连续输注时间延长时会产生对盐酸多巴酚丁胺的部分耐受。

5. 通常应逐渐减量，不应突然停药。

六、不良反应

- **较为常见的不良反应**：可见心悸、胸痛、气短等。如出现收缩压升高、心率增快，则多与剂量有关，应减量或暂停用药。

七、药物过量与处理

- **过量的表现**：毒性症状包括食欲缺乏、恶心、呕吐、震颤、焦虑、心悸、头痛、呼吸短促及心绞痛和不明确的胸痛。可能导致高血压、快速性心律失常、心肌局部缺血和心室颤动。
- **过量的处理**：停用本药，给予气管插管，并迅速采取复苏措施；使用普萘洛尔或利多卡因可能有效地治疗严重的快速性室性心律失常。出现高血压时，通常减小剂量或停止治疗有效。同时应对患者的生命体征、血气分析、血清电解质等进行精确的监测并予以维持。

八、检查或监测

- **用药期间**：①应定时或连续监测心率、心律、心电图、血压、心排血量，必要或可能时监测肺楔压。②监测血清钾。

九、药物相互作用

作用分级	药物
禁忌	• 与碱性药物配伍：碳酸氢钠
严重	• 全麻药：尤其是环丙烷或氟烷等

十、药效学与药动学

- **药效学**：对心肌产生正性肌力作用，能直接激动心脏 β_1 受体以增强心肌收缩力和增加搏出量，使心排血量增加；可降低外周血管阻力（后负荷减少），但收缩压和脉压一般保持不变，或仅因心排血量增加而有所增加；能降低心室充盈压，促进房室结传导；心肌收缩力有所增强，冠状动脉血流及心肌耗氧量常增加；由于心排血量增加，肾血流量及尿量常增加；本品与多巴胺不同，多巴酚丁胺并非间接通过内源性去甲肾上腺素的释放而发挥作用，而是直接作用于心脏。

◆ **药动学：**

分布容积	蛋白结合率	乳汁 / 血液比	脑脊液 / 血液比	起效时间	消除半衰期	血浆浓度达峰时间	分子量
0.2 L/kg	暂无	暂无	暂无	1 ～ 2 min	2 min	10 min	337.85

十一、贮藏

注射液：遮光、密闭保存。

第十章

呼吸系统药物

溴己新

一、制剂与规格

片剂保基：8 mg。

二、临床应用与适应证

口服：用于慢性支气管炎、哮喘、支气管扩张、矽肺等呼吸道疾病所致的黏痰不易咳出。

三、用法与用量

- **成人**：
- **口服**：一次 8 ～ 16 mg，一日 3 次。
- **老年人**：老年人生理功能下降，可能需减量。
- **妊娠期及哺乳期妇女**：慎用。

四、最佳服药方式

溴己新对胃肠道黏膜有刺激性，应于餐后 30 min 服药，以减轻胃肠道不适。

五、禁忌证

- **禁用**：对本品过敏者禁用。
- **慎用**：胃炎或胃溃疡患者；妊娠期妇女；哺乳期妇女。

六、注意事项

1. 肝功能不全患者应在医师指导下使用。
2. 本品性状发生改变时禁止使用。
3. 儿童必须在成人的监护下使用。
4 脓痰患者需加用抗生素控制感染。

七、不良反应

偶有恶心、胃部不适；可能使血清转氨酶暂时升高。

八、检查或监测

肝功能。

九、药物相互作用

1. 本品可增加四环素与阿莫西林的疗效。

2. 如与其他药物同时使用可能会发生药物相互作用，详情请咨询医师或药师。

十、药效学与药动学

- **药效学**：直接作用于支气管腺体，使黏液分泌细胞的溶酶体释出，从而使黏液中的黏多糖解聚，降低黏液的黏稠度；还能引起呼吸道分泌黏性低的小分子黏蛋白，使痰液变稀，易于咳出。
- **药动学**：

口服生物利用度	分布容积	蛋白结合率	乳汁/血液比	脑脊液/血液比	起效时间	消除半衰期	血浆浓度达峰时间	分子量
20%	暂无	暂无	暂无	暂无	暂无	6.5 h	1 h	376.13

十一、贮藏

片剂：密封保存。

氨溴索

一、制剂与规格

片剂[保]：30 mg[基]；60 mg。缓释片、胶囊：25 mg；75 mg。分散片[保][基]：30 mg。咀嚼片：15 mg；30 mg。口腔崩解片：15 mg；30 mg。泡腾片[保]：30 mg。胶囊[保][基]：30 mg。颗粒[保]：15 mg；30 mg。口服溶液[保]：30 mg；300 mg[基]；600 mg。糖浆[保]：360 mg；600 mg。

二、临床应用与适应证

用于伴有痰液分泌不正常及排痰功能不良的急、慢性呼吸道疾病（如慢性支气管炎急性发作期、哮喘性支气管炎及支气管哮喘的祛痰治疗）。

三、用法与用量

◆ **成人**：

• **口服**：

片剂、胶囊、颗粒、泡腾片：一次 30 ～ 60 mg，一日 3 次，饭后服用。

缓释片、胶囊：饭后口服。成人一次 75 mg，一日 1 次。

分散片：一次 30 mg，一日 3 次；若一次 60 mg，一日 2 次，可提高疗效，饭后服用。

咀嚼片：一次 30 ～ 60 mg，一日 3 次，饭后嚼服。

口腔崩解片：一次 30 mg，一日 3 次，饭后服用。

口服溶液、糖浆：每次 10 ml，一日 2 次。

◆ **儿童**：

片剂：5 ～ 12 岁儿童一次 15 mg，一日 3 次；5 岁以下儿童按体重一次 1.2 ～ 1.6 mg/kg，一日 3 次。

咀嚼片：6 ～ 12 岁儿童一次 15 mg，一日 2 ～ 3 次；2 ～ 5 岁儿童一次 7.5 mg，一日 3 次；2 岁以下儿童一次 7.5 mg，一日 2 次。

泡腾片：6 ～ 12 岁儿童一次 30 mg，一日 2 ～ 3 次。

颗粒：6 ～ 12 岁儿童一次 15 mg，一日 2 ～ 3 次；2 ～ 5 岁儿童一次 7.5 mg，一日 3 次；2 岁以下儿童一次 7.5 mg，一日 2 次。

口服溶液、糖浆：6 ～ 12 岁儿童每次 5 ml，一日 2 ～ 3 次；2 ～ 6 岁儿童每次 2.5 ml，一日 3 次；1 ～ 2 岁儿童每次 2.5 ml，一日 2 次。

◆ **妊娠期及哺乳期妇女**：妊娠前 3 个月应慎用；药物可进入乳汁，哺乳期妇女应用本品时须权衡利弊。

四、最佳服药方式

片剂、胶囊、颗粒、泡腾片、缓释剂型：饭后服用。

口服液：最好在进餐时服用。

口腔崩解片：片剂放入口内溶散后自然吞咽，可不喝水或喝少量水。

五、禁忌证

- **禁用：**已知对盐酸氨溴索或其他配方成分过敏者。

六、注意事项

1. 如出现过敏反应，须立即停药，并根据反应的严重程度给予对症治疗。如出现过敏性休克，立即进行急救。

2. 如出现皮肤或黏膜损伤，应停药。

七、不良反应

皮肤作用（接触性皮炎、瘙痒、皮疹、荨麻疹）；胃肠道反应（腹泻、恶心、呕吐）。

八、药物过量与处理

- **过量的表现：**用药过量可引起恶心、呕吐、呼吸困难等。
- **过量的处理：**如服用过量或发生严重不良反应时应立即就医。

九、检查或监测

肝功能、肾功能。

十、药物相互作用

作用分级	药物
慎用	右美沙芬

十一、药效学与药动学

- **药效学：**本品为黏液溶解剂，能增加呼吸道黏膜浆液腺的分泌，减少黏液腺分泌，从而降低痰液黏度，并促进肺表面活性物质的分泌，增加支气管纤毛运动，使痰液易于咳出。
- **药动学：**

口服生物利用度	分布容积	蛋白结合率	乳汁/血液比	脑脊液/血液比	起效时间	消除半衰期	血浆浓度达峰时间	分子量
70%～80%	1.52 L/kg	90%	暂无	暂无	暂无	7 h	0.5～3 h	414.57

十二、贮藏

阴凉、干燥避光处，密封保存。

桉柠蒎

一、制剂与规格

肠溶软胶囊[保基]：120 mg；300 mg。

二、临床应用与适应证

1. 用于急、慢性鼻窦炎和支气管炎。

2. 支气管扩张、慢性阻塞性肺部疾病、肺部真菌感染、肺结核和矽肺等呼吸道疾病。

3. 亦可用于支气管造影术后，促进造影剂的排出。

三、用法与用量

- **成人**：口服。
  - 急性患者：一次 300 mg，一天 3 ～ 4 次。
  - 慢性患者：一次 300 mg，一天 2 次。
  - 支气管造影术后：服用 240 ～ 360 mg，有助于造影剂的排出。
- **儿童**：用于 4 ～ 10 岁儿童。
  - 急性患者：一次 120 mg，一天 3 ～ 4 次。
  - 慢性患者：一次 120 mg，一天 2 次。
- **老年人**：老年人用药尚不明确。
- **妊娠期及哺乳期妇女**：慎用。

四、最佳服药方式

- **最佳服药方式**：本品不可用热水送服，宜于餐前半小时使用较多凉开水冲服；且不可打开胶囊或嚼破后服用。

五、禁忌证

对本药过敏者禁用。

六、不良反应

偶有胃肠道不适及过敏反应，如皮疹、面部水肿、呼吸困难和循环障碍。

七、药物过量与处理

- **过量的表现**：即使在最大耐受剂量（约 1500 mg/kg），该药急性毒性也很低。高剂量中毒反应有：头晕、恶心、腹痛，严重时可出现昏迷和呼吸障碍。严重中毒后罕有心血管系统并发症。

- **过量的处理**：用药过量时可以使用液体石蜡 3 ml/kg 或者 5% 碳酸氢钠溶液洗胃，并吸氧。

八、药物相互作用

尚不明确。

九、药效学与药动学

- **药效学**：具有溶解黏液、刺激腺体分泌、促进呼吸道黏膜纤毛摆动、加速液体流动、促进分泌物排出等作用。此外，本药有抗炎作用，能通过减轻支气管黏膜肿胀而起到舒张支气管作用，亦有抗菌和杀菌作用。
- **药动学**：

口服生物利用度	分布容积	蛋白结合率	乳汁/血液比	脑脊液/血液比	起效时间	消除半衰期	血浆浓度达峰时间	分子量
暂无	暂无	暂无	暂无	暂无	1～3 h	3.8 h	90 min	暂无

十、贮藏

存于 25℃以下干燥处。

羧甲司坦

一、制剂与规格

片剂[基][保]：100 mg；250 mg。泡腾散/片[保]：500 mg。口服溶液[基][保]：10 ml : 200 mg；10 ml : 500 mg。颗粒：200 mg；500 mg。

二、临床应用与适应证

适用于慢性支气管炎、慢性阻塞性肺疾病及支气管哮喘等引起的痰液稠厚、咳痰或呼吸困难以及痰液阻塞气管所致的肺通气功能不全等。亦可用于防止术后咳痰困难和肺并发症。

三、用法与用量

- **成人**：①片剂、颗粒、口服溶液：一次 500 mg，一日 3

次。②泡腾散 / 片：一次 500 mg，一日 1 ～ 2 次。

- **儿童**：①片剂：2 ～ 5 岁儿童，一次 125 mg，一日 3 次；6 ～ 12 岁儿童，一次 250 mg，一日 3 次；12 岁以上儿童用法用量同成人。②泡腾片：一日 30 mg/kg，分 3 ～ 4 次服用。③颗粒：2 ～ 5 岁儿童，一次 100 mg，一日 4 次；5 ～ 12 岁儿童，一次 200 mg，一日 3 次。
- **老年人**：用药尚不明确，慎用。
- **妊娠期及哺乳期妇女**：慎用。

四、最佳服药方式以及漏服处理

- **最佳服药方式**：用温开水溶解后缓慢服用。泡腾散或泡腾片：溶于 80℃温开水 50 ml 后服用。

五、禁忌证

- **禁用**：对本药过敏者；消化性溃疡活动期患者。
- **慎用**：2 岁以下儿童；妊娠期妇女；哺乳期妇女。

六、注意事项

用药 7 日后，如症状未缓解，应立即就医。

七、不良反应

可见胃肠道不适、恶心、腹泻、轻度头晕以及皮疹等。

八、药物相互作用

与强镇咳药合用，会导致稀化的痰液堵塞气道。

九、药效学与药动学

- **药效学**：属于黏液稀化剂，可使黏液中黏蛋白的双硫链（–S–S–）断裂，使其黏度降低，有利于痰液排出。
- **药动学**：

口服生物利用度	分布容积	蛋白结合率	乳汁 / 血液比	脑脊液 / 血液比	起效时间	消除半衰期	血浆浓度达峰时间	分子量
(98.05±8.51)%	暂无	暂无	暂无	暂无	暂无	3 h	(1.5±0.34) h	179.2

十、贮藏

片剂、泡腾散 / 片、口服溶液：密封，置于干燥阴凉处保存。

乙酰半胱氨酸

一、制剂与规格

片剂[保]：200 mg；600 mg。颗粒剂[基][保] 100 mg；200 mg。泡腾片：600 mg。胶囊[保]：200 mg。

二、临床应用与适应证

◆ **国内批准适应证：**

用于分泌大量黏稠痰液的慢性阻塞性肺疾病（COPD）、慢性支气管炎（CB）、肺气肿（PE）等慢性呼吸系统感染的祛痰治疗。

◆ **其他临床应用参考：**

1. 用于对乙酰氨基酚中毒［美国食品药品管理局（FDA）批准适应证］。

2. 用于预防造影剂诱发的肾功能不全。

三、用法与用量

◆ **成人：**①颗粒剂：一次 200 mg，一日 2 ～ 3 次；②泡腾片：一次 600 mg，一日 1 ～ 2 次。

◆ **儿童：**2 ～ 5 岁，一次 100 mg，一日 2 ～ 3 次；6 ～ 14 岁，一次 100 mg，一日 3 ～ 4 次；14 岁以上，一次 200 mg，一日 2 ～ 3 次。

◆ **老年人：**老年患者无须调整用量。

◆ **妊娠期及哺乳期妇女：**慎用。

四、最佳服药方式以及漏服处理

◆ **最佳服药方式：**泡腾片需用半杯温开水（≤ 40℃）溶解，最好在晚上服用。

五、禁忌证

◆ **禁用：**对本药过敏者。

◆ **慎用：**有支气管哮喘或支气管痉挛史、消化道溃疡、胃炎患者；糖尿病患者；婴幼儿、妊娠期及哺乳期妇女。

六、注意事项

1. 不宜与一些金属，如铁、铜及橡胶氧化剂接触，喷雾器皿要采用玻璃或塑料制品。

2. 口服液需临用前配制，并在 1 h 内给药。剩余的溶液需保存在冰箱中，48 h 内用完。

3. 本品可能在部分病例引起支气管痉挛，对严重支气管哮喘者，需在严密监测下使用。

4. 肝功能不全者需适当减量。

5. 不可与活性炭同服，同时使用时本品容易被吸附。

6. 本药可液化支气管内的分泌物并增加分泌物量（主要在用药初期）。如患者不能有效排痰，应通过体位引流或支气管抽吸方式将分泌物排出。

7. 本药不应与镇咳药合用，因镇咳药对咳嗽反射的抑制作用可能导致支气管分泌物聚积。

七、不良反应

- **较为常见的不良反应**：胃肠道：恶心、呕吐、腹泻等；皮肤：瘙痒、皮疹、荨麻疹。

八、药物相互作用

作用分级	药物
禁忌	• 与碘化油、糜蛋白酶、胰蛋白酶配伍禁忌

九、药效学与药动学

- **药效学**：化学结构中的巯基可使黏蛋白的双硫键断裂，降低痰黏度，使黏痰容易咳出。
- **药动学**：

口服生物利用度	分布容积	蛋白结合率	乳汁/血液比	脑脊液/血液比	起效时间	消除半衰期	血浆浓度达峰时间	分子量
6% ～ 10%	0.33 ～ 0.47 L/kg	50% ～ 87%	暂无	暂无	暂无	18.1 h	2 h	163.2

十、贮藏

片剂和颗粒剂：遮光密封，干燥处保存。**泡腾片**：密封干燥处（10 ～ 30℃）保存。**胶囊**：遮光，在阴凉（不超过 20℃）干燥处保存。

复方甘草

一、制剂与规格

片剂[保][基]：本品为复方制剂，含甘草流浸膏 112.5 mg、阿片粉 4 mg、樟脑 2 mg、八角茴香油 2 mg、苯甲酸钠 2 mg。

口服溶液[保][基]：100 ml。本品为复方制剂，每 10 ml 中含甘草流浸膏 1.2 ml、复方樟脑酊 1.8 ml（樟脑 5.4 mg、阿片酊 0.09 ml、八角茴香油 0.0054 ml、苯甲酸 9 mg）、甘油 1.2 ml、愈创甘油醚 0.05 g、浓氨溶液适量。

二、临床应用与适应证

用于镇咳祛痰。

三、用法与用量

◆ **成人**：口服。

- 片剂：成人一次 3 ～ 4 片，一日 3 次。
- 口服溶液：一次 5 ～ 10 ml，一日 3 次，服时振摇。

◆ **老年人**：老年人用药尚不明确，慎用。

◆ **儿童**：①片剂：3 ～ 5 岁一次 1 片，一日 3 次；6 ～ 12 岁一次 1 ～ 2 片，一日 3 次；12 岁以上同成人。②口服溶液：3～5 岁一次 1～3 ml，一日 3 次。不用于婴儿期。

◆ **妊娠期及哺乳期妇女**：慎用。

四、最佳服药方式

◆ **最佳服药方式**：口服或含化。含服起效快，不良反应也更少。

五、禁忌证

◆ **禁用**：对本药成分过敏者；高血压、糖尿病、精神病、心力衰竭及某些心肾疾病患者禁用。

◆ **慎用**：胃炎或胃溃疡患者；妊娠期妇女；哺乳期妇女。

六、注意事项

1. 本药不宜长期服用。
2. 避免本药与强力镇咳药合用。
3. 支气管哮喘、慢性阻塞性肺疾病（COPD）患者、呼吸抑制者慎用。

4. 因本品口服溶液含有乙醇（酒精），服用本品后不得操作机械及驾驶车辆；并应避免同时应用头孢类或易产生双硫仑反应的药物。

七、不良反应

胃肠道恶心、呕吐等。

八、药物过量与处理

- **过量的表现**：本品含甘草及阿片类成分，口服过量时容易出现低血钾、假性醛固酮血症、高血压危象等不良反应，有成瘾或中毒风险。
- **过量的处理**：立即停药，必要时可用纳洛酮拮抗。

九、检查或监测

注意监测血钾，监测患者症状是否有缓解。高血压患者服药期间注意监测血压。

十、药物相互作用

尚未明确。

十一、药效学与药动学

- **药效学**：甘草流浸膏为保护性镇咳祛痰药；阿片粉有较强镇咳作用；樟脑及八角茴香油能刺激支气管黏膜，反射性地增加腺体分泌，稀释痰液，使痰液易于咳出。上述成分组成复方制剂，有镇咳祛痰的协同作用。
- **药动学**：尚不明确。

十二、贮藏

片剂：密封，在干燥处（10～30℃）保存。**口服溶液**：遮光，密封，在阴凉干燥处（不超过 20℃）保存。

喷托维林

一、制剂与规格

片剂[基][保]：25 mg。滴丸：25 mg。

二、临床应用与适应证

适用于各种原因（急、慢性支气管炎）引起的无痰干咳。

三、用法与用量

- **成人**：
  - **口服**：一次 25 mg，一日 3 ～ 4 次。
- **儿童**：
  - **口服**：5 岁以上儿童，一次 0.5 ～ 1 mg/kg，一日 2 ～ 3 次。小于 3 个月龄婴儿禁用。
- **老年人**：老年人用药需注意其抗胆碱作用，容易引起便秘、口渴、瞳孔调节障碍等，慎用。
- **妊娠期及哺乳期妇女**：慎用。

四、最佳服药方式以及漏服处理

- **最佳服药方式**：每日使用枸橼酸喷托维林的剂量最多可达 180 mg，分次口服。

五、禁忌证

- **禁用**：对本药过敏者；小于 3 个月龄婴儿。
- **慎用**：婴儿与儿童癫痫发作；青光眼和心功能不全伴有肺淤血者；妊娠期及哺乳期妇女慎用。痰多者宜与祛痰药合用。

六、注意事项

1. 本药无祛痰作用。

2. 使用本药期间不得驾驶、从事高空作业或机械作业、操作精密仪器。

七、不良反应

偶有便秘、轻度头痛、头晕、嗜睡、口干、恶心、腹胀、皮肤过敏等反应。

八、药物过量与处理

- **过量的表现**：过量可出现阿托品中毒样反应，如烦躁不安、癫痫样发作、精神错乱等，还可见面部及皮肤潮红、瞳孔散大、对光反射消失、腱反射亢进等。

- **过量的处理**：用药过量时应对症处理，基于本药的药动学特性，需对患者进行长期监测，尤其是心功能的监测。本药及其代谢物不能经透析清除。

九、药效学与药动学

- **药效学**：本药具有中枢及外周性镇咳作用。除对延髓的呼吸中枢有直接抑制作用外，还有轻度的阿托品样作用，可使痉挛的支气管平滑肌松弛，减低气道阻力。
- **药动学**：易吸收，20～30 min 起效，一次给药维持 4～6 h。吸收后部分由呼吸道排出。

十、贮藏

片剂、滴丸：密封、在干燥处保存。

可待因

一、制剂与规格

片剂[保][基]：15 mg；30 mg。缓释片：45 mg。糖浆剂：10 ml∶50 mg；100 ml∶500 mg。复方磷酸可待因口服溶液：60 ml；120 ml。

二、临床应用与适应证

1. 用于较剧烈的频繁干咳时镇咳。
2. 用于中度以上疼痛时镇痛。
3. 用于局麻或全麻时镇静。

三、用法与用量

- **成人**：
- **口服**：每次 15～30 mg，一日 2～3 次；极量：每次 90 mg，一日 240 mg。
- **儿童**：儿童按体重 1～1.5 mg/kg，一日 3 次。18 岁以下儿童禁用。对于患有慢性呼吸系统疾病的 12～18 岁儿童和青少年不宜使用本品。
- **哺乳期妇女**：禁用。

四、最佳服药方式

◆ **最佳服药方式：** 缓释片应整片吞服，不可掰开或咀嚼服用。

五、禁忌证

◆ **禁用：** 对本药过敏者；细胞色素 P450（CYP）2D6 超快代谢者；18 岁以下儿童；哺乳期妇女。

◆ **慎用：** 支气管哮喘患者；颅脑外伤或颅内病变患者（本药可引起瞳孔缩小，模糊临床体征）；诊断未明确的急腹症患者（可能因掩盖真相而误诊）；不明原因的腹泻患者（可能因肠道蠕动减弱、腹泻症状减轻而误诊）；胆结石患者（可引起胆管痉挛）；前列腺肥大患者（本药易引起尿潴留，从而加重病情）。

六、注意事项

1 本品为国家特殊管理的麻醉药品，长期给药易产生耐药性、成瘾性，也可引起便秘。

2. 服药期间不得驾驶机、车、船，从事高空作业、机械作业及操作精密仪器。

七、不良反应

◆ **较为常见的不良反应：** 心理变态或幻想；呼吸微弱、缓慢或不规则；心率快或慢、异常。

八、药物过量与处理

◆ **过量的表现：** 头晕、嗜睡、精神错乱、瞳孔缩小如针尖、癫痫、低血压、心率过缓、呼吸微弱、神志不清。超大剂量使用可导致死亡。

◆ **过量的处理：** 解救方法包括洗胃、催吐、人工呼吸、适量给氧并给予拮抗剂纳洛酮。

九、药物相互作用

作用分级	药物
严重	香豆素、抗胆碱能药、美沙酮或其他吗啡类、肌肉松弛药

十、药效学与药动学

- **药效学**：本药可选择性抑制延髓的咳嗽中枢，镇咳作用强而迅速。因本药可抑制支气管腺体的分泌，使痰液黏稠，难以咳出，故不宜用于痰多黏稠的患者。此外，本药亦具有镇痛作用。
- **药动学**：镇痛起效时间 30 ～ 45 min，60 ～ 120 min 作用最强。作用持续时间：镇痛为 4 h，镇咳 4 ～ 6 h。经肝代谢，经肾排泄。

口服生物利用度	分布容积	蛋白结合率	乳汁/血液比	脑脊液/血液比	起效时间	消除半衰期	血浆浓度达峰时间	分子量
40% ～ 70%	3.5 L/kg	25%	1.3 ～ 2.5	暂无	口服：镇痛 30 ～ 45 min	2.5 ～ 4 h	0.5 ～ 1 h	424.39

十一、贮藏

片剂、口服溶液：遮光、密封保存；**糖浆剂**：遮光，密封，置阴凉处（不超过 20℃）保存。

氨茶碱

高警示药品

重要警示

本品注射剂型为高警示药品，过量或输注过快时具有潜在致命性毒性。

一、制剂与规格

片剂保基：0.1 g；0.2 g。缓释片保基：0.1 g。注射液保基：2 ml∶0.25 g；2 ml∶0.5 g。

二、临床应用与适应证

1. 支气管哮喘、喘息性支气管炎、阻塞性肺气肿等缓解喘息症状。

2. 心源性肺水肿引起的哮喘。

三、用法与用量

◆ **成人：**

• **口服：**

（1）普通片剂：每次 100 ～ 200 mg，一日 300 ～ 600 mg；极量：一次 500 mg，一日 1000 mg。

（2）缓释片：一次 100 ～ 300 mg，一日 2 次。

• **静脉注射：**一次 125 ～ 250 mg，一日 500 ～ 1000 mg，每 125 ～ 250 mg 以 50% 葡萄糖注射液稀释至 20 ～ 40 ml；极量为一次 500 mg，一日 1000 mg。

• **静脉滴注：**一次 250 ～ 500 mg，一日 500 ～ 1000 mg，以 5% ～ 10% 葡萄糖注射液稀释后缓慢滴注；极量为一次 500 mg，一日 1000 mg。

• **肾功能不全时剂量：**肾功能不全者应酌情调整剂量或延长用药间隔时间。

• **肝功能不全时剂量：**肝功能不全者应酌情调整剂量或延长用药间隔时间。

◆ **儿童：**

• **口服：**

（1）普通片剂：一次 3 ～ 5 mg/kg，一日 3 次。

（2）口服溶液：①24 日以内早产新生儿：一次 1.17 mg/kg，每 12 h 1 次。②24 日及 24 日以上早产新生儿：一次 1.75 mg/kg，每 12 h 1 次。③足月婴儿：日剂量（mg）＝［（0.23× 周龄）＋5.0］×（体重的千克数），26 周以内婴儿均分为 3 次服（每 8 h 1 次），26 周至 1 岁婴儿均分为 4 次服（每 6 h 1 次）。④1 岁以上、45 kg 以下儿童：每 4 ～ 6 h 1 次。起始剂量为一日 14 ～ 16.3 mg/kg，最大日剂量为 350 mg；3 日后若能耐受，增加至一日 18.7 mg/kg，最大日剂量为 466.7 mg；再 3 日后若能耐受，增加至一日 23.3 mg/kg，最大日剂量为 700 mg。⑤45 kg 以上儿童用法用量同成人（口服溶液）。

• **静脉注射：**一次 2 ～ 4 mg/kg，5% ～ 25% 葡萄糖注射液稀释后缓慢注射。

• 儿童药物清除率较低，个体差异大，且对本药敏感性较成人高，易致惊厥，须慎用。肝或心功能较差的小儿，剂量宜减小。

◆ **老年人**：老年人血浆清除率降低，潜在毒性增加，故对 55 岁以上（尤其男性和伴有慢性肺部疾病者）应慎用。

◆ **妊娠期及哺乳期妇女**：慎用。

四、最佳服药方式以及漏服处理

◆ **最佳服药方式**：

1. 口服给药：本药缓释片应整片吞服。

2. 静脉注射：注射时间不得少于 10 min。

五、禁忌证

◆ **禁用**：对本药过敏者；活动性消化性溃疡患者；未控制的惊厥性疾病患者。

◆ **慎用**：低氧血症患者；高血压患者；有消化性溃疡病史者；新生儿。

六、注意事项

1. 本药不适用于哮喘持续状态或急性支气管痉挛发作的患者。

2. 茶碱类药可致心律失常和（或）使原有的心律失常恶化；若患者心率和（或）心律有任何改变均应进行监测。

3. 本药的注射剂型为高警示药品，过量或输注过快时具有潜在的致命性毒性，该药个体差异大，治疗窗窄，必要时需进行血药浓度监测。

七、不良反应

茶碱的不良反应常出现在血清浓度为 15 ～ 20 μg/ml 时，尤其是治疗初期。包括失眠、易激动、恶心、呕吐。

八、药物过量与处理

◆ **过量的表现**：当茶碱血清浓度超过 20 μg/ml 时，可出现心动过速、心律失常；茶碱血清浓度超过 40 μg/ml 时，可出现发热、失水、惊厥等症状，严重者甚至呼吸、心搏停止。

◆ **过量的处理**：无特殊解毒疗法，主要采取支持和对症治疗。

• 清除毒物：①口服中毒者尽早洗胃，洗胃液可用 1∶5000 高锰酸钾溶液；亦可导泻，大量输液，酌情使用利尿剂，促使毒物排泄。②中毒危及生命者可行血液透析或腹膜透析；树脂血液灌注也有效，灌注 2 ～ 2.5 h 即可，疗效比血液透析快。③反复大剂量口服活性炭，初次用 40 g，然后再 2 ～ 3 h 服 20 g，并于每次服用后加服 20% 山梨醇溶液 50 ～ 70 ml，此法可使体内茶碱清除加快 1 倍。

- 对症治疗：①腹胀、呕吐者可肌内注射或静脉注射新斯的明 1 mg，也可肌内注射甲氧氯普胺 10 mg。②兴奋、烦躁不安、谵妄或惊厥时可用地西泮、苯巴比妥或苯妥英钠等镇静剂。③心律失常应根据具体类型选用药物，如室性心律失常可用利多卡因，房性心律失常用维拉帕米，也可用普罗帕酮等。④低血压时可肌内注射或静脉滴注升压药，如间羟胺。⑤吸氧。
- 中毒患者治疗期间禁用三磷酸腺苷，抢救时禁用肾上腺素、麻黄碱等兴奋剂，因为合用时可使氨茶碱毒性增强。

九、检查或监测

用药期间应定期监测茶碱血清浓度。

十、药物相互作用

作用分级	药物
严重	地尔硫䓬、维拉帕米；西咪替丁；某些抗菌药（大环内酯类的红霉素、罗红霉素、克拉霉素；喹诺酮类的依诺沙星、环丙沙星、氧氟沙星；四环素类、克林霉素、林可霉素等）；美西律；咖啡因或其他黄嘌呤类药物

十一、药效学与药动学

- **药效学：**对呼吸道平滑肌有直接松弛作用，能增强膈肌收缩力，尤其在膈肌收缩无力时作用更显著，因此有益于改善呼吸功能。本药可抑制肥大细胞和嗜碱性粒细胞释放组胺，具有抗炎作用；还有增强心肌收缩和轻微的利尿作用。
- **药动学：**

口服生物利用度	分布容积	蛋白结合率	乳汁/血液比	脑脊液/血液比	起效时间	消除半衰期	血浆浓度达峰时间	分子量
80% ～ 100%	0.3 ～ 0.7 L/kg	50% ～ 65%	0.67	暂无	10 ～ 30 min	3 ～ 12.8 h	1 ～ 2 h	420.0

十二、贮藏

片剂、注射剂：遮光、密封保存。

茶碱

一、制剂与规格

茶碱片[保]：0.1 g。控释片[保]：0.1 g。缓释片[保]：0.1 g[基]；0.4 g。缓释胶囊[保]：0.1 g；0.4 g。控释胶囊[保]：0.1 g；0.3 g。

二、临床应用与适应证

用于支气管哮喘、哮喘性支气管炎、阻塞性肺气肿、心源性哮喘等，以缓解喘息症状。

三、用法与用量

◆ **成人**：口服

- 平片：每次 0.1 ～ 0.2 g，一日 0.3 ～ 0.6 g，极量为每次 0.3 g，每日 1 g。
- 缓释片：起始剂量为一次 100 ～ 200 mg，一日 2 次，早、晚用 100 ml 温水送服。根据疗效和病情调整剂量，最大日剂量为 900 mg，分 2 次服用。
- 缓释胶囊：一次 200 ～ 300 mg，每 12 h 1 次。
- 控释胶囊：每次 0.2 g，一日 1 ～ 2 次，最大剂量一日 0.6 g。

◆ **肾功能不全时剂量**：肾功能不全者应酌情调整剂量或延长用药间隔时间。

◆ **肝功能不全时剂量**：肝功能不全者应酌情调整剂量或延长用药间隔时间。肝衰竭者使用本药注射液，12 h 的维持参考剂量为 0.39 mg/（kg · h）。

◆ **儿童**：口服

- 茶碱片：3 岁以上儿童患者可按 0.1 g 开始治疗，每日最大剂量不应超过 10 mg/kg。
- 茶碱缓释片：不可压碎或咀嚼，12 岁以上儿童，起始剂量 0.1 ～ 0.2 g，一日 2 次，早、晚用温开水冲服。剂量视病情和疗效调整。

- 茶碱缓释胶囊：3岁以上儿童，可按0.1 g开始治疗，每日最大剂量不超过10 mg/kg。
- 茶碱控释胶囊：1～9岁，一次0.1 g；9～16岁，一次0.2 g。

◆ **老年人：** 55岁以上尤其是男性和伴发慢性肺部疾病的患者应酌情调整剂量或延长用药间隔时间。

◆ **妊娠期及哺乳期妇女：** 慎用。

四、最佳服药方式以及漏服处理

◆ **最佳服药方式：**

- 由于哮喘往往在凌晨发作或在凌晨加重，服药时间最好选在晚8～9点。
- 缓、控释胶囊需整个吞服或将胶囊中小丸倒在半汤匙温水中吞服。

五、禁忌证

◆ **禁用：** 对本药过敏或不能耐受者。活动性消化性溃疡患者。未控制的惊厥性疾病患者。急性心肌梗死伴血压下降患者。

◆ **慎用：** 高血压患者；心力衰竭患者；低氧血症患者；持续高热者；有消化性溃疡病史者；肝、肾功能不全者；新生儿。

六、注意事项

同“氨茶碱”。

七、不良反应

同“氨茶碱”。

八、药物过量与处理

同“氨茶碱”。

九、检查或监测

用药期间应定期监测本药的血药浓度，以保证最大疗效而不发生血药浓度过高。

十、药物相互作用

同“氨茶碱”。

十一、药效学与药动学

- **药效学：**同“氨茶碱”。
- **药动学：**

口服生物利用度	分布容积	蛋白结合率	乳汁/血液比	脑脊液/血液比	起效时间	消除半衰期	血浆浓度达峰时间	分子量
80%～100%	0.3～0.7 L/kg	50%～65%	0.67	暂无	10～30 min	3～12.8 h	1～2 h（普通片剂）	180.0

十二、贮藏

片剂：遮光、密封保存。**缓/控释胶囊：**密封保存。

沙丁胺醇（气雾剂）

一、制剂与规格

气雾剂[保]：200 揿：每揿 100 μg[基]；200 揿：每揿 140 μg[基]。

二、临床应用与适应证

缓解哮喘或慢性阻塞性肺疾病（可逆性气道阻塞疾病）患者的支气管痉挛，及急性预防运动诱发的哮喘或其他过敏原诱发的支气管痉挛。

三、用法与用量

- **成人：**①缓解哮喘急性发作，包括支气管痉挛：以 1 揿 100 μg 作为最小起始剂量，如有必要可增至 2 揿；②预防过敏原或运动引发的症状：运动前或接触过敏原前 10～15 min 给药。
- **老年人：**老年患者的起始用药剂量应低于推荐的成年患者用量，应逐渐增加剂量。
- **儿童：**用于缓解哮喘急性发作推荐剂量为 1 揿，必要时可增至 2 揿。

◆ **妊娠期妇女：** 除非受益大于任何可能对胎儿的危害，妊娠期妇女才考虑使用本品。

四、最佳服药方式以及漏服处理

◆ **最佳服药方式：** 随需要而使用本品，气雾剂内的药物通过口腔吸入肺中。在振摇药罐后，将药罐的吸口置于嘴中，紧闭双唇，按下揿钮，注意要在吸气的同时将喷出的药物吸入肺中。若需要多吸一剂，应等待至少 1 min（图 10–1）。

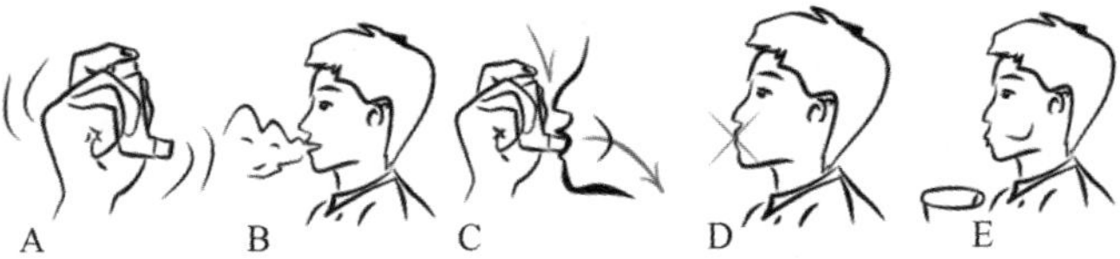

图 10–1 A. 瓶身倒置充分摇匀；B. 深呼气；C. 吸气同时喷药；D. 屏气 10 s；E. 漱口

五、禁忌证

◆ **禁用：** 对本品中任何成分有过敏史者禁用；不得用于预防非复杂性早产或先兆性流产。

◆ **慎用：** 肝功能不全者；肾功能不全者；妊娠期及哺乳期妇女；运动员；甲状腺功能亢进症者；心功能不全者；心律不齐者；已有 QT 间期延长者；高血压患者；糖尿病患者。

六、不良反应

常见的不良反应： 震颤、头痛、心动过速。

七、药物相互作用

作用分级	药物
禁忌	• 非选择性 β 受体阻滞剂：如普萘洛尔
严重	• **单胺氧化酶抑制剂：** 如托洛沙酮 • **三环类抗抑郁药：** 如丙咪嗪、阿米替林 • **强心苷：** 如地高辛 • **利尿剂：** 如呋塞米、氢氯噻嗪

八、药效学与药动学

◆ **药效学：** 选择性的 β_2 肾上腺素受体激动剂，治疗剂量下的沙丁胺醇可作用于支气管平滑肌上的 β_2 肾上腺素受体，对心肌的 β_1 肾上腺素受体作用很少或无作用。

◆ **药动学**：

生物利用度	分布容积	蛋白结合率	乳汁/血液比	脑脊液/血液比	起效时间	消除半衰期	血浆浓度达峰时间	分子量
暂无	(156±38) L	10%	暂无	暂无	3～5 min	4～6 h	0.42 h	239.3

九、贮藏

气雾剂：30℃下避光保存，避免受冻和阳光直射。

异丙托溴铵（气雾剂）

一、制剂与规格

气雾剂保：14 g：8.4 mg（每揿 40 μg）基；14.6 g：5.46 mg（每揿 20 μg）。

二、临床应用与适应证

适用于预防和治疗与慢性阻塞性气道疾病相关的呼吸困难；慢性阻塞性支气管炎伴或不伴有肺气肿；轻到中度支气管哮喘；与吸入性 β 受体激动剂联用于治疗慢性阻塞性肺疾病（如慢性支气管炎、哮喘）引起的急性支气管痉挛。

三、用法与用量

- **成人**：一次 20/40 μg，一日 3/4 次；或一次 40/80 μg，一日 2～3 次。
- **老年人**：老年人无需调整剂量。
- **儿童**：6 岁以上儿童同成人，6 岁以下儿童需在医师指导下使用，一次 20/40 μg，一日 3/4 次。
- **妊娠期及哺乳期妇女**：慎用。

四、禁忌证

- **禁用**：对本药、阿托品或其衍生物过敏者；幽门梗阻患者。
- **慎用**：妊娠期及哺乳期妇女；儿童；驾驶或操作机械者；闭角型青光眼倾向的患者；存在尿道阻塞（如前列腺增生或膀胱颈梗阻）的患者。

五、不良反应

- **常见的不良反应**：头痛、头晕；咽喉刺激、咳嗽；口干、恶心、胃肠动力障碍。

六、药物相互作用

作用分级	药物
轻中度	• **其他抗胆碱药**：如哌仑西平 • **β 受体激动剂**：如沙丁胺醇 • **黄嘌呤类制剂**：如茶碱

七、药效学与药动学

- **药效学**：是一种具有抗胆碱特性的季铵化合物；本药的支气管扩张作用主要为肺局部作用而非全身性作用。
- **药动学**：

生物利用度	分布容积	蛋白结合率	乳汁/血液比	脑脊液/血液比	起效时间	消除半衰期	血浆浓度达峰时间	分子量
7%～28%	2.4 L/kg	0～9%	暂无	暂无	5 min	1.6 h	30～60 min	430.4

八、贮藏

气雾剂：30℃以下保存。

噻托溴铵（吸入粉雾剂）

一、制剂与规格

吸入粉雾剂[保]：18 μg[基]。

二、临床应用与适应证

适用于慢性阻塞性肺疾病的维持治疗，包括慢性支气管炎和肺气肿，伴随性呼吸困难的维持治疗及急性发作的预防。

三、用法与用量

- **成人**：一次 18 μg，一日 1 次。
- **老年人**：老年人无需调整剂量。
- **儿童**：不推荐 18 岁以下儿童使用本药。

◆ **妊娠期及哺乳期妇女**：妊娠期妇女只在有明确适应证的情况下使用，不推荐哺乳期妇女使用。

四、禁忌证

◆ **禁用**：对噻托溴铵、阿托品或其衍生物，如异丙托溴铵或氧托溴铵，或对含有牛奶蛋白的赋形剂一水乳糖过敏的患者。

◆ **慎用**：闭角型青光眼患者；前列腺增生或膀胱颈梗阻患者；中重度肾功能不全者；近期发生过心肌梗死的患者；不稳定型或危及生命的心律失常、需干预处理或在过去1年中药物治疗发生变化的心律失常患者；过去1年内因心力衰竭（Ⅲ级或Ⅳ级）住院的患者。

五、不良反应

常见的不良反应：口干、便秘、咽炎、鼻窦炎、口咽部念珠菌病。

六、药物相互作用

作用分级	药物
轻中度	• 其他抗胆碱能药：如阿托品、山莨菪碱、哌仑西平等

七、药效学与药动学

◆ **药效学**：噻托溴铵是一个长效、特异性的抗胆碱药物。

◆ **药动学**：

口服生物利用度	分布容积	蛋白结合率	乳汁/血液比	脑脊液/血液比	起效时间	消除半衰期	血浆浓度达峰时间	分子量
19.5%	32 L/kg	72%	暂无	暂无	30 min	5～6日	5 min	490.4

八、贮藏

吸入粉雾剂：25℃以下，不得冷冻。

丙酸氟替卡松（气雾剂）

一、制剂与规格

气雾剂[保]：50 μg/揿[基]、125 μg/揿[基]、250 μg/揿。

二、临床应用与适应证

哮喘的预防性治疗。

三、用法与用量

◆ **成人**：
- 轻度哮喘：一次 100～250 μg，一日 2 次。
- 中度哮喘：一次 250～500 μg，一日 2 次。
- 重度哮喘：一次 500～1000 μg，一日 2 次。
- 随后应将剂量逐渐减少至最低有效剂量。

◆ **老年人**：老年人无需调整剂量。

◆ **儿童**：16 岁以上儿童剂量同成人，4～16 岁儿童，一次 50～100 μg，一日 2 次。

◆ **妊娠期及哺乳期妇女**：需充分评估获益与风险后方可使用。

四、禁忌证

◆ **禁用**：对制剂中任何成分有过敏反应的患者；哮喘持续状态或其他哮喘急性发作者。

◆ **慎用**：肺结核患者；糖尿病患者；全身性感染者；过敏体质者；近期有鼻溃疡、鼻手术或鼻外伤的患者。

五、注意事项

1. 用药期间请至少每周清洁一次吸入器。

2. 用药前请充分摇晃药瓶。第一次使用或几天未用，请先向空气中预喷 2 次，使喷药均匀。

3. 用药时如果发现哮喘发作更频繁，或需要增加剂量才能控制症状，哮喘可能加重，建议及时复诊，调整治疗方案。

六、不良反应

◆ **较为常见的不良反应**：口腔以及咽喉的念珠菌病、声嘶。皮肤和皮下组织失调导致挫伤。

七、药物相互作用

作用分级	药物
轻中度	• CYP3A4 强抑制物：如泊沙康唑、酮康唑、氟康唑、伊曲康唑、利托那韦、阿扎那韦、洛匹那韦

八、药效学与药动学

- **药效学**：丙酸氟替卡松是一种具有抗炎活性的合成三氟化糖皮质激素。
- **药动学**：

口服生物利用度	分布容积	蛋白结合率	乳汁/血液比	脑脊液/血液比	起效时间	消除半衰期	血浆浓度达峰时间	分子量
12%～26%	4.2 L/kg	91%	暂无	暂无	暂无	7.2 h	30～60 min	500.6

九、贮藏

气雾剂：不超过 30℃贮存，避免受冻和阳光直射。

布地奈德（气雾剂）

一、制剂与规格

气雾剂[保]：200 μg/ 揿[基]、100 μg/ 揿[基]、50 μg/ 揿。

二、临床应用与适应证

用于非糖皮质激素或糖皮质激素依耐性的支气管哮喘和哮喘性慢性支气管炎患者。

三、用法与用量

- **成人**：剂量应个体化。初始剂量通常为一日 200 ～ 1600 μg（较轻微者一日 200 ～ 800 μg；较严重者一日 800 ～ 1600 μg），分 2 ～ 4 次使用。通常一日 2 次即可。
- **老年人**：无需调整用药剂量。
- **儿童**：2 ～ 7 岁儿童一日 200 ～ 400 μg，7 岁以上儿童一日 200 ～ 800 μg，分成 2 ～ 4 次使用，2 岁以下儿童应慎用或不用。
- **妊娠期及哺乳期妇女**：慎用。

四、禁忌证

- **禁用**：对制剂中任何成分有过敏反应的患者；中度及重度支气管扩张症患者。
- **慎用**：气道有真菌、病毒或结核菌感染的患者；运动员；

鼻部真菌感染和鼻部疱疹患者；眼部单纯疱疹患者；未经治疗的系统性真菌、细菌、病毒或寄生虫感染者。

五、注意事项

1. 本药不应用于快速缓解急性支气管痉挛或其他哮喘急性发作，亦不用于哮喘持续状态的初始治疗。若用药期间出现哮喘发作，应给予吸入型短效 β_2 受体激动剂。

2. 本药不可接触眼部，若接触眼部，立即用水冲洗。

3. 用药期间建议定期清洁给药器。气雾剂最好每周拆下药罐，用温水清洗塑料部位。

4. 用药时如发现哮喘发作更频繁，或需要增加剂量才能控制症状，则哮喘可能加重，建议及时复诊，调整治疗方案。

5. 如果连续用药 1 ～ 2 周后，未见症状好转，甚至出现加重，应及时复诊。

六、不良反应

- **较为常见的不良反应：** 口咽部念珠菌病、声音嘶哑、咳嗽和咽喉刺激。

七、药物相互作用

作用分级	药物
轻中度	• CYP3A4 强抑制物：如酮康唑、伊曲康唑、克拉霉素、利托那韦、葡萄柚汁

八、药效学与药动学

- **药效学：** 布地奈德是具有高效局部抗炎作用的糖皮质激素。
- **药动学：**

生物利用度	分布容积	蛋白结合率	乳汁/血液比	脑脊液/血液比	起效时间	消除半衰期	血浆浓度达峰时间	分子量
26%	3 L/kg	85% ～ 90%	暂无	暂无	暂无	2 ～ 3 h	10 min	430.5

九、贮藏

气雾剂： 阀门朝下，避光，密闭，在阴凉处保存。

布地奈德福莫特罗（吸入粉雾剂）

一、制剂与规格

吸入粉雾剂[保]：以布地奈德 / 富马酸福莫特罗计 80 μg/4.5 μg/吸[基]；160 μg/4.5 μg/ 吸[基]；320 μg/9 μg/ 吸[基]。

二、临床应用与适应证

1. 哮喘：本品适用于需要联合应用吸入皮质激素和长效 β_2 受体激动剂的哮喘患者的常规治疗，吸入皮质激素和“按需”使用短效 β_2 受体激动剂不能很好地控制症状的患者，或应用吸入皮质激素和长效 β_2 受体激动剂，症状已得到良好控制的患者。

2. 慢性阻塞性肺疾病：本品适用于使用支气管扩张剂后第 1 秒用力呼气容积＜ 70% 预计正常值的慢性阻塞性肺疾病和尽管规范使用支气管扩张剂治疗仍有急性加重史的患者。

三、用法与用量

◆ **成人**：

- **维持治疗哮喘（另配迅速起效的支气管扩张药作为缓解药）**：① 4.5 μg/ 吸：一次 1 ～ 2 吸，一日 2 次，部分患者可能需一次 4 吸，一日 2 次；② 9 μg/ 吸：一次 1 吸，一日 2 次，部分患者可能需一次 2 吸，一日 2 次。
- **维持、缓解治疗哮喘**：① 4.5 μg/ 吸：推荐维持剂量为一次 1 吸，一日 2 次（早晚各 1 次）；或一次 2 吸，一日 1 次（早上或晚上）；部分患者可增加至一次 2 吸，一日 2 次。出现症状时，额外加 1 吸，如使用后数分钟内症状未缓解，需再加 1 吸。每次使用本药缓解治疗不能超过 6 吸，每日总剂量不超过 8 吸，但可暂时使用至 12 吸。
- **慢性阻塞性肺疾病**：① 4.5 μg/ 吸：一次 2 吸，一日 2 次；② 9 μg/ 吸：一次 1 吸，一日 2 次。

◆ **老年人**：老年人无需调整用药剂量。

◆ **儿童**：6 岁及 6 岁以上儿童：4.5 μg/ 吸，一次 2 吸，一日 2 次。12 ～ 17 岁青少年：4.5 μg/ 吸，一次 1 ～ 2 吸，一日 2 次；9 μg/ 吸，一次 1 吸，一日 2 次。不建议 6

岁以下儿童使用本药。

◆ **妊娠期及哺乳期妇女**：慎用。

四、禁忌证

◆ **禁用**：对布地奈德、福莫特罗过敏者。

◆ **慎用**：阻塞性肥厚型心肌病、特发性瓣膜下主动脉狭窄、严重高血压、动脉瘤、QTc 间期延长或其他严重心血管疾病（如缺血性心脏病、快速性心律失常、严重心力衰竭）患者；糖尿病患者；未治疗的低钾血症患者；嗜铬细胞瘤患者；甲状腺功能亢进患者。

五、注意事项

1. 本药不用于哮喘的初始治疗、哮喘急性发作、哮喘症状明显加重或急性恶化时。

2. 不要让药品接触到眼睛。

3. 定期（每周一次）用干纸巾擦拭吸嘴的外部，以保持吸嘴清洁。

4. 当红色记号“0”到达指示窗中部时，吸入器的给药量将不再准确，应丢弃。

5. 摇动吸入器听到的声音不是药物产生的，而是干燥剂。

6. 用药时如果发现哮喘发作更频繁，或需要增加剂量才能控制症状，则哮喘可能加重，建议及时复诊，调整治疗方案。

六、不良反应

◆ **常见的不良反应**：口咽部念珠菌感染、肺炎；头痛、震颤；心悸；轻度喉部刺激、咳嗽、声音嘶哑。

七、药物相互作用

作用分级	药物
轻中度	• CYP3A4 强抑制剂：如酮康唑、伊曲康唑、克拉霉素、利托那韦、葡萄柚汁 • 其他 β_2 受体激动剂：如沙丁胺醇

八、药效学与药动学

◆ **药效学**：本品含有福莫特罗和布地奈德两种成分，通过不同的作用模式在减轻哮喘的加重方面有协同作用。两种成分的作用机制分别如下：①布地奈德是糖皮质激素，可减轻哮喘症状，减缓病情加重。②福莫特罗是一个选择性 β_2 肾上腺素受体激动剂，具有舒张支气管平滑肌、缓解支气管痉挛的作用。

◆ **药动学：**

成分	生物利用度	分布容积	蛋白结合率	乳汁/血液比	脑脊液/血液比	起效时间	消除半衰期	血浆浓度达峰时间	分子量
布地奈德	49%	3 L/kg	90%	暂无	暂无	暂无	4 h	30 min	430.5
福莫特罗	61%	4 L/kg	50%	暂无	暂无	1～3 min	17 h	10 min	344.4

九、贮藏

吸入粉雾剂：30℃以下密闭保存。

第十一章

泌尿系统药物

坦洛新（坦索罗辛）

一、制剂与规格

缓释胶囊、缓释片[保][基]：0.2 mg。

二、临床应用与适应证

用于良性前列腺增生（BPH）引起的排尿障碍（如尿频、夜尿增多、排尿困难）。

三、用法与用量

- **成人：**
  - **口服：**一次 0.2 mg 或 0.4 mg，一日 1 次。可根据年龄、症状适当增减剂量。
- **老年人：**高龄患者常伴有肾功能减退，故用药后应观察患者的情况，如未达到预期的疗效，不应继续增量，而应改用其他治疗方案。

四、最佳服药方式以及漏服处理

- **最佳服药方式：**①本药应餐后服用；②本药缓释制剂应整片（粒）吞服。

五、禁忌证

- **禁用：**对本药过敏者；肾功能障碍患者。
- **慎用：**直立（体位）性低血压、冠心病患者、对磺胺有严重或危及生命的过敏史者（国外资料）。

六、注意事项

1. 本药主要改善尿道、膀胱颈及前列腺平滑肌的功能，并无缩小增生腺体的作用。严重尿潴留时不应单独使用本药。

2. 本药与地高辛、茶碱、硝苯地平、阿替洛尔、依那普利合用无需调整剂量。

3. 本药与华法林合用应谨慎。

4. 本药不用于治疗高血压。

七、不良反应

传染病，背痛，无力，头晕，头痛，失眠，嗜睡，鼻炎，射精异常。

八、药物过量及处理

- **过量的表现：**用药过量可引起低血压。
- **过量的处理：**用药过量出现血压下降时应使患者平卧并进行常规的低血压治疗，如补充血容量、给予升压药，且宜使用直接作用于平滑肌的血管收缩药；还可降低本药剂量或停药。

九、药物相互作用

作用分级	药物
严重	安乃近，氨丁三醇，保泰松，布洛芬，吡罗昔康，氯诺昔康，吲哚美辛，胰岛素，红霉素，克拉霉素，酒精，帕罗西汀，保泰松，双氯芬酸，酮康唑，伊曲康唑，西地那非

十、检查或监测

用药前后及用药时应当检查或监测

1. 用药前应筛查患者是否存在前列腺癌，用药期间应定期检查。

2. 长期用药应定期监测肝功能。

3. 监测血压。

十一、药效学与药动学

- **药效学：**属于新型 α 受体阻滞剂，可选择性地阻断膀胱颈、前列腺腺体及被膜平滑肌 α_1 受体，降低平滑肌张力、下尿路阻力，从而改善因前列腺肥大引起的排尿障碍。
- **药动学：**

口服生物利用度	分布容积	蛋白结合率	乳汁/血液比	脑脊液/血液比	起效时间	消除半衰期	血浆浓度达峰时间	分子量
暂无	0.2 L/kg	99%	暂无	暂无	暂无	(7.68±1.4)h	(5.2±1.0)h	444.98

十二、贮藏

片剂：密封保存。

特拉唑嗪

一、制剂与规格

胶囊[保][基]：2 mg。

二、临床应用与适应证

1. 用于缓解良性前列腺增生（BPH）的梗阻症状。

2. 用于治疗轻度或中度高血压，可单用或与其他抗高血压药物（如噻嗪类利尿药或 β 受体阻滞剂）联用。

三、用法与用量

- **成人**：
- 良性前列腺增生症（BPH）：首剂 1 mg，睡前服用。逐渐增至一次 2 mg、5 mg 或 10 mg，一日 1 次，直至达理想疗效。常用剂量为一次 10 mg，一日 1 次。治疗 4 周后根据疗效调整剂量。
- 高血压：首剂 1 mg，睡前服用。逐渐增加剂量直至达理想疗效。常用剂量为一次 1～5 mg，一日 1 次，最大日剂量为 20 mg。如给药 24 h 后降压作用减弱，应考虑增加剂量或采用一日 2 次的给药方案。与其他抗高血压药联用时，应调整剂量。
- **老年人**：老年人无需调整剂量，治疗 BPH 时老年患者较年轻患者易发生直立性低血压。
- **妊娠期及哺乳期妇女**：妊娠期妇女禁用本品，哺乳期妇女使用本品时应停止授乳。

四、最佳服药方式以及漏服处理

治疗高血压：睡前服用。如用药中断数天，应重新使用初始剂量方案进行治疗。

五、禁忌证

◆ **禁用**：对本药或其类似物过敏者。妊娠期妇女。

六、注意事项

1. 由于前列腺癌与 BPH 的症状相似，故使用本药治疗前列腺疾病前应先排除前列腺癌。

2. 患者在开始用药和增加剂量时应避免突然性姿势变化或行动。

3. 本药可引起低血压（包括直立性低血压、晕厥），故首次用药后 12 h、增加剂量后或中断给药后又重新开始使用时，应避免驾驶及操作机械。

七、不良反应

直立性低血压，心悸，外周水肿，恶心，体虚无力，眩晕，嗜睡，鼻充血。

八、药物过量与处理

同“坦洛新”。

九、检查或监测

监测血压（站位、坐位或仰卧位）。

十、药物相互作用

作用分级	药物
轻中度	● 与血管紧张素（ACE）抑制剂或利尿剂合用，报道眩晕或其他相关不良反应比例较高 ● 与其他抗高血压药物合用，注意观察，以避免发生显著低血压 ● 与磷酸二酯酶（PDE-5）抑制剂合用发生低血压

十一、药效学与药动学

◆ **药效学**：为选择性 α1 受体阻滞剂，其药理作用机制为：①BPH：通过阻断膀胱颈、前列腺包膜和前列腺 α1-肾上腺素受体，松弛平滑肌，使尿道阻力和压力、膀胱阻力降低，从而减轻 BPH 引起的排尿困难症状和改善尿流速率。②高血压：本药可降低外周血管阻力，对收缩压和舒张压均有降低作用。

◆ **药动学：**

口服生物利用度	分布容积	蛋白结合率	乳汁/血液比	脑脊液/血液比	起效时间	消除半衰期	血浆浓度达峰时间	分子量
暂无	暂无	90% ～ 94%	暂无	暂无	暂无	12 h	1 h	459.93

十二、贮藏

胶囊：遮光，密封保存。

非那雄胺

一、制剂与规格

片剂[保]、胶囊：5 mg [基]、1 mg。

二、临床应用与适应证

1. 用于治疗和控制良性前列腺增生（BPH）以及预防泌尿系统事件。

2. 用于治疗男性雄激素性秃发。

三、用法与用量

◆ **成人**

• BPH：一次 5 mg，一日 1 次。

• 男性雄激素性秃发：一次 1 mg，一日 1 次。

◆ 肾功能不全时剂量：肾功能损害（包括肌酐清除率低至 9 ml/min）者无需调整剂量。

◆ **老年人**：70 岁以上老年人无需调整剂量。

◆ **儿童及妊娠期妇女**：本品不适用于妇女和儿童。妊娠期妇女禁用。

四、给药方式说明：

本药可与或不与食物同服。

五、禁忌证

◆ **禁用**：妊娠期妇女；对本品任何成分过敏者。

六、注意事项

1. 本药不用于预防前列腺癌。

2. 尿流量严重减少和残余尿量较多者应密切监测阻塞性尿路疾病。

3. 用药前应排除与 BPH 类似的其他疾病（如感染、前列腺癌、尿道狭窄、膀胱低张力、神经源性紊乱）。

4. 男性雄激素性秃发患者连用本药 3 个月或更长时方可观察到头发生长增加、头发数目增加和（或）防止继续脱发，建议持续用药以达最大疗效，停药后疗效可于 12 个月内发生逆转。

七、不良反应

异常射精，乳房压痛，性欲降低。

八、药物过量与处理

单剂口服本药高达 400 mg 或多剂口服本药（一日 80 mg，共 3 个月）未见不良反应，过量时无推荐的特效治疗措施。

九、检查或监测

用药前和用药期间定期进行前列腺癌检查（如直肠指诊、PSA）。

十、药物相互作用

作用分级	药物
中度	金丝桃素

十一、药效学与药动学

- **药效学：**本药属 4- 氮杂甾体类化合物，为特异性的 II 型 5α- 还原酶抑制药，抑制前列腺增生、改善 BPH 的相关临床症状。
- **药动学：**

口服生物利用度	分布容积	蛋白结合率	乳汁 / 血液比	脑脊液 / 血液比	起效时间	消除半衰期	血浆浓度达峰时间	分子量
80%	76 L	93%	暂无	暂无	2 h	5～6 h	1～2 h	372.55

十二、贮藏

片剂：遮光，密封。

第十二章
血液系统疾病

右旋糖酐铁

一、制剂与规格

口服溶液剂[保]：5 ml：25 mg（铁）[基]；10 ml：50 mg（铁）[基]。片剂[保][基]：25 mg；50 mg。分散片：25 mg（铁）。颗粒：25 mg。

二、临床应用与适应证

用于慢性失血、营养不良、妊娠、儿童发育期等引起的缺铁性贫血。

三、用法与用量

◆ **成人**：
- 口服溶液剂：一次 50～100 mg（以铁计），一日 1～3 次。
- 分散片：一次 50～100 mg（以铁计），一日 1～3 次。

◆ **儿童**：
- 片剂：儿童发育期一次 25～50 mg，一日 1～2 次。
- 分散片、颗粒：体重小于 5 kg 儿童，一日 25 mg；体重 5～9 kg 儿童，一日 50 mg；体重大于 9 kg 儿童用法与用量同成人。

◆ **妊娠期及哺乳期妇女**：未进行该项实验且无可靠参考文献。

四、最佳服药方式以及漏服处理

- 饭后或饭时服用，以减轻胃部刺激。
- 分散片：可直接用水送服，或用适量温开水溶解后送服。

五、禁忌证

◆ **禁用**：

1. 对本药或其他铁剂过敏者。

2. 非缺铁性贫血（如地中海贫血）患者。

3. 铁超负荷或铁利用障碍（如血色病、含铁血黄素沉着症）患者。

4. 严重肝、肾功能损害（尤其是伴有未经治疗的尿路感染）者。

5. 肝炎患者禁用本药注射液。

6. 急、慢性感染患者禁用本药注射液。

7. 十二指肠溃疡、溃疡性结肠炎患者禁用本药口服制剂。

六、注意事项

1. 不应与浓茶同服。

2. 不得长期使用，应确诊为缺铁性贫血后使用，且治疗期间应定期检查血象和血清铁水平。

3. 本品性状发生改变时禁止应用。

七、不良反应

胃肠道不良反应，如恶心、呕吐、上腹疼痛、便秘；减少肠蠕动，引起便秘，排黑便；皮肤瘙痒，呼吸困难。

八、药物过量与处理

- **过量表现：**长期反复给予高剂量的铁，过量的铁将蓄积在肝，诱发炎症，并有可能导致纤维化；用药过量可引起急、慢性铁负荷过度。
- **过量的处理：**铁过量可能需要去铁胺的螯合治疗。

九、检查或监测：

用药期间应定期监测血象和血清铁水平。

十、药物相互作用

作用分级	药物
禁忌	青霉胺
严重	贝那普利，福辛普利，恩他卡朋，富马酸亚铁，琥珀酸亚铁，甲基多巴，左旋多巴，考来烯胺，氯霉素，左甲状腺素钠

十一、药效学与药动学

- **药效学：**本药为右旋糖酐和铁的络合物，为可溶性铁，可补充铁元素，纠正缺铁性贫血。

◆ **药动学**：

口服生物利用度	分布容积	蛋白结合率	乳汁/血液比	脑脊液/血液比	起效时间	消除半衰期	血浆浓度达峰时间	分子量
5% ～ 10%	暂无	暂无	暂无	暂无	3 d	20 h	暂无	5000 ～ 7000

十二、贮藏

遮光、密闭保存。

琥珀酸亚铁片

一、制剂与规格

片剂[保]，胶囊：0.1 g [基]。缓释片：0.2 g。颗粒[保]：0.03 g；0.1 g。

二、临床应用与适应证

用于缺铁性贫血的预防和治疗。

三、用法与用量

◆ **成人**：

- 片剂：①预防：一次 0.1 g，一日一次。②治疗：一次 0.2 ～ 0.4 g，一日 3 次
- 缓释片：①预防：一次 0.2 g，隔日服一次。②治疗：一次 0.2 ～ 0.4 g，一日 1 次，或遵医嘱。血红蛋白正常后仍需继续服用 1 ～ 2 个月。

◆ **妊娠期妇女及儿童**：片剂。①预防：妊娠期妇女一次 0.2 g，一日一次；儿童一次 0.05 g，一日一次。②治疗：儿童一日 0.1 ～ 0.3 g，分次服用。

◆ **老年人**：老年人因胃液分泌减少，胃酸缺乏，使肠黏膜对铁的吸收减少，可适当增加本药剂量。

四、最佳服药方式以及漏服处理

1. 本药缓释片应整片吞服，宜餐时或餐后服用，以减轻胃部刺激。

2. 本药颗粒应以温水冲服，不可使用热开水，以免影响吸收；服用时应用吸管，服后漱口，以防牙齿染色。包装开封后，应于 2 日内服完。

五、禁忌证

- **禁用：** 肝肾功能严重损害，尤其是伴有未经治疗的尿路感染者。铁负荷过高、血色病或含铁血黄素沉着症者。非缺铁性贫血（如地中海贫血）。对本品过敏者。

六、注意事项

1. 用于日常补铁时，应采用预防量。

2. 治疗剂量不得长期使用，应在医师确诊为缺铁性贫血后使用，且治疗期间应定期检查血象和血清铁水平。

3. 本品不应与浓茶同服。

七、不良反应

胃肠道不良反应，如恶心、呕吐、上腹疼痛、便秘；可减少肠蠕动、引起便秘，排黑便。

八、药物过量与处理

- **过量的表现：** 过量的铁离子可能破坏肠黏膜对铁的吸收调控，从而大量进入血液而引起铁中毒。
- **过量的处理：** 如出现铁中毒，可给予喷替酸钙钠或去铁胺救治，并对症处理。

九、检查或监测

用药期间定期监测血红蛋白、网织红细胞计数、血清铁蛋白、血清铁。

十、药物相互作用

作用分级	药物
严重	多西环素，沙星类，甲基多巴，氯霉素，米诺环素，左甲状腺素钠，蔗糖铁

十一、药效学与药动学

- **药效学：** 为机体不可缺少的元素，即构成血红蛋白、肌红蛋白及多种组织酶的重要成分。机体缺铁可引起缺铁性贫血或其他缺铁性疾病。本药为铁元素的补充剂。

◆ **药动学**：

口服生物利用度	分布容积	蛋白结合率	乳汁/血液比	脑脊液/血液比	起效时间	消除半衰期	血浆浓度达峰时间	分子量
暂无	暂无	暂无	暂无	暂无	暂无	暂无	24～48 h	171.95

十二、贮藏

片剂：遮光，密封。

叶酸片

一、制剂与规格

片剂[保][基]：0.4 mg；5 mg。

二、临床应用与适应证

1. 预防胎儿先天性神经管畸形。

2. 妊娠期、哺乳期妇女预防用药。

3. 各种原因引起的叶酸缺乏及叶酸缺乏所致的巨幼红细胞贫血。

4. 慢性溶血性贫血所致的叶酸缺乏。

三、用法与用量

◆ **0.4 mg 用法用量**：

• 成人：①预防胎儿先天性神经管畸形：育龄妇女从计划怀孕时至怀孕后 3 个月末，一次 0.4 mg，一日 1 次。②妊娠期、哺乳期妇女预防用药：一次 0.4 mg，一日 1 次。

◆ **5 mg 用法用量**

• 成人：一次 5～10 mg，一日 3 次，直至血象恢复正常。儿童：一次 5 mg，一日 3 次；或一日 5～15 mg，分 3 次服用。

四、禁忌证

◆ **禁用**：对本品过敏者。维生素 B_{12} 缺乏引起的巨幼细胞贫血不能单用叶酸治疗。

五、注意事项

1. 口服大剂量叶酸，可影响微量元素锌的吸收。

2. 诊断明确后再用药，若为试验性治疗，应用生理量（一日 0.5 mg）口服。

3. 营养性巨幼红细胞性贫血常合并缺铁应同时补充铁，并补充蛋白质及其他 B 族维生素。

4. 恶性贫血及疑有维生素 B_{12} 缺乏的患者，不应单独使用叶酸，因会加重维生素 B_{12} 的负担和神经系统症状。

六、不良反应

①胃肠道：口腔异味（大剂量）、食欲不振、恶心；②神经系统：意识模糊；③精神：易怒，睡眠障碍。

七、药物过量与处理

- **过量的表现：**因大剂量叶酸可拮抗苯巴比妥、苯妥英钠的抗癫痫作用，使癫痫发作的临界值明显降低，并使敏感患者的发作次数增多。因此，使用该类药物的患者叶酸用量不应超过 1 mg，主张不超过 0.4 mg 为宜。

八、药物相互作用

作用分级	药物
严重	5– 氨基水杨酸，奥沙拉嗪，美沙拉嗪，巴柳氮，柳氮磺吡啶，氯霉素

九、药效学与药动学

- **药效学：**水溶性 B 族维生素，为人体细胞生长和繁殖的必需物质，参与体内多种重要反应及核酸和氨基酸的合成。
- **药动学：**

口服生物利用度	分布容积	蛋白结合率	乳汁 / 血液比	脑脊液 / 血液比	起效时间	消除半衰期	血浆浓度达峰时间	分子量
暂无	暂无	暂无	暂无	暂无	5 ～ 20 min	40 min	1 h	441.4

十、贮藏

片剂：遮光，密封保存。

附录 1

常用药物皮肤敏感试验

青霉素类、破伤风抗毒素等药品在注射前应当对患者进行皮肤过敏性试验，皮试结果阴性方可为患者调配药品。目前头孢类药物是否需要进行皮试尚存争议（一般主张不做皮肤过敏试验，有些产品的说明书要求做），但对曾经发生过青霉素过敏的患者，交叉过敏发生率较高（3% ～ 15%），若过敏反应轻微，必要时可在严密监护下给予头孢类抗生素，若患者曾经发生过青霉素类过敏性休克，应禁用头孢菌素。具体使用过程中，还是应当参照相应的药品说明书和治疗指南。常见药物的皮肤敏感试验情况见表 1。

表 1　临床需要进行皮肤过敏试验时皮试液浓度及给药剂量、方法

注射液名称	皮试液浓度	给药剂量、方法
苄星青霉素 *	500 U	0.1 ml，皮内注射
青霉素钾 / 钠	500 U	0.1 ml，皮内注射
头孢菌素类	300 μg 或 500 μg	0.1 ml，皮内注射
链霉素	1 mg	0.1 ml，皮内注射
甲氧西林	250 μg	0.1 ml，皮内注射
维生素 B1	5 mg	0.1 ml，皮内注射
抗狂犬病血清	20 U（稀释 20 倍）	0.1 ml，皮内注射
肉毒抗毒素注射液	稀释 10 倍	0.05 ml，皮内注射
破伤风抗毒素	75 U（稀释 20 倍）	0.1 ml，皮内注射
抗毒蛇血清	稀释 20 倍	0.1 ml，皮内注射
降纤酶	0.1 BU	0.1 ml，皮内注射
鲑鱼降钙素	10 U	0.1 ml，皮内注射
有机碘造影剂	30% 溶液	0.1 ml，皮内注射；1 ml，静脉注射

* 阿莫西林、氨苄西林、羟氨苄西林、哌拉西林、苯唑西林、青霉胺等皮试药液浓度与苄星青霉素相同

附录 2

药品使用提示语汇总

药师在发药过程中，需要在药品的外包装上贴上相应标签，提示用法用量。药品使用提示语用于提醒患者在药品使用过程中应特别重视。以下提示语可印于标签贴在药盒上对患者进行提醒。根据实际的用药情况，可选择表 2 中的黑体字提示语对患者进行提示。黑体字下面为对提示语含义的解释。

表 2　常见药品使用提示项目及提示语含义

1. 餐前 0.5 ～ 1 小时服用 用于促进药品的吸收，利于药品发挥疗效；保护胃黏膜，促进肠道蠕动、助消化
2. 空腹服用：餐前 1 小时或餐后 2 小时服用 某些药物与食物同服生物利用率低，或可被胃酸破坏而影响疗效
3. 不要与牛奶同服 氟喹诺酮、四环素、甲硝唑；维生素 C；铁剂；钙铝制剂等应避免与牛奶同服
4. 餐后与食物同服 减轻对胃肠道的刺激，适用于与餐同服吸收更好、疗效更佳、不良反应更少的药品
5. 舌下含服，注意密封 硝酸甘油、卡托普利等药品应放于舌下含化。由于容易吸潮不要转移包装
6. 咀嚼或含服 用于需要咀嚼或含服的药品，如碳酸钙 D3 咀嚼片等
7. 整片吞服，不能咀嚼，掰开 适用于肠溶衣，缓释控释片，有刺激异味的药品等
8. 大量饮水 需要饮水对药物进行稀释，用于需要促进药物排泄或需要水化治疗的药物，如阿仑膦酸、喹诺酮类等
9. 用水溶解或混匀后服用 泡腾片、粉剂、颗粒剂等需要用时溶解或混匀的药品
10. 服药期间不要饮酒 头孢类、甲硝唑等药物在服药期间以及停药后 1 周内不要饮酒

（续表）

11. 不要同服含铁、铝、钙、镁、锌等金属离子的药品 四环素类、大环内酯类（阿奇霉素、米诺环素等），喹诺酮类等药物应避免与含金属离子的药物合用
12. 服药期间可能会出现眩晕、困倦、视物模糊等症状，期间应避免驾驶、高空作业同时应当禁止饮酒 含有单胺氧化酶抑制剂的药品，降糖药，降压药
13. 服药期间容易导致困倦 含有抗组胺药成分的药品应当进行提示
14. 服药期间应该避免阳光直射 如胺碘酮，氯丙嗪，拉莫三嗪，他克莫司，维 A 酸，喹诺酮类等药品应当注意
15. 服药期间可能会引起尿液颜色改变 如利福平会使尿液变红色，B 族维生素会使尿液变黄，氨苯蝶啶会使尿液变蓝色等
16. 不要与其他含对乙酰氨基酚的药品同服 对于感冒的患者，可能同时服用几种感冒药，应当做出相应提示
17. 遵医嘱，不要随意停药 对于一些慢性疾病，如降压降脂药，抗癫痫药，抗精神病药等应当遵医嘱，不能随意停药否则会造成更严重的后果

附录 3

静脉输液过程中的不良反应

静脉输液过程中会出现一些反应，具体包括静脉炎、胃肠道反应、心血管系统反应、神经系统反应等，不同药物发生率不同，具体的情况见表 3。

表 3　静脉输液过程中的不良反应及常见药物

相关不良反应	表现
静脉炎	某些晶体溶液，可致血栓性静脉炎。其他，如万古霉素、依替米星、化疗药物等，若输液配置浓度过高或输液速度过快都有可能刺激血管导致静脉炎
胃肠道反应	静脉滴注部分抗感染药物如红霉素、青霉素、喹诺酮类药物等时有可能会引起不同程度的恶心、呕吐等不良反应
心血管系统反应	万古霉素静脉滴注速度过快，可引起心血管系统不良反应，严重时可引起心搏骤停，呼吸衰竭；氨基糖苷类抗生素可引起外周血管扩张，血压下降，呼吸衰竭等；两性霉素 B 输注速度过快容易引起心室颤动，心搏骤停；大剂量青霉素静脉注射过程中可出现偶发的一过性心电图变化
神经系统反应	大剂量青霉素，快速滴注时，可出现青霉素脑病，表现为癫痫，惊厥，肌阵挛，昏迷等。亚胺培南、喹诺酮类药物也会出现类似的反应。氨基糖苷类药物滴注速度过快也可产生对神经肌肉接头的阻滞作用
肾功能损害	羟乙基淀粉，低分子右旋糖酐等均可能导致急性肾衰竭。万古霉素、氨基糖苷类抗生素输注速度过快，给药剂量过大使得短时间经肾排泄的药物过多，也会引起肾损害。两性霉素 B 同样有很强的肾毒性，使用时也应当注意剂量与输注速度
化疗药物外渗	应当立刻给予普鲁卡因、地塞米松局部封闭，阻止毒性药物继续扩散。同时使用 20% ～ 40% 的碳酸氢钠冷敷，可使局部血管收缩，减轻水肿，缩小药物扩散范围
静脉注射液外渗	一旦发生外渗，应该立刻停止注射或更换注射部位。对于血管收缩药、阳离子溶液、高渗溶液等外渗时，应当进行热敷，使局部温度升高，使局部耗氧增加，药物代谢加快。此外使用 50% 的硫酸镁溶液进行湿敷，也可起到消肿止痛的作用

附录 4

在我国生产使用的麻醉、精神药品

表 4　在我国生产使用的麻醉药品目录

药品	英文
可卡因	Cocaine
罂粟浓缩物	Concentrate of Poppy Straw
二氢埃托啡	Dihydroetorphine
地芬诺酯	Diphenoxylate
芬太尼	Fentanyl
氢可酮	Hydrocodone
氢吗啡酮	Hydromorphone
美沙酮	Methadone
吗啡	Morphine
阿片	Opium
羟考酮	Oxycodone
哌替啶	Pethidine
瑞芬太尼	Remifentanil
舒芬太尼	Sufentanil
蒂巴因	Thebaine
可待因	Codeine
右丙氧芬	Dextropropoxyphene
双氢可待因	Dihydrocodeine
乙基吗啡	Ethylmorphine
福尔可定	Pholcodine
布桂嗪	Bucinnazine
罂粟壳	Poppy Shell

注：本目录引自 2013 版《麻醉品种目录》中的麻醉药品，均为在我国生产与使用的药品；上述品种包括可能存在的盐和单方制剂；包括可能存在的化学异构体、酯、醚

表5 在我国生产使用的精神药品目录

第一类精神药品	
哌醋甲酯	Methylphenidate
司可巴比妥	Secobarbital
丁丙诺啡	Buprenorphine
γ-羟丁酸	Gamma-hydroxybutyrate
氯胺酮	Ketamine
马吲哚	Mazindol
三唑仑	Triazolam
第二类精神药品	
异戊巴比妥	Amobarbital
格鲁米特	Glutethimide
喷他佐辛	Pentazocine
戊巴比妥	Pentobarbital
阿普唑仑	Alprazolam
巴比妥	Barbital
氯硝西泮	Clonazepam
地西泮	Diazepam
艾司唑仑	Estazolam
氟西泮	Flurazepam
劳拉西泮	Lorazepam
甲丙氨酯	Meprobamate
咪达唑仑	Midazolam
硝西泮	Nitrazepam
奥沙西泮	Oxazepam
匹莫林	Pemoline
苯巴比妥	Phenobarbital
唑吡坦	Zolpidem
咖啡因	Caffeine
安钠咖	Caffeine Sodium Benzoate

（续表）

地佐辛及其注射剂	Dezocine and Its Injection
麦角胺咖啡因片	Ergotamine and Caffeine Tablet
氨酚氢可酮片	Paracetamol and Hydrocodone Bitartrate Tablet
曲马多	Tramadol
扎来普隆	Zaleplon

自 2019 年 9 月 1 日起，国家将口服固体制剂每剂量单位含羟考酮碱大于 5 mg，且不含其他麻醉药品、精神药品或药品类易制毒化学品的复方制剂列入第一类精神药品管理；不超过 5 mg 的，列入第二类精神药品管理。丁丙诺啡与纳洛酮的复方口服固体制剂列入第二类精神药品管理。

附录 5

临床用药常用公式

肾功能的评估：

$$Ccr = \frac{(140 - 年龄) \times 体重}{Scr \times 72}$$

$$男性肾小球滤过率（GFR）= \frac{(Ccr \times 体表面积)}{1.73}$$

女性肾小球滤过率（GFR）= GFR（男性）×0.85

根据肌酐清除率（Ccr）评定肾功能：

内生肌酐清除率低于参考值的 80% 以下者，则表示肾小球滤过功能减退。

内生肌酐清除率 50 ～ 70 ml/min，为肾功能轻微损害。

内生肌酐清除率 31 ～ 50 ml/min，为中度损害。

内生肌酐清除率 30 ml/min 以下，为重度损害。

内生肌酐清除率低至 11 ～ 20 ml/min，为早期肾功能不全。

内生肌酐清除率低至 6 ～ 10 ml/min，为晚期肾功能不全。

根据肾小球滤过率（GFR）评定肾功能：

GFR 正常值：＞ 100 ml/min

轻度损伤：40 ～ 60 ml/min

中度损伤：10 ～ 40 ml/min

重度损伤：＜ 10 ml/min

体表面积换算公式：

体表面积（m^2）=（体重 kg×4 + 7）/（90 +体重 kg）

小儿体表面积（m^2）= 0.0061× 身高（cm）+ 0.0128×

体重（kg）－ 0.1529

简易计算公式：

21 ～ 30 kg：体表面积（m^2）＝ 0.02× 体重（kg）＋ 0.4

11 ～ 20 kg：体表面积（m^2）＝ 0.02× 体重（kg）＋ 0.4

6 ～ 10 kg：体表面积（m^2）＝ 0.02× 体重（kg）＋ 0.4

1 ～ 5 kg：体表面积（m^2）＝ 0.05× 体重（kg）＋ 0.05

小儿体重＞ 30 kg，体重每增加 5 kg，体表面积增加 0.1

儿童用药剂量换算参考：

体表面积换算：成人剂量 /1.73（m^2）× 小儿体表面积（m^2）

体重换算：成人剂量 × 小儿体重（kg）/60

附录 6

常见农药、毒物中毒解救

表 6　常见农药、毒物中毒解救药品选择及使用剂量

中毒分类	主要解救用药
急性酒精中毒	静脉注射胰岛素 8 ～ 20 U，给予维生素 B_1 肌肉注射，安钠咖与尼可刹米交替注射
亚硝酸盐中毒	洗胃，硫酸钠导泄，给予 1% 的亚甲蓝 5 ～ 25 ml（1 ～ 2 mg/kg）静脉滴注，输液中可加入大剂量维生素 C，每 2 h 重复一次
食物中毒	洗胃，硫酸钠导泄，静脉或口服给予四环素、氯霉素、磺胺吡啶或庆大霉素
氰化物中毒	及时洗胃，抢救应及时，给予 3% 亚硝酸钠 10 ～ 20 ml 静脉注射，2 ～ 3 ml/min。同时监测血压，给予 25% 硫代硫酸钠 50 ml 静脉注射
巴比妥类中毒	洗胃，硫酸钠加活性炭导泄。静脉输注 5% 碳酸氢钠溶液 100 ～ 200 ml，同时给予利尿剂对症处理
安定类药物中毒（地西泮，氯氮卓等）	同巴比妥类中毒的解救
有机磷农药中毒	洗胃，硫酸钠导泄。轻度中毒：给予阿托品 1 ～ 2 mg 肌内注射，碘解磷定 0.4 g iv 或氯解磷定 0.25 g im，必要时重复；中度中毒：给予阿托品 2 ～ 5 mg 肌内注射，碘解磷定 0.8 ～ 1.2 g iv 或氯解磷定 0.5 ～ 0.75 g iv，2 ～ 3 h 内重复 2 ～ 3 次给药；重度中毒：给予阿托品 5 mg im 或 iv 均可，使患者尽快达到阿托品化后静脉注射维持。碘解磷定 1.2 ～ 1.6 g iv 或氯解磷定 0.75 ～ 1 g iv，若效果不佳，必要时 10 min 后重复上面药物半量给药。此后 1 ～ 2 h 重复 2 ～ 3 次。 乐果、谷硫磷，二嗪农中毒禁用氯解磷定、碘解磷定。敌敌畏中毒使用阿托品、氯解磷定效果差。美曲膦酯（敌百虫）中毒碘解磷定效果差
有机氮类（杀虫脒）	洗胃，硫酸钠导泄。给予亚甲蓝 1 ～ 2 mg/kg，葡萄糖溶液稀释后静脉滴注。成人首次给药 50 ～ 100 mg，间隔 1～2 h 后，给予前次药量的一半，重复 1～2 次，观察病情决定后续给药量

（续表）

中毒分类	主要解救用药
有机氯类（氯丹、七氯、艾氏剂、狄艾氏剂、六六六等）	洗胃，硫酸钠导泄。保持气道畅通，静脉滴注氨茶碱，给予维生素 B_1、B_2、C。若患者出现抽搐，可给予 10% 葡萄糖酸钙静脉注射或地西泮、苯巴比妥肌注。患者出现呼吸衰竭时给予尼可刹米，出现肺水肿给予呋塞米、强心苷对症治疗。抢救过程禁用肾上腺素
除虫菊酯类	无特效解毒剂。冷水洗胃，患者发生抽搐给予地西泮或苯巴比妥，也可静脉给予维生素 C 与三磷酸腺苷。出现皮炎可用硼酸水湿敷
灭鼠药：敌鼠钠	洗胃，硫酸钠导泄。维生素 K1 10 ~ 20 mg 静脉注射，一天 2 ~ 4 次，日最大剂量 120 mg，出血停止后减量。严重者需输血。敌鼠钠中毒仅维生素 K1 有效
无机砷类：砒霜、砷酸钙等	洗胃，慎用硫酸钠导泄。洗胃后服用蛋清、牛奶、活性炭。给予二巯丙醇 150 ~ 200 mg 深部肌内注射，每 4 h 一次；第二天每 6 h 一次；第三天一日 2 次，延续给药 5 ~ 7 天